现代内科疾病诊治与康复医学

主编◎ 高顺翠　吕攀峰　公旭娟

高　军　周　超　刘锋春

上海科学技术文献出版社

图书在版编目(CIP)数据

现代内科疾病诊治与康复医学 / 高顺翠等主编. --
上海：上海科学技术文献出版社，2023
ISBN 978-7-5439-8904-7

Ⅰ.①现… Ⅱ.①高… Ⅲ.①内科—疾病—诊疗②内
科—疾病—康复 Ⅳ.①R5

中国国家版本馆CIP数据核字(2023)第152303号

责任编辑：王 珺

现代内科疾病诊治与康复医学
XIANDAI NEIKE JIBING ZHENZHI YU KANGFU YIXUE
高顺翠 吕攀峰 公旭娟 高 军 周 超 刘锋春 编
出版发行：上海科学技术文献出版社
地　　址：上海市长乐路746号
邮政编码：200040
经　　销：全国新华书店
印　　刷：河北环京美印刷有限公司
开　　本：787*1092 1/16
印　　张：19.75
字　　数：46.5万字
版　　次：2023年8月第1版 2023年8月第1次印刷
书　　号：ISBN 978-7-5439-8904-7
定　　价：120.00元
http://www.sstlp.com

前　言

　　内科是临床医学的基础，许多疾病都是临床工作中的常见疾病和多发疾病，严重威胁着人们的健康。近年来，随着医学新技术的不断创新，内科领域的诊断治疗技术也取得了突飞猛进的发展。临床内科医师需要不断学习，吸收现代医学的先进理论和经验，才能跟上时代的发展，更好地为患者服务。为了反映当前临床内科常见病的最新研究成果，更好地为临床工作服务，我们在广泛参阅了国内外最新最权威文献资料基础上，结合编者的经验，编写了本书。

　　本书主要内容包括呼吸内科疾病、消化内科疾病、神经内科疾病等常见病、多发病，对每种疾病结合发病机制加强了诊断和治疗的阐述，在叙述方式上力求简明扼要、通俗易懂，可读性和实用性兼备。内容丰富，语言精练，理论和实践紧密结合，注重诊断和治疗，融入了当前国内外临床内科学发展的新理论、新方法和诊疗新技术，集临床实用性、科学性和先进性于一体，体现了当前国内外临床内科诊疗学发展的水平和现状，力求为临床医师提供一本具有临床实用价值的参考用书。

　　由于我们水平有限，加之时间仓促，本书中难免有不妥之处，敬请广大读者批评指正。

编　者

目　录

第一章　呼吸内科疾病

第一节　急性呼吸窘迫综合征

急性呼吸窘迫综合征(ARDS)是在严重感染、休克、创伤及烧伤等非心源性疾病过程中，肺毛细血管内皮细胞和肺泡上皮细胞损伤造成弥散性肺间质及肺泡水肿，导致的急性低氧性呼吸功能不全或衰竭。其以肺容积减少、肺顺应性降低、严重的通气/血流比例失调为病理生理特征，临床上表现为进行性低氧血症和呼吸窘迫，肺部影像学上表现为非均一性的渗出性病变。

ARDS 的基本病理生理改变是肺泡上皮和肺毛细血管内皮通透性增加所致的非心源性肺水肿。由于肺泡水肿、肺泡塌陷导致严重通气/血流比例失调，特别是肺内分流明显增加，从而产生严重的低氧血症。肺血管痉挛和肺微小血栓形成引发肺动脉高压。ARDS 早期的特征性表现为肺毛细血管内皮细胞与肺泡上皮细胞屏障的通透性增高，肺泡与肺间质内积聚大量的水肿液，其中富含蛋白及以中性粒细胞为主的多种炎症细胞。中性粒细胞黏附在受损的血管内皮细胞表面，进一步向间质和肺泡腔移行，释放大量促炎介质，如炎症性细胞因子、过氧化物、白三烯、蛋白酶、血小板活化因子等，参与中性粒细胞介导的肺损伤。除炎症细胞外，肺泡上皮细胞及成纤维细胞也能产生多种细胞因子，从而加剧炎症反应过程。凝血和纤溶紊乱也参与 ARDS 的病程，ARDS 早期促凝机制增强，而纤溶过程受到抑制，引起广泛血栓形成和纤维蛋白的大量沉积，导致血管堵塞及微循环结构受损。ARDS 主要病理特征为由肺微血管通透性增高而导致的肺泡渗出液中富含蛋白质的肺水肿及透明膜形成，可伴有肺间质纤维化。

一、病因

多种危险因素可诱发 ARDS，主要包括以下因素。

(一)直接肺损伤因素

直接肺损伤因素有严重肺部感染、胃内容物吸入、肺挫伤、吸入有毒气体、淹溺和氧中毒等。

(二)间接肺损伤因素

间接肺损伤因素有严重感染、严重的非胸部创伤、重症急性胰腺炎、大量输血、体外循环、弥散性血管内凝血(DIC)等。

二、临床表现

在发病早期无典型症状，常为原发基础病变的表现，由于发病急骤、变化快，常不易早期诊断。随着病情的加重，临床表现在不同分期具有各自的特点。

第一期(损伤期)：为原发病(如外伤、休克、感染、中毒等)相应的症状和体征，呼吸无明显变化，部分出现通气过度。第一期易恢复，肺部无异常体征，胸片和血气可正常，也可因过度通气出现呼吸性碱中毒。

第二期(相对稳定期):多发生于原发病 24～48h 之后,经对原发病的积极治疗,循环功能得以稳定,而呼吸频数(大于 28 次/分)和呼吸困难逐渐开始出现,发绀逐渐加重。早期肺部听诊及胸片均正常,晚期肺部可出现细小湿性啰音。胸片两肺纹理增多。此期持续数小时或3～5d。

第三期(呼吸衰竭期):患者呼吸窘迫和发绀进一步加重,需要持续机械通气,使用呼气末正压(PEEP),提高吸入氧浓度。两肺闻及干湿性啰音,心率增快。

第四期(终末期):发展到此阶段,可于数小时内死亡。呼吸窘迫和发绀持续加重,肺部湿性啰音明显增多,可出现管性呼吸音。

一般认为,ARDS 具有以下临床特征:①急性起病,在直接或间接肺损伤后 12～48h 发病。②常规吸氧后低氧血症难以纠正。③肺部体征无特异性,急性期双肺可闻及湿啰音,或呼吸音减低。④早期病变以间质性为主,胸部 X 线片常无明显改变;病情进展后,可出现肺内实变,表现为双肺野普遍密度增高,透亮度减低,肺纹理增多、增粗,可见散在斑片状密度增高阴影,即弥散性肺浸润影。⑤无心功能不全证据。

三、辅助检查

(一)动脉血气分析

第一期血气可正常,也可因过度通气出现呼吸性碱中毒;从第二期开始出现低氧血症并逐渐进行性加重,在海平面呼吸空气时,$PaO_2 < 60mmHg$,氧合指数(动脉氧分压/吸入氧浓度百分比,$PaO_2/FiO_2) \leqslant 200mmHg$,无论 PEEP 的水平如何。

(二)X 线检查

X 线片显示双肺弥散性浸润影。

四、诊断标准

1994 年欧美 ARDS 联合委员会所制的订 ARDS 诊断标准为:①急性起病;②$PaO_2/FiO_2 \leqslant 200mmHg$,且不论是否应用 PEEP;③正位 X 线片显示双肺均有斑片状阴影;④肺毛细血管嵌顿压(PAWP)$\leqslant 18mmHg$,或无左心功能不全临床表现。如 $PaO_2/FiO_2 \leqslant 300mmHg$,且满足上述其他标准,则诊断为急性肺损伤(ALI)。2000 年 4 月中华医学会呼吸病学分会在上述诊断标准基础上增加了"有发病的高危因素"一条,制订出中国的诊断标准,凡符合以上标准可诊断为 ALI/ARDS。2006 年中华医学会重症医学分会制订的《急性肺损伤/急性呼吸窘迫综合征诊断和治疗指南(2006)》指出:目前诊断 ALI/ARDS 仍广泛沿用 1994 年欧美联席会议提出的诊断标准。

五、治疗

ARDS 至今尚无特异性治疗方法,其抢救工作要立足于预防,积极治疗原发基础病变,特别是易引起 ARDS 的疾病出现时,要善于识别早期征象,在疾病的早期就采取措施,包括控制感染,纠正严重低氧,在呼吸支持抢救过程中防止气压伤、呼吸道继发感染和氧中毒等并发症的发生,可以降低病死率。

(一)积极治疗原发基础病变

ARDS 的基础疾病及病因较多,故积极治疗严重原发病,如休克、感染、创伤、中毒等,对于预防 ARDS 的发生有重要临床价值。全身性感染、创伤、休克、烧伤、急性重症胰腺炎等是导致 ARDS 的常见病因。严重感染患者有 25％～50％发生 ALI/ARDS,而且在感染、创伤等导致的 MODS 中,肺往往也是最早发生衰竭的器官。目前认为,感染、创伤后的全身炎症反应综合征(systemic inflammatory response syndrome,SIRS)是导致 ARDS 的根本原因。控制原发病,遏制其诱导的全身失控性炎症反应,是预防和治疗 ARDS 的必要措施。在治疗过程中需要注意下列几方面:①高吸入氧浓度($FiO_2>50\%$)时,吸氧时间不应超过 24h,以避免氧中毒的发生;②积极治疗各种类型休克,积极采取各种有效手段,补充血容量,纠正因休克造成的各种酸碱和电解质紊乱,改善微循环,阻断恶性循环;③创伤出血过多,必须输新鲜血,由于库存一周以上的血液中含微型颗粒,会引起微血栓,损害肺毛细血管内皮细胞,应用时应加微过滤器;④在治疗过程中,应密切观察临床表现的变化,动态观察血气指标的演变,争取在 ARDS 的早期阶段明确诊断,采取积极治疗措施。

(二)积极控制感染

严重感染是引起 ARDS 的第一位高危因素,也是影响 ARDS 早期和晚期病死率的重要因素。积极控制原发病是遏制 ALI/ARDS 发展的必要措施。治疗的重点立足于预防、早期诊断和治疗,尤其对住院患者,应严格无菌观念和无菌操作,尽量减少不必要的血管和尿路插管,对于气管插管和气管切开的患者,应注意气管护理的无菌操作技术,减少医院内的感染和交叉感染的发生率。对于有明确感染的患者,应联合应用抗生素,一般对院外感染采用针对革兰阳性菌为主,对院内感染采用针对革兰阴性菌为主的联合抗感染治疗方案。

(三)呼吸支持治疗

1.氧疗

氧疗是纠正 ARDS 患者低氧血症的基本手段,ARDS 患者往往低氧血症严重,大多数患者一旦诊断明确,常规的氧疗常常难以奏效,机械通气仍然是最主要的纠正低氧血症的手段。ARDS 严重缺氧得不到纠正,会引起重要脏器尤其是脑发生不可逆的损害。ARDS 患者吸氧治疗的目的是改善低氧血症,使 PaO_2 达到 60～80mmHg。可根据低氧血症改善的程度和治疗反应调整氧疗方式,首先使用鼻导管,当需要较高的吸氧浓度时,可采用带贮氧袋的非重吸式氧气面罩。一般需要高浓度($FiO_2>50\%$)氧吸入,早期可采用面罩吸氧($FiO_2$40％～50％,氧流量 4～6L/min),也可采用高频喷射通气技术供氧,应注意高浓度氧吸入不超过 24h 为宜,强调合理氧疗的重要性,尽可能采用较低的吸氧浓度,达到 $PaO_2>60$mmHg、氧饱和度>90％的最低生理需要范围,否则应气管插管,进行机械通气,采用 PEEP 技术,提高 PaO_2,降低 FiO_2 至 50％的安全浓度以下。ARDS 患者往往低氧血症严重,大多数患者一旦诊断明确,常规的氧疗常常难以奏效,机械通气仍然是最主要的呼吸支持手段。

2.无创机械通气(NIV)

NIV 可以避免气管插管和气管切开引起的并发症。尽管 NIV 治疗慢性阻塞性肺疾病(COPD)和心源性肺水肿导致的急性呼吸衰竭的疗效肯定,但是 NIV 在急性低氧性呼吸衰竭中的应用却存在很多争议。迄今为止,尚无足够的资料显示 NIV 可以作为 ALI/ARDS 导致的急性低氧性呼吸衰竭的常规治疗方法。

当 ARDS 患者神志清楚、血流动力学稳定,能够得到严密监测,并随时可行气管插管时,可以尝试 NIV 治疗。Sevransky 等建议,在治疗全身性感染引起的 ALI/ARDS 时,如果预计患者的病情能够在 48～72h 内缓解,可以考虑应用 NIV。对于合并免疫功能低下的 ALI/ARDS 患者,早期可首先试用无创机械通气,从而避免应用有创机械通气而引起的呼吸机相关肺炎(VAP)的发生,并可能改善预后。一般认为,ALI/ARDS 患者在以下情况时不适宜应用 NIV:①神志不清;②血流动力学不稳定;③气道分泌物明显增加而且气道自洁能力不足;④因脸部畸形、创伤或手术等不能佩戴鼻面罩;⑤上消化道出血、剧烈呕吐、肠梗阻和近期食管及上腹部手术;⑥危及生命的低氧血症。

应用 NIV 治疗 ALI/ARDS 时应严密监测患者的生命体征及治疗反应。如 NIV 治疗 1～2h 后,低氧血症和全身情况得到改善,可继续应用 NIV。若低氧血症不能改善或全身情况恶化,提示 NIV 治疗失败,应及时改为有创机械通气。ARDS 患者应用 NIV 时,应选择定压型通气模式,充分发挥自主呼吸功能。常采用 PSV(压力支持水平为 1.94～2.42kPa)加 PEEP 0.77～1.45kPa,尤其在 ALI/ARDS 早期,患者自主呼吸功能强,采用经鼻或口鼻面罩机械通气能取得较好疗效。在刺激性气体致 ARDS 的患者效果更为明显。无创性机械通气能够有效地防止进一步发展的通气相关性感染和肺损伤,缩短病程,减低费用。

3.有创机械通气

(1)机械通气的时机选择:ARDS 患者经高浓度吸氧仍不能改善低氧血症时,应气管插管进行有创机械通气。ARDS 患者呼吸功明显增加,表现为严重的呼吸困难,早期气管插管机械通气可降低呼吸功,改善呼吸困难。一般认为,气管插管和有创机械通气能更有效地改善低氧血症,降低呼吸功,缓解呼吸窘迫,并能够更有效地改善全身缺氧,防止肺外器官功能损害。

(2)机械通气的适应证:①一般认为,FiO_2 达 50%～60%,PaO_2 仍小于 60mmHg 时;②即使 $PaO_2 > 60$mmHg,但 $PaCO_2 > 45$mmHg 或 pH < 7.3,存在呼吸性酸中毒时;③虽然 $PaO_2 > 60$mmHg,但在氧疗过程中 PaO_2 急剧下降,增加 FiO_2 也不能提高 PaO_2,应使用面罩加压机械通气,并加用 PEEP;④呼吸功能严重减退,各项生理指标达到应用呼吸机的标准时。

(3)PEEP 的选择:ARDS 广泛肺泡塌陷不但可导致顽固的低氧血症,而且部分可复张的肺泡周期性塌陷开放而产生剪切力,会导致或加重呼吸机相关肺损伤。充分复张塌陷肺泡后应用适当水平 PEEP 防止呼气末肺泡塌陷,改善低氧血症,并避免剪切力,防治呼吸机相关肺损伤。PEEP 对于 ARDS 有肯定的疗效。在进行机械通气或患者有自主呼吸时应用 PEEP 技术能够提高功能残气量,使萎缩的肺泡张开,改变肺泡弹性,提高肺顺应性,降低呼吸功和氧耗量,增加肺泡和间质压力,促进肺间质和肺泡水肿消退,肺泡张开,减少生理无效腔,增加肺泡通气量,改善通气/血流比例,降低肺内静-动脉分流,提高 PaO_2,改善组织供氧。PEEP 从 0kPa 增至 0.97kPa,肺泡直径成正比例增高,胸膜腔压力变化不大;当 PEEP 大于 1.45kPa 时,肺泡容积增加不多,而肺泡压不断提高,胸膜腔压力随之升高,影响静脉回流,心排出量减少,特别在血容量不足时影响更大。另外压力过高易出现气压伤。因此,ARDS 应采用能防止肺泡塌陷的最低 PEEP。ARDS 最佳 PEEP 的选择目前仍存在争议。通过荟萃分析比较不同 PEEP 对 ARDS 患者存活率的影响,结果表明 PEEP ≥ 1.16kPa,尤其是 > 1.55kPa 时明显改善存活率。有学者建议可参照肺静态压力-容积(P-V)曲线低位转折点压力来选择 PEEP,Amato 及 Vilar 的研究显示,在小潮气量通气的同时,以静态 P-V 曲线低位转折点压力+

0.19kPa作为PEEP,结果与常规通气相比ARDS患者的病死率明显降低。若有条件,应根据静态P-V曲线低位转折点压力+0.19kPa来确定PEEP。

4.液体通气

液体通气是利用一种全氟碳(PFC)的液体,经气管注入肺后做正压通气。若注入液体量为肺总量,为全液体通气;若注入液体量为功能残气量,则为部分液体通气。由于全液体通气呼气阻力高,故提倡做部分液体通气。PFC与肺有非常好的相容性,能显著降低肺泡表面张力,同时可携带氧,增加氧合。PFC相对密度(比重)明显大于气体,其分布越往下肺越多,与ARDS的病理改变一致。部分液体通气同时加PEEP(PEEP值不超过1.45kPa),肺分流减少,静态顺应性降低,同时整体流动力学变化很小。由于PFC液体自然挥发(每分钟约2ml/kg),故需要定时补充PFC液体。部分液体通气是在常规机械通气的基础上经气管插管向肺内注入相当于功能残气量的PFC,以降低肺泡表面张力,促进肺重力依赖区塌陷肺泡复张。研究显示,部分液体通气72h后,ARDS患者肺顺应性可以得到改善,并且改善气体交换,对循环无明显影响。但患者预后均无明显改善,病死率仍高达50%左右。

5.体外膜氧合技术(ECMO)

应用ECMO治疗ARDS,其理论依据为使受损伤的肺得到充分的"休息",促使肺泡上皮的再生,避免机械通气所造成的并发症。建立体外循环后可减轻肺负担,有利于肺功能恢复。由于设备复杂、操作烦琐,不易常规实施。非对照临床研究提示,严重的ARDS患者应用ECMO后存活率为46%~66%,但随机对照试验研究显示,ECMO并不改善ARDS患者预后。随着ECMO技术的改进,需要进一步的大规模研究结果来证实ECMO在ARDS治疗中的地位。

(四)液体管理

高通透性肺水肿是ARDS的病理生理特征,肺水肿的程度与ARDS的预后成正相关,因此,通过积极的液体管理,改善ARDS患者的肺水肿具有重要的临床意义。在ARDS的早期,在保证血压和心排出量的条件下尽量地降低肺动脉楔压(PAWP),控制液体量,有利于肺的气体交换,同时能更快地促进肺功能恢复。应用利尿药减轻肺水肿可能改善肺部病理情况,缩短机械通气时间,进而减少呼吸机相关肺炎等并发症的发生,但是利尿减轻肺水肿的过程可能会导致心排出量下降,器官灌注不足,因此,ARDS患者的液体管理必须考虑到两者的平衡,必须在保证脏器灌注前提下进行。在维持循环稳定、保证器官灌注的前提下,应实施限制性的液体管理,有助于改善ARDS患者的氧合和肺损伤,对ARDS患者是有利的。

ARDS患者采用晶体还是胶体液进行液体复苏一直存在争论。最近的大规模随机对照试验研究显示,应用清蛋白进行液体复苏,在改善存活率、脏器功能保护、机械通气时间及ICU住院时间等方面与生理盐水无明显差异。值得注意的是,胶体渗透压是决定毛细血管渗出和肺水肿严重程度的重要因素。研究证实,低蛋白血症是严重感染患者发生ARDS的独立危险因素,而且低蛋白血症可导致ARDS病情进一步恶化,并使机械通气时间延长,病死率也明显增加,因此,对于低蛋白血症的ARDS患者,有必要输入清蛋白或人工胶体,提高胶体渗透压。目前推荐对于存在低蛋白血症的ARDS患者,在补充清蛋白等胶体溶液的同时联合应用利尿药(如呋塞米等),有助于实现液体负平衡,并改善氧合。人工胶体对ARDS是否也有类似的治疗效应,需要进一步研究证实。

(五)药物治疗

1.肾上腺糖皮质激素

理论上该药治疗 ARDS 具有以下积极作用:①阻止补体活化,使通透因子和白细胞趋化因子产生减少,从而减轻肺泡毛细血管的损伤;②抑制中性粒细胞的致炎症作用;③阻止花生四烯酸的释放,抑制前列腺素、血栓素的形成;④抑制血小板聚集及血小板微血栓的形成;⑤干扰激活的激肽释放酶与激肽的相互作用,从而抑制激肽的生成;⑥改变毛细血管的反应性,增加血管张力,保护血管内皮细胞,降低毛细血管通透性;⑦大剂量激素可抑制 α 受体而扩张血管,疏通微循环;⑧抑制肥大细胞的介质释放,可缓解支气管痉挛,改善通气功能;⑨刺激 Ⅰ 型肺泡细胞合成和分泌肺表面活性物质;⑩抑制后期肺纤维化作用。目前一致认为对刺激性气体吸入、外伤骨折所致的脂肪栓塞等非感染性因素引起的 ARDS,使用肾上腺糖皮质激素越早越好,发病 4d 后用则疗效差,故应早期、较大剂量应用,如地塞米松 20~40mg,或氢化可的松 300~400mg,每 6h 1 次,连用 2d,有效则继续使用 1~2d 停药,经合理氧疗机械通气后,会取得很好的效果。

对于过敏原因导致的 ARDS 患者,早期应用肾上腺糖皮质激素经验性治疗可能有效。此外,感染性休克并发 ARDS 的患者,如合并有肾上腺皮质功能不全,可考虑应用替代剂量的肾上腺糖皮质激素。ARDS 伴有败血症或严重呼吸道感染应忌用或慎用肾上腺糖皮质激素。大剂量肾上腺糖皮质激素的使用,可影响抗感染治疗效果,降低患者的抵抗力,增加感染的机会。持续的过度炎症反应和肺纤维化是导致 ARDS 晚期病情恶化和治疗困难的重要原因。肾上腺糖皮质激素能抑制 ARDS 晚期持续存在的炎症反应,并能防止过度的胶原沉积,从而有可能对晚期 ARDS 有保护作用,但对于晚期 ARDS 患者不宜常规应用肾上腺糖皮质激素治疗。

2.鱼油

鱼油富含 ω-3 脂肪酸,如二十二碳六烯酸、二十碳五烯酸(EPA)等,也具有免疫调节作用,可抑制二十烷花生酸样促炎因子释放,并促进前列腺素 E_1 生成。研究显示,通过肠道给 ARDS 患者补充二十碳五烯酸、γ 亚油酸和抗氧化剂,可使患者肺泡灌洗液内中性粒细胞减少,IL-8 释放受到抑制,病死率降低。新近的一项针对严重感染和感染性休克的临床研究显示,通过肠内营养补充二十碳五烯酸、亚油酸和抗氧化剂,可明显改善氧合,并可缩短机械通气时间与 ICU 住院时间,减少新发的器官功能衰竭,降低了 28d 病死率。此外,肠外补充二十碳五烯酸和 γ 亚油酸也可缩短严重感染患者 ICU 住院时间,并有降低病死率的趋势。因此,对于 ARDS 患者,特别是严重感染导致的 ARDS 患者,可补充二十碳五烯酸和 γ 亚油酸,有助于改善 ARDS 患者氧合,缩短机械通气时间。

3.吸入一氧化氮(NO)

NO 吸入能从肺泡迅速扩散到肺血管平滑肌细胞中,激活鸟苷酸环化酶,导致血管舒张,同时释放入血的 NO 即与血红蛋白结合,体现出选择性舒张血管的特点。一方面,NO 进入通气较好的肺组织,扩张该区的肺血管,使通气与血流比例低区域的血流向扩张的肺血管,改善通气/血流比例,降低肺血分流,增加动脉血氧含量,以利于降低吸氧浓度;另一方面,NO 能降低肺动脉压和肺血管阻力,并不影响体循环血管扩张和心排出量,具有抑制血小板的黏附与聚集作用。一般吸入 NO 剂量 $10\sim20ml/m^3[(10\sim20)\times10^{-6}]$,但 NO 在应用过程中会产生有毒的 NO_2,长期使用是否安全尚不清楚。临床研究显示,NO 吸入可使约 60% 的 ARDS 患者氧合改善,同时肺动脉压、肺内分流明显下降,但对平均动脉压和心排血量无明显影响,但是氧合改善效果也仅限于开始 NO 吸入治疗的 $24\sim48h$。有研究证实 NO 吸入并不能改善 ARDS 的病死率。因此,吸入 NO 不宜作为 ARDS 的常规治疗手段,仅在一般治疗无效的严重低氧血症时可考虑应用。

4.外源性肺泡表面活性物质

ARDS 时,Ⅱ型肺泡上皮细胞受损,肺泡表面活性物质合成和分泌功能失调,渗出液中蛋白质对肺泡表面活性物质的抑制作用,造成肺泡表面活性物质减少或功能丧失,易引起肺泡塌陷。肺泡表面活性物质能降低肺泡表面张力,减轻肺炎症反应,阻止氧自由基对细胞膜的氧化损伤,因此,补充肺泡表面活性物质可能成为 ARDS 的治疗手段。目前肺泡表面活性物质的应用仍存在许多尚未解决的问题,如最佳用药剂量、具体给药时间、给药间隔和药物来源等,因此,尽管早期补充肺泡表面活性物质有助于改善氧合,但还不能将其作为 ARDS 的常规治疗手段。有必要进一步研究,明确其对 ARDS 预后的影响。

5.前列腺素 E_1

前列腺素 E_1(PGE_1)不仅是血管活性药物,还具有免疫调节作用,可抑制巨噬细胞和中性粒细胞的活性,发挥抗感染作用。但是 PGE_1 没有组织特异性,静脉注射 PGE_1 会引起全身血管舒张,导致低血压。

静脉注射 PGE_1 用于治疗 ARDS,目前已经完成了多个随机对照试验研究,但无论是持续静脉注射 PGE_1,还是间断静脉注射脂质体 PGE_1,与安慰剂组相比 PGE_1 组在 28d 病死率、机械通气时间和氧合等方面并无益处。有研究报道吸入型 PGE_1 可以改善氧合,但这需要进一步随机对照试验研究证实,因此,只有在 ARDS 患者低氧血症难以纠正时,可以考虑吸入 PGE_1 治疗。

6.重组人活化蛋白 C

重组人活化蛋白 C(rhAPC)具有抗血栓、抗感染和纤溶特性,已被试用于治疗严重感染。基于 ARDS 的本质是全身性炎症反应,且凝血功能障碍在 ARDS 发生中具有重要地位,rhAPC 有可能成为 ARDS 的治疗手段。但 rhAPC 治疗 ARDS 的Ⅱ期临床试验正在进行,因此,尚无证据表明 rhAPC 可用于 ARDS 治疗。当然,在严重感染导致的重度 ARDS 患者,如果没有禁忌证,可考虑应用 rhAPC。rhAPC 高昂的治疗费用也限制了它的临床应用。

7.N-酰半胱氨酸和丙半胱氨酸

抗氧化剂 N-乙酰半胱氨酸(NAC)和丙半胱氨酸通过提供合成谷胱甘肽(GSH)的前体物质半胱氨酸,提高细胞内 GSH 水平,依靠 GSH 氧化还原反应来清除体内氧自由基,从而减轻肺损伤。静脉注射 NAC 对 ALI 患者可以显著改善全身氧合和缩短机械通气时间。而近期在 ARDS 患者中进行的Ⅰ期临床试验证实,NAC 有缩短肺损伤病程和阻止肺外器官衰竭的趋势,不能减少机械通气时间和降低病死率。丙半胱氨酸的Ⅱ、Ⅲ期临床试验也证实不能改善 ARDS 患者预后,因此,尚无足够证据支持 NAC 等抗氧化剂用于治疗 ARDS。

(六)加速肺泡液吸收

有研究表明,从肺泡腔移除肺水肿液体可被儿茶酚胺依赖性和儿茶酚胺非依赖性机制促进,包括那些吸入和全身应用的β肾上腺素能受体激动剂是有希望的候选药物,已广泛应用于临床,并且没有严重的不良反应。β肾上腺素能受体激动剂也可增加表面活性物质分泌,具有抗感染作用,因此,有助于恢复肺血管的通透性。

(七)营养支持

ARDS患者处于高代谢状态,应及时补充热量和高蛋白质、高脂肪,病程稍长者因能量消耗多和营养摄取不足,导致营养不良、呼吸肌疲劳、机体免疫力下降,易并发感染,影响组织修复。应及早给予强有力的营养支持,鼻饲或静脉补给能量83.7～167.4kJ/(kg·d)。

第二节　急性上呼吸道感染

急性上呼吸道感染指自鼻腔至喉部间的急性炎症总称,是最常见的感染性疾病,90%左右由病毒引起,细菌感染常继发于病毒感染之后。本病四季、任何年龄均可发病,通过含病毒的飞沫、雾滴或经污染用具进行传播。常于机体抵抗力降低时,如受寒、劳累、淋雨等,原已存在或由外界侵入的病毒和(或)细菌,迅速生长繁殖,导致感染。本病预后良好,有自限性,一般5～7d痊愈。常继发支气管炎、肺炎、副鼻窦炎,少数人可并发急性心肌炎、肾炎、风湿热等。

一、病因

急性上呼吸道感染70%～80%由病毒引起。主要有流感病毒(甲、乙、丙)、副流感病毒、呼吸道合胞病毒、腺病毒、鼻病毒、埃可病毒、柯萨奇病毒、麻疹病毒和风疹病毒。细菌感染可直接或继病毒感染之后发生,以溶血性链球菌为多见,其次为流感嗜血杆菌、肺炎球菌和葡萄球菌等,偶见革兰阴性杆菌。

当有受凉、淋雨、过度疲劳等诱发因素,使全身或呼吸道局部防御功能降低时,原已存在于上呼吸道或从外界侵入的病毒或细菌可迅速繁殖,引起发病,尤其是老幼体弱或有慢性呼吸道疾病如鼻旁窦炎、扁桃体炎者,更易罹病。

二、临床表现

(一)普通感冒

普通感冒俗称"伤风",又称急性鼻炎或上呼吸道卡他,以鼻咽部卡他症状为主要表现。成年人多数为鼻病毒引起,其次为副流感病毒、呼吸道合胞病毒、埃可病毒、柯萨奇病毒等。起病较急,初期有咽干、咽痒或烧灼感,发病同时或数小时后可有喷嚏、鼻塞,流清水样鼻涕,2～3d后变稠。可伴咽痛,有时由于耳咽管炎使听力减退,也可出现流泪、味觉迟钝、呼吸不畅、声嘶、少量咳嗽等。一般无发热及全身症状,或仅有低热、不适、轻度畏寒和头痛。检查可见鼻腔黏膜充血、水肿,有分泌物,咽部轻度充血。如无并发症,一般经5～7d痊愈。

(二)病毒性咽炎、喉炎和支气管炎

根据病毒对上、下呼吸道感染的不同解剖部位引起的炎症反应,有咽炎、喉炎和支气管炎。

急性病毒性咽炎多由鼻病毒、腺病毒、流感病毒、副流感病毒，以及肠病毒、呼吸道合胞病毒等引起。临床特征为咽部发痒和灼热感，疼痛不持久，也不突出。当有咽下疼痛时，常提示有链球菌感染。咳嗽少见。流感病毒和腺病毒感染时可有发热和乏力。查体可见咽部明显充血和水肿，颌下淋巴结肿大且触痛。腺病毒咽炎可伴有眼结合膜炎。

急性病毒性喉炎多由鼻病毒、流感病毒甲型、副流感病毒及腺病毒等引起。临床特征为声嘶、讲话困难、咳嗽时疼痛，常有发热、咽炎或咳嗽。查体可见喉部水肿、充血，局部淋巴结轻度肿大和触痛，可闻及喘息声。

急性病毒性支气管炎多由呼吸道合胞病毒、流感病毒、冠状病毒、副流感病毒、鼻病毒、腺病毒等引起。临床表现为咳嗽、无痰或痰呈黏液性，伴有发热和乏力。其他症状常有声嘶、非胸膜性胸骨下疼痛。可闻及干性或湿性啰音。X线片显示血管阴影增多、增强，但无肺浸润阴影。流感病毒或冠状病毒急性支气管炎常发生于慢性支气管炎的急性发作。

(三)疱疹性咽峡炎

疱疹性咽峡炎常由柯萨奇病毒 A 引起，表现为明显咽痛、发热，病程约 1 周。查体可见咽充血，软腭、腭垂、咽及扁桃体表面有灰白色疱疹及浅表溃疡，周围有红晕。多于夏季发作。多见于儿童，偶见于成年人。

(四)咽结膜热

咽结膜热主要由腺病毒、柯萨奇病毒等引起。临床表现有发热、咽痛、畏光、流泪，咽及结合膜明显充血。病程 4～6d，常发生于夏季。儿童多见。

(五)细菌性咽扁桃体炎

细菌性咽扁桃体炎多由溶血性链球菌引起，次为流感嗜血杆菌、肺炎球菌、葡萄球菌等引起。

起病急，明显咽痛、畏寒、发热，体温可达 39℃ 以上。查体可见咽部明显充血，扁桃体肿大、充血，表面有黄色点状渗出物，颌下淋巴结肿大、压痛，肺部无异常体征。

三、辅助检查

(一)血常规

病毒性感染见白细胞计数正常或偏低，淋巴细胞比例升高。细菌感染有白细胞计数与中性粒细胞增多和核左移现象。

(二)病毒和病毒抗原测定

视需要可用免疫荧光法、酶联免疫吸附检测法、血清学诊断法和病毒分离和鉴定，以判断病毒的类型，区别病毒和细菌感染。细菌培养以判断细菌类型和药敏试验。

四、诊断与鉴别诊断

(一)诊断

根据病史、流行情况、鼻咽部发炎的症状和体征，结合周围血常规和胸部 X 线检查可做出临床诊断。进行细菌培养和病毒分离，或病毒血清学检查、免疫荧光法、酶联免疫吸附检测法、血凝抑制试验等，可确定病因诊断。诊断依据：①不同程度的发热；②咽痛不适、鼻塞、流涕、咳嗽，可伴有食欲减退、乏力、全身酸痛；③鼻、咽、喉明显充血、水肿；④排除其他急性传染病。

（二）鉴别诊断

1.过敏性鼻炎

过敏性鼻炎临床症状很像"伤风"，所不同者起病急骤、鼻腔发痒、频繁喷嚏、流清水样鼻涕，发作与环境或气温突变有关，有时遇异常气味亦可发作，可经过数分钟至 2h 痊愈。鼻黏膜苍白、水肿，鼻分泌物涂片可见嗜酸性粒细胞增多。

2.流行性感冒

本病常有明显的流行。起病急，全身症状较重，高热、全身酸痛、眼结膜炎症状明显，但鼻咽部症状较轻。取患者鼻洗液中黏膜上皮细胞的涂片标本，用荧光标记的流感病毒免疫血清染色，置荧光显微镜下检查，有助于早期诊断，或病毒分离或血清学诊断可供鉴别。

3.急性传染病前驱症状

急性传染病如麻疹、脊髓灰质炎、脑炎等在患病初常有上呼吸道症状，在这些病的流行季节或流行区应密切观察，并进行必要的实验室检查，以资区别。

五、治疗

单纯病毒感染无须使用抗菌药物，有白细胞计数升高、咽部脓苔、咳黄痰等细菌感染证据时，可酌情使用青霉素、第一代头孢菌素、大环内酯类或喹诺酮类。极少需要根据病原菌选用敏感的抗菌药物。目前尚无特效抗病毒药物，而且滥用抗病毒药物可造成流感病毒耐药现象。因此如无发热，免疫功能正常，发病超过 2d 的患者一般无须应用。免疫缺陷患者可早期常规使用。广谱抗病毒药物利巴韦林和奥司他韦对流感病毒、副流感病毒和呼吸道合胞病毒等有较强的抑制作用，可缩短病程。

病情较重或年老体弱者应卧床休息，忌烟、多饮水，室内保持空气流通。如有发热、头痛、肌肉酸痛等症状者，可选用解热镇痛药，如复方阿司匹林、对乙酰氨基酚、吲哚美辛、布洛芬等。咽痛可用各种喉片如溶菌酶片，或中药六神丸等口服。鼻塞、鼻黏膜充血水肿时，可使用盐酸伪麻黄碱，也可用 1‰麻黄碱滴鼻。感冒时常有鼻黏膜敏感性增高，频繁打喷嚏、流鼻涕，可选用马来酸氯苯那敏或苯海拉明等抗组胺药。对于咳嗽症状较明显者，可给予右美沙芬、喷托维林等镇咳药。

第三节 急性呼吸衰竭

急性呼吸衰竭是指患者原呼吸功能正常，由于某种突发原因，如气道阻塞、溺水、药物中毒、中枢神经肌肉疾患抑制呼吸，机体往往来不及代偿，如不及时诊断及尽早采取有效控制措施，常可危及生命。

此型呼吸衰竭患者原呼吸功能常大多良好，若及时有效抢救，预后往往优于慢性呼吸衰竭。但是在临床也可常见到原呼吸功能较差的患者，由于某种突发原因，常见呼吸道感染引起气道阻塞可致 $PaCO_2$ 急剧上升、PaO_2 急剧下降，临床上习惯将此型呼吸衰竭归于慢性呼吸衰竭急性加剧。

一、病因与发病机制

(一)病因

因多种突发因素,如脑炎、脑外伤、电击、药物麻醉或中毒等直接或间接抑制呼吸中枢,或神经-肌肉疾患,如脊髓灰质炎、急性多发性神经根炎、重症肌无力等。以下分急性Ⅰ型呼吸衰竭和急性Ⅱ型呼吸衰竭两类加以阐述。

1.急性Ⅰ型呼吸衰竭

(1)肺实质性病变:各种类型的肺炎,包括细菌、病毒、真菌等引起的肺炎,误吸胃内容物入肺、淹溺等。

(2)肺水肿:①心源性肺水肿,因各种严重心脏病心力衰竭所引起;②非心源性肺水肿,最为常见的是急性呼吸窘迫综合征,其他尚有复张性肺水肿、急性高山病等。此类疾病常可引起严重的低氧血症。

(3)肺血管疾患:急性肺梗死是引起急性呼吸衰竭的常见病因。此类疾病来势凶猛、病死率高。

(4)胸壁和胸膜疾患:大量胸腔积液、自发性气胸、胸壁外伤、胸部手术损伤等,可影响胸廓运动和肺扩张,导致通气量减少和(或)吸入气体分布不均,损害通气和(或)换气功能,临床上常见为Ⅰ型呼吸衰竭,但严重者也可为Ⅱ型呼吸衰竭。以上各种病因所引起的呼吸衰竭早期轻者大多为Ⅰ型呼吸衰竭,而晚期严重者可出现Ⅱ型呼吸衰竭。

2.急性Ⅱ型呼吸衰竭

(1)气道阻塞:呼吸道感染、呼吸道烧伤、异物、喉头水肿引起上呼吸道急性梗死是引起急性Ⅱ型呼吸衰竭的常见病因。

(2)神经-肌肉疾患:此类疾病患者肺本质无明显病变,而是由于呼吸中枢调控受损或呼吸肌功能减退造成肺泡通气不足,而引起的Ⅱ型呼吸衰竭,如吉兰-巴雷综合征可损伤周围神经、重症肌无力、多发性肌炎、低钾血症、周期性瘫痪等致呼吸肌受累;脑血管意外、颅脑外伤、脑炎、脑肿瘤、一氧化碳中毒、安眠药中毒致呼吸中枢受抑制。

必须牢记,Ⅰ型呼吸衰竭晚期严重阶段可出现Ⅱ型呼吸衰竭,而Ⅱ型呼吸衰竭经治疗好转后可经Ⅰ型呼吸衰竭阶段后最终治愈。气道阻塞和神经-肌肉疾患所引起的呼吸衰竭均为Ⅱ型呼吸衰竭。

(二)发病机制

缺氧和CO_2潴留是呼吸衰竭的基本病理生理变化。

1.缺氧的发生机制

(1)通气障碍:肺泡通气量严重不足既可导致缺氧,又可造成CO_2潴留。它主要因肺扩张受限制或气道阻力增加引起。正常肺扩张有赖于呼吸中枢驱动、神经传导、吸气肌收缩、横膈下降、胸廓和肺泡的扩张。上述任何一个环节的障碍如呼吸中枢抑制、呼吸肌疲劳、胸廓和肺顺应性降低等均可导致肺扩张受限,出现限制性肺泡通气不足。阻塞性肺泡通气不足主要因气道阻力增加而引起。

(2)换气障碍:①通气血流比例失调。比值<0.8见于肺水肿、肺炎、肺不张等;比值>0.8见于肺栓塞、肺毛细血管床广泛破坏、部分肺血管收缩等。②弥散障碍。见于呼吸膜增厚(如肺水肿)和面积减少(如肺不张、肺实变),或肺毛细血管血量不足(肺气肿)及血液氧合速率减慢(贫血)等。单纯换气障碍所致的血气变化特点:仅有 PaO_2 下降,$PaCO_2$ 正常或降低;肺泡气-动脉血氧分压差$[P(A-a)O_2]$增大。

(3)氧耗量增加:发热、呼吸困难、抽搐等均可增加氧耗量,是加重缺氧的重要原因。

2.CO_2潴留的发生机制

$PaCO_2$的水平取决于 CO_2 的生成量与排出量。CO_2的生成量增加,如发热、甲状腺功能亢进症等,极少引起 $PaCO_2$ 升高。CO_2 潴留主要因肺泡通气不足引起。因此,$PaCO_2$是反映肺泡通气量的最佳指标,其升高必有肺泡通气不足。

二、临床表现

起病急骤,多有脑外伤、溺水、电击、脊髓损伤、神经肌肉接头的病变,并很快出现呼吸减慢或停止,并伴发绀、抽搐、昏迷。其具体表现如下。

1.呼吸困难

患者主观感到空气不足,客观表现为呼吸用力,伴有呼吸频率、深度与节律的改变,有时可见鼻翼翕动,端坐呼吸。上呼吸道疾患常表现为吸气性呼吸困难,可有三凹征;呼气性呼吸困难多见于下呼吸道不完全阻塞如支气管哮喘等;胸廓疾患、重症肺炎等表现为混合性呼吸困难,中枢性呼吸衰竭多表现为呼吸节律不规则,如潮式呼吸等;出现呼吸肌疲劳者,表现为呼吸浅快,腹式反常呼吸,如吸气时腹壁内陷;呼吸衰竭并不一定有呼吸困难,如镇静药中毒,可表现为呼吸匀缓,表情淡漠或昏睡。

2.发绀

发绀是缺氧的典型体征,因动脉血还原血红蛋白增加,致耳垂、口唇、口腔黏膜、指甲呈现青紫色的现象。

3.神经精神症状

急性呼吸衰竭的神经精神症状较慢性明显而多见,可出现烦躁不安、扑翼样震颤、谵妄、抽搐、昏迷等。

4.循环系统症状

缺氧和 CO_2 潴留均可导致心率增快,血压升高。严重缺氧可出现各种类型的心律失常,甚至心脏停搏。CO_2潴留可引起表浅毛细血管和静脉扩张,表现为多汗、球结膜水肿、颈静脉充盈等。

5.其他脏器的功能障碍

严重缺氧和 CO_2 潴留可导致肝、肾功能障碍,临床出现黄疸,肝功能异常;血尿素氮、肌酐增高,尿中出现蛋白;也可能出现上消化道出血等。

6.酸碱失衡和水、电解质紊乱

因缺氧而通气过度可发生呼吸性碱中毒,CO_2潴留则表现为呼吸性酸中毒,严重缺氧多伴有代谢性酸中毒及电解质紊乱。

三、实验室检查

实验室检查能客观反映呼吸衰竭的性质和程度,对指导氧疗、机械通气各种参数的调节,以及纠正酸碱平衡和电解质紊乱均有重要价值。

1.酸碱度(pH)

pH 是一项酸碱度指标,正常为 7.35～7.45,平均值为 7.4,静脉血 pH 较动脉血低 0.03 左右。pH＞7.45 提示碱血症,pH＜7.35 提示酸血症,pH 正常提示正常的酸碱平衡、代偿性的酸(碱)中毒或复合型酸碱平衡失调。一般认为,pH＜6.8 或＞7.8 时人难以存活。人类耐酸的能力较强,H^+ 上升到正常 3 倍仍可生存;而对碱的耐受力则较差,H^+ 下降至正常的一半时即危及生命,但若代谢性酸中毒和呼吸性碱中毒同时存在,pH 有时亦可正常,所以单凭一项 pH 仅能说明是否有酸、碱血症,还必须结合其他酸碱指标(如 $PaCO_2$、HCO_3^-、BE 等),生化指标(如血钾、氯、钙)及病史才能正确判断是否酸(碱)中毒,或是复合型酸碱中毒。

2.标准碳酸氢盐(SB)与实际碳酸氢盐(AB)

SB 是指隔绝空气的全血标本,在标准条件下(温度 38℃,$PaCO_2$ 5.33kPa,血红蛋白完全氧合即血氧饱和度达 100%)测得的碳酸氢根离子(HCO_3^-)浓度,因影响 HCO_3^- 的 $PaCO_2$ 及 SaO_2 已还原到正常条件,所以由呼吸性酸碱失衡带给 HCO_3^- 的影响已被消除,故 SB 的增减反映了体内 HCO_3^- 的储备量,反映了机体代谢性酸碱平衡的定量指标,正常值为 22～27mmol/L。

AB 是直接自血浆中测得的 HCO_3^-,即与空气隔绝的全血标本,未经任何处理测得的碳酸氢根离子值,它同时受代谢和呼吸两个方面因素的影响,正常情况下 AB＝SB。AB 与 SB 的差值反映了呼吸因素对酸碱平衡影响的程度,AB＞SB 时,提示体内 CO_2 潴留,多见于通气功能不足导致的呼吸性酸中毒或代谢性碱中毒。

3.碱剩余(BE)或碱缺失(BE)

碱剩余或碱缺失是指在标准条件下(38℃,$PaCO_2$ 5.33kPa,血红蛋白为 150g/L,血氧饱和度为 100%),将 1L 血液滴定到 pH7.4 所需的酸或碱的量。如 pH＞7.4,需用酸滴定,称为碱剩余(BE);若 pH＜7.4,需用碱滴定,则称为碱缺失,其正常范围:新生儿为 -10～-2mmol/L,婴儿为 -7～-1mmol/L,儿童为 -4～+2mmol/L,成年人为 ±3mmol/L,因不受呼吸因素影响,通常只反映代谢的改变,其意义与 SB 相似。BE 又分为实际碱剩余(ABE)和标准碱剩余(SBE)两种,ABE 即实测之 BE,它反映全血的碱剩余,SBE 反映组织间液的碱剩余,因为组织间液是机体细胞所处的确实的外环境,所以,SBE 较 ABE 更能理想地反映机体的碱剩余。

4.二氧化碳结合力(CO_2CP)

CO_2CP 是指把静脉血浆标本用正常人肺泡气($PaCO_2$ 为 5.33kPa)平衡后所得的血浆 CO_2 含量,亦即血浆中 HCO_3^- 所含的二氧化碳量,主要是指化合状态下的 CO_2 量,是 HCO_3^- 的近似值,正常值成人为 23～31mmol/L(55～70Vol%),小儿较低,为 20～29mmol/L(45～65Vol%),CO_2CP 受代谢和呼吸两方面因素的影响,CO_2CP 减低,提示为代谢性酸中毒(HCO_3^- 减低)或呼吸性碱中毒(CO_2 排出过多),反之亦然,但在混合性酸碱紊乱时并无决定性的意义,例如在呼吸性酸中毒时,pH 下降而 CO_2CP 却上升;反之,呼吸性碱中毒时 CO_2CP 却下降,因此,CO_2CP 在呼吸性酸碱平衡时并不能反映体内真正的酸碱平衡状态。

5.二氧化碳总量($T-CO_2$)

二氧化碳总量($T-CO_2$)指血浆中各种形式存在的二氧化碳的总和,包括离子化部分的 HCO_3^-,存在于 HCO_3^-,CO_3^- 和 RNH_2COO 以及非离子化的 HCO_3^- 和物理溶解的 CO_2 等的总和,正常值成人为 $24\sim32mmol/L$,小儿为 $23\sim27mmol/L$。

6.动脉血氧分压(PaO_2)

动脉血氧分压(PaO_2)是指血浆中物理溶解的 O_2 分子所产生的压力,动脉血氧分压能较好地反映肺的功能情况,主要用于呼吸性缺氧时,PaO_2,SaO_2(氧饱和度),$O2CT$(氧含量,指每 $100mL$ 血液中所含氧的总量,包括血红蛋白携带的氧和溶解的氧)都可以反映机体缺氧的情况,但敏感程度不尽一致,SaO_2 和 O_2CT 受血红蛋白的影响,例如,贫血的患儿即使 SaO_2 正常,仍可能缺氧,而 PaO_2 不受其影响,因而 PaO_2 是判断有无缺氧的良好指标,但对其结果进行分析时,必须了解是否吸氧,因为吸氧与不吸氧意义完全不同,因此,最好在不吸氧情况下进行测定。PaO_2 正常值为 $10.64\sim13.3kPa$($80\sim100mmHg$),新生儿为 $8\sim11kPa$($60\sim80mmHg$),静脉血氧分压为 $5.3kPa$($40mmHg$),一般认为,PaO_2 在 $7.98kPa$($60mmHg$)以上不致造成缺氧状态,此时 SaO_2 为 90%,正是氧离解曲线开始转折的部位,在此以下,随着氧分压的下降,SaO_2 即可降至 75%,临床上已有明显的发绀。

7.动脉二氧化碳分压($PaCO_2$)

动脉二氧化碳分压($PaCO_2$)是指溶解在动脉血中二氧化碳所产生的压力,由于 CO_2 的弥散能力较大,约为氧的 25 倍,故可认为,$PaCO_2$ 基本可以代表肺泡内二氧化碳分压,$PaCO_2$ 可以反映肺泡通气量大小,是反映肺泡通气功能的良好指标,因此,在肺泡间质水肿、瘀血、渗出时,氧的交换已有明显减少,但二氧化碳交换仍可正常,如患者动脉血氧分压减低,二氧化碳分压正常,即提示换气功能障碍,但如动脉血氧分压减低且伴二氧化碳分压增加,说明通气不足。$PaCO_2$ 正常值为 $4.66\sim5.99kPa$($35\sim45mmHg$),小儿偏低,为 $4.5\sim5.3kPa$($34\sim40mmHg$),可能与小儿新陈代谢较快,呼吸频率较快有关,静脉血 PCO_2 较动脉血的 PCO_2 高 $0.8\sim0.93kPa$($6\sim7mmHg$)。根据临床需要选择 X 线片、心电图、B超、脑CT等检查。

四、诊断与鉴别诊断

(一)诊断

1.患者多数原无呼吸系统疾病,有脑外伤、溺水、电击等,很快出现呼吸减慢甚至停止。

2.动脉血气分析:$PaO_2<8kPa$,$PaCO_2$ 可正常、降低或升高。

3.通常根据病史、体检、胸片等可诊断。

(二)鉴别诊断

1.鉴别急性呼吸衰竭和慢性呼吸衰竭

(1)急性呼吸衰竭:是指呼吸功能原来正常,由于各种突发原因,引起通气或换气功能严重损害,突然发生呼吸衰竭的临床表现,如脑血管意外,药物中毒抑制呼吸中枢、呼吸肌麻痹、肺梗死、ARDS 等,因机体不能很快代偿,如不及时抢救,会危及患者生命。

(2)慢性呼吸衰竭:多见于慢性呼吸系疾病,如慢性阻塞性肺病,重度肺结核等,其呼吸功能损害逐渐加重,虽有缺 O_2,或伴 CO_2 潴留,但通过机体代偿适应,仍能从事个人生活活动,称为代偿性慢性呼吸衰竭,一旦并发呼吸道感染,或因其他原因增加呼吸生理负担所致代偿失调,出现严重缺 O_2、CO_2 潴留和酸中毒的临床表现,称为失代偿性慢性呼吸衰竭。

2.临床还须鉴别各种病因引起的呼吸衰竭

首先须排除心内解剖分流和原发于心排出量降低等病因引起的 PaO_2 下降和 $PaCO_2$ 升

高;其次须鉴别各种不同的引起急性呼吸衰竭的病因,可借助病史,临床表现和多种辅助检查手段确诊,注意两种不同类型的呼吸衰竭,呼吸道梗阻为主或肺部广泛病变为主所致的呼吸衰竭的鉴别。

五、治疗

急性呼吸衰竭多突然发生,应在现场及时采取抢救措施,其原则是保持呼吸道通畅,吸氧并维持适宜的肺泡通气量,以达到防止和缓解严重缺氧、二氧化碳潴留和酸中毒,为病因治疗赢得时间和条件。急性发作发生失代偿性呼吸衰竭,可直接危及生命,必须采取及时而有效的抢救。但具体措施应结合患者的实际情况而定。

1.建立通畅的气道。在氧疗和改善通气之前,必须采取各种措施,使呼吸道保持通畅。

2.氧疗。氧疗是通过提高肺泡内氧分压(PaO_2),增加 O_2 弥散能力,提高动脉血氧分压和血氧饱和度,增加可利用的氧。氧疗一般以生理和临床的需要来调节吸入氧浓度,使动脉血氧分压达 8kPa 以上,或 SaO_2 为 90% 以上。氧耗量增加时,如发热可增加吸入氧浓度。合理的氧疗提高了呼吸衰竭的疗效,如慢阻肺呼吸衰竭患者长期低浓度氧疗(尤在夜间)能降低肺循环阻力和肺动脉压,增强心肌收缩力,从而提高患者活动耐力和延长存活时间。

3.增加通气量、减少 CO_2 潴留。

4.纠正酸碱平衡失调和电解质紊乱。

5.合理使用利尿药。

综上所述,在处理呼吸衰竭时,只要合理应用机械通气、给氧、利尿药(呋塞米)和碱剂,鼻饲和静脉补充营养和电解质,特别在慢阻肺肺心病较长期很少进食、服用利尿药的患者更要注意。所以呼吸衰竭的酸碱平衡失调和电解质紊乱是有原因可查的,亦是可以防治的。

第四节　慢性呼吸衰竭

慢性呼吸衰竭是在原有肺部疾病,如慢性阻塞性肺病、重症肺结核、肺间质纤维化、尘肺、胸廓病变和胸部手术、外伤、广泛胸膜增厚、胸廓畸形等基础上发生的,最常见病因为 COPD,早期可表现为 Ⅰ 型呼吸衰竭,随着病情逐渐加重,肺功能越来越差,可表现为 Ⅱ 型呼吸衰竭。慢性呼吸衰竭稳定期,虽 PaO_2 降低和 $PaCO_2$ 升高,但患者通过代偿和治疗,可稳定在一定范围内,患者仍能从事一般的工作或日常生活活动。一旦由于呼吸道感染加重或其他诱因,可表现为 PaO_2 明显下降,$PaCO_2$ 显著升高,此时可称为慢性呼吸衰竭的急性发作,这是我国临床上最常见的慢性呼吸衰竭类型。

一、病因与发病机制

(一)病因

慢性呼吸衰竭常为支气管-肺疾患所引起,如 COPD、重症肺结核、支气管扩张症、弥散性肺间质纤维化、尘肺等,其中 COPD 最常见,胸廓病变如胸部手术、外伤、广泛胸膜增厚,胸廓畸形亦可引起慢性呼吸衰竭。

1.支气管扩张

由于支气管及其周围肺组织慢性化脓性炎症和纤维化,使支气管壁的肌肉和弹性组织破坏,导致支气管变形及持久扩张。典型的症状有慢性咳嗽、咳大量脓痰和反复咯血。

2.弥散性肺间质纤维化

弥散性肺间质纤维化是由多种原因引起的肺间质的炎症性疾病,病变主要累及肺间质,也可累及肺泡上皮细胞及肺血管。病因有的明确,有的未明。明确的病因有吸入无机粉尘如石棉煤,有机粉尘如霉草尘、棉尘,气体如烟尘、二氧化硫等,病毒、细菌、真菌、寄生虫感染,药物影响及放射性损伤。

3.尘肺

尘肺是由于在职业活动中长期吸入生产性粉尘(灰尘),并在肺内潴留而引起的以肺组织弥散性纤维化(瘢痕)为主的全身性疾病。尘肺按其吸入粉尘的种类不同,可分为无机尘肺和有机尘肺。在生产劳动中吸入无机粉尘所致的尘肺,称为无机尘肺。尘肺大部分为无机尘肺。

(二)发病机制

肺的主要生理功能是进行气体交换,此交换主要涉及机体通过肺组织从体外摄取氧和机体代谢后所产生的二氧化碳通过肺组织排出体外,气体在机体内的运输要依靠血液循环来完成,组织细胞则从血液或组织液内环境中摄取氧并排出二氧化碳,呼吸的全过程包括3个相互联系着的环节。

1.外呼吸

外呼吸指外界环境与血液在肺部实现的气体交换,它包括肺通气(肺与外界的气体交换)和肺换气(肺泡与血液之间的气体交换)两个过程。

2.气体在血液中的运输

通过血液循环,从肺泡摄取的氧气运送到组织,同时把组织细胞产生的二氧化碳运送到肺。

3.内呼吸

内呼吸指血液或组织液与组织之间的气体交换,呼吸衰竭所涉及机制主要是外呼吸,它包括肺换气和肺通气,下面分别加以叙述。

(1)肺换气功能障碍:肺的气体交换系指肺泡内气体与肺泡毛细血管血液中气体的交换,主要是氧与二氧化碳的交换,肺气体交换主要决定于通气/血流灌注比值(V/Q)与弥散功能,Ⅰ型呼吸衰竭的主要发病机制为换气功能障碍,主要有通气/血流比例失调和弥散功能障碍两种。

1)通气/血流比例失调:肺有效的气体交换不仅要求有足够的通气量与血流量,而且要求两者的比例适当,在静息状态下,健康人肺泡通气量约为4L/min,肺血流量约为5L/min,全肺平均V/Q约为0.8,当通气量大于肺血流量,V/Q>0.8,此时进入肺泡的气体不能完全充分与肺泡毛细血管内血液接触,从而得不到充分气体交换,即为肺泡内过多的气体没有足够的血流交换,造成无效腔通气,如临床上常见的肺气肿、肺大疱和肺栓塞;当肺血流量较肺通气量增加时,V/Q<0.8,此时静脉血流经通气不良的肺泡毛细血管未经充分氧合返回左心,形成了动脉血内静脉血掺杂,称之为功能性动静脉血分流,如严重COPD患者存在功能性分流,肺不张

时,肺内气体减少或无气体,而血流继续,V/Q=0,此时流经肺的血液完全未进行气体交换而掺入动脉血,类似解剖分流,也称为真性分流,或称为病理性动-静脉血分流,V/Q 比例失调主要引起低氧血症,也是引起低氧血症最常见的机制,对 $PaCO_2$ 影响甚微,其原因为:动静脉、二氧化碳分压差值仅为 6mmHg,而动、静脉血氧分压差值约为 60mmHg,当 V/Q <0.8 时混合静脉血加入动脉血后,对 PaO_2 的影响明显大于 $PaCO_2$。V/Q>0.8 或 V/Q<0.8 时,均可表现为 V/Q 正常的肺泡通气量代偿性增加,而二氧化碳的弥散速率约为氧的 21 倍,而且二氧化碳的解离曲线呈线性,只要正常肺泡通气量增加,即可排出更多二氧化碳,其结果表现为 PaO_2 下降而无 $PaCO_2$ 升高。

2)弥散功能障碍:气体弥散系指气体分子从高浓度区向低浓度区移动的过程。弥散是一被动移动的过程,因而不需要消耗能量。弥散的机制是气体分子的随意运动。弥散的结果是使不同浓度的分子最终达到平衡。肺泡内气体与肺泡壁毛细血管血液中气体(主要是指氧与二氧化碳)交换是通过弥散进行的。肺弥散能力不仅受肺泡毛细血管膜影响,也受肺毛细血管血流的影响,健康成年人肺弥散量(DL)约为 $35mLO^2(mmHg \cdot min)$。凡能影响肺泡毛细血管膜面积,肺泡毛细血管床容积,弥散膜厚度以及气体与血红蛋白结合的因素,均能影响弥散功能。在临床实践中,弥散功能障碍极少是唯一病理因素。疾病过程中弥散功能障碍往往总是与通气/血流比例失调同时存在,因为肺泡膜增厚或面积减少常导致通气/血流比例失调,由于二氧化碳通过肺泡毛细血管膜的弥散速率约为氧的 21 倍,所以弥散功能障碍主要是影响氧的交换。弥散功能障碍所致低氧血症可用吸入高浓度氧加以纠正,因为肺泡氧分压提高可以克服增加的弥散阻力,临床上常可用吸氧纠正低氧血症,也可用吸氧是否能纠正低氧血症来识别是弥散功能障碍所致低氧血症抑或动-静脉分流所致的低氧血症。

(2)肺通气功能障碍:肺通气是指通过呼吸运动使肺泡气与外界气体交换的过程,凡能影响肺通气与阻力的因素均可影响肺通气功能。肺通气功能的正常与通气量大小,不只是决定于推动肺通气的动力大小,还要决定于肺通气的阻力。肺通气是在呼吸中枢的调控下,通过呼吸肌的收缩与松弛,使胸廓和肺做节律性的扩大和缩小得以实现。在静息呼吸空气时,总肺泡通气量约为 4L/min,才能维持正常氧和二氧化碳分压。当肺通气功能障碍时,肺泡通气量不足,肺泡氧分压下降,二氧化碳分压上升,可发生 II 型呼吸衰竭,即 PaO_2 下降和 $PaCO_2$ 升高同时存在。肺通气功能障碍可分为限制性通气不足与阻塞性通气不足两种类型。

1)限制性通气不足:吸气时肺泡的张缩受限制所引起的肺泡通气不足称为限制性通气不足。通常吸气运动是吸气肌的收缩引起主动过程,呼气则是肺泡弹性回缩和肋骨与胸骨借重力作用复位的被动过程。主动过程容易发生障碍易导致肺泡扩张受限,其主要涉及呼吸肌、胸廓、呼吸中枢和肺的顺应性,前三者的障碍可统称为呼吸泵衰竭。呼吸泵衰竭主要因呼吸驱动不足,如安眠药中毒、中枢神经系统疾患,均可影响呼吸驱动力不足;呼吸运动受限制,如多种疾病引起的呼吸肌功能受累,如吉兰-巴雷综合征、低钾血症等;胸廓疾患,如胸廓畸形、脊柱后侧凸、大量胸腔积液和气胸等。最近,已认识到在 COPD 患者中呼吸肌疲劳是引起呼吸泵衰竭的重要原因之一。肺的顺应性降低也是 COPD 患者引起限制性通气不足的原因之一。

2)阻塞性通气不足:由于气道狭窄或阻塞引起的气道阻力增高而导致通气障碍称为阻塞性通气不足。支气管壁充血、肿胀、增生、管壁平滑肌痉挛,管腔内分泌物增多潴积、异物等阻塞,肺泡壁破坏和肺泡间隔缺失所致的肺组织弹性降低,以致对气道壁的牵引力减弱等,均可使气道内径变窄或不规则而增加气道阻力,从而引起阻塞性通气不足;氧耗量增加是加重低氧血症的原因之一,发热、寒战、呼吸困难和抽搐均可增加氧耗量,因为氧耗量增加可导致混合静脉血氧分压下降,从而加重动静脉分流所引起的低氧血症,氧耗量增加肺泡氧分压下降,正常人可借助增加通气量以防止缺氧,而氧耗量增加的通气功能障碍患者,肺泡氧分压不断提高,缺氧亦难缓解。

二、临床表现

慢性呼吸衰竭的临床表现包括原发病原有的临床表现和缺氧、二氧化碳潴留所致的各脏器损害。

缺氧和二氧化碳潴留对机体的危害不仅取于缺氧和二氧化碳潴留的程度,更取决于缺氧和二氧化碳潴留发生的速度和持续时间。因此,当慢性呼吸衰竭急性加剧时,因缺氧和二氧化碳潴留急剧发生,所以临床表现往往尤为严重。

缺氧和二氧化碳潴留对机体损害不尽相同,但有不少重叠,对于一名呼吸衰竭患者来讲,所显示的临床表现往往是缺氧和二氧化碳潴留共同作用的结果。因此,以下将缺氧和二氧化碳潴留所引起的临床表现综合在一起加以阐述。

(一)呼吸功能紊乱

缺氧和二氧化碳潴留均可影响呼吸功能,呼吸困难和呼吸频率增快往往是临床上最早出现的重要症状。表现为呼吸费力,伴有呼吸频率加快,呼吸表浅,鼻翼翕动,辅助肌参与呼吸活动,特别是 COPD 患者存在气道阻塞、呼吸泵衰竭的因素,呼吸困难更为明显。有时也可出现呼吸节律紊乱,表现为潮式呼吸、叹息样呼吸等,主要见于呼吸中枢受抑制时。呼吸衰竭并不一定有呼吸困难,严重时也出现呼吸抑制。

(二)发绀

发绀是一项可靠的低氧血症的体征,但不够敏感,以往认为血还原血红蛋白超过 50g/L 就有发绀的观点已被否定。实际上当 PaO_2 低至 6.7kPa(50mmHg)、血氧饱和度(SaO_2)低至 80%时,即可出现发绀。舌色发绀较口唇、甲床显现得更早一些、更明显。发绀主要取决于缺氧的程度,也受血红蛋白量、皮肤色素及心功能状态的影响。

(三)神经精神症状

轻度缺氧可有注意力不集中、定向障碍。严重缺氧者特别是伴有二氧化碳潴留时,可出现头痛、兴奋、抑制、嗜睡、抽搐、意识丧失甚至昏迷等。慢性胸肺疾患引起的呼吸衰竭急性加剧,低氧血症和二氧化碳潴留发生迅速,因此可出现明显的神经精神症状,此时可称为肺性脑病。

(四)心血管功能障碍

严重二氧化碳潴留和缺氧引起心悸、球结膜充血水肿、肺动脉高压、右心衰竭、低血压等。

(五)消化系统症状

消化系统症状:①溃疡病症状;②上消化道出血;③肝功能异常。上述变化与二氧化碳潴留、严重低氧有关。

(六)血液系统异常

慢性缺氧可使红细胞代偿性增多,出现继发性红细胞增多症,并引起高黏血症,易诱发肺动脉栓塞及加重心负荷发生心力衰竭。严重缺氧、酸中毒、感染、休克等可致循环淤滞,诱发弥散性血管内凝血(DIC),进而发生多器官损害。

(七)肝、肾等器官损害

肝、肾等器官损害可表现转氨酶增高,血清清蛋白减低,血液尿素氮和肌酐增高,肾上腺皮质功能障碍等。

(八)其他表现

呼吸衰竭时二氧化碳潴留导致血碳酸增加,pH 降低,引起呼吸性酸中毒;由于缺氧,肌体无氧酵解代谢增强,产生大量酸性中间代谢产物,引起代谢性酸中毒;在抢救处理过程中也可因措施欠当引起呼吸性或代谢性碱中毒。随着酸碱代谢紊乱,引起电解质平衡失调,如代谢性酸中毒时,"钠泵"功能障碍,使 Na^+ 和 H^+ 转入细胞内,而 K^+ 移出细胞外等,形成高钾血症;呼吸性酸中毒时,肾小管排 Cl^- 保 HCO_3^- 等,形成低氯血症。此时也可因肾代偿作用,使远曲肾小管泌 H^+ 保 Na^+,引起高钠血症;酸中毒时,血中游离钙可增高而出现高钙血症;碱中毒时,血钙可降低而引起低钙血症。酸碱平衡紊乱、电解质代谢失调而出现相应临床症候,是呼吸衰竭过程中极常见的临床表现,必须严密观察,及时纠正。缺氧、酸碱平衡失调、电解质代谢紊乱等也可引起弥散性血管内凝血(DIC),出现 DIC 相应的临床表现。

三、实验室检查

实验室检查能客观反映呼吸衰竭的性质和程度,对指导氧疗、机械通气各种参数的调节,以及纠正酸碱平衡和电解质紊乱均有重要价值。

1.动脉血氧分压(PaO_2)

动脉血氧分压指物理溶解于血液中氧分子所产生的压力。健康人 PaO_2 随年龄的增长逐渐降低,并受体位等生理影响。根据氧分压与血氧饱和度的关系,氧合血红蛋白解离曲线呈 S 形,当 $PaO_2 > 8kPa(60mmHg)$ 以上,曲线处平坦段,血氧饱和度在 90% 以上,PaO_2 改变5.3kPa(40mmHg),而血氧饱和度变化很少,说明氧分压远较氧饱和度敏感;当 $PaO_2 < 8kPa$ 以下,曲线处陡直段,氧分压稍有下降,血氧饱和度急剧下降。因此,$PaO_2 < 8kPa(60mmHg)$ 作为呼吸衰竭的诊断指标。

2.动脉血氧饱和度(SaO_2)

动脉血氧饱和度的正常值通常在 95% 以上,即在 95%—100%。动脉血氧饱和度是指血液中与氧气结合的血红蛋白,占总的可结合血红蛋白的百分值,此指标可以反映血液中氧气的含量。

如果动脉血氧饱和度 < 95%,出现明显降低,提示机体可能存在缺氧的状态,引起机体缺氧。

3.动脉血氧含量(CaO_2)

动脉血氧含量是 100ml 血液的含氧毫升数,其中包括血红蛋白结合氧和血浆中物理溶解氧的总和,$CaO_2 = 1.34 \times SaO_2 \times Hb + 0.003 \times PaO_2$。健康者 CaO_2 参照值为 20ml,混合静脉血血氧饱和度(SvO_2)为 75%,其含氧量 CaO_2 为 15ml,则每 100ml 动脉血经组织后约有 5ml 氧供组织利用,血红蛋白减少,SaO_2 低于正常,血氧含量仍可在正常范围。

4.动脉血二氧化碳分压($PaCO_2$)

动脉血二氧化碳分压指血液中物理溶解的二氧化碳分子所产生的压力,正常 $PaCO_2$ 为 $4.6\sim6kPa(35\sim45mmHg)$,大于 $6kPa$ 为通气不足,小于 $4.6kPa$ 可能为通气过度。急性通气不足,$PaCO_2>6.6kPa(50mmHg)$ 时,按 Henderson-Hassellbalch 公式计算,pH 已低于 7.2,会影响循环和细胞代谢。慢性呼吸衰竭由于机体代偿机制,$PaCO_2>6.65kPa(50mmHg)$ 作为呼吸衰竭的诊断指标。

5.pH

pH 为血液中氢离子浓度的负对数值,正常范围为 $7.35\sim7.45$,平均 7.4。pH 低于 7.35 为失代偿性酸中毒,高于 7.45 为失代偿性碱中毒,但不能说明是何种性质的酸碱中毒,临床症状与 pH 的偏移有密切相关。

四、诊断与鉴别诊断

(一)诊断

慢性呼吸衰竭失代偿期,根据患者呼吸系统慢性疾病或其他导致呼吸功能障碍的病史,有缺氧和(或)二氧化碳潴留的临床表现,结合有关体征,诊断并不困难。动脉血气分析能客观反映呼吸衰竭的性质和程度,对指导氧疗、机械通气各种参数的调节,以及纠正酸碱平衡和电解质均有重要价值。根据病因、病史、诱因、临床表现及体征可临床诊断慢性呼吸衰竭,动脉血气分析对明确诊断、分型、指导治疗以及判断预后均有重要意义,其诊断标准为:①Ⅰ型呼吸衰竭为海平面平静呼吸空气的条件下 $PaCO_2$ 正常或下降,$PaO_2<60mmHg$;②Ⅱ型呼吸衰竭为海平面平静呼吸空气的条件下 $PaCO_2>50mmHg$,$PaO_2<60mmHg$;③吸氧条件下,计算氧合指数 $=PaO_2/FiO_2<300mmHg$,提示呼吸衰竭。

(二)鉴别诊断

本病须与肺不张、自发性气胸、哮喘持续状态、上呼吸道阻塞、急性肺栓塞、脑血管意外和心源性肺水肿鉴别。通过询问病史,进行体格检查和胸部 X 线检查等可做出鉴别。心源性肺水肿患者卧床时呼吸困难加重,咳粉红色泡沫样痰,双肺底有湿啰音,对强心药、利尿药等治疗效果较好,若有困难,可通过测定 PAWP 和行超声心动图检查来鉴别。

五、治疗

呼吸衰竭治疗的基本原则:①针对不同病因,积极治疗基础疾病;②及时去除病情加重的诱因,如急性呼吸道感染、痰液引流不畅、心力衰竭等;③按病情变化进行全面分析,抓住主要矛盾,采取有效措施纠正缺氧和二氧化碳潴留;④维护心、脑、肝、肾等重要脏器功能,预防和治疗并发症。一般应采取综合治疗措施,但必须以纠正缺氧和二氧化碳潴留为主要目标。

(一)病因治疗

病因治疗是纠正呼吸衰竭的基本,所以应采取积极措施治疗引起呼吸衰竭的基础疾病。慢性呼吸衰竭急性加重的诱因,以呼吸道感染最为常见。据统计,我国慢性呼吸衰竭急性发作的诱因约 80% 以上为感染所致,即使非感染因素诱发的呼吸衰竭也会发生继发感染,故积极控制感染是缓解呼吸衰竭的重要措施。抗感染治疗的最佳方案是根据痰培养和药物敏感试验的结果选用敏感抗生素,也可根据病情先制订经验性方案,如青霉素与庆大霉素、红霉素与氯霉素、氨苄西林、头孢唑啉、氟喹诺酮类、哌拉西林或第三代头孢菌素等,待细菌培养和药敏试验结果出来后再做调整。

在治疗过程中应注意二重感染的可能,特别是真菌感染,故应用广谱抗生素(尤其是同时应用糖皮质激素)时更应注意,要及时进行有关检查,如果一旦发现二重感染,应该立即进行处理。

(二)保持呼吸道通畅

呼吸衰竭治疗的开始,第一步就是要保证呼吸道通畅。因通畅的呼吸道是进行各种呼吸支持治疗的必要条件。在重症急性呼吸衰竭尤其是意识不清的患者,咽部肌肉失去正常的肌肉张力,软组织松弛,舌根后坠,均可阻塞上呼吸道。

此外,呼吸道黏膜水肿、充血、痰液壅滞,以及胃内容物误吸或异物吸入,都可以成为急性呼吸衰竭的原因或使呼吸衰竭加重。可让患者采取头偏向一侧,频频做深呼吸动作。如严重呼吸困难时应进行气管插管,多适用于神志不清的患者;或气管切开,多用于神志清醒的患者。当有大量痰液、血液、误吸的胃内容物,以及淹溺时的淡水或海水等闭塞气道时,充分有效的负压吸引和顺位排液常可立即解除梗阻,改善通气。有支气管痉挛时要用平喘解痉药以扩张支气管,如氨茶碱、二羟丙茶碱(喘定)、地塞米松等。排痰不畅可用祛痰药,除氯化铵合剂口服外,可用雾化吸入,如用3%碳酸氢钠2~2.5ml、5%~10%乙酰半胱氨酸(痰易净)1~3ml、0.5%异丙肾上腺素0.25mL做雾化剂,经超声波雾化器雾化吸入,湿化呼吸道,利于排痰。如经上述处理无效,病情危重者,可采用气管插管和气管切开建立人工气道。近年来,较多采用经鼻插管法治疗慢性呼吸衰竭。人工气道建立后可做机械通气,亦方便吸引痰液。

(三)氧疗

氧疗是通过增加吸入氧浓度,从而提高肺泡内氧分压(PaO_2),提高动脉血氧分压和血氧饱和度(SaO_2),增加可利用氧的方法。合理的氧疗还能减轻呼吸做功和降低缺氧性肺动脉高压,减轻右心负荷。

1.氧疗的适应证

(1)因神经或呼吸肌病变所致的呼吸衰竭、导致通气不足的低氧血症,氧疗能有效地改善低氧血症,但对二氧化碳潴留无效。

(2)肺炎、轻度肺栓塞、支气管哮喘急性发作所致的低氧血症,吸入低浓度的氧,有利于改善临床症状。

(3)严重的肺水肿,如 ARDS 时,此时吸入高浓度的氧,有时可使低氧血症改善。

(4)COPD 患者由于肺内感染而病情恶化,造成肺泡通气不足,通气/血流分布不均和弥散功能障碍,氧疗能改善患者的病情,提高动脉血氧分压,但可加重二氧化碳的潴留。

2.氧疗的方法

常用的氧疗法为双腔鼻管、鼻导管或鼻塞吸氧。吸入氧浓度(FiO_2)与吸入氧流量大致呈如下关系:$FiO_2 = [21 + 4 \times 吸入氧流量(L/min)]/100$。然而,这只是粗略的估计值。在同样吸氧流量下,$FiO_2$还与潮气量、呼吸频率、分钟通气量和呼吸比等因素有关。总的来说,每分钟通气量小时,实际 FiO_2 要比计算值高;相反则较计算值低。对于慢性 II 型呼吸衰竭患者,特别是伴有肺源性心脏病者,长期夜间氧疗(1~2L/min,每日 10h 以上)有利于降低肺动脉压,减轻右心负荷,提高生活质量及 5 年存活率。

在呼吸衰竭过程中器官组织缺氧,不一定完全是由于肺通气或氧合功能不全。若因器官灌注不足,则必须同时改善循环功能;若因严重贫血,则需要及时输血;若因严重代谢性碱中毒,导致血红蛋白解离曲线左移,使氧与血红蛋白亲和力增强而降低其在组织中的释放,则应纠正碱中毒。

3.COPD 患者的氧疗原则

长期持续吸入低浓度氧对 COPD 患者有特殊的治疗意义。这种方法自从 1967 年美国丹佛高原地区首次报道以来,已普遍引起临床工作者的重视。实验证明,长期持续吸低浓度氧可改善 COPD 患者智力、记忆力、运动肺协调能力,改善高血红蛋白血症,减少肺循环阻力,缓解因缺氧而引起的肺血管收缩,降低肺动压,可预防或延缓肺源性心脏病的发生。长时间的连续观察证明,每日 24h 持续吸氧比 12h 效果更佳。

COPD 患者多有长期二氧化碳潴留,呼吸中枢对二氧化碳的敏感性降低,呼吸兴奋性主要靠低氧对周围化学感受器的刺激来维持。如吸入高浓度氧,迅速解除缺氧对呼吸中枢的兴奋作用,继之发生的是通气减低,$PaCO_2$进一步升高。也有学者认为氧合血红蛋白携带二氧化碳的能力只有还原血红蛋白的 1/3,因而吸氧可使血中潴留的二氧化碳增多。在不增加通气的条件下,单纯吸高浓度氧,对 COPD 患者是危险的,甚至可致命。

4.氧疗的不良反应

氧同某些药物一样,如果应用不适当,亦可出现严重的不良反应,甚至产生氧中毒。近 20年来由于机械通气和氧疗的广泛应用,长时间吸高浓度氧的病例增多,氧中毒作为临床问题越来越引起人们的重视。吸氧除可抑制呼吸中枢、加重二氧化碳潴留外,长期吸高浓度氧,对机体还有以下两方面的危害。

(1)吸收性肺不张:呼吸空气时,大量不为血液吸收的氮气是构成肺泡气的主要组成成分,即使气道局部有梗阻,其远端的气体要数小时至数日才能被完全吸收。所以氮气在维持肺泡扩张方面起了一定的作用。当吸高浓度氧时,氮被易吸收的氧所取代,PaO_2增高 $P(A-a)O_2$增大,气道稍有堵塞,远端气体很易被吸收而发生肺泡萎陷。肺不张易发生在低通气、血流比的区域,如吸纯氧只要经数分钟在引流不畅气道的前端即可发生肺不张。

(2)氧中毒:氧中毒的发生机制尚不清。高浓度氧可使细胞内产生氧自由基或过氧化氢,导致含巯基酶失活,并使磷脂转化为过氧脂类,造成生物膜与线粒体的损伤。

(四)呼吸兴奋剂

适用于通气严重不足伴意识障碍者。应用氧疗的同时应用呼吸兴奋剂,以尼可刹米为常用。首次 2 支(0.75g)静脉推注,然后以 10 支(3.75g)加入 5% 葡萄糖溶液 500ml 中静脉滴注。同时应注意气道通畅,并防止呼吸兴奋剂过量引起抽搐并增加氧耗。如应用呼吸兴奋剂 12h无明显效果,神志不清者,应考虑气管插管或切开,加用机械呼吸。

(五)机械辅助呼吸

严重的呼吸性酸中毒和肺性脑病,经上述治疗无效,可考虑气管插管和机械辅助呼吸。插管留置 2~3d 或患者清醒不能耐受插管,可进行气管切开,但应严格掌握指证。用呼吸机辅助呼吸多采用间歇正压通气(IPPV)。气管插管或气管切开后须加强护理,注意湿化气道和吸痰时的无菌操作。机械辅助呼吸时要密切观察血液气体分析和电解质的变化,要求低氧血症和高碳酸血症逐渐改善。机械辅助呼吸持续时间长短视病情而定。

(六)纠正酸碱平衡和电解质紊乱

1.呼吸性酸中毒伴代谢性酸中毒

发生于急性加重期,低氧血症严重时,除充分供氧、改善通气外,严重酸中毒可用碱性药物3.64％氨基丁二醇150ml加5％碳酸氢钠100ml静脉滴注。

2.呼吸性酸中毒伴代谢性碱中毒

多发生于治疗过程中应用利尿药及皮质激素之后,应避免二氧化碳排出过快和补充碱性药物过量。轻者可补以氯化钾、氯化钠,若不见好转者,$PaCO_2$不太高时,可少量使用醋氮酰胺1～2d;若 $PaCO_2$明显升高时,使用氯化铵口服,或静脉滴注1％氯化铵溶液,以提高血氯降低血液酸度。

3.呼吸性碱中毒

应用呼吸机通气量过大,二氧化碳排出的速度快,可引起呼吸性碱中毒,调节通气量,充分供氧。

4.代谢性碱中毒

多发生于大量使用利尿药及皮质激素,进食少或频发呕吐者,补充氯化钾及氯化铵。

(七)消化道出血的处理

消化道出血是呼吸衰竭的严重并发症,治疗的关键为积极缓解呼吸衰竭。昏迷患者宜放置鼻饲导管,适量灌注氢氧化铝凝胶,静脉滴注西咪替丁有防治作用,剂量为西咪替丁0.2～0.4g加入10％葡萄糖液内静脉滴注,每日1次。此外,还可应用其他止血药物如云南白药、凝血酶、氨甲苯酸等。

(八)其他

如脑水肿的预防和治疗,肾血流量的维持,以及肝功能和各种电解质、酸碱平衡的维持都是不可忽视的。此外,治疗引起呼吸衰竭的病因也是一个根本的问题,应予充分重视。

(九)营养支持

呼吸衰竭患者因摄入热量不足和呼吸频率增加、发热等因素,导致能量消耗增加,多数存在混合型营养不良,会降低机体免疫功能,感染不易控制;呼吸肌无力和疲劳,以致发生呼吸泵衰竭,使抢救失败或病程延长。故抢救时应常规给鼻饲高蛋白、高脂肪、低糖类,以及适量多种维生素和微量元素的饮食;必要时做静脉高营养治疗。营养支持应达到基础能量消耗值。可用 Harris-Benedict 公式预算(单位:kJ)。

基础能耗(女性)＝278.4＋40.2×体重(kg)＋7.5×身高(cm)－19.7×年龄(岁)

基础能耗(男性)＝272.5＋57.3×体重(kg)＋20.9×身高(cm)－28.5×年龄(岁)

在呼吸衰竭患者,实际的基础能耗比上式计算的能耗平均增加20％,人工通气患者增加50％。补充时宜循序渐进,先用半量,逐渐增至理想能量入量。胃肠营养时还要特别注意调整胃肠道功能和预防胃-食管反流。三大能量要素的比例宜按照:糖类45％～50％,蛋白质15％～20％,脂肪30％～35％。

第五节　急性气管-支气管炎

急性气管-支气管炎是由生物、物理、化学刺激或过敏等因素引起的气管支气管黏膜的急性炎症。临床主要症状有咳嗽和咳痰,常见于寒冷季节或气候突变时。也可由急性上呼吸道感染蔓延而来。本病多散发,无流行倾向,年老体弱者易感。

一、病因

(一)感染

可以由病毒、细菌直接感染,也可因急性上呼吸道感染的病毒或细菌蔓延引起本病。常见致病细菌为流感嗜血杆菌、肺炎球菌链球菌、葡萄球菌等。

(二)物理、化学因素

过冷空气、粉尘、刺激性气体或烟雾的吸入,对气管-支气管黏膜急性刺激等亦可引起。

(三)过敏反应

常见的致病源包括花粉、有机粉尘、真菌孢子等的吸入;钩虫、蛔虫的幼虫在肺移行;或对细菌蛋白质的过敏,引起气管-支气管的过敏炎症的反应,亦可导致本病。

二、临床表现

本病起病较急,通常全身症状较轻,可有发热症状。初为干咳或咳少量黏液,随后痰量增多,咳嗽加剧,偶伴血痰。咳嗽、咳痰可延续2～3周,如迁延不愈,可演变成慢性支气管炎。伴支气管痉挛时,可出现程度不等的胸闷、气促。

本病可无明显阳性表现。也可在两肺听到散在的干、湿性啰音,部位不固定,咳嗽后可减少或消失。

三、辅助检查

(一)血常规

病毒性感染者,血常规检查白细胞计数多数正常,分类淋巴细胞比例相对增高;细菌感染者,白细胞计数和中性粒细胞比例均增高。

(二)影像学检查

胸部 X 线检查多数无异常所见,部分有肺纹理增多或增粗。

四、诊断与鉴别诊断

(一)诊断

根据病史、咳嗽和咳痰等呼吸道症状以及两肺散在干、湿性啰音等体征,结合血常规和 X 线检查,可做出临床诊断。病毒和细菌检查有助于病因诊断。

(二)鉴别诊断

本病需要与下列疾病相鉴别。

1.流行性感冒

流行性感冒起病急骤,发热较高,全身中毒症状如全身酸痛、头痛、乏力等明显而呼吸道局部症状较轻,常有流行病史,依据病毒分离和血清学检查可以鉴别。

2.急性上呼吸道感染

急性上呼吸道感染鼻咽部症状明显,咳嗽、咳痰,肺部无异常体征。

3.其他

支气管肺炎、肺结核、肺癌、肺脓肿、麻疹、百日咳等多种疾病可伴有急性支气管炎的症状,应详细检查,以资鉴别。

五、治疗

(一)一般治疗

适当休息,多饮水,保暖。高热、头痛者给予退热药,如复方阿司匹林每次 0.3~0.5g,口服。

(二)药物治疗

1.止咳

喷托维林 25mg,每日 3 次,口服,适用轻干咳、少痰者;苯丙哌林 20mg,每日 3 次,口服,适用于刺激性咳嗽;依普拉酮 40mg,每日 3 次,口服,用于镇咳和祛痰;可待因片 15~30mg,即刻服或每日 3 次,口服,适用于剧烈刺激性咳嗽者,注意本品有成瘾性。

2.祛痰

溴己新 8mg,每日 3 次,口服,或 4mg 肌内注射每日 3 次;乙酰半胱氨酸 30mg 或羧甲半胱氨酸 0.5g,每日 3 次,口服;沙雷肽酶 5mg,每日 3 次,口服,本品为蛋白分解酶,使脓痰易被化解清除;3%氯化铵棕色合剂 10ml,每日 3 次,口服,止咳、祛痰药。有支气管痉挛者口服二羟丙茶碱 0.1~0.2g,每日 3 次。

(三)物理治疗

1.超声雾化吸入

生理盐水 20~40ml 超声雾化吸入,使气道湿化;若黏脓痰多而稠者用 2%~4%碳酸氢钠 10~20ml 超雾吸入,使痰液稀化。

2.胸部理疗

超短波治疗。

第六节 克雷白杆菌肺炎

克雷白杆菌肺炎系由肺炎克雷白杆菌引起的急性肺部炎症。肺炎克雷白杆菌又称肺炎杆菌,是引起肺炎最常见的革兰阴性杆菌,其所致肺炎占细菌性肺炎的 1%~5%,在社区和医院获得性革兰阴性杆菌肺炎中分别占 18%和 30%。近年来,随着对克雷白杆菌高效抗菌药物的不断问世与推广,以及耐药严重的铜绿假单胞菌及其他假单胞菌、不动杆菌和阴沟杆菌等引起的肺炎比例增加,克雷白杆菌临床分离率有下降趋势。克雷白杆菌肺炎的病死率较高,为 20%~50%。

一、病因与发病机制

肺炎克雷白杆菌属肠杆菌科克雷白菌属,包括 3 个亚种,即肺炎克雷白肺炎亚种、肺炎克雷白鼻硬结亚种和肺炎克雷白臭鼻亚种。根据 DNA 同源性又可分为 7 个物种。肺炎克雷白杆菌革兰染色阴性,兼性厌氧,不活动,常具荚膜,菌长 $0.6\sim6.0\mu m$、宽 $0.3\sim1.5\mu m$。营养要求低,在普通培养基上迅速生长,适温 37℃。能分解葡萄糖和其他糖、醇类,产酸、产气,硫化氢阴性,多数能利用枸橼酸盐,靛基质阴性,氧化酶阴性,触酶阳性。根据荚膜抗原的不同,肺炎杆菌可分为 80 多个血清型。引起肺炎者以 1~6 型为多。克雷白杆菌肺炎主要是由于吸入口咽部带菌分泌物所致,也可直接吸入克雷白杆菌气溶胶诱发。定植于口咽部的肺炎克雷白杆菌可源于其他住院带菌者,也可源于患者自身。粪便、感染的泌尿道,口咽部等均为肺炎克雷白杆菌的重要储存场所和产生交叉传播的来源。医务人员的手则是这些细菌的常见传播途径。肺炎杆菌为条件致病菌,2%~25%正常人上呼吸道可有本菌定植,老年人、住院患者、慢性肺部疾病患者、抗生素(特别针对革兰阳性球菌的药物)大量使用者,口咽部细菌检出率和分泌物中浓度均明显增加。机体免疫功能下降、严重疾病、创伤性检查、治疗和手术等均可成为易感因素。

二、病理

原发性克雷白杆菌肺炎常呈大叶分布,也可为小叶性或两者兼有,继发性者多小叶分布。典型的大叶性克雷白菌肺炎临床已少见,病变以右上叶多见。因病变中渗出液黏稠而重,常使叶间隙下坠。肺泡壁破坏和纤维组织增生,肺泡组织坏死后可引起肺泡壁塌陷、肺泡通气量减少;肺部较大血管腔内血栓形成造成周围组织坏死,空洞、脓腔形成。病变累及胸膜、心包时,可引起渗出性或脓性积液,胸膜表面多被纤维蛋白渗出物覆盖,可导致胸膜粘连。脓胸发生率约为 25%。

克雷白杆菌肺炎经治疗后肺泡炎症消散常不完全,引起纤维增生、残余性化脓性病灶或支气管扩张、肺气肿等。

三、临床表现

(一)症状

常起病急骤。部分患者发病前有上呼吸道感染症状,部分患者有酗酒史。主要表现为寒战、发热、咳嗽、咳痰、呼吸困难等。早期全身衰弱较常见。痰液无臭,黏稠,痰量中等。痰液由血液和黏液混合成砖红色胶冻样被认为是克雷白杆菌肺炎的一项特征,但临床上比较少见。也有患者咳铁锈色痰或痰带血丝,或伴明显咯血。

(二)体征

急性病容,常有呼吸困难甚至发绀,严重者可有全身衰竭、休克,黄疸。多数患者体温波动于 39℃上下。大叶性肺炎实变期,肺部检查可于相应部位发现实变体征,语颤和语音传导增强,可有支气管样或支气管肺泡呼吸音。湿性啰音常见。

(三)实验室检查

有白细胞计数和中性粒细胞增多,核左移;白细胞计数减少者提示预后差。痰培养可有肺炎克雷白杆菌生长,但又难以区分是肺炎病原菌或口咽部定殖菌。

(四)X 线检查

大叶实变、小叶浸润和脓肿形成。大叶实变多位于右上叶,叶间裂呈弧形下坠。约半数的患者病变可累及多个肺叶,16%~50%伴肺脓肿形成。

四、诊断

克雷白杆菌肺炎的临床表现,实验室检查和 X 线检查多不具有特征性。咳砖红色胶冻样痰虽为其典型表现,但临床上并不多见。微生物学检查是确诊克雷白杆菌肺炎的唯一依据,也是与其他细菌性肺炎相鉴别的重要方法。

合格的痰标本涂片可见较多革兰阴性杆菌,尤其大量聚集在脓细胞和支气管的假复层纤毛柱状上皮细胞周围并带有荚膜者,应考虑肺炎克雷白杆菌的可能。痰培养分离肺炎克雷白杆菌有利于诊断,但应与定植于口咽部的污染菌相鉴别。对重症、难治或应用免疫抑制剂病例,可使用防污染下呼吸道标本采样技术如经环甲膜穿刺气管吸引(TTA)、防污染双套管毛刷(PSB)、支气管肺泡灌洗(BAL)和经皮穿刺吸引(LA)等,分离肺炎克雷白杆菌来确诊本病。

五、治疗

克雷白杆菌肺炎的治疗包括抗感染治疗和支持治疗。

(一)对症与支持治疗

包括通畅气道,祛痰、止咳,给氧,纠正水、电解质和酸碱失衡,补充营养等。

(二)抗感染治疗

及早使用有效抗生素是治愈的关键。氨基糖苷类抗生素、头孢菌素、广谱青霉素是治疗克雷白杆菌肺炎的最常用药物。

氨基糖苷类可选用阿米卡星或庆大霉素、妥布霉素。用量为每日 0.4～0.6g,肌内注射或静脉注射,一次给药,可减少肾毒性。

头孢菌素类以头孢唑林为首选,剂量为每日 4～6g,分 2～4 次静脉滴注;也可用第 2 代头孢菌素如头孢呋辛、头孢孟多或头孢霉素类、头孢西丁等,剂量同第 1 代头孢菌素,总体疗效较佳。

青霉素类中的广谱青霉素如哌拉西林、替卡西林,以及与酶抑制剂混合的复合制剂有较好的治疗效果。通常剂量为每日 4～6g,分 2～4 次静脉滴注。

对重症感染可采用 β-内酰胺类抗生素与氨基糖苷类抗生素联合应用,或单用第三代头孢菌素包括头孢噻肟、头孢哌酮、头孢曲松和头孢他啶等。对产生广谱 β-内酰胺酶(ESBL)多重耐药性细菌感染、难治性感染,可用亚胺培南或氟喹诺酮类或氨曲南等,疗程宜长,通常为 3～4 周。

随着临床可选药物品种的增多和多重耐药菌株的不断增加,合理地选择药物主要根据药物敏感试验。

第七节　铜绿假单胞菌肺炎

铜绿假单胞菌肺炎由铜绿假单胞杆菌所致,多见于医院内感染,病情严重,病死率高。铜绿假单胞杆菌为一条件致病菌,广泛存在于潮湿的环境中,在有潜在疾病、免疫功能低下或重症监护,机械通气患者中易引起支气管-肺部感染。

一、病原学及发病机制

铜绿假单胞菌属假单胞菌属,广泛分布于自然界及正常人皮肤、肠道和呼吸道,是临床上较常见的条件致病菌之一。大小为$(1.5～3.0)\mu m \times (0.5～0.8)\mu m$,革兰阴性杆菌。菌体一端一般有一根鞭毛,运动活泼。无芽孢,有多糖荚膜或糖萼,具有抗吞噬作用。在普通培养基上生长良好,专性需氧。菌落形态不一,多数直径为$2～3mm$,边缘不整齐,扁平湿润。在血琼脂平板上形成透明溶血环。液体培养呈混浊生长,并有菌膜形成。铜绿假单胞菌能产生两种水溶性色素:一种是绿脓素,为蓝绿色的吩嗪类化合物,无荧光性,具有抗菌作用;另一种为荧光素,呈绿色。绿脓素只有铜绿假单胞菌产生,故有诊断意义。但广泛使用有效抗生素后筛选出的变异株常丧失其合成能力。分解蛋白质能力甚强,而发酵糖类能力较低,分解葡萄糖,产酸不产气,不分解甘露醇、乳糖及蔗糖,能液化明胶。分解尿素,不形成吲哚,氧化酶试验阳性,可利用枸橼酸盐。铜绿假单胞菌有菌体 O 抗原和鞭毛 H 抗原。O 抗原含有内毒素和原内毒素蛋白质两种成分。原内毒素蛋白质是一种高分子、低毒性、免疫原性强的保护性抗原,不仅存在于不同血清型铜绿假单胞菌中,而且广泛存在于假单胞菌属的其他细菌以及肺炎杆菌、大肠埃希菌、霍乱弧菌等革兰阴性细菌中,是一种良好的交叉保护抗原。

铜绿假单胞菌能产生多种与毒力有关的物质,如内毒素、外毒素 a、弹性蛋白酶、胶原酶、胰肽酶等,其中以外毒素 a 最为重要。铜绿假单胞菌外毒素 a 为一种热不稳定的单链多肽,相对分子质量约为 66 000,经甲醛或戊二醛处理可脱毒为类毒素,并被特异性抗毒素中和,毒性强,注入动物后,主要靶器官肝可出现细胞肿胀、脂肪变性及坏死;其他脏器病变有肺出血和肾坏死。外毒素 a 机制与白喉毒素有些类似,即最终使核糖体上延长因子 2 失活,抑制宿主细胞的蛋白质合成,但具体过程不同。此外,外毒素 a 和白喉毒素在蛋白质结构、免疫原性、靶细胞和敏感动物等方面均有差异。

铜绿假单胞菌感染可发生在人体任何部位和组织,常见于烧伤或创伤部位、中耳、角膜、尿道和呼吸道,也可引起心内膜炎、胃肠炎、脓胸甚至败血症。患者感染后可产生特异性抗体,有一定的抗感染作用。应用抗铜绿假单胞菌免疫血清可降低患者继发败血症的发生率和病死率。铜绿假单胞杆菌在外科手术、烧伤患者易致败血症,腹部感染常与上呼吸道该菌集落有关,囊性肺纤维化患者最终常死于铜绿假单胞菌肺炎,机械通气及气管切开患者易被污染的呼吸机及器械所感染。临床分以下两种类型:菌血症性肺炎来自血源或网状内皮系统;非菌血症性肺炎受吸入上呼吸道分泌物所致。菌血症型多伴宿主免疫功能减低,住院慢性阻塞性肺疾病及肿瘤患者上呼吸道细菌集落形成可高达 50%,且绝大多数对补体/抗体介导的免疫杀伤耐受。中性粒细胞具清除细菌功能,因此粒细胞缺乏患者易感。

二、临床表现

非菌血症型肺炎表现为畏寒、发热、咳嗽,咳大量脓性痰,痰呈黄绿色。检查可见相对性缓脉、双峰热,白细胞计数不一定升高。胸部 X 线显示双侧肺下叶结节状浸润,甚则融合,以及肺脓肿形成阴影,发生率可达 80%。

菌血症型肺炎多发生于肿瘤化疗后血白细胞计数减少或皮质激素治疗患者。患者可突发高热、昏迷、心率加速、咳嗽,痰少量,重度中毒症状为烦躁不安。体格检查时可发现坏死性脓疱疹,由于皮肤血管受细菌侵犯,发生小动脉壁坏死、血栓形成,开始呈出血性丘疹,并迅速发生坏死。胸部体征有干、湿性啰音。胸部 X 线显示局限性或弥散性肺部浸润,后者类似肺水肿,肺血管可充血,后发展成片状支气管肺炎并有脓肿形成,而坏死性肺炎也可呈结节状浸润。患者一般情况远较 X 线表现为差,尤其是晨间发热具有特征性。

三、治疗

铜绿假单胞菌肺炎病死率高达 80%,适当联合使用抗生素可使之降至 50%。一般用半合成青霉素加氨基糖苷类抗生素。羧苄西林每日 20～30g 静脉滴注,磺苄西林或呋布西林每日 8～12g 静脉滴注,替卡西林每日 10～18g 静脉滴注。与一种氨基糖苷类抗生素(庆大霉素每日 16 万～24 万 U、或妥布霉素每日 240～320mg)并用效果甚好。对妥布霉素耐药者,可改用阿米卡星每日 0.2～0.4g,分 2 次注,若耐药,其他半合成青霉素也可选用,如哌拉西林每日 8～12g 静脉滴注,以及苯咪唑组青霉素等。这些新青霉素对许多产生 β-内酰胺酶的革兰阴性杆菌有效。

新青霉素与氨基糖苷抗生素合用可减少耐药性的产生。第三代头孢菌素如头孢哌酮、头孢他啶对铜绿假单胞菌有效,可与氨基糖苷类抗生素联用。

四、预后

中性粒细胞缺乏者,血培养常呈阳性。伴菌血症患者病死率高达 80% 以上。非菌血症型肺炎病死率为 30%～60%。氨基糖苷类抗生素及第三代头孢菌素应用以来,病死率有所降低,主要并发症有脓胸、肺脓肿,菌血症型可以在任何系统出现转移性感染灶。

第八节　流感嗜血杆菌肺炎

过去认为流感嗜血杆菌(流感杆菌)为儿童易感细菌,近年来发现成年人发生流感嗜血杆菌肺炎也逐渐增多,成为院外获得性肺炎的重要致病菌,可能与介入性诊断与细菌学技术提高有关。伴菌血症者病死率高达 57%,它不仅可使慢性患者致病,也可引起健康成年人的肺炎。5 岁以下儿童的口咽部菌落可高达 90%。

一、病因与发病机制

流感杆菌是婴幼儿和儿童急性化脓性感染及儿童和成年人肺部感染的病原菌,为革兰阴性杆菌,可分为荚膜型和非荚膜型两类。

荚膜成分为多糖类,有型特异性,分为 6 型,其中以 b 型对人类致病力最强,为一磷酸核糖多糖体多糖抗原,它与某些型别的肺炎球菌、大肠埃希菌及革兰阳性菌的细胞壁有共同抗原,血清学相互有交叉反应。

非荚膜型也有一定致病毒力。流感杆菌产生内毒素(有纤毛制动作用)在致病过程中起重要作用。侵袭性感染中均是有荚膜的细菌 b 型流感杆菌,能够选择性黏附于呼吸道上皮细胞,避免局部的黏液纤毛清除作用,从而保证细菌的定植与增生。

二、临床表现

流感杆菌肺炎仍以儿童多见,主要由 b 型所致大叶实变为主,少数为支气管肺炎,75% 可能出现胸腔积液,肺脓肿少见。成年人肺炎多见于原有肺部基础疾病、免疫功能低下者或病毒感染后,但健康成年人发病也可占 12%~30%。除一般肺炎症状外,X 线表现无特异性,往往呈支气管肺炎伴少量胸腔积液,两下叶易犯,也有多叶受累。成年人菌血症性肺炎在未用特效治疗时病死率可达 57%,有时也表现为球形肺炎,应与肿瘤区别,伴有急性呼吸窘迫综合征者肺部可出现弥散性间质浸润。

三、诊断

由于上呼吸道流感杆菌定植率可达 42%,单纯痰液培养结果应结合其他现象进行评价。标本取自经气管抽吸或纤维支气管镜双套管防污染标本毛刷刷取。胸液或血培养可以确认。流感杆菌培养需特殊条件培养基如巧克力琼脂培养基,应含有 X 因子及 V 因子。目前认为该菌有或无荚膜均具致病毒力,甚至发生菌血症。

四、治疗

20 世纪 80 年代以来,发现流感杆菌部分菌株产生 β-内酰胺酶。有文献报道其产酶率达到 50%,因此对氨苄西林耐药现象日趋普遍,目前已不主张将氨苄西林作为一线经验用药,主张用第 2 代或第 3 代头孢菌素治疗较为适当。如能早期诊断和治疗,本病预后较好。

第九节　葡萄球菌肺炎

葡萄球菌肺炎是由葡萄球菌所引起的急性肺部化脓性感染。常发生于有基础疾病如糖尿病、血液病、艾滋病、肝病或原已患有支气管-肺病者。儿童患流感或麻疹时也易罹患。多急骤起病,病情较重,高热、寒战、胸痛、脓性痰,可早期出现循环衰竭。X 线表现为坏死性肺炎,如肺脓肿、肺气囊肿和脓胸。医院获得性肺炎中葡萄球菌感染约占 10%,常为耐甲氧西林的金黄色葡萄球菌(MRSA)。

一、病因和发病机制

葡萄球菌为革兰染色阳性球菌,可分为凝固酶阳性的葡萄球菌(主要为金黄色葡萄球菌,简称金葡菌)和凝固酶阴性的葡萄球菌(如表皮葡萄球菌和腐生葡萄球菌等)。葡萄球菌的致病物质主要是毒素与酶,如溶血毒素、杀白细胞素、肠毒素等,具有溶血、坏死、杀白细胞及血管痉挛等作用。葡萄球菌致病力可用血浆凝固酶来测定,阳性者致病力较强。金葡菌凝固酶为阳性,是化脓性感染的主要原因,但凝固酶阴性的其他葡萄球菌亦可引起感染。随着医院内感染的增多,由凝固酶阴性的葡萄球菌引起的肺炎也不断增多。医院获得性肺炎中葡萄球菌感染占 11%~25%,近年亦有耐甲氧西林金葡菌(MRSA)在医院内暴发流行的报道。

二、病理

经呼吸道吸入的肺炎常呈大叶性分布或呈广泛的,融合性的支气管肺炎。支气管或肺泡破溃可使气体进入肺间质,并与支气管相通。当坏死组织或脓液阻塞细支气管,形成单向活瓣作用,产生张力性肺气囊肿。浅表的肺气囊肿若张力过高,可破溃形成气胸或脓气胸,并可形成支气管胸膜瘘,偶可伴发化脓性心包炎、脑膜炎等。

皮肤感染灶(疖、痈、毛囊炎、蜂窝织炎、伤口感染)中的葡萄球菌可经血液循环抵达肺部,引起多处肺实变。化脓及组织破坏,形成单个或多发肺脓肿(血源性感染)。

三、临床表现

(一)症状

本病起病多急骤,有寒战、高热,体温多高达 $39\sim40℃$,胸痛,脓性痰,量多,带血丝或呈脓血状。毒血症症状明显,全身肌肉、关节酸痛,体质衰弱,精神萎靡,病情严重者可早期出现周围循环衰竭。院内感染病例通常起病较隐袭,体温逐渐上升。老年人症状可不典型,血源性葡萄球菌肺炎常有皮肤伤口、疖、痈和中心静脉导管置入等,或静脉吸毒史,咳脓性痰较少见。气胸或脓气胸则有相应体征。血源性葡萄球菌肺炎应注意肺外病灶。

(二)体征

早期可无体征,常与严重的中毒症状和呼吸道症状不平行,其后可出现两肺散在湿啰音,病变较大或融合时可有肺实变体征。

四、实验室检查和其他辅助检查

末梢血白细胞计数显著增高,常在 $(15\sim20)\times10^9/L$,可高达 $50\times10^9/L$,分类中性粒细胞常在 90% 以上,可有核左移及中毒颗粒,痰和血培养可有葡萄球菌生长。肺部 X 线检查可见显示肺段或肺叶实变,其中可见单个或多个脓肿并有液平面。血源性感染为双侧多发的小片状或团状阴影,短期内出现空洞、液平及张力性气囊肿,也可出现胸膜改变或液气胸。X 线阴影的多变性是金葡菌肺炎的重要特征。

五、诊断

诊断要点:①常发生于老年人,原有支气管-肺疾病、儿童患流感或麻疹等免疫功能缺陷者;②起病急骤,高热、寒战、全身中毒症状重、咳嗽、咳脓痰或脓血痰;③血细胞计数显著增高,中性粒细胞比例增加,核左移并有中毒颗粒;④X 线表现为炎性阴影常伴空洞、液平或张力性气囊肿;⑤细菌培养出葡萄球菌可确诊。

六、治疗

一般治疗同肺炎球菌肺炎,并应注意早期消除引流原发病灶。选择抗菌药物时应参考细菌培养及药物敏感试验。院外感染的轻症葡萄球菌肺炎仍可选用青霉素 G,通常用大于常规的剂量。由于近年来葡萄球菌对青霉素 G 的耐药已高达 90% 左右,故一般应选用耐青霉素酶的半合成青霉素或头孢菌素,如苯唑西林钠、氯唑西林、头孢呋辛钠等,联合氨基糖苷类亦有较好疗效。阿莫西林、氨苄西林与 β-内酰胺酶抑制剂组成的复方制剂对产酶的金葡菌有效,亦可选用。对于 MRSA,则应选用万古霉素、替考拉宁等。

第十节　肺奴卡菌病

奴卡菌病是由奴卡菌属引起的局限性或播散性化脓性疾病,是一种相对少见但严重的感染。奴卡菌由 Nocard 于 1888 年从牛身上分离并命名,是一种需氧放线菌,广泛分布于自然界,人和动物均可被感染。1890 年,Eppinger 首次报道了人奴卡菌病,此后世界各地陆续有新发病例报道,我国于 1964 年报道第一例。近年来,随着器官移植、肿瘤化疗的广泛开展,免疫抑制剂、糖皮质激素的应用,以及获得性免疫缺陷综合征(AIDS)病例的增多,奴卡菌病的发病率有上升趋势。奴卡菌多被认为是条件致病菌,约半数的患者发病系有免疫功能低下的基础,但也有发生于少数健康人的报道。

奴卡菌病表现形式多样,以肺奴卡菌病最为常见,也可侵犯皮肤、软组织及中枢神经系统,或引起播散性奴卡菌病。磺胺类药物作为奴卡菌病的标准治疗,在临床上应用已久,但近年来已有耐药菌株的报道,给奴卡菌病的治疗带来新的挑战。

一、病原学

奴卡菌隶属于放线菌目、放线菌科,为革兰阳性需氧菌,常具有抗酸性。在过去的 100 多年里,随着临床病例的增多及诊断水平的提高,奴卡菌属不断有新的菌种被发现,分类和命名也不断被更新。迄今,通过表型和分子生物学技术鉴定的奴卡菌已有 50 余种。

根据已有病例报道,引起人类奴卡菌病的主要有星形奴卡菌、巴西奴卡菌及豚鼠奴卡菌,其中又以星形奴卡菌最为常见。肺奴卡菌病大部分由星形奴卡菌引起,巴西奴卡菌是皮肤及软组织感染的主要致病菌。

二、流行病学

奴卡菌寄生于土壤腐物中,广泛分布于自然界。奴卡菌并非人体正常菌群,多为外源性感染致病,带菌灰尘经呼吸道吸入是最常见的感染途径,可引起呼吸道、肺部或胸膜感染。

临床上以肺奴卡菌病最为常见,占病例报道的 60%～70%。肺奴卡菌感染易经血行播散,导致中枢神经系统、肾、关节、皮肤等多部位病变。该菌还被证实能经皮肤、消化道进入人体。目前,尚无证据显示奴卡菌可通过人传染人,或动物传播到人。奴卡菌病多为散发病例,但也有少数群体发病的报道。奴卡菌病呈全球分布,不受地区影响,但不同地区的菌种分布存在差异,如西欧国家的马鼻疽奴卡菌报道较多,北美地区以巴西奴卡菌感染为主,我国病例报道以星形奴卡菌多见。成年人发病率较儿童高,男性发病率是女性的 2～3 倍,户外工作者多见。

肺奴卡菌病多有免疫受损、免疫抑制及慢性肺疾病等病史。关于免疫力低下人群中的发病率,根据不同的报道在 0.4%～3.6%,相关病死率在 70% 左右。

奴卡菌病的表现形式与机体免疫状态密切相关,在免疫受损宿主,以肺奴卡菌病及播散性奴卡菌病最为常见;而发生于免疫功能正常者以皮肤、软组织等肺外部位感染多见,患者往往有外伤史、手术史或由注射感染引起。

三、发病机制及病理表现

奴卡菌可在空气中形成菌丝体,但并非每个暴露者都会发病。宿主免疫防御功能的削弱是本病的重要发病机制,其中细胞免疫反应在宿主抵御奴卡菌感染中至关重要。中性粒细胞、巨细胞及特异性 T 淋巴细胞在清除奴卡菌,抑制其生长及限制感染的扩散中起主要作用。

奴卡菌导致的基本病理变化是化脓性炎症。肺部病变可呈急性、亚急性或慢性化脓性病变,表现为支气管肺炎、坏死性肺炎、肺脓肿及空洞形成,并可累及胸膜产生胸腔积液、脓胸。肺部病变多无纤维包裹,易引起血行播散,最常侵犯脑组织,形成脑脓肿;也可导致肾脓肿、皮肤脓肿,心、肝、脾、淋巴结偶可受累。镜下观察,病灶内有大量中性粒细胞、淋巴细胞及浆细胞浸润,无巨细胞或干酪样坏死,这点与结核不同。革兰染色在病灶内可见分散的球杆菌或分支状菌丝。

四、临床表现

奴卡菌病的临床表现复杂多样,可有不同的临床和影像学表现。肺部是奴卡菌的主要感染部位,可呈急性、亚急性或慢性经过,并有复发倾向及急性加重。肺奴卡菌病多表现为坏死性肺炎伴空洞形成,也可表现为肺部结节病灶或脓胸。临床上,初诊被误以为普通肺炎、肺结核、肺部肿瘤及肺脓肿的不在少数。肺奴卡菌容易经血行播散至全身其他系统,最常见侵犯中枢神经系统,临床可表现为头痛、嗜睡、精神错乱、视物模糊、失语、半侧肢体乏力和麻木、步态不稳、半身不遂等,往往可导致病情的迅速恶化及死亡。奴卡菌也可侵犯其他器官,如肾、关节、皮肤、眼睛、心脏等,导致相关的系统症状和器官损害。肺奴卡菌病的影像学表现多样,且无特异性。肺叶或肺段的浸润性病变最常见,可一叶或多叶受侵犯,以肺上叶最常见,多伴有空洞形成,感染向胸膜腔蔓延可有胸腔积液及心包积液,也可表现为孤立或多发的肺结节影、支气管堵塞、肺门淋巴结受侵,甚至形成类似真菌球样结节,肺内粟粒性阴影少见。

五、诊断

肺奴卡菌病的临床表现与影像学检查均无特异性,临床上往往被误诊为细菌性肺炎、肺结核、肺部肿瘤等,导致诊断延迟及误诊的发生。在高危患者中,出现肺部感染经常规抗感染治疗效果不佳,或肺脓肿患者出现脑脓肿、皮肤脓肿时,应想到奴卡菌感染的可能性。

从临床感染部位中分离和鉴定出奴卡菌是确诊的关键,标本来源包括痰标本、脓液、胸腔引流液、支气管灌洗引流液、经皮肺穿刺标本等。细菌学鉴定方法主要有两种。

(一)直接涂片法

革兰染色和改良抗酸染色可进行初步鉴定,奴卡菌革兰染色阳性,呈分支状丝菌,可断裂成杆状、串珠状,改良抗酸染色为阳性。

(二)培养及菌种鉴定

奴卡菌能在细菌、真菌及分枝杆菌的培养基上生长,但生长缓慢、菌种鉴定周期长。在37℃需氧培养下,多于2～7d内生长为肉眼可见的菌落,但有时需要4～6周。体外培养时形成真菌样菌落,菌落可呈白色、黄色、橙色、粉红色等,常伴有特殊的如地窖发霉的气味或泥土样气味。对菌落进行一系列复杂的生化反应,包括溶菌酶、乙酰胺、枸橼酸盐、明胶液化试验、硫酸芳胺酶试验及45℃和35℃生长试验、琼脂混浊试验等,可将奴卡菌鉴定到种。但传统的培养方法阳性率低、耗时长,部分菌种鉴定准确性差,给奴卡菌病的诊断和治疗带来一定的困难。近年来发展起来的分子生物学方法,为奴卡菌的快速、准确鉴别提供了新的手段。有文献报道,采用 PCR、限制性片段多态性分析、16S rRNA 序列分析等,能精确鉴定不同的奴卡菌种,并且特异性高。Conville 等还提出了一种通过对 scca1 基因进行序列分析,鉴定了 29 个临床分离的奴卡菌种的方法。但以上实验条件要求高,在一般实验室不易实施,目前尚未能广泛实施。

长久以来,复方磺胺甲噁唑被认为是奴卡菌病的一线治疗药物。但近年来不断有耐药菌株报道,所以选择用药应有菌种鉴定和药敏试验结果的支持,尤其对于严重播散型病例、复发病例及不能耐受磺胺类药物治疗的病例。美国临床及实验室标准化研究所(CLSI)制订了亚胺培南、利奈唑胺、阿米卡星、米诺环素、复方磺胺甲噁唑的判定标准。

奴卡菌不是人体的正常菌群,既往有观点认为检出该菌即可诊断奴卡菌病。Ferrer等对40例支气管扩张和肺囊性纤维化患者的研究也发现,痰奴卡菌培养阳性者中有62.5%有相应症状和影像学表现,但其余37.5%并无相关临床表现。因此,有学者提出"呼吸道奴卡菌定植"的概念,指出仅有痰奴卡菌培养阳性而缺乏相应临床及影像学表现时,可认为是定植状态。

六、治疗

奴卡菌病的治疗包括敏感抗生素的选用、外科手术及免疫增强等。制订个体化方案需要考虑以下因素:①病灶部位和病情严重程度;②基础疾病的控制情况及机体免疫状况;③感染的奴卡菌种属;④药物的毒副作用。

磺胺类药物一直被认为是治疗奴卡菌病的一线用药,包括磺胺嘧啶、复方磺胺甲噁唑(SMZ/TMP)。用药剂量依病变部位而异,肾功能正常的成年人推荐每天 $5\sim10mg/kg$ TMP$+(25\sim50)mg/kg$ SMZ,分 $2\sim4$ 次使用。对于累及中枢神经系统、严重的免疫缺陷患者及严重的播散性感染患者,剂量可适当增加(如每天 $15mg/kg$ TMP$+75mg/kg$ SMZ)。在最初的 $3\sim6$ 周可静脉给药,之后改为口服。在初始治疗后 $7\sim10$ 天,临床症状可获改善。

磺胺类药物作为奴卡菌病的标准治疗,对多数奴卡菌有效,但鉴于星形奴卡菌已有耐药报道,部分菌种如马鼻疽奴卡菌及豚鼠奴卡菌的磺胺类耐药率较高,目前推荐根据体外药敏试验结果选择用药。同时,由于磺胺类药物的肾毒性、骨髓抑制等毒副作用,使其在肾移植术后、白血病等患者中的应用受到限制。加之部分人群对磺胺类过敏,以及近年来耐药菌株的出现,需要其他对奴卡菌有效的药物。

目前,可供选择的其他药物包括米诺环素、多西环素、阿米卡星和碳青霉烯类等,以上药物在体外药敏试验中多被证实有效。更新的药物如利奈唑胺,体外药敏试验非常敏感,临床也有成功治疗的报道,但由于长期使用的血液毒性,使其广泛应用受限。目前,也有应用妥布霉素雾化吸入作为肺奴卡菌病辅助治疗的报道,但其有效性尚需要更多研究证实。

由于奴卡菌病病程较长,目前推荐长程治疗。但具体疗程应根据感染部位,患者的免疫功能及临床治疗反应而定。一般来讲,非免疫抑制、未侵犯中枢神经系统者至少6个月,累及中枢神经系统者应延长至1年,AIDS患者或其他免疫抑制患者也应用药1年以上。对于部分因基础病需要应用糖皮质激素及细胞毒药物者,有报道低剂量的长期维持治疗能够防止疾病复发。此外,对于肺外病灶如脑脓肿、皮下脓肿及脓胸者,除全身用药外还需要外科手术/引流。

七、预后

奴卡菌病的预后与感染的部位、是否合并脑脓肿、感染的奴卡菌种及机体的免疫状态均有关系。局限者预后较好,播散者预后差,病死率高;基础疾病较重,合并脑脓肿者预后较差;急性病程者较慢性病程预后更差;某些菌种如马鼻疽奴卡菌容易全身播散,对药物耐药率高,病死率也较高。

综上所述,早期诊断、规范治疗、增强机体免疫力、积极治疗基础疾病是降低奴卡菌病病死率的关键所在。

第十一节　真菌性肺炎

肺部真菌感染是最常见的深部真菌病。近年来由于广谱抗生素、激素、细胞毒性药物和免疫抑制剂的广泛应用,人类免疫缺陷病毒(HIV)感染和艾滋病增多,肺部真菌感染有增多的趋势。病理可有过敏、化脓性炎症反应或慢性肉芽肿形成。X线表现多种多样,无特征性,可为支气管肺炎、大叶性肺炎、弥散性小结节,乃至肿块状阴影和空洞。病程迁延。

以下将分别讲述几种常见的真菌性肺炎。

一、肺念珠菌病

肺念珠菌病是由白色念珠菌或其他念珠菌所引起的急性、亚急性或慢性肺炎。感染途径主要是吸入,其次为血源性播散。临床上有两种类型,也是病程发展中的两个阶段。

1.念珠菌支气管炎

阵发性刺激性咳嗽,咳多量似白色泡沫状稀痰,偶带血丝。随病情进展,痰稠如干浆糊状。憋喘、气短、乏力、盗汗,多不发热。X线检查仅示双肺中下野纹理增粗。

2.念珠菌肺炎

见于免疫功能低下者,畏寒、高热,咳白色泡沫黏痰,有酵臭味,或呈胶冻状,有时咯血。胸部X线示双下肺纹理增多,纤维条索影伴散在的大小不等、形状不一的结节状阴影,呈支气管肺炎表现;或融合的均匀的大片浸润,自肺门向周边扩展,可形成空洞。诊断肺念珠菌病,要求连续3次以上痰培养有白色念珠菌生长,涂片可以查见菌丝。血清念珠菌特异IgE抗体测定有助于诊断,但确诊仍需要组织病理学的依据。

轻症患者在消除诱因后,病情可好转;病情严重者及时应用抗真菌药物,广谱抗真菌药物氟康唑对念珠菌、隐球菌、组织胞浆菌等引起的深部真菌感染有较好疗效。两性霉素B亦可用于重症病例。临床上应根据患者的状态和真菌药敏试验结果选用。

二、肺曲霉病

肺曲霉病主要由烟曲霉所致。该真菌常寄生在上呼吸道,慢性病患者免疫力低下时才出现侵袭性曲霉病。主要有三种类型。

1.侵袭性曲霉病

是最常见的类型,肺组织破坏严重,治疗困难。肺部曲霉感染多为局限性肉芽肿或广泛化脓性肺炎,伴脓肿形成。症状以干咳、胸痛常见,部分患者有咯血,病变广泛时出现呼吸困难,甚至呼吸衰竭。X线片示以胸膜为基底的多发的楔形阴影或空洞;胸部CT早期为晕轮征,后期为新月体征。

2.曲菌球

曲菌球不侵犯组织,但可发展成侵袭性肺曲霉病。可有刺激性咳嗽,常反复咯血,甚至发生威胁生命的大咯血。因曲霉肿与支气管多不相通,故痰量不多,痰中亦难发现曲霉。影像学显示在原有的慢性空洞内有一团球影,随体位改变而在空腔内移动。

3.变应性支气管肺曲霉病

多由烟曲霉引起的气道高反应性疾病。哮喘样发作为其突出的临床表现,一般解痉平喘药难以奏效。痰中有大量嗜酸性粒细胞及曲霉丝,烟曲霉培养阳性。外周血嗜酸性粒细胞增多。典型 X 线片示上叶短暂性实变或肺不张,中央支气管囊状扩张及壁增厚征象如"戒指征"和"轨道征"。确诊有赖于组织培养(病变器官活检标本)及组织病理学检查。侵袭性曲霉病首选两性霉素 B,其他对曲霉有效的药物还有伊曲康唑、伏立康唑和卡泊芬净等。

三、肺囊虫肺炎

肺囊虫肺炎(PCP)是免疫功能低下患者最常见、最严重的机会感染性疾病之一。潜伏期一般为 2 周。根据临床表现分为两型。

1.流行型或经典型

主要为早产儿、营养不良儿,年龄多在 2~6 个月。起病隐匿,进展缓慢。初期大多有拒睡或食欲下降、腹泻,低热,体重减轻,逐渐出现干咳、气急,呈进行性加重,发生呼吸困难、鼻翼翕动和发绀,病程一般持续 3~8 周,病死率为 20%~50%。

2.散发型或现代型

多发生于免疫缺陷者,偶见于健康者。初期表现有食欲缺乏、体重减轻,儿童可有发育停滞。继而出现干咳、发热、发绀、呼吸困难,很快出现呼吸窘迫,未及时发现和治疗者病死率高达 70%~100%。实验室检查发现,外周血白细胞计数升高,部分患者减少,分类正常或核左移,嗜酸性粒细胞增加,淋巴细胞绝对值减少。乳酸脱氢酶明显升高。肺部 X 线片早期典型改变为双侧肺门周围弥散性渗出,呈网状和小结节状影,然后迅速进展成双侧肺门的蝶状影、呈肺实变,可见支气管充气征。诊断有赖于病原学检查。在治疗基础病基础上,给予对症治疗,药物可选择复方磺胺甲噁唑、羟乙基磺酸戊烷脒及三甲曲沙等。

第十二节　医院获得性肺炎

医院获得性肺炎(HAP)简称医院内肺炎(NP),是指患者入院时不存在、也不处于感染潜伏期,而于入院 48h 后在医院内发生的肺炎,包括在医院内获得感染而于出院后 48h 内发生的肺炎。呼吸机相关肺炎(VAP)是指建立人工气道(气管插管/切开)同时接受机械通气 24h 后,或停用机械通气和拔除人工气道 48h 内发生的肺炎,是 HAP 一种常见而严重的类型。

目前对医院获得性肺炎的定义未能完全统一。2004 年由美国胸科学会(ATS)和美国感染病学会(IDSA)发布的诊治指南中,规定医院获得性肺炎(HAP)包括呼吸机相关肺炎和卫生保健相关肺炎(HCAP),并定义 HCAP 是指以下任何一种情况出现的社区获得性肺炎,即感染发生前 90d 内曾入住急性病医院 2d 以上、住于疗养院或一些长期护理机构,或感染发生前 30d 内接受过静脉抗生素治疗或化疗或伤口护理、在医院或血透诊所照料患者的工作人员。2008 年美国 CDC 则对沿用 20 年的医院感染定义进行了大的修订,决定使用"医疗相关感染"(HAI),不再使用 nosocomial(医院内的)一词。医院获得性肺炎也改用医疗相关肺炎

（HAP），停止使用 nosocomial pneumonia 一词。为避免混淆，本节仍采用传统的定义。HCAP 可理解为一组特别的类型，虽然属于社区获得性肺炎，但是病原学构成、抗菌药物选择更接近于 HAP。

一、病原学

HAP 多数由细菌引起，在免疫正常患者很少发生真菌或病毒引起的肺炎。由于患者组成、应用的诊断措施和标准不同，HAP 的病原学报告有所不同。细菌仍是当前 HAP 最常分离到的病原体，约 1/3 为混合感染。国外有报道在明确的 HAP 中，高达 54% 的标本未培养出微生物病原体，可能与细菌培养前患者已使用抗菌药物、检验技术不足或病毒和非典型病原体的检测措施没有常规开展有关。HAP 病原体构成：常见细菌包括革兰阴性杆菌，如铜绿假单胞菌、肺炎克雷白杆菌、不动杆菌；革兰阳性球菌，如金黄色葡萄球菌（金葡菌）特别是 MRSA。金葡菌引起的感染在糖尿病、头颅外伤和 ICU 住院患者中常见。

不同的起病时间、基础状况、病情严重程度，甚至不同的地区、医院和部门，HAP 的病原谱存在明显差异。早发性 HAP，以流感嗜血杆菌、肺炎链球菌、甲氧西林敏感金葡菌（MSSA）和肠杆菌科细菌为常见；晚发性 HAP，则以耐药率高的革兰阴性杆菌，如铜绿假单胞菌、鲍曼不动杆菌、产广谱 β-内酰胺酶（ESBL）的肺炎克雷白杆菌以及革兰阳性球菌如甲氧西林耐药金葡菌（MRSA）等多重耐药菌常见。多重耐药菌（MDR）引起 HAP 的比例逐年上升，铜绿假单胞菌仍是 HAP 十分重要的病原体。鲍曼不动杆菌近年来则增加显著，在 ICU 中常引起小规模的暴发。肺炎克雷白杆菌中，产 ESBL 菌株的比例越来越高。除 HAP 起病时间外，先期使用抗菌药物、住护理院等也是多重耐药菌的危险因素。

军团菌肺炎罕见，多为散发病例，但在免疫抑制患者中比例增加。在水源被军团菌污染的医院中，军团菌引起的 HAP 常见。国内尚未见到确切的发病统计资料。厌氧菌所致的 HAP 报道少见，可发生于误吸的非插管患者，如容易出现误吸的基础疾病如脑卒中、昏迷，VAP 中少见。

真菌引起的 HAP，多发生于免疫受损患者。虽然痰培养真菌分类率很高，但 HAP 证实由真菌引起者很少。临床分离株中以念珠菌最常见，占 80% 以上，由于念珠菌可定植在免疫健全的患者，因此即使气管内吸引物中分离出念珠菌也并不代表感染，多数不需要治疗；医院内曲霉菌肺炎甚少，多见于粒细胞缺乏症等免疫功能严重受损宿主。

病毒引起的 HAP 可呈现暴发，通常有季节性。成年人散发病例中以巨细胞病毒（CMV）为重要，常伴免疫抑制。流感病毒、副流感病毒、腺病毒、呼吸道合胞病毒占病毒性肺炎的70%。呼吸道合胞病毒引起的细支气管炎和肺炎在儿科病房更常见。这些病毒感染的诊断通常依靠抗原检测、病毒培养和抗体检查以确诊。流感病毒 A 是最常见的引起医院内病毒性肺炎的病原，流感可通过打喷嚏、咳嗽等在人与人之间传播。在易感人群中接种流感疫苗，早期抗病毒治疗可有效降低医院或护理机构内流感的传播。

二、流行病学

根据全国医院感染监测资料，HAP 是我国最常见的医院感染类型，在欧美等发达国家也居第 2～3 位，全球范围内 HAP 的发病率为 0.5%～5.0%。文献报道的 HAP 发病率中，教学医院是非教学医院的 2 倍，ICU 是普通病房的数倍至数十倍，胸腹部手术是其他手术的 38 倍，机械通气是非机械通气的 7～21 倍。在美国骨髓移植患者 HAP 发病率 20%,实质脏器移植后最初 3 个月有 4% 发生细菌性肺炎,其中心肺移植 22%,肝移植 17%,心脏移植 5%,肾移植 1%～2%。

HAP 病死率为 20%～50%,明显高于社区获得性肺炎的 5%～6.3%。感染致死病例中 HAP 占 60%。机械通气患者中,VAP 累积发病率为 18%～60%。按机械通气日(VDs)计,内外科 ICU 成年 VAP 发病率为 15～20 例次/1000VDs,ARDS 患者 VAP 发病率高达 42 例次/1000VDs,VAP 病死率 25%～76%,归因病死率 24%～54%。近年来,美国采用组合干预方法后,VAP 发病率已经明显下降。在美国,肺炎使患者的住院日平均延长 7～9d,每例患者要为此额外付出 40 000 美元以上的费用。

meta 分析显示我国 HAP 总体发病率为 2.33%。不同人群 HAP 发病率差异也很大,老年人、ICU 和机械通气患者 HAP 发病率分别为普通住院患者的 5 倍、13 倍和 43 倍。51 篇研究报告共监测的 4468 例 HAP 中死亡 1076 例,病死率为 24.08%。上海市监测资料显示,因 HAP 造成住院日延长 31d,每例平均增加直接医疗费用高达 18 386.1 元。

三、发病机制与危险因素

误吸口咽部定植菌是 HAP 最主要的发病机制。50%～70% 健康人睡眠时可有口咽部分泌物吸入下呼吸道,吞咽和咳嗽反射减弱或消失如老年、意识障碍、食管疾患、气管插管、鼻胃管、胃排空延迟及张力降低者更易发生误吸。正常成年人口咽部革兰阴性杆菌(GNB)分离率少于 5%,住院后致病菌定植明显增加。口咽部 GNB 定植增加的相关因素还有抗生素应用、胃液反流、大手术,基础疾病和内环境紊乱如慢性支气管肺疾病、糖尿病、酒精中毒、白细胞计数减少或增高、低血压、缺氧、酸中毒、氮质血症等。

研究表明,胃腔内细菌可能是口咽部定植致病菌的重要来源。正常情况下,胃液 pH 为 1.0,胃腔内有极少细菌。胃液酸度下降、老年、酗酒、各种胃肠道疾病、营养不良和接受鼻饲者、应用止酸剂或 H_2 受体阻滞剂可使胃内细菌定植大量增加。胃液 pH>4.0 时细菌检出率为 59%,pH<4.0 时仅 14%。调查外科手术后患者也发现胃液 pH2～8,胃内细菌定植率由 13.3% 升至 100.0%,平均浓度由 103.0CFU/ml 升至 106.3CFU/ml。胃内细菌引起 HAP 的机制可能为直接误吸胃液,也可能是细菌先逆向定植于口咽部,再经吸入而引发肺炎。

带菌气溶胶吸入是 HAP 的另一发病机制。曾有雾化器污染导致 HAP 暴发流行的报道。对呼吸机雾化器,氧气湿化瓶水污染引发 HAP 的危险也不能低估。曾调查国内氧气湿化瓶,微生物污染率为 45%,部分细菌浓度高达 10^6CFU/ml。在儿科病房的医院内病毒性肺炎是通过咳嗽、打喷嚏甚至谈话、呼吸散布的飞沫或气溶胶传播。流行病学资料显示,SARS 的传播途径主要为近距离飞沫传播,部分可为接触污染分泌物经黏膜感染。受军团菌污染的淋浴水和空调冷凝水可产生气溶胶引起 HAP。一般认为,经空气或气溶胶感染 HAP 的主要病原体为多种呼吸道病毒、结核分枝杆菌、曲霉菌等,而普通细菌经此发病机制引起 HAP 者较少见。

经人工气道或鼻腔/口腔吸痰过程中细菌的直接种植不应忽视,特别是医院感染管理不严,控制措施实施不佳的 ICU。血道播散引起的 HAP 较少,多见于机体免疫功能低下、严重腹腔感染,大面积皮肤烧伤等易于发生菌血症的患者。

宿主和治疗相关因素导致防御功能降低在肺炎发病中起了重要作用。HAP 多见于大于

65 岁的老年人、有严重基础疾病、免疫抑制状态、心肺疾病,胸腹手术后的患者。

危险因素可分为四大类:①患者自身的因素,如高龄(70 岁以上),营养不良,导致免疫抑制的严重基础疾病包括烧伤、严重外伤。②增加细菌在口咽部和(或)胃部的定植,如抗菌药物的应用、入住 ICU、慢性呼吸系统疾病,用西咪替丁预防应激性胃出血(不论是否用制酸剂)。③促进气溶胶或定植菌吸入和反流,包括平卧位,中枢神经系统疾病,意识障碍特别是闭合式颅脑损伤或昏迷,气管插管,鼻胃管留置,头颈部、胸部或上腹部的手术,因严重创伤或疾病导致的活动受限。其中气管内插管/机械通气损坏了患者的第一线防御,是 HAP 最重要的危险因素。④医护人员的手被细菌污染、有细菌定植、被污染的呼吸设施使用延长,或呼吸机回路管道频繁更换(≤24 小时),近期有过支气管镜检查等。

四、临床表现

多为急性起病,但不少可被基础疾病掩盖,或因免疫功能差,机体反应削弱致使起病隐匿。咳嗽、脓痰常见,部分患者因咳嗽反射抑制而表现轻微甚至无咳嗽,甚至仅表现为精神萎靡或呼吸频率增加;不少患者无痰或呈现少量白黏痰;在机械通气患者仅表现为需要加大吸氧浓度或出现气道阻力上升。发热最常见,有时会被基础疾病掩盖,应注意鉴别。少数患者体温正常。重症 HAP 可并发急性肺损伤和 ARDS、左心衰竭,肺栓塞等。查体可有肺湿性啰音甚至实变体征,视病变范围和类型而定。

胸部 X 线可呈现新的或进展性肺泡浸润甚至实变,范围大小不等,严重者可出现组织坏死和多个小脓腔形成。在 VAP 可以因为机械通气肺泡过度充气使浸润和实变阴影变得不清,也可以因为合并肺损伤、肺水肿或肺不张等发生鉴别困难。粒细胞缺乏、严重脱水患者并发 HAP 时 X 线检查可以阴性,肺孢子虫肺炎有 10%～20% 患者 X 线检查完全正常。

五、诊断

(一)HAP 的临床诊断

X 线显示新出现或进展性肺部浸润性病变合并以下之一者,在排除其他基础疾病如肺不张、心力衰竭、肺水肿、药物性肺损伤、肺栓塞和 ARDS 后,可作出临床诊断。①发热>38℃;②近期出现咳嗽、咳痰,或原有呼吸道症状加重,并出现脓痰,伴或不伴胸痛;③肺部实变体征和(或)湿性啰音;④WBC>10×10^9/L 伴或不伴核左移。早期诊断有赖于对 HAP 的高度警惕性,高危人群如昏迷、免疫功能低下、胸腹部手术、人工气道机械通气者,出现原因不明发热或热型改变;咳嗽、咳痰或症状加重、痰量增加或脓性痰;氧疗患者所需吸氧浓度增加,或机械通气者所需每分通气量增加,均应怀疑 HAP 的可能,及时进行 X 线检查。

值得指出的是,现行有关 HAP 诊断标准中,普遍存在特异性较低的缺陷,尤其是 VAP。肺部实变体征和(或)湿啰音对于 VAP 很少有诊断意义。脓性气道分泌物虽有很高的敏感性,但特异性差。据尸检研究发现,气道脓性分泌物而 X 线阴性,可以是一种肺炎前期征象。另外,有研究显示机械通气患者出现发热、脓性气道分泌物、白细胞增高和 X 线异常,诊断特异性不足 50%。即使经人工气道直接吸引下呼吸道分泌物进行细菌培养,特异性也不理想。

(二)病情严重程度评价

出现以下任何一项者,应认为是重症 HAP:①需要入住 ICU;②呼吸衰竭需要机械通气或 FiO_2>35% 才能维持 SaO_2>90%;③X 线片示病变迅速进展,累及多肺叶或空洞形成;④严重脓毒血症伴低血压和(或)器官功能紊乱的证据(休克:收缩压<12.0kPa/90mmHg或舒张压<8.0kPa/60mmHg,需要血管加压药>4小时;肾功能损害:尿量<20ml/h或<80ml/4h,除外其他可解释原因),急性肾衰竭需要透析。在机械通气并发VAP的患者。除重症外均归入轻中症。晚发HAP和VAP大多为多重耐药菌感染,在处理上不论其是否达到重症标准,一般亦按重症治疗。

(三)病原学诊断

虽然一些基础疾病和危险因素有助于对感染病原体的判定,如昏迷、头部创伤、近期流感病毒感染、糖尿病、肾衰竭者容易并发金葡菌肺炎;铜绿假单胞菌的易感因素为长期住ICU,长期应用糖皮质激素、广谱抗生素,支气管扩张症,粒细胞缺乏症,晚期AIDS;军团菌的易感因素则为应用糖皮质激素,地方性或流行性因素;腹部手术和吸入史者,则要考虑厌氧菌感染。但由于HAP病原谱复杂、多变,而且多重耐药菌频发,应特别强调开展病原学诊断。

呼吸道分泌物细菌培养要重视半定量培养,HAP特别是VAP的痰标本病原学检查存在的问题主要是假阳性。培养结果意义的判断需要参考细菌浓度,同时建议常规进行血培养。普通咳痰标本分离到的表皮葡萄球菌、除诺卡菌外的其他革兰阴性杆菌、除流感嗜血杆菌外的嗜血杆菌属细菌、微球菌、肠球菌、念珠菌属和厌氧菌临床意义不明确,一般不予考虑。建立人工气道的患者,则可将气管插管吸引物(ETA)送检,污染可减少。对于部分重症肺炎在经验性治疗失败后,应尽早衡量利弊开展微创伤性病原学采样技术如PSB采样和防污染BAL。

应用ETA、BAL、PSB标本定量培养的方法判断肺炎病原体。细菌生长浓度超过规定阈值,可判断为肺炎的病原体;低于规定阈值浓度则可认为是定植或污染菌。ETA采用10^6CFU/ml的阈值,诊断肺炎的敏感性为76%±9%,特异性为75%±28%;BAL标本采用10^4CFU/ml或10^5CFU/ml的阈值。含较多鳞状上皮的标本提示可能存在上呼吸道分泌物污染,敏感性为73%±18%,特异性为82%±19%。应用回收细胞的胞内含病原诊断肺炎的敏感性为69%±20%,特异性为75%±28%,此法可快速得出肺炎的诊断,但不能准确判断病原体种类;PSB的阈值为10^3CFU/ml,标本质量较难确定,敏感性和特异性分别为66%±19%和90%±15%。不能用支气管镜采集BAL或PSB时,可用盲法取样。盲法取材与经支气管镜取材的敏感性及特异性类似,应用同样的阈值,前者的阳性率更高。

在免疫损害宿主应重视特殊病原体(真菌、肺孢子菌、分枝杆菌、CMV)的检查,临床采样可考虑经支气管肺活检甚至开胸活检。开胸肺活检采集标本进行病原学检查是诊断肺炎最准确的方法,临床较少使用,仅限于病情持续恶化,经多种检测无法证明感染或需要尽快作出某种特异性诊断时。

六、治疗

包括抗感染治疗、呼吸治疗如吸氧和机械通气、免疫治疗、支持治疗以及痰液引流等,以抗感染治疗最重要。早期正确的抗生素治疗能够使HAP患者的病死率至少下降50%。对于那些使用了错误的经验性抗菌药物的患者,即使根据微生物学资料对药物进行调整,也不能显著改善病死率。因此,在临床怀疑HAP时,尤其是重症肺炎,应立即开始正确的经验性抗感染治疗。

选择经验性抗菌药物时,需要考虑患者的病情严重程度、早发还是晚发、有无MDR危险因素等诸多因素,力求覆盖可能的致病菌。2005年美国ATS/IDSA发布的指南,将HAP分成两类,即无MDR危险因素的早发性HAP和有MDR危险因素的晚发或重症HAP,可能的致病菌和推荐的抗菌药物。

在重症HAP或VAP最初经验性抗生素治疗覆盖面不足会增加病死率,是影响其预后最重要的或独立的危险因素。病原学诊断的重要价值在于证实诊断和为其后更改治疗特别是改用窄谱抗菌治疗提供可靠依据。对重症HAP的最初经验性治疗应覆盖铜绿假单胞菌、不动杆菌和MRSA等高耐药菌。VAP气管吸引物涂片发现成堆的革兰阳性球菌,最初治疗应联合万古霉素。抗感染疗程提倡个体化,时间长短取决于感染的病原体、严重程度,基础疾病及临床治疗反应等。根据近年临床研究结果,不少学者对抗菌治疗的建议疗程有明显缩短倾向,对许多细菌包括流感嗜血杆菌、肠杆菌科细菌、不动杆菌、铜绿假单胞菌、金黄色葡萄球菌等引起的HAP使用有效的抗菌治疗总疗程可短至7~10d,少数可至14d。出现脓肿,伴有免疫功能损害者可适当延长疗程。

七、预防

(1)只要无反指征,应采取半卧位(头部抬高30°),以有效减少吸入和HAP的发病。尽量避免使用可抑制呼吸中枢的镇静药和止咳药。

(2)口腔卫生对降低HAP非常重要和有效。国外积极推荐对ICU患者要求每天多次刷牙,自主活动困难,尤其是昏迷患者或气管插管患者,要用0.1%~0.3%氯己定冲洗口腔,每2~6小时1次。

(3)对呼吸治疗器械要严格消毒、灭菌。直接或间接接触下呼吸道黏膜的物品,如面罩、气管插管和气管套管、呼吸机的管道回路、Y接口、纤维支气管镜及其配件、直接喉镜、咬口、肺功能测试管道、湿化器、雾化器与储液罐、人工口和鼻、吸引管等,须经灭菌或高水平消毒。高水平消毒可采用76℃30min加热,或选用有关的化学消毒剂浸泡20min。化学消毒后的物品应经适当的水淋洗、干燥、包装,处理过程中要避免物品再次污染。

(4)尽量使用无创通气预防VAP。

(5)使用气囊上带带侧腔的气管插管有利于积存于声门下气囊上方分泌物的引流,减少VAP发生。对同一患者使用的呼吸机,其呼吸回路管道,包括接管、呼气活瓣以及湿化器,目前主张更换时间不要过于频繁即短于48h的间隔,除非有肉眼可见的分泌物污染;不同患者之间使用时,则要经过高水平消毒。在呼吸回路的吸气管道与湿化罐之间放置滤菌器对预防HAP的作用不确切。湿化器水要用无菌水。呼吸机的内部机械部分,不需要常规灭菌或消毒。不同患者间进行下呼吸道吸引时,要更换整个长条吸引管和吸引瓶。去除吸引管上的分泌物,要用无菌水。连接呼吸机管道上的冷凝水要及时除去,操作时要当心避免冷凝水流向患者侧。使用热-湿交换器(人工鼻)可减少或避免冷凝水形成。尽早撤去呼吸机,拔除气管插管前应确认气囊上方的分泌物已被清除。

(6)手部清洁和洗手是预防HAP简便而有效的措施。严格执行手卫生规则,可减少ICU内HAP至少20%~30%。不论是否戴手套,接触黏膜、呼吸道分泌物及其污染的物品之后,或接触带气管插管或气管切开的患者前后,或接触患者正在使用的呼吸治疗设施前后,或接触同一患者污染的身体部位后,均应进行手卫生。WHO推荐使用含有皮肤保护成分的乙醇擦手液进行手卫生,替代常规洗手(当手部明显可见污垢时须洗手),消毒效果和临床对手卫生的依从性明显增加。

(7)对粒细胞减少症、器官移植等高危人群,除应用粒细胞巨噬细胞集落刺激因子(GM-CSF)外,应采用保护性隔离技术如安置于层流室,医务人员进入病室时戴口罩、帽子和穿无菌隔离衣。

(8)预防应激性溃疡时,要使用不会导致胃液 pH 升高的药物,如采用硫糖铝而避免使用 H_2 受体阻滞剂和抗酸剂。已有研究报告鼻饲液酸化可降低胃腔细菌定植,在进一步证实其有效性以前,目前不推荐常规应用。

(9)选择性胃肠道脱污染和口咽部脱污染,虽然能减少 HAP 发病,但有诱发耐药菌株的危险,研究显示此法并不能明显降低重症患者的病死率,因此不提倡普遍使用。为减少耐药菌产生,要避免呼吸道局部使用抗生素。

(10)细菌疫苗在肺炎链球菌肺炎的预防上取得较明显效果,对易感人群如老年、慢性心肺疾病、糖尿病、免疫抑制者,可采用肺炎链球菌酯多糖疫苗预防感染,但对于其他细菌感染尚无有效的特异性疫苗供应。

在强调各种预防措施的同时,不能忽视感染控制教育的重要性。研究表明,单纯依靠感染控制教育,可以使肺炎的发病率从 4.0% 下降至 1.6%。

第十三节　社区获得性肺炎

社区获得性肺炎(CAP)又称医院外肺炎,是指在医院外罹患的感染性肺实质(含肺泡壁,即广义上的肺间质)炎症,包括具有明确潜伏期的病原体感染而在入院后平均潜伏期内发病的肺炎。随着社会人口老龄化以及慢性病患者的增加,老年护理院和长期护理机构大量建立。伴随而来的护理院获得性肺炎(NHAP)作为肺炎的一种独立类型被提出。曾经认为 NHAP 在病原谱的分布上介于 CAP 和医院获得性肺炎(HAP)之间,即肺炎链球菌和流感嗜血杆菌趋于减少,而肠杆菌科细菌趋于增加。但近年来的研究表明,NHAP 的病原谱更接近于 HAP,而且以多耐药(MDR)菌为主。

一、病原学

细菌、真菌、衣原体、支原体、病毒、寄生虫等病原微生物均可引起 CAP,其中以细菌性肺炎最为常见。由于地理位置的差异、研究人群的构成比不同、采用的微生物诊断技术及方法各异等原因,各家报道 CAP 病原体分布或构成比不尽一致。近年来 CAP 病原谱变迁的总体情况和趋势如下。

(1)肺炎链球菌仍是 CAP 最主要的病原体。据 1966—1995 年 122 篇英文文献荟萃分析,CAP 病原体中肺炎链球菌占 65%。2006 年日本呼吸学会(JRS)发表的 CAP 指南引证的该国资料表明,在全科和大学医院门诊 CAP 中肺炎链球菌分别占 22.10% 和 12.13%;而欧洲 10 个国家 26 篇研究 5961 例住院 CAP 中肺炎链球菌占 28.1%。近 30 年间北美 15 篇研究显示,住院 CAP 中肺炎链球菌占 20%~60%；门诊 CAP 痰培养肺炎链球菌占 9%~22%；入住 ICU 的重症 CAP 肠杆菌科细菌和军团菌比例增加，但肺炎链球菌仍占 1/3 左右，仍然是最主要的病原体。常规检测技术阴性或所谓"病原体未明"的 CAP，仍以肺炎链球菌最为常见。

（2）非典型病原体所占比例在增加。1995 年以来包括世界不同地区，3 篇病例数≥150 例的 CAP 病原学研究报告显示非典型病原体达 40%，其中肺炎支原体、肺炎衣原体和军团菌分别为 1%~36%、3%~22% 和 1%~16%。国内初步研究前两者亦在 20%~30%。与过去认识不同的是这些非典型病原体有 1/3~1/2 与作为 CAP 主要病原体的肺炎链球菌合并存在，并加重肺炎链球菌肺炎的临床病情，尤其多见于肺炎衣原体。

（3）流感嗜血杆菌和卡他莫拉菌也是 CAP 的重要病原体，特别是合并 COPD 基础疾病者。

（4）酒精中毒、免疫抑制和结构性肺病（囊性肺纤维化、支气管扩张症）等患者革兰阴性杆菌增加，在结构性肺病患者铜绿假单胞菌是相当常见的病原体。

（5）有报道耐甲氧西林金黄色葡萄球菌（MRSA）。分泌杀白细胞素的金黄色葡萄球菌也正成为 CAP 的重要病原体。

（6）新病原体不断出现，如引起汉塔病毒肺综合征的 SNV 及其相关病毒和引起 SARS 的新型冠状病毒。

（7）耐药肺炎链球菌（PRSP）增加。在我国肺炎链球菌对青霉素耐药近年来快速增加，肺炎链球菌对大环内酯类耐药也在增加，对第三代喹诺酮亦出现耐药。

二、流行病学

虽然强杀菌、超广谱抗微生物药物不断问世，CAP 仍然是威胁人类健康的重要疾病，尤其是随着社会人口老龄化、免疫受损宿主增加、病原体的变迁和抗生素耐药性的上升，CAP 面临着许多问题和挑战。其患病率约占人群的 12‰。在美国，人口死亡顺位中肺炎居第六位，每年因肺炎的直接医疗费用和间接劳动力损失约 200 亿美元。英国每年用于治疗 CAP 的费用预计高达 44 亿英镑，其中约 32% 患者需要住院治疗，这部分患者的医疗支出占总数的 90%。美国总体人群 CAP 预计发病率为 258/10 万，而在 65 岁以上人群中 962/10 万需要住院治疗。我国尚缺乏可靠的 CAP 流行病学资料，有资料预计每年我国有 250 万 CAP 患者，超过 12 万人死于 CAP。如果与美国按人口总数比较，估计国内的上述预计数字显然被低估。年龄、社会地位、居住环境、基础疾病和免疫状态、季节等诸多因素可影响 CAP 的发病，尤其与 CAP 病原体的差异密切相关。

三、临床表现

CAP 通常急性起病。发热、咳嗽、咳痰、胸痛为最常见的临床症状。重症 CAP 可有呼吸困难、缺氧、休克、少尿甚至肾衰竭等相应表现。CAP 可出现肺外的症状，如头痛、乏力、腹胀、恶心、呕吐、食欲缺乏等，发生率为 10%~30%。老年、免疫抑制患者发热等临床症状发生率较青壮年和无基础疾病者低。患者常有急性病容。肺部炎症出现实变时触诊语颤增强，叩诊呈浊音或实音，听诊可有管状呼吸音或湿啰音。CAP 患者外周血白细胞总数和中性粒细胞的比例通常升高。但在老年人及重症、免疫抑制等患者可不出现血白细胞总数升高，甚至下降。急性期 C 反应蛋白、降钙素原、红细胞沿降率可升高。

X线影像学表现呈多样性,与肺炎的病期有关。在肺炎早期急性阶段病变呈渗出性改变,X线影像学表现为边缘模糊的片状或斑片状浸润影。在慢性期,X线检查可发现增生性改变,或与浸润、渗出性病灶合并存在。病变可分布于肺叶或肺段,或仅累及肺间质。

四、诊断

(一)CAP的临床诊断依据和严重度评价

对于新近发生咳嗽、咳痰和(或)呼吸困难的患者,尤其是伴有发热、呼吸音改变或出现啰音的患者都应怀疑是否存在CAP。老年或免疫力低下的患者往往无发热,而仅仅表现为意识模糊、精神萎靡或原有基础疾病加重,但这些患者常有呼吸增快及胸部体格检查异常。疑似CAP的患者可以通过X线检查进行确诊,胸片同时可以根据观察是否存在肺脓肿、肺结核、气道阻塞或胸腔积液以及肺叶累及范围来评价病情严重程度。因此,各国的CAP指南都认为怀疑CAP时应进行胸部X线检查。一部分免疫受损的CAP患者虽然病史和体格检查高度提示CAP,但胸部X线检查常为阴性,如肺孢子菌肺炎患者中约30%胸部X线检查阴性,但在免疫力正常的成年人中很少存在这种情况。

具体的诊断依据如下:①新出现或进展性肺部浸润性病变;②发热≥38℃;③新出现的咳嗽、咳痰,或原有呼吸道疾病症状加重,并出现脓性痰,伴或不伴胸痛;④肺实变体征和(或)湿性啰音;⑤白细胞计数>$10×10^9$/L或<$4×10^9$/L伴或不伴核左移。以上①+②~⑤项中任何一项,并除外肺结核、肺部肿瘤、非感染性肺间质病、肺水肿、肺不张、肺栓塞、肺嗜酸性粒细胞浸润症、肺血管炎等,CAP的临床诊断确立。依据临床必要的实验室检查资料对CAP病情严重程度作出评估,从而决定治疗场所(门诊、住院或入住ICU),也是选择药物及用药方案的基本依据。评估病情主要有PSI和英国胸科学会(BTS)CURB—65标准简单分类,包括5个易测因素,即意识模糊(经一种特定的精神检测证实,或患者对人物、地点、时间的定向障碍)、BUN>7mmol/l(20mg/dl)、呼吸频率≥30次/分、低血压(收缩压12.0kPa/90mmHg,或舒张压≤8.0kPa/60mmHg)、年龄≥65岁,取其首字母缩写即为CURB—65。评分0~1分的患者应门诊治疗,2分者应住院治疗,≥3分者则需要进入ICU。其简化版(CRB—65)无须检测BUN,适于社区初诊。回顾性研究显示,按这些标准入住ICU显得过于敏感,特异性较差。2007年美国指南对重症CAP的标准进行了较大修改,凡符合1条主要标准或3条次要标准即可诊断为重症肺炎。

(二)病原学诊断

1.痰标本采集、送检和实验室处理检查

痰液是最方便和无创伤性病原学诊断标本,但易受到口咽部细菌的污染。因此痰标本质量的好坏、送检及时与否、实验室质控如何,将直接影响细菌的分离率和结果的解释。

(1)采集:需要在抗生素治疗前采集标本。嘱患者先行漱口,并指导或辅助患者深咳嗽,留取脓性痰送检。无痰患者检查分枝杆菌或肺孢子菌可用高渗盐水雾化导痰。

(2)送检:一般要求在2h内送检。延迟送检或待处理标本置于4℃保存(不包括疑及肺炎链球菌感染),且在24h内处理。

(3)实验室处理:挑取脓性部分涂片进行瑞氏染色,镜检筛选合格标本(鳞状上皮细胞<10个/低倍视野、多核白细胞>25个/低倍视野,或两者比例<1:2.5)。用血琼脂平板和巧克

力平板两种培养基接种合格标本,必要时加用选择性培养基或其他培养基。可用 4 区划分法接种进行半定量培养。涂片油镜见到典型形态肺炎链球菌或流感嗜血杆菌有诊断价值。

2.检测结果诊断意义的判断

(1)确定的病原学诊断:从无污染的标本(血液、胸液、经支气管吸引或经胸壁穿刺)发现病原体,或者从呼吸道分泌物发现不在上呼吸道定植的可能病原体(如结核分枝杆菌、军团菌、流感病毒、呼吸道合胞病毒、副流感病毒、腺病毒,SARS-CoV、肺孢子菌和致病性真菌)。

(2)可能的病原学诊断:①呼吸道分泌物(咳痰或支气管镜吸引物)涂片或培养发现可能的肺部病原体且与临床相符合;②定量培养达到有意义生长浓度或半定量培养中至重度生长。

3.病原学诊断技术的运用和选择

门诊患者病原学检查不列为常规,但对怀疑有通常抗菌治疗方案不能覆盖的病原体感染(如结核)或初始经验性抗菌治疗无反应以及怀疑某些传染性或地方性呼吸道病原体等需要进一步进行病原学检查。住院患者应进行血培养(2 次)和呼吸道分泌物培养。经验性抗菌治疗无效者、免疫低下者、怀疑特殊感染而咳痰标本无法获得或缺少特异性者,需要鉴别诊断者可选择性通过纤支镜下呼吸道防污染采样或 BAL 采样进行细菌或其他病原体检测。非典型病原体(肺炎支原体、肺炎衣原体)血清学检测仅用于流行病学调查的回顾性诊断,不作为临床个体患者的常规处理依据,重症 CAP 推荐进行军团菌抗原或抗体检测。

五、治疗

(一)治疗原则

1.及时经验性抗菌治疗

临床诊断 CAP 患者在完成基本检查以及病情评估后应尽快进行抗菌治疗。有研究显示 30min 内给予首次经验性抗菌治疗较 4h 后给予治疗的患者预后提高达 20%,表明越早给予抗菌治疗预后越好。药物:选择的依据应是 CAP 病原谱的流行病学分布和当地细菌耐药监测资料、临床病情评价,抗菌药物理论与实践知识(抗菌谱、抗菌活性、药动学/药效学、剂量和用法、不良反应、药物经济学)和治疗指南等,还应强调抗菌治疗包括经验性治疗尚应考虑我国各地社会经济发展水平等多种因素。

2.重视病情评估和病原学检查

由于经验性治疗缺乏高度专一性和特异性,在治疗过程中需要经常评价整体病情的治疗反应。初始经验性治疗 48～72h 或稍长一些时间后病情无改善或反见恶化,按无反应性肺炎寻找原因并进行进一步处理。

3.初始经验性治疗要求覆盖 CAP 最常见病原体

按病情分组覆盖面不尽相同。近年来非典型病原体及其与肺炎链球菌复合感染增加。经验性治疗,推荐 β-内酰胺类联合大环内酯类或呼吸喹诺酮类(左氧氟沙星、莫昔沙星、加替沙星)单用。增生期杀菌剂和快速抑菌剂联合并未证明会产生过去所认为的拮抗作用。

4.减少不必要住院和延长住院治疗

在轻中度和无附加危险因素的 CAP 提倡门诊治疗,某些需要住院者应在临床病情改善后将静脉抗生素治疗转为口服治疗,并早期出院。凡病情适合于住普通病房治疗者均提倡给予转换治疗,其指征:①咳嗽气急改善;②体温正常;③白细胞计数下降;④胃肠能耐受口服治疗。

选择转换药物如 β-内酰胺类口服剂型其血药浓度低于静脉给药,称为降级治疗,不影响疗效;而如果选择氟喹诺酮类或大环内酯类,则其血药浓度与静脉给药相近称为序贯治疗。事实上,序贯治疗常与转化治疗概念混用,降级治疗一词应用相对较少。

5.抗菌治疗疗程视病原体决定

肺炎链球菌和其他细菌肺炎一般疗程 7～10d;肺炎支原体和肺炎衣原体肺炎 10～14d;免疫健全宿主军团菌病 10～14d,免疫抑制宿主则应适当延长疗程。疗程尚需要参考基础疾病、细菌耐药及临床病情严重程度等综合考虑,既要防止疗程不足,更要防止疗程过长。目前,疗程总体上趋于尽可能缩短。

(二)经验性抗菌治疗方案

1.门诊患者经验性治疗

(1)无心肺基础疾病和附加危险因素患者:常见病原体为肺炎链球菌、肺炎支原体、肺炎衣原体(单独或作为复合感染)、流感嗜血杆菌、呼吸道病毒及其他如军团菌、结核分枝杆菌、地方性真菌。推荐抗菌治疗:新大环内酯类(阿奇霉素、克拉霉素等)和多西环素。在我国抗生素应用水平较低、预计肺炎链球菌很少耐药的地区仍可选用青霉素或第一代头孢菌素,但不能覆盖非典型病原体。大环内酯类体外耐药性测定(MIC)显示耐药特别是 M-表型耐药(mef 基因,MIC≤16μg/ml)与临床治疗失败并无相关,此类药物细胞内和肺泡衬液中浓度高,其对临床疗效的影响较血清水平更重要。

(2)伴心肺基础疾病和(或)附加危险因素患者:这里附加危险因素指以下几方面。①肺炎链球菌耐药(DRSP)危险性,包括年龄＞65 岁、近 3 个月内接受 β-内酰胺类抗生素治疗、免疫低下、多种内科并发症和密切接触托幼机构生活儿童者。②感染肠道革兰阴性杆菌危险性,包括护理院内生活、基础心肺疾病、多种内科并发症、近期接受过抗生素治疗。此类患者常见病原体为肺炎链球菌(包括 DRSP)、肺炎支原体、肺炎衣原体、复合感染(细菌＋非典型病原体)、流感嗜血杆菌、肠道革兰阴性杆菌、呼吸道病毒、卡他莫拉菌、军团菌、厌氧菌、结核分枝杆菌等。推荐抗菌治疗为 β-内酰胺类[口服第二和第三代头孢菌素、高剂量阿莫西林(3.0g/d)、阿莫西林/克拉维酸、氨苄西林/舒巴坦,或头孢曲松/头孢噻肟与第三代口服头孢菌素转换治疗]＋大环内酯类/多西环素,或呼吸喹诺酮类(左氧氟沙星、莫昔沙星、加替沙星)单用。

2.住院(普通病房)患者经验性治疗

(1)伴心肺疾病和(或)附加修正因素:常见病原体为肺炎链球菌(包括 DRSP)、流感嗜血杆菌、肺炎支原体、肺炎衣原体、复合感染(细菌＋非典型病原体)、厌氧菌、病毒、军团菌、结核分枝杆菌、肺孢子菌等。推荐抗菌治疗为静脉应用 β-内酰胺类(头孢噻肟、头孢曲松)或 β-内酰胺类-酶抑制剂复方制剂联合口服或静脉应用大环内酯类/多西环素,或呼吸喹诺酮类先静脉给药然后转换为口服给药。

(2)无心肺疾病和附加修正因素:常见病原体为肺炎链球菌、流感嗜血杆菌、肺炎支原体、肺炎衣原体、复合感染、病毒、军团菌等。推荐抗菌治疗为静脉应用大环内酯类或 β-内酰胺类,或呼吸喹诺酮类。

3.入住 ICU 重症肺炎经验性治疗

(1)无铜绿假单胞菌危险:主要病原体为肺炎链球菌(包括 DRSP)、军团菌、流感嗜血杆菌、肠道革兰阴性杆菌、金黄色葡萄球菌、肺炎衣原体、呼吸病毒等。推荐治疗方案为静脉应用β-内酰胺类（头孢噻肟、头孢曲松）＋静脉大环内酯类，或喹诺酮类。

（2）伴铜绿假单胞菌危险：其危险因素为结构性肺病（支气管扩张症）、糖皮质激素治疗（泼尼松＞10mg/d）、近1个月内广谱抗生素治疗＞7d、营养不良等。推荐治疗为静脉抗假单胞菌β-内酰胺类（头孢吡肟、哌拉西林/他唑巴坦、头孢他啶、头孢哌酮/舒巴坦、亚胺培南、美罗培南）＋静脉抗假单胞菌喹诺酮类（环丙沙星、左氧氟沙星），或静脉抗假单胞菌β-内酰胺类＋静脉氨基糖苷类＋大环内酯类/非抗假单胞菌喹诺酮类。

CAP抗菌治疗选择存在一个重要争议，即第四代喹诺酮类药物抗肺炎链球菌活性明显提高的莫昔沙星、吉米沙星等呼吸喹诺酮类（也包括左氧氟沙星）是否可以作为第一线选择。1999年美国CDC肺炎链球菌耐药工作组（DRSPWG）主张呼吸喹诺酮类仅能用于：①大环内酯类和β-内酰胺类治疗无效或过敏患者；②高水平PRSP（MIC＞4μg/ml）感染患者，主要是担心其耐药和交叉耐药。但近年来随着研究深入，这一主张已趋于松动。2003年美国感染病学会（IDSA）发表新修订的CAP指南推荐门诊患者近3个月内用过抗生素者可首选呼吸喹诺酮类。另一个争议是大环内酯类的地位问题。如前所述，如果肺炎链球菌没有耐药危险因素或者大环内酯类仅是mef基因介导耐药（泵出机制），而非erm基因介导耐药（靶位改变），大环内酯类仍可应用，因为它覆盖呼吸道胞外菌和非典型病原体，在无基础疾病的轻症CAP可以单用。在中重症或有基础疾病患者大环内酯类和β-内酰胺类联合治疗是公认"经典"方案，目的是用大环内酯类覆盖非典型病原体。

（三）支持治疗

重症CAP需要积极的支持治疗，如纠正低蛋白血症，维持水、电解质和酸碱平衡，循环及心肺功能支持包括机械通气等。

无反应性肺炎：应按照以下临床途径进行评估。①重新考虑CAP的诊断是否正确，是否存在以肺炎为表现的其他疾病，如肺血管炎等；②目前治疗针对的病原是否为致病病原，是否有少见病原体如分枝杆菌、真菌等感染的可能性；③目前针对的病原体是否可能耐药，判断用药是否有必要针对耐药菌进行抗感染升级治疗；④是否有机械性因素如气道阻塞造成的抗感染不利情况；⑤是否忽视了应该引流的播散感染灶，如脑脓肿、脾脓肿、心内膜炎等；⑥是否存在药物热可能性。

其原因包括：①治疗不足，治疗方案未覆盖重要病原体（如金黄色葡萄球菌、假单胞菌）或细菌耐药（耐药肺炎链球菌或在治疗过程中敏感菌变为耐药菌）；②少见病原体（结核分枝杆菌、真菌、肺孢子菌、肺吸虫等）；③出现并发症（感染性或非感染性）；④非感染性疾病。如果经过评估认为治疗不足可能性较大时，可以更改抗菌治疗方案再进行经验性治疗，一般来说如果经过一次更换方案仍然无效则应进一步拓展思路寻找原因并进行更深入的诊断检查，如CT、侵袭性采样、血清学检查、肺活检等。

六、预后

meta分析显示不需要住院的CAP的病死率小于1%，需要住院的CAP总体病死率为13.7%，老年患者约17.6%，并发败血症为19.6%，而需要入住ICU的CAP病死率可达36.5%。

七、预防

在流感暴发流行时应用盐酸金刚烷胺可明显减轻症状,缩短病程,能否减少肺炎并发症有待证明。多价肺炎链球菌疫苗可降低 85％以上的健康老年人肺炎链球菌肺炎的发生率,但是对于有一定基础疾病者保护率较低,流感嗜血杆菌疫苗亦有较好保护效果。

第十四节　睡眠呼吸暂停低通气综合征

睡眠呼吸暂停低通气综合征(SAS)是指在夜间 7h 睡眠中,反复发作呼吸暂停 30 次以上或每小时睡眠中的呼吸暂停低通气指数(AHI)或呼吸紊乱指数(RDI)超过 5 次以上。呼吸暂停是指口和鼻气流停止至少 10s 以上;低通气是指呼吸气流降低超过正常气流强度的 50％以上,并伴有血氧饱和度(SaO_2)下降 4％以上。

该综合征分为三型。①阻塞型(OSAS):指上气道无气流通过的时间大于 10s,但胸腹式呼吸运动仍然存在;②中枢型(CSAS):指上气道无气流通过的时间大于 10s,而且没有胸腹呼吸运动;③混合型(MSAS):指上气道无气流通过的时间大于 10s,开始时出现中枢型呼吸暂停,继之出现阻塞型呼吸暂停。临床上以阻塞型最为常见。

SAS 严重程度度划分标准为:轻度,AHI 5～20,最低 SaO_2≥86％;中度,AHI 21～40,最低 SaO_2≥80％～85％;重度,AHI>41,最低 SaO_2≤79％。

一、流行病学

医学证实,睡眠打鼾已不再是无关紧要的现象,它和睡眠中呼吸暂停有关,是阻塞型睡眠呼吸暂停低通气综合征(OSAS)最常见和最突出的临床表现。流行病调查显示,欧洲人习惯性打鼾发生率为 15.6％～19％,偶尔打鼾为 26％～30％;日本打鼾患病率为 12.8％～16.0％;我国打鼾患病率约为 13.4％,且随着年龄的增长而增加,60～69 岁老年人,男性患病率为 39％,女性为 17％。以呼吸暂停低通气指数(AHI)≥5 确诊 OSAS 来统计 OSAS 的患病率,其敏感性为 70.8％,特异性为 47.7％,美国 40 岁以上男性的患病率为 1.24％,欧洲国家患病率为 1％～2.7％,日本为 1.3％～4.2％,我国上海、河北承德流行病调查结果显示 30 岁以上人群 OSAS 患病率约为 4％。

美国多项研究报告表明:未治疗的 OSAS 患者,5 年以后,AHI≥20 者的病死率明显高于 AHI<20 者,其中 57％死于心血管并发症。

二、病因

(一)阻塞型睡眠呼吸暂停

睡眠时在吸气时胸腔负压的作用下,软腭、舌根坠入咽腔紧贴咽后壁,造成上气道阻塞是引起阻塞型睡眠呼吸暂停的主要原因,多见于:①肥胖者;②鼻部疾患(如鼻瓣弹性下降、过敏性鼻炎、鼻中隔偏曲、鼻息肉等);③腺样体增生;④巨舌、扁桃腺肥大、咽壁肥厚、咽肌张力减退;⑤下颌僵硬、先天性小颌;⑥颈部肿瘤的压迫、颅底发育异常、淋巴瘤、内分泌疾病(如肢端肥大症、甲状腺功能减退症)等。

(二)中枢型睡眠呼吸暂停

病理性中枢型睡眠呼吸暂停可见：①神经系统病变，如脊髓前侧切断术、血管栓塞或双侧后侧脊髓的病变；②自主神经的功能异常，如家族性自主神经异常、胰岛素相关的糖尿病、脑炎；③肌肉病变，如膈肌病变、肌强直性营养不良、肌病等；④脑脊髓的异常，如枕骨大孔发育畸形、脊髓灰质炎、外侧延髓综合征；⑤充血性心力衰竭等。

三、发病机制

(一)阻塞型睡眠呼吸暂停

其发病机制与上气道肌肉因素、神经因素及体液因素等有关。

1.肌肉因素

上气道的翼状肌、腭帆张肌、颏舌肌、颏舌骨肌和胸骨舌骨肌等肌群均接受吸气期时相的神经控制，引起咽腔的开放，吸气时使咽部的负压增加、气道扩张和外展肌群张力减低则发生上气道阻塞。此外，与躯体肌肉相比，它们属于中等疲劳肌，易发生肌疲劳和肌松弛。

2.神经因素

上气道受自主的和随意的两种不同的神经系统控制，自主神经起源于脑桥和延髓，随意神经起源于皮质和皮质下，神经冲动均能作用于横膈和上气道肌群。醒觉时，自主神经控制激活横膈和颏舌肌，上气道无明显异常，则气道保持开放，如两者存在不协调，有解剖缺陷如扁桃体肥大、悬雍垂粗长，黏膜和腺样组织增生使上气道狭窄，鼻阻塞引起呼吸时鼻腔阻力增高、上气道阻力加大，亦可使吸气时咽部负压增高，睡眠时缺乏对气道内阻力增加时的补偿呼吸用力，则发生上气道阻塞。

3.体液、内分泌因素

阻塞型睡眠呼吸暂停多见于男性、绝经期妇女、肥胖、肢端肥大症、甲状腺功能减退症或注射睾酮的患者，推测发病可能与体液、内分泌紊乱有关。

(二)中枢型睡眠呼吸暂停

(1)由醒觉转入睡眠时，呼吸中枢对各种不同的呼吸刺激反映性减低。

(2)中枢神经系统对低氧血症和其他病理状态下引起的呼吸反馈控制不稳定。

(3)呼气与吸气转换机制异常等引起。

四、病理生理学及并发症

睡眠呼吸暂停低通气综合征患者睡眠时发生间断的呼吸暂停及低通气，导致反复的低氧血症和高碳酸血症，血液 pH 下降。严重者可导致神经调节功能失衡，儿茶酚胺、肾素-血管紧张素、内皮素分泌增加，内分泌功能紊乱及血流动力学等改变，造成组织器官缺血、缺氧，多系统多器官功能障碍。现已证实其是高血压、冠心病、心肌梗死及脑卒中等发病的危险因素。

五、临床表现

(一)白天临床表现

(1)嗜睡：看电视、开会、坐车、开车、听课时不可抑制地睡眠。

(2)记忆力减退：反应迟钝，学习成绩下降。

(3)疲乏无力、头脑昏昏沉沉。

(4)晨起口干、头痛、头晕。

(二)夜间临床表现

(1)响亮而不均匀的打鼾声,用口呼吸,睡眠过程中出现呼吸停止现象。

(2)睡眠时异常动作,频繁甩动肢体,肢体抽动,多为单侧下肢或上肢规律抽动。

(3)大汗,常可湿透睡衣、床单,并不是因为房间太热或体温太高,而是由于憋气、用力呼吸、缺氧所致。

(4)夜尿增多:正常人夜尿超过2次者不多,而患者夜尿3~5次。

当然,并不是每个患者都具备以上特点,特别是在病情较轻时,患者本人常浑然不觉,其配偶、儿女、朋友常最有机会观察到患者呼吸暂停的发作。

(三)体征

肥胖、下颌畸形、舌体肥大、上气道狭窄。

六、诊断

(一)临床诊断

根据响亮而不均匀的打鼾声伴呼吸停止现象、肥胖、下颌畸形、白天嗜睡等,作出初步诊断。

(二)多导睡眠图(PSG)检查

PSG 是诊断 SAS 的"金标准"。以呼吸暂停低通气指数(AHI)$\geqslant 5$ 和夜间最低血氧饱和度(SaO_2)$<89\%$ 为诊断标准。

七、鉴别诊断

1.发作性睡病

此病是慢性睡眠性疾病,以嗜睡、发作性猝倒、睡瘫及入睡幻觉为临床特点。

2.上气道阻力综合征

主要有白天疲劳、嗜睡、睡觉打鼾等症状,多导睡眠图监测可见反复而短暂的呼吸努力相关性觉醒,AHI<5,最低血氧饱和度$>92\%$。食管压力监测显示有上气道阻力的异常增加。

3.原发性鼾症

无频繁觉醒,也无明确梗阻型睡眠呼吸暂停或气体交换异常。

八、治疗

睡眠呼吸暂停应根据睡眠呼吸暂停的类型、病因、病情轻重而采取相应的治疗方法。

(一)中枢型睡眠呼吸暂停低通气综合征的治疗

1.基本治疗

双水平气道内正压通气(BiPAP),S/T 模式可显著改善睡眠时症状和低氧血症。

2.病因治疗

(1)在高原伴有低氧、过度通气和酸中毒时,应用吸氧可消除或减少中枢型睡眠呼吸暂停。

(2)因膈肌瘫痪或疲劳而引起呼吸暂停的患者可用体外膈肌起搏。

(3)脑干损害引起的睡眠呼吸暂停可用茶碱、安宫黄体酮(甲羟孕酮)20mg,每日 1~3 次,乙酰唑胺 125~250mg,每日 1~3 次,1~2 周,可兴奋呼吸中枢。

(二)阻塞型睡眠呼吸暂停一般治疗

1.内科治疗

(1)治疗相关疾病:减肥对改善夜间呼吸暂停、提高血氧饱和度有肯定的疗效。补充甲状腺素治疗原发性甲状腺功能减退;肢端肥大症患者手术切除垂体肿瘤或服用抑制生长激素药物治疗;鼻塞患者睡前用滴鼻净、麻黄碱等滴鼻。

(2)减少危险因素:戒烟酒、侧卧位睡姿、睡前勿饱食、勿服安眠药、进行适当运动等。

(3)氧气治疗:单纯经鼻吸氧可缓解低氧对呼吸中枢的刺激,可延长呼吸暂停的时间,而辅以无创机械通气治疗,可减少重叠综合征患者呼吸暂停的次数,明显改善低氧血症。

(4)无创机械通气及其他治疗:①经鼻持续气道正压通气(CPAP)、双水平气道正压(BiPAP)、自动调节持续气道内正压通气(Auto-CPAP)是治疗中重度 SAS 的首选治疗措施,尤对合并有高碳酸血症性呼吸衰竭患者,治疗前、后应该用多导睡眠图监测,做压力调整。CPAP 可使患者功能残气增加,减少上气道阻力,刺激上气道机械受体,增加上气道肌张力,阻止睡眠时上气道塌陷,使患者上气道开放。治疗后患者的呼吸暂停次数可明显减少或消失,血氧饱和度上升,睡眠结构改善,从而提高生活质量、减轻症状。要选择合适的鼻面罩,避免损伤皮肤。②其他气道开放装置:有以下几种。A.舌保留装置:在睡眠时戴上一个装置,两侧附着于牙齿,一口片贴近舌根,阻止睡眠时舌根向后贴近后咽壁;B.鼻咽气道:使用一个不带套囊的鼻咽导管,经鼻插入达会厌上 5mm,导管绕过阻塞的口咽作为气流的通道,缺点是导管对鼻腔有刺激、引起疼痛,有时黏液也可能堵住导管腔;C.正牙学装置:主要是将下颌拉向前,从而使下咽腔开放。主要为牙托。

(5)药物治疗:目前由于药物疗效不确切且不良反应大不作为常规治疗。如安宫黄体酮、乙酰唑胺、普罗替林和氯丙嗪等。

2.外科治疗

(1)病因治疗:手术切除鼻息肉、肿大的扁桃体。

(2)悬雍垂软腭成形术(UPPP):是治疗 OSAS 的有效方法。此法经口摘除扁桃体,切除部分扁桃体的前后弓、部分软腭后缘,包括悬雍垂,增大口腔和鼻咽入口直径、减少腭咽括约肌的容积,以防止睡眠时的上气道阻塞。

(3)激光辅助腭咽成形术:适合于悬雍垂粗长、软腭低、非肥胖单纯打鼾或轻度 OSAS 患者。

(4)低温等离子射频:是软组织微创手术的一项技术。该方法适用于治疗非肥胖的单纯打鼾或轻、中度阻塞型睡眠呼吸暂停、低通气患者;狭窄部位在软腭水平,表现为悬雍垂粗长、软腭肥厚游离缘低垂、后气道直径大于 10mm 或合并有扁桃体肥大者;也可用于鼻部疾病的治疗。

(5)下颌骨前移术:咽成形术失败、舌根与后咽壁间的后气道狭小者、下颌中等度后移而无病理性肥胖者,可考虑手术。

(6)气管造口术:对严重的阻塞型睡眠呼吸暂停伴严重的低氧血症患者实行气管切开术,是防止上气道阻塞、解除致命性窒息最有效的措施,主要缺点是长期保留导管会造成患者的心理负担以及气管切开周围及下呼吸道的感染。总之,及时明确诊断和有效治疗,可以显著改善预后。

第十五节 低通气综合征

肺泡通气低下是由于一系列原因所致的肺泡通气低下，二氧化碳潴留、缺氧的一组综合症状，其原发病有：①呼吸中枢受抑制，见于服用镇静药、颅内压升高、脑血管意外、原发性肺泡低通气综合征、吸氧及长期缺氧等；②支配呼吸肌的运动神经麻痹，见于脊髓和运动中枢受损、中毒性周围神经炎、肉毒中毒、重症肌无力等；③呼吸肌障碍，见于进行性营养不良、外伤等；④胸廓运动受限，见于硬皮病、胸廓畸形、脊柱后凸、强直性脊椎炎、慢性肺气肿等；⑤限制性肺活动障碍，见于胸膜炎、自发性气胸；⑥支气管，肺实质性病变，见于慢性支气管炎、支气管哮喘、肺不张、肺炎、肺淤血、肺纤维化、肺部肿瘤等；⑦先天性疾病：有报道约 1.5% 的先天性巨结肠者伴有中枢性低通气综合征，而 50% 的中枢性低通气综合征存在先天性巨变结肠。综上所述，引起低通气综合征的基本原因为：呼吸中枢的感受器或神经元，或呼吸器官的效应方面（如神经肌肉系统或通气部分）存在某种缺陷。

一、临床表现

症状和体征：轻者晨起头痛，眩晕，恶心，畏食等；重者嗜睡，不同程度的意识障碍，发绀，定向障碍，谵妄，精神抑郁及障碍等缺氧症状或扑翼样震颤，瞳孔缩小，呼吸频率变慢，或先快后慢，或不规则等呼吸抑制症状，智力下降。其他症状和体征随着基础疾病的不同而不同。

二、辅助检查

（一）实验室检查

血清氯化物及血钾降低，大便潜血（＋），血氧饱和度、血氧分压下降，二氧化碳分压升高（$PaCO_2$），通常在 6.67～10.7kPa（50～80mmHg），血 pH 下降，血乳酸增高，乳酸/丙酮酸比值增大。

（二）X 线检查

可见右心室扩大、肥厚，肺动脉段凸出等。

（三）其他检查

心电图提示右心受累表现；肺功能测定有限制性或阻塞性通气功能障碍；睡眠测试可见低通气现象。另外尚有一些试验用以评价呼吸控制系统的反应性，包括化学刺激如低氧刺激，高碳酸刺激，以及口腔阻断压以评价中枢驱动作用。

三、治疗

（一）药物治疗

包括刺激呼吸药物如甲羟孕酮，对一些肥胖低通气患者及 COPD 患者可改善呼吸的化学驱动，增加每分钟通气量，可使 $PaCO_2$ 下降 0.66～1.33kPa（5～10mmHg），改善氧合，用量 20mg，每日 3 次。偶见男性患者服药后有阳萎，女性在月经期服药的患者停药后有少量月经来潮。未发现有其他明显不良反应。醋氮酰胺通过促进 HCO_3^- 利尿排出，可引起代谢性酸中毒而刺激通气，对中枢型睡眠呼吸暂停和高原呼吸睡眠障碍可能有效，用量为 0.25g，每日 3 次。需要注意尿钾丢失引起低钾血症和警惕肾功能损害。

(二)氧疗

低氧的发展与高碳酸血症密切相关。因此吸氧对有原发病因的低氧的纠正作用不大,仅起防止其他并发症发生的作用。一些原发性肺泡低通气患者对长期夜间供氧反应良好,虽然在一些慢性肺泡低通气患者中供氧后减轻低氧血症、红细胞增多症和降低肺动脉高压有效,但能加重二氧化碳潴留和伴有神经症状,供氧量必须谨慎和进行监测,使供氧既可满足机体需要,又不至于加重二氧化碳潴留,尤其是对伴有慢性二氧化碳潴留的患者。

(三)辅助通气

1.适应证

(1)夜间低通气的症状(如晨起头痛、乏力、梦魇、遗尿)。

(2)休息时呼吸困难或睡眠时呼吸负荷增加。

(3)低通气导致肺心病[$PCO_2 > 6.0$kPa(45mmHg);治疗可逆性病因后 pH 小于 7.32]。

(4)给予吸氧治疗后仍存在夜间低通气($SaO_2 < 88\%$)。

2.治疗

大多数慢性低通气患者有呼吸驱动和神经肌肉疾病,最终要用机械辅助通气治疗,但很多患者仅在睡眠时使用辅助通气,就足以使临床症状明显改善,同时使白天 $PaCO_2$ 下降。辅助通气方式有摇动床护胸甲负压通气机和正压通气等,鼻面罩 BiPAP 间歇正压通气,避免了气管造口术,降低了呼吸功和上气道阻塞。使用负压通气时需要注意避免发生上气道阻塞。另外,按需正压通气(DPAP)为更合乎生理的通气模式。

(四)间歇舌咽呼吸及膈肌起搏

已证明使用口部和咽部肌肉辅助有助于增加通气量。膈肌起搏用于中枢原因引起的低通气综合征和脊髓高颈段损伤患者,据估计约 1/3 的脊髓高颈段损伤患者可使用该法。其优点在于电刺激膈神经可增强膈肌收缩,以增强通气,可避免长期使用机械通气辅助治疗,但此易致膈肌疲劳,且价格昂贵,易引起上气道阻塞等缺点,常规使用需慎重。

(五)其他

间歇正压呼吸和呼吸肌锻炼也有助于本病的治疗。

第十六节　过度通气综合征

过度通气综合征是由于通气过度超过生理代谢需要而引起的一组症候群。本征所指的是没有器质性病变的任何原因,而发作时有呼吸运动加快,产生动脉血二氧化碳分压降低(低于5kPa),呼吸性碱中毒,并有交感神经系统兴奋,临床上表现为各种各样的症状。所有症状都可以用过度通气和呼吸性碱中毒来解释,症状的发生与呼吸控制系统异常、自主呼吸调节丧失了稳定性(很可能是脑于以上的高位神经结构,如下丘脑)有关。过度通气综合征的概念包括以下 3 个含义:①有躯体症状;②有可以导致过度通气的呼吸调节异常;③躯体症状与呼吸调节异常之间存在因果联系,也就是说躯体症状是由呼吸调节异常引起的。很多器质性疾病,如低氧血症、肺炎、肺间质纤维化、肺栓塞、充血性心力衰竭、代谢性酸中毒、发热等,都可伴随过度通气状态,血气分析示 $PaCO_2$ 降低,但不属于过度通气综合征的范畴。过度通气与呼吸深快不一样,呼吸深快是指每分钟通气量增加而不涉及 $PaCO_2$ 的变化。

一、诊断

(一)临床表现

本征常见于女性,具有神经官能症的表现或有诱发精神紧张的因素。常伴呼吸驱动力、肌肉做功、每分通气量都增加,气急和胸痛是其最常见的表现。文献报道 51%~90% 的非心脏性胸痛与过度通气相关。若伴有碱中毒,则可出现一系列神经症状,如头昏、视力障碍、昏厥、癫痫样发作、感觉异常、手足痉挛和僵直、肌力下降。严重碱中毒还可诱发心律失常和心肌缺血。通过对病史、查体和合并疾病的分析可初步知其病因。

(二)动脉血气分析

动脉血气分析可明确是否存在过度通气及其严重程度。主要表现为 $PaCO_2$ 降低,pH 升高。测定 pH 可明确原发性碱中毒或原发性酸中毒,同时肺泡-动脉血氧分压差($DA-aPO_2$)增大常提示肺部疾病可能是其基础病因。夜间测定通气和动脉血氧饱和度对疑为精神性过度通气有较高的价值,这部分患者睡眠时过度通气就消失了。

(三)Nijmegen 调查表

Nijmegen 调查表包括如下 16 项内容:紧张感,呼吸短促,深快呼吸,感觉无法深吸气,心悸,手足冷厥,焦虑,胸痛,头晕,胸部压榨感,手指麻刺感,视物模糊,思维混乱,手指或手臂僵硬,腹胀感,口周发紧。每一项分 5 级计分,0 分表示从未出现过,1 分表示极少出现,2 分表示时有时无,3 分表示经常出现,4 分表示频繁出现。任一项计 3 分则表示已影响其生活,累计超过 23 分则为阳性。

(四)试验治疗

试用含二氧化碳的气体让其吸入,可阻止症状的发生。

(五)鉴别诊断

除外癫痫、甲状腺功能低下、低血糖反应等疾病。

二、治疗

(一)一般处理

向患者解释清楚症状与过度通气之间的联系,进行细心的心理疏导,解除患者精神负担,消除恐惧心理。必要时给予谷维素、镇静药如地西泮(安定)、三环类抗焦虑药如三唑仑等药物配合。

(二)掌握正确的呼吸方法

即腹式呼吸、缓慢呼吸,通过减慢呼吸频率减少或消除过度通气的倾向性。

(三)重复呼吸疗法

急性发作时采用面罩(或袋囊)重复呼吸疗法,使吸入气体中二氧化碳提高而减轻症状。

第二章　消化内科疾病

第一节　胃炎

胃炎是一种病理状态,是指胃黏膜对各种损伤的炎症反应过程,通常包括上皮损伤、黏膜炎症反应和上皮再生三个过程。

由于胃炎的病因、病理改变和临床表现不一,迄今为止,胃炎的分类和命名仍未统一也说明了这一问题的复杂性。如根据临床发病特点可分为急性和慢性胃炎两类;根据病变范围分为胃窦胃炎、胃体胃炎和全胃炎;根据病因不同分为幽门螺杆菌相关性胃炎、自身免疫性胃炎、应激性胃炎和特殊类型胃炎;根据病理改变分为非萎缩性(浅表性)胃炎和萎缩性胃炎;等等。胃镜检查对胃炎的诊断及鉴别诊断具有决定性意义。本节仍按急性胃炎、慢性胃炎介绍。

一、急性胃炎

急性胃炎系由多种病因引起的胃黏膜急性炎症。按照病因可分为急性外因性与急性内因性胃炎两类。凡致病因子经口进入胃内引起的胃炎称外因性胃炎,包括细菌性胃炎、中毒性胃炎、腐蚀性胃炎、药物性胃炎等;凡有害因子通过血液循环到达胃黏膜而引起的胃炎,称内因性胃炎,包括急性传染病合并胃炎、全身性疾病(如尿毒症、肝硬化、肺心病、呼吸衰竭等)合并胃炎、化脓性胃炎、过敏性胃炎和应激性胃炎等。

按照病理改变不同急性胃炎通常分为急性单纯性胃炎、急性糜烂出血性胃炎、特殊病因引起的急性胃炎如急性腐蚀性胃炎、急性化脓性胃炎等。临床上,细菌及其毒素引起的急性单纯性胃炎最为常见。通常由于不洁饮食引起,表现为急性腹痛、恶心、呕吐等,常合并急性肠炎,由于其发病急迫、表现明显、过程短暂易引起患者注意。相反,非甾体消炎药和急性应激引起的胃炎多表现为急性糜烂出血性胃炎,又称急性胃黏膜病变,由于其临床表现无症状或为基础疾病症状掩盖,多易忽视,仅在消化道出血时才引起重视。近年来由于胃镜检查的应用和急诊胃镜的广泛开展,急性胃黏膜病变成为急性上消化道出血的常见病因之一。

(一)急性单纯性胃炎

急性单纯性胃炎又称急性非特异性胃炎、急性浅表性胃炎,是由多种原因引起的急性胃黏膜非特异性炎症。

1.病因和发病机制

(1)理化因素:过冷、过热。过于粗糙的食物,饮料如浓茶、浓咖啡、烈酒、刺激性调味品,特殊类型药物如非甾体消炎药阿司匹林、吲哚美辛等,均可刺激胃黏膜,破坏黏膜屏障造成胃黏膜损伤和炎症。非甾体消炎药还能干扰胃黏膜上皮细胞合成硫糖蛋白,使胃内黏液减少,脂蛋白膜的保护作用削弱,引起胃腔内氢离子逆扩散,导致黏膜固有层肥大细胞释放组胺、血管通透性增加,以致胃黏膜充血、水肿、糜烂和出血等病理过程,同时药物还抑制前列腺素合成,使胃黏膜的修复受到影响而加重炎症。

(2)生物因素:包括细菌及其毒素。常见致病菌为沙门氏菌、嗜盐菌、致病性大肠埃希菌等,常见毒素为金黄色葡萄球菌及肉毒杆菌毒素,尤其是前者较为常见。进食被细菌或毒素污染的不洁食物数小时后即可发生胃炎或同时合并肠炎,此即急性胃肠炎。葡萄球菌及其毒素摄入后发病更快。近年因病毒感染而引起本病者也不在少数,集体中毒事件影响更大。

(3)其他:胃内异物或胃石、胃区放射治疗均可作为外源性刺激导致本病。情绪波动、应激状态及体内各种因素引起的变态反应也可作为内源性刺激而致病。

2.病理

病变多为弥散性,也可为局限性,仅限于胃窦部黏膜。大体表现为黏膜充血水肿,表面常有渗出物及黏液覆盖,可有散在点状出血和(或)轻度糜烂。显微镜下表现为黏膜固有层炎症细胞浸润,以中性粒细胞为主,也有淋巴细胞、浆细胞及少数嗜酸性粒细胞浸润。黏膜水肿、充血以及局限性出血点、小糜烂坏死灶在显微镜下清晰可见。

3.临床表现

多数急性起病,症状轻重不一。主要表现为上腹饱胀、隐痛、食欲减退、嗳气、恶心、呕吐等。由沙门菌或金葡菌及其毒素致病者,常于进不洁饮食数小时或24小时内发病,多伴有腹泻、发热,严重者有脱水、酸中毒或休克等。实验室检查外周血白细胞总数增加,中性粒细胞比例增多。内镜检查见胃黏膜充血、水肿、渗出,可有点状出血或小糜烂灶等。

4.诊断和鉴别诊断

依据病史、临床表现,诊断不难,但应注意和早期急性阑尾炎、急性胆囊炎、急性胰腺炎等鉴别。内镜结合病理检查有助于诊断,但对鉴别诊断无效。通过临床观察、B超检查、血液生化检查、腹部X线检查等可排除其他疾病。

5.治疗

去除病因、卧床休息、清淡流质饮食,必要时禁食1~2餐。呕吐、腹泻剧烈者注意水与电解质补充,保持酸碱平衡;对症处理,可给予黏膜保护剂;细菌感染所致者应给予抗生素;腹痛明显者可给予阿托品或山莨菪碱(654-2)。

6.预后

本病是一种自限性的病理过程,病程短,去除致病因素后可以自愈,一般预后良好。

(二)急性糜烂出血性胃炎

急性糜烂出血性胃炎又称急性胃黏膜病变,通常由非甾体消炎药或急性应激引起,临床上可轻到无症状或重到消化道大出血,病理改变以胃黏膜糜烂、出血为重要表现。

1.病因和发病机制

本病的病因和发病机制尚未完全阐明。一般认为可能由于各种外源性或内源性致病因素引起黏膜血流减少或正常黏膜防御机制的破坏加上胃酸和胃蛋白酶对胃黏膜的损伤作用。

(1)外源性因素:某些药物如非甾体消炎药阿司匹林、保泰松、吲哚美辛、肾上腺皮质激素、某些抗生素、酒精等,均可损伤胃的黏膜屏障,导致黏膜通透性增加,胃液中的氢离子回渗入胃黏膜,引起胃黏膜糜烂、出血。肾上腺皮质激素还可使胃酸和胃蛋白酶的分泌增加,胃黏液分泌减少、胃黏膜上皮细胞的更新速度减慢而加重本病。非甾体消炎药还通过抑制局部前列腺素合成使胃黏膜修复过程受到影响。

（2）内源性因素：包括全身感染、严重创伤、颅内高压、严重灼伤、大手术、休克、过度紧张劳累等。在应激状态下，可兴奋交感神经及迷走神经，前者使胃黏膜血管痉挛收缩，血流量减少，后者则使黏膜下动静脉短路开放，黏膜缺血缺氧加重，导致胃黏膜上皮损害，发生糜烂和出血。严重休克可致 5-羟色胺及组胺等释放，前者刺激胃壁细胞释放溶酶体，直接损害胃黏膜，后者则增加胃蛋白酶及胃酸的分泌而损害胃黏膜屏障。

2.病理

本病典型损害是多发性糜烂和浅表性溃疡，常有簇状出血病灶，可遍布全胃或仅累及某一部分。显微镜检查见胃黏膜上皮失去正常柱状形态而呈立方形或四方形，并有脱落，黏膜层有多发局灶性出血坏死，以腺颈部的毛细血管丰富区为明显，甚至固有层亦有出血。有中性粒细胞群聚于腺颈周围而形成小脓肿，亦可见毛细血管充血及血栓形成。

3.临床表现

临床表现轻重不一，可无症状或为原发病症状掩盖，在胃镜检查时发现；也可表现为腹痛、腹胀、恶心等非特异性消化不良症状；严重者起病急骤，在原发病的病程中突发上消化道出血，表现为呕血及黑便。出血常为间歇性。大量出血可引起昏厥或休克，伴贫血。内镜检查，特别是发病 24～48h 内行急诊胃镜检查可见胃黏膜糜烂、出血或浅表溃疡，可呈弥散性，也可呈局限性。

4.诊断

依据病史和临床表现可提示本病，但确诊需要靠急诊胃镜检查。超过 48h，病变可能已不复存在。

5.治疗

应积极治疗原发病，除去可能的致病因素。短期治疗药物包括胃黏膜保护剂和抑酸剂。一般轻症患者可单纯给予胃黏膜保护剂如硫糖铝、铝碳酸镁（达喜）、瑞巴派特（膜固思达）等治疗；疼痛明显、胃镜下糜烂、出血病灶广泛的患者可同时给予抑酸药物如 H_2 受体拮抗剂（西咪替丁、雷尼替丁、法莫替丁）；严重患者尤其以消化道出血为表现者需要在应用胃黏膜保护剂的同时应用更强的抑酸剂治疗如质子泵抑制剂（奥美拉唑、兰索拉唑、泮托拉唑、雷贝拉唑、埃索美拉唑）。

临床上对存在应激状态，可能引起急性胃黏膜病变的患者常给予适当抑酸治疗达到预防目的；对长期服用非甾体消炎药患者应首选肠溶片，饭后服用，加用黏膜保护剂或小剂量 H_2 受体拮抗剂，根除幽门螺杆菌等措施达到减少急性糜烂出血性胃炎发生或减少其大出血等并发症发生的目的。

6.预后

病因去除后预后良好，否则常因大量出血或反复出血而危及生命。

（三）急性腐蚀性胃炎

1.病因

急性腐蚀性胃炎是由于吞服强酸、强碱或其他腐蚀剂所引起。硝酸、盐酸、硫酸、氢氧化钾或钠、甲酚皂液（来苏）、氯化汞、砷及磷等均可引起腐蚀性胃炎。

2.病理

病理变化的轻重决定于腐蚀剂的性质、浓度、剂量、当时胃内情况(空腹与否)、有无呕吐以及是否得到及时抢救等因素。主要的病理变化为黏膜充血、水肿和黏液增多。严重者可发生糜烂、溃疡、坏死,甚至穿孔,晚期可引起消化道狭窄。一般同时出现食管和胃贲门部的损害,并且更为严重。

3.临床表现

吞服腐蚀剂后,最早出现的症状为口腔、咽喉、胸骨后及中上腹部剧烈疼痛,常伴有吞咽疼痛、咽下困难、频繁的恶心呕吐。严重者可呕血,呕出血样黏膜腐片。患者可发生虚脱或休克。严重病例可出现食管或胃穿孔的症状。唇、口腔及咽喉黏膜与腐蚀剂接触后,可产生颜色不同的灼痂,如与硫酸接触后呈黑色痂,盐酸结灰棕色痂,硝酸结深黄色痂,醋酸或草酸结白色痂,强碱使黏膜透明水肿。因此,应特别注意观察口腔黏膜的色泽变化,以助于各种腐蚀剂中毒的鉴别。腐蚀剂吸收后可引起全身中毒症状,如甲酚皂液吸收后可引起肾小管损害,导致肾衰竭;酸类吸收可致酸中毒引起呼吸困难。在急性期过后,可逐渐形成食管、贲门或幽门瘢痕性狭窄,也可形成萎缩性胃炎。

4.诊断

由于各种腐蚀剂中毒的处理不同,鉴别诊断十分重要。首先要问清病史,着重询问腐蚀剂的种类、吞服量与吞服时间;检查唇与口腔黏膜痂的色泽,呕吐物的色、味及酸碱反应;收集剩下的腐蚀剂做化学分析,对于鉴定其性质最为可靠。在急性期内,禁忌 X 线钡餐及胃镜检查,以避免食管、胃穿孔。

5.治疗

腐蚀性胃炎是一种严重的急性中毒,必须积极抢救。吞服强酸强碱者可服牛奶、蛋清或植物油,也可用液态黏膜保护剂,但不宜用碳酸氢钠中和强酸,以免产生二氧化碳导致腹胀,甚至胃穿孔。剧痛时可用吗啡、哌替啶(杜冷丁)镇痛。吞服强酸、强碱者严禁洗胃,以免发生穿孔。若有继发感染,应选用抗菌药物。抑酸药物应静脉给予,剂量足够并维持到口服治疗开始以减少胃酸对破损胃黏膜病灶的损伤。关于腐蚀剂的解毒药物可参阅有关章节。在病情好转后,可行 X 线稀钡检查以了解食管损伤程度和范围,内镜检查了解胃黏膜损伤情况。对局限性狭窄可行内镜下治疗如内镜下球囊扩张术。反复狭窄也可采用覆膜支架治疗、手术治疗等。

(四)急性化脓性胃炎

急性化脓性胃炎又称急性蜂窝组织胃炎,属感染性疾病范畴,是败血症的并发症之一,其病情严重,临床上十分少见。

1.病因

多由化脓菌通过血液循环或淋巴播散至胃壁所致。致病菌以 α-溶血性链球菌最为多见,其次为金黄色葡萄球菌、大肠埃希菌、产气荚膜杆菌等。

2.病理

严重化脓性炎症时,黏膜下层大量中性粒细胞浸润、黏膜坏死、血栓形成和出血。胃壁可呈弥散脓性蜂窝织炎或形成局限的胃壁脓肿,并可发展至胃壁坏死和穿孔。

3.临床表现

本病起病突然且凶险,以全身败血症和急性腹膜炎症为其主要临床表现,常有上腹剧痛、寒战、高热、上腹部肌紧张和明显压痛。可并发胃穿孔、腹膜炎、血栓性门静脉炎及肝脓肿。周围血白细胞计数增多,以中性粒细胞为主,粪隐血可为阳性。

4.治疗

应及早给予积极治疗,大剂量敏感抗生素控制感染,纠正休克、水与电解质紊乱等。如病变局限而形成脓肿者,药物治疗无效,当患者全身情况许可时,宜行胃部分切除术。

二、慢性胃炎

慢性胃炎是指不同病因引起的胃黏膜慢性炎症或萎缩性病变,临床上十分常见,占接受胃镜检查患者的 80%～90%,随年龄增长萎缩性病变的发生率逐渐增高。

(一)分类

1996 年确定的悉尼胃炎新分类系统由组织学和内镜两个部分组成。组织学以病变为核心,确定 3 种基本诊断:①急性胃炎;②慢性胃炎;③特殊类型胃炎。加上前缀病因学诊断和后缀形态学描述,并对 5 种组织学变化,即幽门螺杆菌感染、炎症程度、活动性、萎缩和肠化,分别给予程度分级(分为无、轻、中、重四级)。内镜部分以肉眼所见描述为主,如充血、水肿、黏膜质脆、渗出、扁平糜烂、隆起糜烂、皱襞萎缩或增粗、结节状、黏膜下血管显露、黏膜内出血等,分别区分病变程度,并确定 7 种内镜下的胃炎诊断,包括充血渗出型、平坦糜烂型、隆起糜烂型、萎缩型、出血型、胃肠反流型和皱襞增生型。2006 年 9 月在上海召开的第二届全国慢性胃炎共识会议通过了"中国慢性胃炎共识意见",仍将内镜下慢性胃炎分成非萎缩性(浅表性)胃炎、萎缩性胃炎和特殊类型胃炎三大类,但希望多用非萎缩性胃炎的诊断,逐步淘汰浅表性胃炎的诊断。

(二)病因和发病机制

1.生物因素

幽门螺杆菌(Hp)感染是慢性胃炎的主要病因,90%以上的慢性胃炎有 Hp 感染。Hp 为革兰阴性微需氧菌,长 2.5～4.0μm,宽 0.5～1.0μm,呈弯曲螺旋状,一端带有 2～6 根鞭毛,仅寄居于胃上皮细胞表面,在胃小凹上部胃上皮表面和黏液层中最易找到,亦可侵入到细胞间隙中。其致病机制与以下因素有关:①Hp 产生多种酶如尿素酶及其代谢产物如氨、过氧化氢酶、蛋白溶解酶、磷脂酶 A 等,对黏膜有破坏作用;②Hp 分泌的细胞毒素如含有细胞毒素相关基因和空泡毒素基因的菌株,可导致胃黏膜细胞的空泡样变性及坏死;③Hp 抗体可造成自身免疫损伤。

2.免疫因素

是部分慢性胃炎的病因,以胃体胃炎表现为主,患者血清中能检测到壁细胞抗体(PCA),伴有恶性贫血者还能检出内因子抗体(IFA)。壁细胞抗原和 PCA 形成的免疫复合体在补体参与下,破坏壁细胞。IFA 与内因子结合后阻断维生素 B_{12} 与内因子结合吸收,导致恶性贫血。

3.物理因素

长期饮浓茶、烈酒、咖啡,进食过热、过冷、过于粗糙的食物,可导致胃黏膜的反复损伤。

4.化学因素

长期大量服用非甾体消炎药如阿司匹林、吲哚美辛等可抑制胃黏膜前列腺素的合成,破坏黏膜屏障;烟草中的尼古丁不仅可影响胃黏膜的血液循环,还可导致幽门括约肌功能紊乱,造成胆汁反流;各种原因的胆汁反流均可破坏黏膜屏障造成胃黏膜慢性炎症改变。

5.其他

慢性胃炎的萎缩性病变的发生率随年龄增长而增加,胃黏膜营养因子(如胃泌素、表皮生成因子等)缺乏,或胃黏膜感觉神经末梢对这些因子不敏感,可引起胃黏膜萎缩。心力衰竭、肝硬化合并门脉高压、营养不良都可引起慢性胃炎。糖尿病、甲状腺慢性肾上腺皮质功能减退和干燥综合征患者同时伴有萎缩性胃炎者亦较多见。

(三)病理

1.黏膜慢性炎症

以胃小凹之间的固有膜内有炎性细胞浸润为特征,炎症细胞主要是浆细胞、淋巴细胞,偶有嗜酸性粒细胞。固有膜常见水肿、充血,甚至灶性出血。有时可见糜烂,即固有膜坏死(病变不涉及黏膜肌层)。表层上皮细胞变扁平,其排列常不规则。根据慢性炎症细胞密集程度和浸润深度分级,以前者为主。正常:单个核细胞每高倍视野不超过 5 个,如数量略超正常而内镜无明显异常时,病理可诊断为无明显异常、轻度、中度和重度炎症。活动性炎症表现为在慢性炎症背景上有中性粒细胞浸润。

2.腺体萎缩

胃黏膜萎缩是指胃固有腺体减少,组织学上有两种类型。①化生性萎缩:胃固有腺体被肠化或假幽门化生腺体替代;②非化生性萎缩:胃黏膜层固有腺体被纤维组织或纤维肌性组织替代或炎性细胞浸润引起固有腺体数量减少。

3.肠腺化生

慢性胃炎胃黏膜萎缩性病变中常见有肠上皮化生、假幽门腺化生及不典型增生。胃黏膜内出现肠型上皮时称为胃黏膜的肠化生。根据细胞形态及分泌的黏液类型,用组织化学和酶学方法将其分小肠型完全肠化、小肠型不完全肠化、大肠型完全肠化和大肠型不完全肠化。近年资料显示肠化分型预测胃癌的价值有限,慢性胃炎共识意见更强调重视肠化生的范围,范围越广,其发生胃癌的危险性越高。胃底腺黏膜内出现幽门腺结构时称假幽门腺化生。假幽门腺化生是胃体黏膜萎缩的重要标志,但病理检查时应注意所取黏膜确实来自胃体部而非幽门部。因为化生之幽门腺与幽门腺在组织学上无法区分。

4.上皮内瘤变

上皮内瘤变是异型增生的同义词,是 WHO 国际癌症研究署推荐使用的术语,是指腺管及表面上皮在增生中偏离正常分化所产生的形态和功能异常,可发生在胃小凹上皮和肠化生处。细胞核多形性,核染色过深,核浆比例增大,胞浆嗜碱性,细胞极性消失。黏液细胞、主细胞和壁细胞之间差别消失。胃上皮分泌产物改变或消失,腺管结构不规则。上皮内瘤变可见于炎症、糜烂、溃疡、胃息肉或胃癌边缘黏膜上,本身尚不是癌,它可能恶变,也可能长期保持原状,甚至自然地或在某些药物作用下退变回复。上皮内瘤变是重要的胃癌癌前病变,可分为轻度和重度(或低级别和高级别)两级。重度上皮内瘤变有时与癌变不易区别,应予密切观察。

5.其他组织学特征

分非特异性和特异性两类,不需要分级。前者如淋巴滤泡、小凹上皮增生、胰腺化生和假幽门腺化生等;后者如肉芽肿、集簇性嗜酸性粒细胞浸润、明显上皮内淋巴细胞浸润和特异性病原体等。

(四)临床表现

慢性胃炎缺乏特异性症状,并且症状的轻重与胃黏膜的病变程度并非一致。大多数患者常无症状或有程度不等的消化不良症状如上腹隐痛、食欲减退、餐后饱胀、反酸、恶心等。严重萎缩性胃炎患者可有贫血、消瘦、舌炎、腹泻等。

(五)实验室检查与特殊检查

1.胃镜和活组织检查

胃镜和活组织检查是诊断慢性胃炎的主要方法。慢性胃炎分为非萎缩性(浅表性)胃炎和萎缩性胃炎两大基本类型。按照病变部位可分为胃窦胃炎、胃体胃炎和全胃炎。同时存在平坦糜烂、隆起糜烂、出血、粗大皱襞或胆汁反流等征象,则诊断为萎缩性胃炎或萎缩性胃炎伴糜烂、胆汁反流等。非萎缩性胃炎内镜下表现为胃黏膜红斑,呈点状、片状或条状,红白相间以红为主,黏膜粗糙不平,可见出血点(斑)、黏膜水肿、渗出等基本表现。萎缩性胃炎内镜下可见黏膜红白相间以白为主,皱襞变平甚至消失,黏膜下血管透见如树枝状或网状。有时在萎缩黏膜上见到上皮细胞增生而成的颗粒。萎缩的黏膜脆性增加,易出血,可有糜烂灶。胃镜检查时如胃内注气过多可误诊为萎缩性胃炎应予重视。胃镜检查时常规活检送病理组织学及幽门螺旋杆菌检测有助于慢性胃炎的病因诊断,以及是否存在萎缩、肠化生及其程度的判定。

2.幽门螺杆菌检查

幽门螺杆菌检查包括有创检查和无创检查。有创检查主要指通过胃镜检查获得胃黏膜标本的相关检查,包括快速尿素酶试验、病理 Hp 检测、组织细菌培养、组织 PCR 技术。前两种检查常应用于临床,后两种作为科研在特殊患者采用。无创检查指不需要通过胃镜检查获得标本,包括血清抗体检测、^{13}C 或^{14}C 尿素呼吸试验、粪幽门螺杆菌抗原检测等方法。前者通常应用于流行病学调查,后两种方法应用于临床,并作为幽门螺杆菌根除治疗后评价疗效的主要方法。

3.胃肠 X 线钡餐检查

用气钡双重造影显示胃黏膜细微结构时,萎缩性胃炎可出现胃黏膜皱襞相对平坦、减少。胃窦胃炎 X 线征表现为胃窦黏膜呈钝锯齿状及胃窦部痉挛,或幽门前段持续性向心性狭窄,黏膜粗乱等。疣状胃炎 X 线钡餐特征改变为胃窦部有结节状粗大皱襞,某些皱襞结节的中央有钡斑。X 线钡餐检查诊断慢性胃炎常是不准确也不全面的,但在排除某些恶性病灶如浸润型胃癌(皮革胃)、了解胃肠动力等方面是胃镜无法取代的。

4.血清学检测

胃体为主的慢性胃炎或萎缩性胃炎患者中血清胃泌素水平常升高,这是因胃酸缺乏不能抑制 G 细胞分泌之故。若病变严重,不但胃酸和胃蛋白酶原分泌减少,内因子分泌也减少,因而影响维生素 B_{12} 吸收;慢性胃窦胃炎时血清胃泌素下降,下降程度随 G 细胞破坏程度而定;免疫因素引起的慢性胃炎血清中可出现壁细胞抗体(阳性率 75% 以上)、内因子抗体或胃泌素抗体。

(六)诊断与鉴别诊断

本病的诊断主要有赖于胃镜检查和直视下胃黏膜多部位活组织病理学检查。慢性胃炎的确诊以及程度判定主要靠病理学检查。因此,只做胃镜不做活检是不完整或者不客观的评价。由于慢性胃炎的病变有局灶性分布,做活检时宜多部位取材。用于研究时,要求取 5 块标本,胃窦 2 块取自距幽门 2~3cm 的大弯和小弯,胃体 2 块取自距贲门 8cm 的大弯和小弯(约距胃角近侧 4cm)和胃角 1 块。对可能或肯定存在的病灶要另取。标本要足够大,达到黏膜肌层。用于临床时,建议根据病变情况和需要取 2~5 块活检组织。一般胃角部萎缩和肠化较严重,亦是异型增生的好发部位。活检除取胃窦黏膜外,还可取胃角和胃体下部小弯侧,有助于估计萎缩和 Hp 感染的范围。

通过胃镜检查能明确慢性胃炎的诊断,同时对胃癌、消化性溃疡等疾病也可以排除。需要注意的是消化不良症状并不一定由慢性胃炎引起,当按慢性胃炎处理后症状改善不明显时,需要考虑其他疾病如胆囊疾病、胰腺疾病等,可通过 B 超检查、生化检查等排除。

(七)治疗

慢性胃炎的治疗包括病因治疗和对症治疗,无症状的慢性非萎缩性胃炎可不做任何处理。慢性胃炎需要根据不同的临床症状和内镜及病理改变选择不同的治疗。

1.饮食

宜进消化无刺激性的食物,少吃过酸过甜食物及饮料,忌烟酒、浓茶、咖啡,进食时细嚼慢咽等。

2.去除病因

避免服用损伤胃黏膜的药物,如阿司匹林、吲哚美辛等。

3.根除 Hp 治疗

对慢性萎缩性胃炎、合并肠上皮化生或上皮内瘤变、有胃癌家族史者应给予根除 Hp 治疗,其他慢性胃炎合并 Hp 感染根据具体情况选择进行根除 Hp 治疗。根除 Hp 治疗能使很多患者消化不良症状消失,同时减轻炎症程度、减少肠上皮化生的发生。对 Hp 感染有效的药物包括铋剂、阿莫西林、克拉霉素、四环素、甲硝唑、替硝唑、呋喃唑酮等。质子泵抑制剂对 Hp 有较强的抑制作用,能加强抗菌药物的杀菌活性。临床常用的一线根除幽门螺杆菌治疗方案为质子泵抑制剂或铋剂加两种抗生素。为减少耐药发生,也可选择铋剂加质子泵抑制剂加两种抗生素的四联治疗方案作为一线治疗方案。

4.对症治疗

非萎缩性胃炎,以反酸、腹痛为主要表现,尤其内镜下表现糜烂明显的病例,除给予黏膜保护剂外,可给予抑酸治疗。根据情况选择 H_2 受体拮抗剂或者小剂量质子泵抑制剂治疗。慢性胃炎,黏膜萎缩、肠上皮化生明显者,以黏膜保护剂应用为主。消化不良以腹胀、早饱为主要表现的病例,应用促动力药物如甲氧氯普胺、多潘立酮(吗丁啉)、莫沙必利等治疗有助于改善症状。胆汁反流为慢性胃炎的主要问题时,应用促动力药物同时,可给予中和胆汁的黏膜保护剂如铝碳酸镁(达喜)、瑞巴派特(膜固思达)等治疗。萎缩性胃炎明显者除对症治疗外,伴恶性贫血者可给予维生素 B_{12} 和叶酸;中药胃复春、猴菇菌片及维生素类药物对肠上皮化生可能有益。

（八）预后与随访

慢性胃炎一般预后良好,伴有萎缩、肠化生上皮内瘤变应定期随访胃镜检查及病理组织学检查。一般认为,不伴有肠化生和上皮内瘤变的萎缩性胃炎可1～2年做内镜和病理随访1次;活检发现中-重度萎缩伴有肠化生的萎缩性胃炎1年左右随访1次。伴有低级别上皮内瘤变并剔除取于癌旁者,根据内镜和临床情况缩短至6～12个月随访1次;而高级别上皮内瘤变者需要立即复查胃镜和病理,必要时手术治疗或内镜下局部治疗。

第二节　消化性溃疡

消化性溃疡是指在各种致病因子的作用下,黏膜发生的炎症与坏死性病变,病变深达黏膜肌层,常发生于与胃酸分泌有关的消化道黏膜,其中最常见的是胃溃疡(gastric ulcer,GU)和十二指肠溃疡(duodenal ulcer,DU)。

消化性溃疡是全球常见病,一般认为人群中约有10%在其一生中患过消化性溃疡。统计资料提示消化性溃疡发病率呈下降趋势。本病可发生在任何年龄,以20～50岁居多,GU多见于中老年,DU多见于青壮年,前者比后者发病高峰迟约10年。男性患病比女性多(2：1～5：1)。临床DU比GU多见,两者之比为2：1～3：1,但有地区差异,胃癌高发区GU占的比例有所增加。

一、概述

(一)病因

1.幽门螺杆菌感染

幽门螺杆菌(Hp)感染是消化性溃疡的主要病因。①消化性溃疡患者中Hp感染率高,而Hp是慢性胃窦炎的主要病因,几乎所有DU均有慢性胃窦炎,大多数GU是在慢性胃窦炎基础上发生的。②Hp感染改变了黏膜侵袭因素与防御因素之间的平衡。其一,Hp凭借其毒力因子的作用,在胃型黏膜(胃黏膜和有胃窦化生的十二指肠黏膜)定居繁殖,诱发局部炎症和免疫反应,损害局部黏膜的防御/修复机制,导致溃疡发生。其二,Hp感染促使胃蛋白酶和胃酸分泌增加,增强侵袭因素,使溃疡发生概率大大增加。③根除Hp可促进溃疡愈合和显著降低溃疡复发率。

不同部位的Hp感染引起溃疡的机制有所不同。在以胃窦部感染为主的患者中,Hp通过抑制D细胞活性,导致高胃泌素血症,引起胃酸分泌增加。同时,Hp亦可直接作用于肠嗜铬样细胞,释放组胺,引起壁细胞分泌增加。这种胃窦部的高酸状态易诱发DU。一般认为Hp感染引起的胃黏膜炎症削弱了胃黏膜的屏障功能,GU好发于泌酸区与非泌酸区交界处的非泌酸区侧,反映了胃酸对受损黏膜的侵蚀作用。

2.胃酸和胃蛋白酶分泌异常

"无酸,无溃疡"的观点得到普遍认可。消化性溃疡的最终形成是由于胃酸及胃蛋白酶对黏膜的自身消化所致。胃蛋白酶活性是pH依赖性的,在pH>4时便失去活性,无酸情况下罕有溃疡发生及抑制胃酸分泌药物可促进溃疡愈合的事实,均确证胃酸在消化性溃疡形成过程中的决定性作用,为直接原因。GU 患者往往存在胃排空障碍,食物在胃内潴留促进胃窦分泌胃泌素,从而引起胃酸分泌增加。

3.非甾体抗炎药(NSAID)的应用

NSAID 是消化性溃疡的主要致病因素之一,且在上消化道出血中起重要作用。NSAID 使溃疡出血、穿孔等并发症发生的危险性增加 4~6 倍,而老年人中,消化性溃疡及并发症发生率和病死率均与 NSAID 有关。其危险性除与服用 NSAID 种类、剂量和疗程有关外,尚与高龄、同时服用糖皮质激素、抗凝药等因素有关。

NSAID 致消化性溃疡的机制为削弱黏膜的防御和修复功能,损害作用包括局部和系统作用两方面。系统作用是主要致溃疡机制,主要通过抑制环氧合酶(COX)而起作用。COX 是花生四烯酸合成前列腺素的限速酶,有两种异构体,为结构型 COX-1 和诱生型 COX-2。COX-1 在组织细胞中恒量表达,催化生理性前列腺素合成。传统的 NSAID 如吲哚美辛、阿司匹林等,旨在抑制 COX-2 而减轻炎症反应,因特异性差,同时抑制了 COX-1,致胃黏膜生理性前列腺素 E 合成不足,后者通过增加黏液和碳酸氢盐分泌、促进黏膜血流增加及细胞保护等作用,参与维持黏膜防御和修复功能。

4.遗传因素

遗传因素对消化性溃疡的致病作用在 DU 较 GU 明显。但随着 Hp 在消化性溃疡发病中的重要作用得到认识,遗传因素的重要性受到了挑战,但遗传因素的作用不能就此否定。例如,单卵双胎同胞发生溃疡的一致性都高于双卵双胎。

5.胃十二指肠运动异常

DU 患者胃排空加快,使十二指肠球部酸负荷增大;GU 患者存在胃排空延缓和十二指肠-胃反流,使胃黏膜受损。

6.应激和心理因素

急性应激可引起急性消化性溃疡。心理波动可影响胃的生理功能,主要通过迷走神经机制影响胃十二指肠分泌。运动和黏膜血流的调控与溃疡发病关系密切,如原有消化性溃疡患者焦虑和忧伤时,症状可复发和加剧。

7.其他危险因素

如吸烟、饮食、病毒感染等。

(二)分类及发病机制

消化性溃疡一般分为胃溃疡(GU)和十二指肠溃疡(DU)两类。GU 的主要发病机制是防御、修复因素减弱,而 DU 的发病机制主要是侵袭因素增强。

消化性溃疡是最常见的消化系统疾病之一,主要包括胃和十二指肠溃疡及特殊类型溃疡,如隐匿型溃疡、复合性溃疡、幽门管溃疡、球后溃疡、巨大溃疡、应激性溃疡等。消化性溃疡的主要病变是黏膜的局限性组织缺损、炎症与坏死性病变,深达黏膜肌层。近年发现其发病与幽门螺杆菌(Hp)感染、非甾体抗炎药(NSAID)等药物关系密切。消化性溃疡的发病机制主要与黏膜的损害因素和黏膜自身的防御修复因素之间失去平衡有关,其中最常见的病因是胃酸分泌异常、Hp 感染和 NSAID 的广泛应用等。

二、临床表现与并发症

(一)临床表现

1.症状

上腹痛为主要症状,可为钝痛、灼痛、胀痛或剧痛,也可仅有饥饿样不适感。典型者有轻或中度剑突下持续疼痛。服抑酸剂或进食可缓解。

2.体征

溃疡活动时剑突下可有一固定而局限的压痛点,缓解时无明显体征。

3.特殊类型的消化性溃疡

(1)无症状性溃疡:占15%～35%,老年人多见,无任何症状。

(2)老年人消化性溃疡:临床表现不典型,大多数无症状或症状不明显,疼痛无规律,食欲缺乏,恶心,呕吐,体重减轻,贫血症状较重。

(3)复合性溃疡:指胃和十二指肠同时存在的溃疡,DU先于GU出现,幽门梗阻发生率较单独GU或DU高。

(4)幽门管溃疡:常缺乏典型周期性,节律性上腹痛餐后很快出现,对抗酸药反应差,易出现呕吐或幽门梗阻,穿孔、出血也较多,内科治疗差,常要手术治疗。多发生于50～60岁。

(5)球后溃疡:指发生于十二指肠球部以下的溃疡,多发生于十二指肠乳头的近端后壁。夜间疼痛和背部放射痛更多见,易并发出血,药物治疗反应差。X线易漏诊,应用十二指肠低张造影辅助诊断,若球后溃疡越过十二指肠第二段者,多提示有胃液素瘤。

4.多数消化性溃疡其有的特点

(1)慢性过程呈反复发作,病史可达几年甚至十几年。

(2)发作呈周期性、季节性(秋季、冬春之交发病),可因精神情绪不良或服NSAID诱发。

(3)发作时,上腹痛呈节律性。

(二)并发症

1.出血

消化性溃疡是上消化道出血最常见的原因,出血量与被侵蚀的血管大小有关。一般出血50～100ml即可出现黑便。超过1000ml,可发生循环障碍,每小时内出血超过1500ml可发生休克。第一次出血后约40%可以复发,出血多发生在起病后1～2年内,易为NSAID诱发。

2.穿孔

消化性溃疡穿孔可引起3种后果:①溃破入腹腔引起弥散性腹膜炎(游离穿孔);②溃疡穿孔至并受阻于毗邻实质性器官如肝、胰、脾等(穿透性溃疡);③溃疡穿孔入空腔器官形成瘘管。

3.幽门梗阻

主要由DU或幽门管溃疡引起溃疡急性发作时,可因炎症水肿和幽门平滑肌痉挛而引起暂时性梗阻,可随炎症的好转而缓解,慢性梗阻主要由于瘢痕收缩而呈持久性。餐后疼痛加重,伴恶心、呕吐,可致失水和低钾低氯性碱中毒。

4.癌变

少数GU可发生癌变,DU不发生癌变。有长期慢性GU史,年龄在45岁以上;溃疡顽固不愈者(8个月严格内科治疗无效)应警惕癌变。

三、辅助检查

(一)Hp 检测

常规检测 Hp 侵入性试验首选快速尿素酶试验诊断 Hp 感染。用于活检标本,非侵入性试验中的 ^{13}C 尿素呼气试验或 ^{14}C 尿素呼气试验作为根除治疗后复查的首选。

(二)胃液分析

GU 患者胃酸分泌正常或降低,部分 DU 患者胃酸分泌增加。胃液分析诊断不做常规应用。若 BAO>15mmol/L,MAO>60mmol/h,BAO/MAO 比值>60%,提示有促胃液素瘤。

(三)血清学检查

促胃液素测定不是常规检查,疑有促胃液素瘤时做。血清促胃液素值一般与胃酸分泌成反比。但促胃液素瘤时,促胃液素和胃酸同时升高。

(四)大便隐血试验

DU 或 GU 有少量渗血,该试验可阳性,但治疗 1~2 周可转阴。

四、诊断与鉴别诊断

(一)诊断

病史中典型的周期性和节律性上腹痛是诊断的主要线索,确诊靠内镜检查和 X 线钡餐检查。

1.X 线钡餐检查

龛影凸出于胃、十二指肠轮廓之外,外周有一光滑环堤,周围黏膜辐射状。间接征象不能确诊溃疡。

2.内镜检查

多为圆形或椭圆形、直径多小于 1cm、边缘整齐的溃疡,底部充满灰黄色或白色渗出物,周围黏膜充血、水肿,皱襞向溃疡集中。内镜对胃后壁溃疡和巨大溃疡(DU)比 X 线钡餐更准确。

(二)鉴别诊断

1.功能性消化不良

有消化不良的症状而无溃疡及其他器质性疾病者,检查完全正常或仅有轻度胃炎。多见于年轻妇女。表现为餐后上腹饱胀,嗳气,反酸,恶心和食欲减退,症状酷似 PU。鉴别有赖于 X 线及胃镜检查。

2.慢性胆囊炎或胆石症

疼痛与进食油腻有关,位于右上腹并放射至背部,伴发热,黄疸的典型症状易于和 PU 鉴别。对于症状不明显者,需要借助 B 超或内镜下逆行胆管造影检查。

3.胃癌

GU 与胃癌难以从症状上作出鉴别,必须依赖钡餐检查和内镜检查(取组织做病理检查)。恶性溃疡 X 线钡餐检查示龛影位于胃腔之内,边缘不整,龛影周围胃壁强直,呈结节状,向溃疡聚集的皱襞有融合中断现象;内镜下恶性溃疡形状不规则,底凹凸不平,苔污秽,边缘呈结节状隆起。

4.促胃液素瘤(Zollinger-Ellison 综合征)

促胃液素瘤是胰腺非 B 细胞瘤能分泌大量促胃液素者所致。肿瘤往往很小($<1cm$),生长缓慢,半数为恶性,大量促胃液素可刺激壁细胞增生,分泌大量胃酸,使上消化道经常处于高酸环境,导致胃、十二指肠球部和不典型部位(十二指肠降段、横段甚至空肠近端)发生多发性溃疡。与常见 PU 鉴别主要是溃疡发生于不典型部位,具难治性特点,有过高胃酸分泌及空腹血清促胃液素$>200pg/mL$,常$>500pg/mL$。

五、治疗原则

消化性溃疡治疗的策略,首先要区分 Hp 阳性还是阴性。如果阳性,则应首先抗 Hp 治疗,必要时加 2～4 周抑酸治疗;对 Hp 阴性的溃疡及 NSAIDs 相关溃疡,可按过去常规治疗。至于是否进行维持治疗,应根据危险因素的有无,综合考虑后作出决定。

(一)一般治疗

包括消除病因,如根除 Hp、禁用或慎用对胃黏膜有损伤的药物等。

(二)药物治疗

消化性溃疡的治疗药物主要包括以下 4 类。

1.降低胃内酸度

一般包括中和胃酸的药物以及抑制胃酸分泌的药物。

中和胃酸的药物包括氢氧化铝、氧化镁、复方氢氧化铝片等;抑制胃酸分泌的药物临床常用的有两类,其一是 H_2 受体拮抗剂,如西咪替丁、雷尼替丁、法莫替丁等,其二是质子泵抑制剂,如奥美拉唑、兰索拉唑、泮托拉唑等。

2.保护消化道黏膜

黏膜保护药是促进黏膜修复、提高溃疡愈合质量的基本手段。如各种剂型的胶态铋、硫糖铝、铝碳酸镁等。

3.抗 Hp 治疗

对 Hp 阳性的消化性溃疡,无论初发或复发,有无并发症,均应根除 Hp,这是促进溃疡愈合和防止复发的基本措施。目前对于广大患者,特别是在发达城市、中心地区以及对 Hp 常用抗生素耐药的地方,应推荐含铋剂的四联疗法作为首次治疗,以提高根除率,防止继发耐药;而对于广大农村、边远地区以及社区基层耐药较低的人群,则仍可采用以 PPIs 三联或铋三联为主的传统三联疗法。

4.对症治疗

消化性溃疡对症治疗的要点是调节胃肠功能。根据患者症状酌情分别给予解痉剂(阿托品、溴苯胺太林、颠茄片等)、促动力剂(多潘立酮、伊托比利、莫沙比利、马来酸曲美布汀等)、抗胆汁反流剂(铝碳酸镁、考来烯胺、甘羟铝片等)。

(三)其他治疗

1.心理治疗

神经精神心理因素与消化性溃疡的关系十分密切,调节神经功能,避免精神刺激,调整心态十分重要。应保持心情舒畅、乐观、平和,树立战胜疾病的信心,针对患者实际情况进行心理疏导,酌情给予镇静药或抗抑郁药。

2.饮食治疗

消化性溃疡的进食原则是易消化、富营养、少刺激。应避免刺激性食物、烟酒、咖啡、浓茶和非甾体抗炎药。

3.手术治疗

如有上消化道大出血、胃出口梗阻、难治性溃疡经内科治疗无效者,有急性穿孔或巨型溃疡、重度异型增生等恶变倾向者,应考虑外科手术治疗。

消化性溃疡的治疗目的在于消除病因、解除症状、愈合溃疡、防止复发和避免并发症。

第三节　胃食管反流病

胃食管反流病(GERD)是指过多的胃、十二指肠内容物异常反流入食管引起的胃灼热等症状,并可导致食管炎和咽、喉、气管等食管以外的组织损害。胃食管反流病是一种十分常见的消化道疾病,在人群中发病率很高,即使是健康人在不当饮食后有时也会出现胃灼热和反酸的现象,严重困扰着人们的工作和学习。

随着现代生活质量的提高,饮食结构发生了变化,肥胖的人群也增加了,这样也会导致胃食管反流病发生率的增高。虽然我国对胃食管反流病了解较晚,但是它对人们生活质量造成的负面影响已经超过心脏病,而且每年以超过 15% 的速度在增长。目前已经证明胃食管反流病是导致食管腺癌的罪魁祸首之一,而且食管腺癌的发病率增加幅度位居所有肿瘤的第一位,因此及时预防、治疗本病对于积极预防食管腺癌具有重要意义。

一、病因和病理

(一)病因

1906 年,美国病理学家 Tileston 认为可能存在贲门功能失调现象。1946 年,英国胸外科医师 Allison 发现膈疝在反流病发生中起重要作用。20 多年后,人们才认识到下食管括约肌功能失调、一过性下食管括约肌松弛增多等可能起着更为重要的作用。现在,人们已认识到反流病是多因素造成的消化道动力障碍性疾病,主要发病机制是抗反流防御机制减弱和反流物对食管黏膜攻击作用的结果。

1.食管抗反流防御机制减弱

(1)抗反流屏障:是指食管和胃交接的解剖结构,包括食管下括约肌(LES)、膈肌脚、膈食管韧带、食管胃底间的锐角等,其各部分结构和功能上的缺陷均可造成胃食管反流,其中最主要的是 LES 的功能状态。LES 是指食管末端 3~4cm 长的环形肌束。正常人静息 LES 压为 1.33~4.00kPa,LES 结构受到破坏可使 LES 压下降,如贲门失迟缓症手术后易并发反流性食管炎。一些因素可导致 LES 压降低,如某些激素(如缩胆囊素、胰升糖素、血管活性肠肽等)、食物(如高脂肪、巧克力等)、药物(如钙拮抗药、毛花苷 C)等。一过性 LES 松弛,指非吞咽情况下 LES 自发性松弛,其松弛时间明显长于吞咽时 LES 松弛时间,它是正常人生理性胃食管反流的主要原因,也是 LES 静息压正常的 GERD 患者的主要发病机制。

（2）食管清除作用：在正常情况下，一旦发生胃食管反流，大部分反流物通过 1～2 次食管自发和继发性蠕动性收缩将食管内容物排入胃内，即容量清除，是食管廓清的主要方式，余有唾液缓慢中和。故食管蠕动和唾液产生异常常也参与 GERD 的致病作用。食管裂孔疝可引起胃食管反流，并降低食管对酸的清除，可导致 GERD。

（3）食管黏膜屏障：反流物进入食管后，可凭借食管上皮表面黏液、不移动水层和表面 HCO_3^-、复层鳞状上皮等构成的屏障，以及黏膜下丰富的血液供应构成的后上皮屏障，发挥其抗反流物中的某些物质（主要是胃酸、胃蛋白酶，其次为十二指肠反流入胃的胆盐和胰酶）对食管黏膜损伤的作用。故导致食管黏膜屏障作用下降的因素如长期吸烟、饮酒以及抑郁等，将使食管不能抵御反流物的损害。

2.反流物对食管黏膜攻击作用

反流物刺激和损害食管黏膜，与其质和量有关，也与反流物接触黏膜的时间、部位有关。胃酸与胃蛋白酶是反流物中损害食管黏膜的主要成分。胆汁反流重，其非结合胆盐和胰酶是主要的攻击因子。

（二）病理

胃食管反流病和反流性食管炎在宏观上是一个概念，但是程度上不一样。胃食管反流是一种现象，导致反酸、胃灼热等症状，但对黏膜没有损伤，这就是症状性反流。有些人不仅有症状，还有黏膜的损伤，这就叫反流性食管炎。无论是症状，还是反流性食管炎，都称为食管反流病。在有反流性食管炎的胃食管反流病患者，其病理组织学基本改变可有：复层鳞状上皮细胞层增生；黏膜固有层乳头向上皮腔面延长；固有层内炎症细胞主要是中性粒细胞浸润；糜烂及溃疡；胃食管连接处以上出现 Barrett 食管改变。内镜下不同程度的食管炎则表现为水肿、潮红、糜烂、溃疡、增厚转白、瘢痕狭窄。

Barrett 食管是指食管与胃交界的齿状线 2cm 以上出现柱状上皮替代鳞状上皮。组织学表现为特殊型柱状上皮、贲门型上皮或胃底型上皮。内镜下典型表现为正常情况呈现均匀粉红带灰白的食管黏膜出现橘红色的胃黏膜，分布可为环形、舌形或岛状。

二、临床表现

胃食管反流病的临床表现轻重不一，主要的临床症状是反酸、胃灼热、胸骨后疼痛，但有的患者表现为食管以外的症状，而忽视了对本病的诊断。

（一）胃灼热

胃灼热是反流性食管炎的最常见症状，约 50% 的患者有此症状。胃灼热是指胸骨后或剑突下烧灼感，常在餐后 1h 出现，饮酒、吃甜食、喝浓茶和咖啡可诱发；肢体前屈，卧位或腹压增高时加重，可向颈部放射。胃灼热是由于酸反流刺激了食管深层上皮感觉神经末梢所致。

（二）胸骨后疼痛

疼痛常发生在胸骨后或剑突下，向胸部、后背、肩、颈、下颌、耳和上肢放射，此时酷似心绞痛。部分患者不伴有胃灼热、反酸症状，给临床诊断带来了一定困难。

（三）反胃

胃食管反流病患者大多有此症状，胃内容物在无恶心和不用力情况下涌入口腔。空腹时反胃为酸性胃液反流，称为反酸，但此时也可有胆汁和胰液溢出。

(四)吞咽困难和吞咽疼痛

部分患者有吞咽困难,可能由于食管痉挛或食管动力障碍所致,症状呈间歇性。进食固体或液体食物时均可发作。与情绪波动有关。少数患者因食管瘢痕形成而狭窄,吞咽困难呈进行性加重。有食管重度糜烂或并发食管溃疡的患者可见吞咽疼痛。

(五)其他

部分胃食管反流病患者可有食管外的组织损害。如咽部不适,有特异感、阻塞感,称为癔球症,是由酸反流引起上食管括约肌压力升高所致。反流物刺激咽部引起咽炎、声嘶。反流物吸入气管和肺,可反复发生肺炎,甚至出现肺间质纤维化;反流引起的哮喘无季节性,常在夜间发生。婴儿和儿童因反复胃食管反流,可继发呼吸道感染,并发缺铁性贫血和发育障碍。因此,在反流症状不明显时,可因治疗不当而延误病情。

三、诊断

本病临床表现复杂且缺乏特异性,仅凭临床症状难以区分生理性或病理性。目前,依靠任何一项辅助检查均很难确诊,必须采用综合诊断技术。凡临床发现不明原因反复呕吐、咽下困难、反复发作的慢性呼吸道感染、难治性哮喘、生长发育迟缓、营养不良、贫血、反复出现窒息、呼吸暂停等症状时都应考虑到本病存在的可能性,必须针对不同情况,选择必要的辅助检查,以明确诊断。

(一)内镜检查

内镜检查是诊断反流性食管炎最准确的方法,并能判断反流性食管炎的严重程度和有无并发症,结合活检可与其他原因引起的食管炎和其他食管病变(如食管癌等)做鉴别。内镜下无反流性食管炎不能排除胃食管反流病。

根据内镜下所见食管黏膜的损害程度进行反流性食管炎分级,有利于病情判断及指导治疗。目前国外采用洛杉矶分级法:正常,食管黏膜没有破损;1级,一个或一个以上食管黏膜破损,长径小于 5mm;2级,一个或一个以上黏膜破损,长径大于 5mm,但没有融合性病变;3级,黏膜破损有融合,但小于 75% 的食管周径;4级,黏膜破损融合,至少达到 75% 的食管周径。

(二)食管 pH 监测

目前已被公认为诊断胃食管反流病的重要诊断方法,已广泛应用于临床并成为诊断胃食管反流性疾病的"金标准"。应用便携式 pH 记录仪在生理状态下对患者进行 24h 食管 pH 连续监测,可提供食管是否存在过度酸反流的客观证据,有助于鉴别胸痛与反流的关系。

常用的观察指标:24h 内 pH<4 的总百分时间、pH<4 的次数、持续 5min 以上的反流次数以及最长反流时间等指标。但要注意在行该项检查前 3d 应停用抑酸药与促胃肠动力的药物。

(三)钡餐检查

食管吞钡检查能发现部分食管病变,如食管溃疡或狭窄,但亦可能会遗漏一些浅表溃疡和糜烂。气钡双重造影对反流性食管病的诊断特异性很高,但敏感性较差,有报道认为可能有高达 80% 的反流性食管病患者被遗漏。但因其方法简单易行,设备及技术要求均不高,很多基层医院仍在广泛使用。

（四）食管胆汁动态监测

以往对胃食管反流病的研究集中于酸反流，若同时在食管中监测酸与胆红素，发现有相当部分的患者同时伴有胆汁反流。动物实验证明，胆汁酸造成食管黏膜的损伤远超过单纯胃酸的损害作用。但胆汁酸对人食管黏膜的损伤作用尚有争议。监测食管内胆汁含量可得到十二指肠胃食管反流的频率和量。现有的24h胆汁监测仪可得到胆汁反流的次数、长时间反流次数、最长反流时间和吸收值不低于0.14的总时间及其百分比，从而对胃食管反流病作出正确的评价。

有学者对50例反流性食管炎患者进行食管24h pH及胆汁联合测定，结果发现单纯酸反流占30%，单纯胆汁反流占6%，混合反流占58%，说明酸和胆汁反流共同参与食管黏膜的损伤，且混合反流发生的比例越高食管损伤程度越重。

（五）食管测压

可测定LES的长度和部位、LES压、LES松弛压、食管体部压力及食管上括约肌压力等。LES静息压为1.3～4kPa，如LES压低于0.8kPa易导致反流。当胃食管反流病内科治疗效果不好时可作为辅助性诊断方法。

（六）核素检查

用同位素标记液体，显示在平卧位及腹部加压时有无过多的核素胃食管反流。

（七）激发试验

最常用的食管激发试验为Bemstein试验，即酸灌注试验。此试验对于确定食管反流与非典型胸痛之间的关系具有一定价值。此试验可评估食管对酸的敏感性，确定患者的症状是否与反流相关，检查阴性不能排除反流的存在，亦不能区别不同程度的反流。由于其观察时间较短，故敏感性较低。随着24h食管pH监测的应用日益广泛，临床上仅在无条件进行24h pH监测时才采用激发试验。

GERD是一种上消化道运动、功能紊乱性疾病，近几年人们才对其有较深刻的认识和了解。不少医师，尤其是基层医师对其仍认识不足，故易按"常见疾病"进行诊治，加之本组临床表现极不典型，初次接诊的医师未想到本病而造成误诊误治。对每一患者的病史询问不全面、不详细，同时又未能对查体、实验室检查、特殊检查结果进行综合分析，从而不能抓住可疑之处行须一步检查，只是急于进行"症状治疗"，也必然造成误诊。

因此，为防止误诊的发生，临床医师应全面正确掌握GERD的知识是避免和减少误诊误治的关键。多种因素可引起GERD，如LES张力降低、一过性LES松弛、食管裂孔疝、食管清除反流胃内容物能力降低、胃排空延迟药物、食管本身的病变及其他因素的影响等。GERD患者由于胃及十二指肠内容物反流入食管对食管黏膜刺激作用加强，从而导致食管及食管外组织损伤。其主要临床表现有：①咽部异物感、声音嘶哑、胃灼热、反酸、哮喘、胸部不适及胸骨后疼痛，重者可因食管溃疡形成而发生呕血、便血。②由于食管瘢痕形成或发生Barrett食管、食管腺癌而出现吞咽困难。③一些患者常以胸痛为主要症状，其胸痛特点酷似心绞痛发作，服硝酸甘油不能完全缓解，且常在夜间发生，故易误诊为变异型心绞痛。④部分患者由于反流的食管内容物吸入气管（多在夜间）而出现咳嗽、肺部感染及支气管哮喘。有报道50%的患者有非心脏病性胸痛，78%的患者有慢性声嘶，82%的患者有哮喘，抗GERD药物或手术治疗后呼吸道症状可改善。GERD 常和食管裂孔疝同时存在,不少学者还认为 GERD 引起的食管改变在其修复过程中可发生 Barrett 食管,故有较高的癌变率,但也有学者认为 Barrett 食管患者不会癌变。

GERD 的诊断依据:①有明确的胃食管反流症状。②内镜检查有典型的反流性食管炎表现,其可分为四级。Ⅰ级:呈孤立糜烂灶、红斑和(或)渗出;Ⅱ级:散在糜烂和溃疡;Ⅲ级:糜烂和溃疡累及食管全周,未见狭窄;Ⅳ级:食管慢性溃疡或损伤,食管纤维化狭窄、短食管、柱状上皮化生。③钡餐造影、食管 pH 监测、食管测压,尤其是后两者对内镜表现不典型、临床高度怀疑 GERD 者的诊断十分重要,而 24h 食管 pH 监测被人们称为诊断 GERD 的金标准(最重要者为 24h 内 pH<4 的总时间)。④对高度怀疑 GERD 者,如无客观条件进行检查或检查后仍不能确诊时可行诊断性治疗,用强有力的质子泵抑制剂如奥美拉唑治疗,1～2 周后症状消失,即可确诊。

四、治疗

可以根据病情轻重酌情采取药物治疗、外科治疗、内镜下治疗几类方法。目前关于本病的药物治疗,主要是应用抑酸剂,包括最强的质子泵抑制剂奥美拉唑、兰索拉唑等,有食管炎者应首先选用质子泵抑制剂类药物,正规疗程应达到 8 周或以上,宜合用胃肠动力药物。轻、中度患者可以选择廉价的 H_2 受体阻滞药,常能控制症状的发生。但是中、重度患者药物治疗存在用药有效、停药易复发、长期服药存在不良反应及费用昂贵等问题。对于药物治疗无效的患者适宜选择外科治疗,包括腹腔镜下治疗。但其也属于有创治疗,仅适用于部分严重患者合并有严重食管裂孔疝的患者。内镜下治疗是近几年开展的新技术,较药物治疗、传统的外科及腹腔镜治疗有其独到的优势,很可能成为中、重度胃食管反流病治疗的主要方法。

(一)一般治疗

生活方式的改变应作为治疗的基本措施。抬高床头 15～20cm 是简单而有效的方法,这样可在睡眠时利用重力作用加强酸清除能力,减少夜间反流。反流性食管炎患者应少食多餐,低脂少渣饮食,避免进食刺激性食物。肥胖者应减低体重。避免弯腰,减少胃、食管反流,防止恶心、呕吐。有 1/4 的患者经上述一般治疗后症状可获改善。

(二)药物治疗

如果通过改变生活方式不能改善反流症状者,应开始系统的药物治疗。治疗目的为减少反流缓解症状,降低反流物质对黏膜的损害,增强食管黏膜抗反流防御功能,达到治愈食管炎,防止复发,预防和治疗重要并发症的作用。

1.H_2 受体拮抗药(H_2-RA)

H_2-RA 是目前临床治疗胃食管反流病的主要药物。西咪替丁,400mg,每日 2 次或 800mg,每晚 1 次;雷尼替丁,150mg/次,每日 2 次;法莫替丁,20mg/次,每日 2 次等。H_2-RA 能减少 24h 胃酸分泌 50%～70%,减轻反流物对食管的刺激。适用于轻、中度患者,2 次服药疗效优于 1 次服药,同一种药物大剂量优于小剂量,但随着剂量加大不良反应也增加。一般疗程 8～12 周。

2.质子泵抑制药(PPI)

PPI 包括奥美拉唑,20mg/次,每日 1～2 次;兰索拉唑,30mg/次,每日 1 次;潘妥拉唑,

20mg/次,每日 1～2 次;埃索美拉唑,40mg/次,每日 1 次;雷贝拉唑,20mg/次,每日 1～2 次。质子泵抑制剂有很强的抑酸作用,疗效优于 H$_2$ 受体拮抗药,适用于中、重度反流性食管病患者,可与促胃肠动力药联合应用。疗程 8～12 周。

3.促动力药

胃食管反流病是一种动力障碍性疾病,常存在食管、胃运动功能异常,在上述药物治疗无效时,可应用促动力药。

促动力药治疗胃食管反流的疗效与 H$_2$ 受体拮抗药相似,但对于伴随腹胀、嗳气等动力障碍症状者效果明显优于抑酸剂。目前临床主要用药如甲氧氯普胺、多潘立酮、西沙必利、左舒必利、红霉素等。可与抑酸剂联合应用。2～3 级食管炎患者经西咪替丁 1g/d 联合西沙必利40mg/d 治疗 12 周后,症状的缓解及食管炎的愈合均较单用西咪替丁为佳。长时间的 pH 监测显示联用西沙必利和雷尼替丁能有效地减少反流总数、直立位反流及餐后反流,减少 GERD的复发。

4.黏膜保护剂

硫糖铝作为一种局部作用制剂,能通过黏附于食管黏膜表面,提供物理屏障抵御反流的胃内容物,对胃酸有温和的缓冲作用,但不影响胃酸或胃蛋白酶的分泌,对 LES 压力没有影响。硫糖铝 1g/次,每天 4 次服用,对胃食管反流病症状的控制和食管炎的愈合与标准剂量的 H$_2$受体拮抗药的疗效相似。但亦有学者认为,硫糖铝对胃食管反流病无效。铝碳酸镁能结合反流的胆酸,减少其对黏膜的损伤,并能作为物理屏障黏附于黏膜表面,现在临床广泛使用。

5.维持治疗

胃食管反流病具有慢性、复发性的特点,故应进行长期维持治疗,以避免反复发作及由此引起的并发症。上述药物均可作为维持治疗长期使用,其中质子泵抑制药疗效肯定。维持治疗应注重个体化,根据患者的反应,选择适合个体的药物和剂量。质子泵抑制药长期应用应注意抑酸后对胃动力及胃内细菌增生的影响。

(三)手术治疗

凡长期服药无效或须终身服药者,或不能耐受扩张者,或须反复扩张者都可以考虑行外科手术治疗。

(四)内镜治疗

内镜下治疗主要有内镜下缝合治疗、内镜下射频治疗和内镜下注射治疗。内镜下注射治疗是在内镜直视下将一种有机物注射入贲门口四周或下食管括约肌内,该方法 2003 年通过美国 FDA 批准,是目前最简便的介入治疗方法。这些新技术的主要特点为经胃镜于食管或胃腔内进行治疗,创伤很小、术程短、方便、安全性好,初步的疗效较高,并且术后易修改,一般不影响再次内镜治疗。但各项技术开展时间均较短,手术方式、长期疗效、随机对照等仍在研究总结之中。

第四节　肝硬化

肝硬化是一种常见的由不同病因引起的慢性、进行性、弥散性肝病。其是在肝细胞广泛变性和坏死基础上产生肝纤维组织弥散性增生,并形成再生结节和假小叶,导致正常肝小叶结构和血管解剖的破坏。病变逐渐进展,晚期出现肝衰竭、门脉高压和多种并发症,是严重和不可逆的肝疾病。在我国肝硬化是消化系统常见病,并发症的病死率高,主要由感染乙型肝炎病毒引起,近年来酒精性肝病比例有上升趋势。

一、病因和发病机制

引起肝硬化的病因很多,不同地区的主要病因也不相同。欧美以酒精性肝硬化为主,我国以肝炎病毒性肝硬化多见,其次为血吸虫病肝纤维化,酒精性肝硬化亦逐年增加。研究证实,两种病因先后或同时作用于肝更易产生肝硬化。如血吸虫病或长期大量饮酒者合并乙型病毒性肝炎等。

二、临床表现

起病常隐匿,早期可无特异性症状、体征,根据是否出现黄疸、腹水等临床表现和食管静脉出血、肝性脑病等并发症,可将肝硬化分为代偿期和失代偿期。

(一)代偿期肝硬化

代偿期肝硬化患者无特异性症状。常在体检或手术中发现。可有食欲缺乏、乏力、消化不良、腹泻等非特异性症状。临床表现同慢性肝炎,鉴别常需要依赖肝病理。

(二)失代偿期肝硬化

1.症状

食欲缺乏,有时伴恶心、呕吐、乏力、腹胀、腹痛,常为肝区隐痛、腹泻、体重减轻,可出现牙龈、鼻腔出血,皮肤黏膜紫斑或出血点,女性常有月经过多等出血倾向。内分泌系统失调:男性有性功能减退,男性乳房发育,女性常有闭经及不孕;糖尿病发病率增加,表现为高血糖、糖耐量试验异常、高胰岛素血症和外周性胰岛素抵抗。进展性肝硬化伴严重肝细胞功能衰竭患者常发生低血糖。出现昼夜颠倒、嗜睡、兴奋等神经精神症状。

2.体征

常呈慢性病容,面色黝黑,面部有毛细血管扩张、口角炎等。皮肤表现常见血管蛛、肝掌,可出现男性乳房发育,胸、腹壁皮下静脉可显露或曲张,甚至脐周静脉突起形成水母头状,静脉可听到静脉杂音。黄疸常提示病程已达到中期,随着病变进展而加重。1/3患者常有不规则发热,与病情活动及感染有关。腹水、肝性胸腔积液、下肢水肿常发生在晚期患者。肝在早期肿大,晚期坚硬缩小、肋下常不易触及。35%～50%患者有脾大,常为中度,少数重度。

三、辅助检查

(一)血常规检查

代偿期多在正常范围。失代偿期,由于出血、营养不良、脾功能亢进可发生轻重不等的贫血。有感染时白细胞计数可升高,脾功能亢进者白细胞计数和血小板计数均减少。

(二)尿常规

一般在正常范围,乙型肝炎肝硬化合并乙肝相关性肾炎时尿蛋白阳性。胆汁淤积引起的黄疸尿胆红素阳性,尿胆原阴性。肝细胞损伤引起的黄疸,尿胆原亦增加。

(三)粪常规

消化道出血时出现肉眼可见的黑便;门脉高压性胃病引起的慢性出血,粪潜血试验阳性。

(四)肝功能试验

1.血清胆红素

失代偿期可出现结合胆红素和总胆红素升高,胆红素的持续升高是预后不良的重要指标。

2.蛋白质代谢

在肝功能明显减退时,清蛋白合成减少。肝硬化时常有球蛋白升高,蛋白电泳也可显示清蛋白降低,γ球蛋白显著增高和β球蛋白轻度升高。

3.凝血酶原时间

晚期肝硬化及肝细胞损害时凝血酶原时间明显延长,如用维生素 K 后不能纠正,更说明有功能的肝细胞减少。

4.血清酶学检查

(1)ALT 和 AST:肝细胞受损时,ALT 升高;肝细胞坏死时,AST 升高。肝硬化患者这两种转氨酶不一定升高,但肝硬化活动时可升高。酒精性肝硬化患者 $AST/ALT \geqslant 2$。

(2)γ-GT:90%肝硬化患者可升高,尤其以原发性胆汁性肝硬化(PBC)和酒精性肝硬化升高更明显,合并肝癌时明显升高。

(3)AKP(ALP):70%的肝硬化患者可升高,并发肝癌时常明显升高。

5.反映肝纤维化的血清学指标

(1)Ⅲ型前胶原氨基末端肽(PⅢP):测定血清中 PⅢP 可以间接了解肝脏胶原的合成代谢。肝硬化活动时,PⅢP 升高。

(2)Ⅳ型胶原:肝纤维化时Ⅳ型胶原升高,两者相关性优于其他指标。

(3)玻璃酸:肝硬化患者血清玻璃酸升高。

(4)层粘连蛋白:与肝纤维化有良好的相关性。

6.脂肪代谢

代偿期患者,血中胆固醇正常或偏低;失代偿期患者,总胆固醇特别是胆固醇酯明显降低。

7.定量肝功能试验

(1)吲哚菁试验(ICG):检测肝细胞对染料清除情况以反映肝细胞储备功能,是临床初筛肝病患者较有价值和实用的试验。

(2)利多卡因代谢产物生成试验(MEGX):本试验反映肝细胞代谢功能,能预测患者预后。

(五)血清免疫学检查

1.甲胎蛋白(AFP)

肝硬化活动时,AFP 可升高。并发原发性肝癌时明显升高,如转氨酶正常而 AFP 持续升高,须怀疑原发性肝癌。

2.病毒性肝炎标记的测定

疑肝硬化者须测定乙、丙、丁肝炎标记以明确病因。肝硬化有活动时应做甲、乙、丙、丁、戊型标记及 CMV、EB 病毒抗体测定,以明确有无重叠感染。

3.血清抗线粒体抗体、抗平滑肌抗体、抗核抗体

前者在 PBC 患者阳性率 95%,后两者阳性提示自身免疫性肝病。

(六)影像学检查

1.超声检查

B 超检查可发现肝表面不光滑或凹凸不平,肝叶比例失调,多呈右叶萎缩和左叶、尾叶增大,肝实质回声不均匀增强,肝静脉管腔狭窄、粗细不等。门脉高压症声像图改变,表现为脾大、门静脉扩张和门腔侧支开放,部分患者还可探及腹水。多普勒检查可发现门腔侧支开放、门静脉血流速率降低和门静脉血流倒逆等改变。

2.CT

CT 表现为肝叶比例失调、肝裂增宽和肝门区扩大,肝密度高低不均。还可见脾大、门静脉扩张和腹水等门脉高压症表现。

3.放射性核素显像

^{99m}Tc 经直肠放射性核素扫描测定的心/肝比值能间接反映门静脉高压和门体分流程度,对诊断有一定意义,正常值为 0.26。肝硬化患者一般在 0.6 以上,伴门脉高压者常>1。

4.上消化道钡剂摄片

本检查可发现食管及胃底静脉曲张征象,食管静脉曲张呈蚀状或蚯蚓状充盈缺损,胃底静脉曲张呈菊花样缺损。但诊断的敏感性不如胃镜检查。

(七)特殊检查

1.胃镜检查

本检查可直接观察并确定食管及胃底有无静脉曲张,了解其曲张程度和范围,并可确定有无门脉高压性胃病。

2.腹腔镜检查

本检查可见肝表面高低不平,有大小不等的结节和纤维间隔,边缘锐利不规则,包膜增厚,脾大,圆韧带血管充血和腹膜血管曲张。

3.肝活组织检查

本检查对肝硬化,特别是早期肝硬化确定诊断和明确病因有重要价值。

4.门静脉测压

经颈静脉测定肝静脉楔入压以及肝静脉游离压,两者差为肝静脉压力梯度(HVPG),可代表门静脉压力。正常值 0.7~0.8kPa(5~6mmHg),肝硬化门脉高压患者一般为 2.7kPa(20mmHg),食管静脉曲张及出血者均>1.6kPa(12mmHg),腹水者均>1.1kPa(8mmHg)。门静脉压力的测定是评价降门脉压力药物疗效的金标准。

5.腹水检查

检查腹水的性质,包括颜色、比重、蛋白含量、细胞分类、腺苷脱氨酶(ADA)、血与腹水

LDH、细菌培养及内毒素测定。还应测定血清腹水清蛋白梯度(SAAG),如>11g/L提示门静脉高压。

四、诊断和鉴别诊断

(一)诊断

主要依据:①有病毒性肝炎、长期饮酒等有关病史;②有肝功能减退和门静脉高压症的临床表现;③肝质地坚硬有结节感;④肝功能试验常有阳性发现;⑤肝活组织检查见假小节形成。

(二)鉴别诊断

1.肝脾大与血液病、代谢性疾病的肝脾大鉴别

早期肝硬化与慢性肝炎的鉴别须做肝活检。

2.腹水的鉴别诊断

①肝硬化腹水为漏出液。SAAG>11g/L,患者常有血管蛛、肝掌、腹壁静脉曲张、脾大,合并自发性腹膜炎为渗出液,以中性粒细胞增多为主。②结核性腹膜炎为渗出液。腹水白细胞增多,以淋巴细胞为主,腹水蛋白>3.5g/L,伴ADA增高。SAAG<11g/L,抗酸杆菌可阳性,患者常有发热、严重营养不良、CT、B超提示腹膜增厚,腹膜活检可确诊。③肿瘤性腹水比重介于渗出液和漏出液之间。腹水LDH/血LDH>1,可找到肿瘤细胞。腹水可为血性,SAAG<11g/L,扪及脐部硬结节及左锁骨上淋巴结均提示恶性肿瘤转移。④恶性乳糜性腹水。常常提示转移性癌,特别是淋巴瘤。⑤缩窄性心包炎。患者常有奇脉、X线片可见心包钙化、心脏超声可诊断。⑥肾病综合征。引起腹水者常有全身水肿、蛋白尿。⑦胰性腹水。量较少、伴急性胰腺炎,腹水淀粉酶>100U/L。

(三)并发症的诊断和鉴别诊断

1.胃底食管静脉破裂出血

表现为呕血、黑便,常为上消化道大出血。在大出血暂停、血压稳定后,急症胃镜检查(一般在入院后6h内)可以明确出血部位和原因,鉴别是胃底食管静脉破裂出血还是门静脉高压性胃病或溃疡病引起。

2.感染

发热的肝硬化患者需要确定有无感染以及感染的部位和病原。应摄X线胸片、做痰培养、中段尿培养、血培养,有腹水者进行腹水检查,以明确有无肺部、胆管、泌尿道及腹水感染。患者在短期内腹水迅速增加,伴腹痛、腹胀、发热、腹水检查白细胞>500/mm³或中性白细胞>250/mm³,就应高度怀疑SBP,腹水和血鲎试验及血细菌培养可阳性,常为革兰阴性菌。少数患者可无腹痛,患者可出现低血压或休克(革兰阴性菌败血症)。

3.肝肾综合征

顽固性腹水患者出现少尿、无尿、氮质血症、低血钠、低尿钠,考虑出现肝肾综合征。应当注意的是应与利尿药、乳果糖过度使用、非甾体类消炎药、环孢素A和氨基糖苷类药物的应用引起的医源性肾衰区分开来。

4.原发性肝癌

患者出现肝进行性大、质地坚硬伴结节、肝区疼痛、有或无血性腹水、无法解释的发热要考虑此症,血清甲胎蛋白持续升高或B超提示肝占位病变时应高度怀疑,CT有助确诊。

五、治疗

(一)一般治疗

代偿期患者可参加轻工作,失代偿期尤其出现并发症患者卧床休息。营养疗法对于肝硬化患者特别是营养不良者降低病残率及病死率有作用。应给予高维生素、易消化的食物,严禁饮酒。可食瘦肉、河鱼、豆制品、牛奶、豆浆、蔬菜和水果。食管静脉曲张者应禁食坚硬粗糙食物。

(二)药物治疗

目前尚无肯定有效的逆转肝硬化的药物。活血化瘀软坚散的中药,如丹参、桃仁提取物、虫草菌丝以及丹参、黄芪为主的复方和甘草酸制剂均可用于早期肝硬化的抗纤维化治疗,并已取得一定疗效。

(三)腹水治疗

(1)寻找诱发因素:新近出现腹水或腹水量显著增加时首先要寻找诱发因素,如过多摄入钠盐、用利尿药依从性不好、重叠感染、肝功能损害加重门静脉血栓形成、原发性肝癌等,找到诱发因素后,可做相应处理。

(2)控制水和钠盐的摄入:对有轻度钠潴留、尿钠排泄$\geqslant 25\mu mol/d$、肾功能正常、新近出现腹水者,钠的摄入量限制在800mg(2g NaCl)可达到钠的负平衡而使腹水减少。应用利尿药时,可适度放开钠摄入,中-重度钠潴留者理论上应限钠$<20mmol/d$。低钠血症($<125mmol/L$)患者,应限制水的摄入($800\sim1000ml/d$)。

(3)利尿药的应用:经限钠饮食和卧床休息腹水仍不消退者须应用利尿药。利尿药选用醛固酮拮抗药螺内酯100mg/d+袢利尿药呋塞米40mg/d作为起始剂量,服药后7d起调整剂量,体重减轻$<1.5kg/$周应增加利尿药药量,直到螺内酯400mg/d、呋塞米160mg/d。利尿药也不应过量使用,一般而言对于有腹水并有外周水肿者用利尿药后体重下降不能$<1g/d$,仅有腹水者体重下降不能$>0.5g/d$。利尿药的不良反应有水电解质紊乱、肾衰竭、肝性脑病、男性乳房发育等。如出现肝性脑病、低钠血症(血钠$<120mmol/L$)、肌酐$>120mmol/L$应停用利尿药。

(4)提高血浆胶体渗透压:低蛋白血症患者,每周定期输注清蛋白、血浆可提高血浆胶体渗透压,促进腹水消退。

(5)对于难治性大量腹水患者,如无其他并发症(肝性脑病、上消化道出血、感染),肝储备功能为 Child A、B 级,无出血倾向(凝血酶原时间$>40\%$,血小板计数$>40\times10^9/L$),可于$1\sim2h$内抽排腹水$4\sim6L$,同时补充人血清蛋白$6\sim8g/L$腹水,以维持有效血容量,防止血液循环紊乱。一次排放后仍有腹水者可重复进行,该方法腹水消除率达96.5%。排放腹水后用螺内酯维持治疗者腹水再出现率明显低于不用者。

(6)自身腹水浓缩回输:在严格无菌情况下,将腹水尽可能多地抽到无菌输液器,经特殊装置,去除腹水中水分及小分子毒性物质,回收腹水中清蛋白等成分通过外周静脉回输给患者,一般可浓缩$7\sim10$倍。

(四)并发症的治疗

胃底食管静脉破裂出血是肝硬化严重并发症和死亡的主要原因,应予以积极抢救。措施如下:①密切监测生命体征及出血情况,必要时输血。用缩血管药物,降门脉压力,从而达到止血效果。常用药物为神经垂体素(VP)0.4U/min 静脉点滴,有心血管疾病者禁用,合并使用硝酸甘油(舌下含化或静脉滴注)可减少不良反应,增加降门脉压力作用。施他宁、奥曲肽止血率较高,不良反应较少。②气囊压迫术。使用三腔管对胃底和食管下段做气囊填塞。常用于药物止血失败者。这项暂时止血措施可为急救治疗赢得时间,应在止血后 12h 内转入内镜治疗。③内镜治疗。经过抗休克和药物治疗血流动力学稳定者应立即送去做急症内镜,以明确上消化道出血原因及部位。如果仅有食管静脉曲张,还在活动性出血者,应予以内镜下注射硬化剂止血。止血成功率 90%,明显优于单纯用药治疗者。如果已无活动性出血,可对食管中下段曲张的静脉用皮圈进行套扎。如果是胃底静脉出血,宜注射组织黏合剂。④急症手术。上述急症治疗后仍出血不止,患者肝储备功能为 Child-Pugh A 级者可行断流术。⑤介入治疗。上述患者如无手术条件者可行给颈静脉肝内门腔分流术(TIPS)作为救命的措施。术后门脉压力下降,止血效果好,但易发生肝性脑病和支架堵塞。

第五节　胰腺炎

一、急性胰腺炎

(一)病因

急性胰腺炎的病因很多,目前仍不完全清楚,一般认为与下列因素有关。

1.胆汁

胰液排出受阻和反流,50%~70%主胰管和胆总管下段共同形成胆胰壶腹再共同开口于十二指肠乳头。这样胆总管下段的结石、蛔虫、炎症狭窄或肿瘤等因素,可阻碍胆汁、胰液的正常排出,造成胰液反流而发病。

2.饮食因素

暴饮暴食是造成急性胰腺炎的又一重要因素,约占 30%。由于大量乙醇和食物的刺激,十二指肠乳头水肿,十二指肠炎、肝胰壶腹括约肌痉挛及胃酸的增加促进胰液分泌,都可引起胰小管及腺泡破裂和胰液外溢而引起急性胰腺炎。

3.其他

细菌、病毒感染、手术和创伤也可诱发急性胰腺炎。

(二)临床表现

1.腹痛

腹痛为急性胰腺炎的主要症状。开始于上腹部或左上腹部,腹痛的程度与病变的轻重有直接关系。水肿性胰腺炎为持续性阵发性加剧,但腹痛尚可忍受。出血、坏死性胰腺炎,多呈刀割样腹痛,且一般镇痛药物难以缓解。腹痛可向腰背部放射。

2.恶心、呕吐

恶心、呕吐也是常见而突出的症状之一,特点是呕吐频繁,但呕吐后腹痛不减轻。

3.全身表现

水肿性胰腺炎除脉率加快外无明显的全身表现。出血、坏死性胰腺炎可以很快发生休克，甚至突然死亡。

4.腹部压痛和肌紧张

水肿性胰腺炎可仅有上腹部束带样深压痛，且与腹痛的程度不一致。出血、坏死性胰腺炎腹部压痛范围扩大，甚至出现全腹压痛，并且有明显的肌紧张和反跳痛。

5.腹胀及肠鸣音改变

腹胀是急性胰腺炎另一突出表现，且同病变的程度成正相关。出血、坏死性胰腺炎表现为严重的腹胀和肠鸣音消失。

6.黄疸和腹部包块

胆总管结石继发的急性胰腺炎可出现黄疸。有时右上腹可触及肿大的胆囊。当网膜囊积液或假性胰腺囊肿形成时可出现上腹部包块。

(三)辅助检查

1.血、尿淀粉酶

对急性胰腺炎的诊断具有重要意义。发病 3～12h 血清淀粉酶开始升高，24～48h 达高峰，2～5d 后恢复正常。血淀粉酶：温氏单位大于 128U，索氏单位大于 500U 即有诊断意义。尿淀粉酶升高、下降都较血淀粉酶为迟，温氏单位大于 256U 有临床意义。但淀粉酶的高低与病变的严重程度不一定成正比。

2.X 线检查

有助于同其他急腹症鉴别，在出血、坏死性胰腺炎可发现胃肠道扩张积气。

3.B 超、CT 检查

B 超、CT 检查是诊断急性胰腺炎的重要手段。它不但对胰腺本身的病变反应较准确，而且同时可以获得相关的胆管病变及腹腔的渗出情况，还可了解有无假性胰腺囊肿形成。CT 由于受胃肠道气体的影响小，故较 B 超更敏感。

(四)治疗

1.非手术治疗

(1)禁止饮食和胃肠减压：使胰腺处于休息状态，减少胰液的分泌，减轻"自我消化"。同时减轻胃肠功能紊乱造成的胃潴留。

(2)纠正水、电解质紊乱及扩充血容量防治休克：重症胰腺炎时大量的液体渗入腹腔和胃肠道内，造成有效循环血容量的不足是造成死亡的重要原因。因此，应该及时有效地扩充血容量和纠正水电解质紊乱。

(3)防治感染：大量胰腺组织坏死极易发生腹腔感染，应给予有效的抗生素。

(4)营养支持：重症急性胰腺炎时，大量的组织蛋白分解代谢，机体消耗严重，加之长期不能进食，因此早期应行全胃肠外营养(TPN)。

(5)腹腔灌洗：急性重症胰腺炎在尚无坏死组织感染的情况下可行腹腔灌洗术。目的在于清除渗出于腹腔的大量淀粉酶和毒素及炎性渗出物。

2.手术治疗

手术治疗主要是针对合并有胆管结石、蛔虫或伴有急性重症胆管炎的病例,重型急性胰腺炎和胰腺炎并发的胰腺周围脓肿和假性胰腺囊肿等。但手术的时机、指征各家报道不一。常用的手术方法有:①灌洗引流术;②坏死组织清除术;③规则性胰腺切除术。

二、慢性胰腺炎

慢性胰腺炎是由于各种不同原因造成的胰腺组织和功能持续性损害,其特征为胰腺基本结构发生永久性改变,广泛纤维化,即使病因已去除仍常伴胰腺的功能性缺陷。临床表现为反复发作的腹痛,内、外分泌功能不全,以及后期的胰石和假性囊肿的形成。

(一)病因和发病机制

本病的病因与急性胰腺炎相似,病因很多,在国外以慢性乙醇中毒为主要原因,而国内以胆石症为常见原因。

1.胆管系统疾病

在我国,由各类胆管系统引起慢性胰腺炎占其总数的 47%～65%。其中包括急慢性胆囊炎、胆管炎、胆石症、胆管蛔虫,Oddi 括约肌痉挛或功能障碍等。胆源性胰腺炎的发病机制主要是炎症感染或结石引起的胆总管开口部或胰胆管交界处狭窄或梗阻,胰液流出受阻,胰管内压力升高,导致胰腺腺泡、胰腺小导管破裂,损伤胰腺组织及胰导管系统,使胰管扭曲变形,造成胰腺慢性炎症或梗阻。

2.慢性乙醇中毒

乙醇是西方国家慢性胰腺炎的主要原因,长期酗酒引起慢性胰腺炎的时间需要 8～10 年,乙醇引起胰腺损害的确切机制尚不十分清楚,可能是乙醇刺激促胃液素分泌,引起胃酸分泌增多,致使肠道的促胰液素和 CCK-PZ 分泌增加,致使肠道的促胰液素和胆囊收缩(CCK)分泌增多,进而引起胰液和胰酶分泌亢进;乙醇又能直接引起十二指肠乳头水肿,Oddi 括约肌痉挛,使胰管梗阻导致胰管内压力增高,从而引起胰腺炎症的反复发作,损害胰实质。乙醇引起胰酶的分泌多于胰液的分泌,高浓度胰酶能破坏胰管上皮细胞,引起胰液的蛋白质和钙浓度增高,两者结合形成蛋白栓子,引起胰管阻塞,腺泡组织破坏、炎症和纤维化。乙醇及其代谢产物对胰腺也有直接损伤。

3.胰腺疾患

胰腺的结石、囊肿或肿瘤等导致胰管梗阻,胰管内压力增高引起胰小管破裂,胰酶流入间质并损害胰腺和邻近组织。

急性胰腺炎发作时可有间质坏死及小叶周围纤维化,反复发作的急性胰腺炎将损伤小叶内导管,导致小胰管梗阻和扩张,有利于蛋白质沉淀形成蛋白质栓子,并最终形成钙化,造成胰腺组织不可逆的损害,导致慢性胰腺炎的发生。

胰腺分裂症是常见的胰腺先天发育异常,由于胚胎发育过程中腹侧和背侧胰腺融合不良,分裂的背侧胰腺分泌的胰液通过副乳头排出,但常由于副乳头较狭小,易引起梗阻,造成炎症,从而诱发胰腺炎反复发作,最终发展为慢性胰腺炎。

4.其他因素

(1)营养因素:严重蛋白质及营养不良的儿童可出现慢性胰腺炎,腺泡内酶原颗粒、内质网和线粒体均减少,腺泡萎缩,病程长者整个胰腺纤维化。

(2)遗传因素:有一些家族,幼年即出现反复发作的急性胰腺炎,最终引起显著的胰管扩张、弥散性胰腺钙化、脂肪泻以及糖尿病。遗传方式为常染色体显性遗传。胰腺的囊性纤维化是儿童胰腺炎的最常见原因,也见于年轻的成年人,由于缺乏氯离子通道,引起胰腺分泌减少,导致胰液过饱和,在胰管内出现蛋白栓子的沉淀。

(3)甲状旁腺功能亢进和高钙血症:5%～10%甲状旁腺功能亢进患者并发本病。其理由是:①钙离子可以激活胰酶,破坏胰腺组织;②钙在碱性环境中易沉淀,一旦阻塞胰管,则使胰液引流不畅。

(4)高脂血症:家族性高脂血症易发生复发性胰腺炎。其原因尚不太清楚,可能由于脂肪微粒栓于胰毛细血管,由胰酶分解产生脂肪酸,对毛细血管有刺激作用,从而使胰腺血循环障碍,导致水肿甚至出血,可使炎症慢性化。

(二)临床表现

本病病程常超出数年或 10 余年,表现为无症状期与症状轻重不等的发作期交替出现,其发作频率长短不一,主要表现为反复或持续发作的腹痛,也可无明显症状而仅表现为胰腺功能不全。

1.腹痛

反复发作的上腹痛为慢性胰腺炎的主要症状,多见于病变早期,初为间歇性后转为持续性腹痛,多位于上腹正中或左、右上腹部,可放射至背、两肋、前胸、肾区及睾丸。轻者只有压重感或烧灼感,少有痉挛样感觉,重者需要麻醉药方可镇痛。腹痛多因饮酒、饱食或高脂肪餐诱发。疼痛和体位有关,平卧时加重,前倾位或弯腰或侧卧卷腿时可减轻。

2.胰腺功能不全表现

(1)胰腺外分泌功能不全:当胰腺被广泛累及时,胰液分泌不足,即当脂酶和蛋白酶均分别降至正常值的 10%以下时,食物不能充分消化吸收,表现为腹痛与腹泻,每日大便 3～4 次,量多、色淡、表面有光泽和气泡、恶臭,多呈酸性反应。由于脂肪的消化、吸收障碍,粪便中脂肪量增加。此外,粪便中尚有不消化的肌肉纤维。由于大量脂肪和蛋白质丢失,患者出现消瘦、无力和营养不良等表现,并可出现维生素 A、维生素 D、维生素 E、维生素 K 缺乏,表现为夜盲、皮肤粗糙、肌肉无力和出血倾向等。

(2)胰腺内分泌功能不全:约 50%的患者发生隐性糖尿病,糖耐量试验结果异常,10%～20%患者有显性糖尿病,提示胰岛细胞分泌功能已严重受损。

3.体征

腹部压痛与腹痛程度不相称,多仅有轻度压痛,当并发假性囊肿时,腹部可扪及表面光整包块。当胰头显著纤维化或假性囊肿压迫胆总管下段,可出现持续或逐渐加深的黄疸。

(三)辅助检查

1.胰腺外分泌功能试验

慢性胰腺炎时有 80%～90%患者胰外分泌功能异常。

(1)促胰液素试验、促胰液素-CCK 试验:促胰液素可刺激胰腺腺泡分泌胰液和碳酸氢盐,促胰液素静脉点滴或注射后,插管收集十二指肠内容物,测定胰液分泌量及碳酸氢钠的浓度,以估计胰腺外分泌功能。正常情况下 60min 内胰液分泌量＞2ml/kg,碳酸氢盐浓度＞90mmol/L;而慢性胰腺炎患者胰液分泌量＜2ml/kg,碳酸氢钠浓度＜90mmol/L。此试验虽然较难操作及标准化,且费时费力,会给患者带来较大痛苦,但因为是直接检查胰液分泌的方法,所以至今还是胰腺外分泌功能试验的金标准。

(2)Lundh 试验:1962 年 Lundh 首先创立该方法,至今仍在广泛应用。原理是基于采用试餐刺激胰腺分泌,摄入试餐后刺激十二指肠和空肠上段黏膜内 I 细胞和迷走神经,通过释放 CCK 和胆碱能神经作用刺激胰液分泌,收集十二指肠液测定胰蛋白酶或其他酶及电解质含量。正常人平均值为 310μg/ml(范围 161~612μg/ml)。本试验对慢性胰腺炎诊断的敏感性为 75%~85%,特异性为 75%~85%。Lundh 试验可受一些非胰性因素影响,因为依赖促胰液素和 CCK 内源性释放,故肠病时肠黏膜释放激素受损时可影响试验结果,胃肠手术后影响激素释放亦影响结果准确性。因此,Lundh 试验较促胰液素-CCK 试验敏感性及特异性低且亦需要十二指肠插管,故建议还是用促胰液素-CCK 试验。

(3)苯甲酰酪氨酸-对氨基苯甲酸(BT-PABA)试验:BT-PABA 为一种人工合成的药物,口服到小肠后即被胰糜蛋白酶分解为 BZ-TY 与 PABA,PABA 经肠吸收,肝摄取并由肾排泄,所以尿中排出 PABA 可反映肠内胰酶活力。如胰腺功能障碍,分泌糜蛋白酶量减少,BT-PABA 不能被充分裂解,尿中 PABA 排泄量就减少,故测定尿中 PA-BA 含量可间接反映胰腺外分泌功能状态。由于试验中 PABA 需要经小肠吸收、肝结合、肾排泄,故肝肾功能不全、炎性肠病、胃肠手术、糖尿病均会影响试验准确性。近来采用加对照试验日、单日对照试验等改良方法以减少假阴性,测定血 PABA 浓度,其准确性和尿试验相仿,倘同时测定血和尿的 PABA,还可提高试验的特异性。

(4)月桂酸荧光素试验(PLT):PLT 的基本原理同 BT-PABA 试验。月桂酸荧光素由人工合成,口服后在肠内被胰腺分泌的芳香脂酶水解,生成游离荧光素,后再经小肠吸收和肝内结合,从尿中排泄。在慢性胰腺炎伴严重外分泌功能不全时,PLT 阳性率较高。敏感性可达 75%~93%,特异性 46%~97%。普遍认为,该试验检测轻度胰外分泌功能障碍和轻的中度慢性胰腺炎的敏感性只有 50%,在严重胰腺功能不足和重症胰腺炎中与 BT-PABA 相比其敏感性及特异性稍高,胃切除、肝胆疾患、炎性肠病均可致假阳性结果。

2.吸收功能试验

(1)粪便脂肪和肌纤维检查:慢性胰腺炎患者由于胰酶分泌不足,脂肪与肌肉的消化不良,粪便中脂肪增多,肌纤维及氮含量增高。正常人进食含 100g 脂肪的食物后,72h 粪便中脂肪排泄量应＜6g/d。如果每天进食含 70g 蛋白质食物后,正常人粪便中含氮量＜2g/d。

(2)维生素 B_{12} 吸收试验:应用^{60}Co 维生素 B_{12} 吸收试验显示不正常时,口服碳酸氢钠和胰酶片能被纠正者,提示维生素 B_{12} 的吸收障碍与胰腺分泌不足有关。

3.胰腺内分泌测定

(1)血清 CCK-PZ 测定:用放射免疫法测定血中 CCK-PZ 含量,对诊断慢性胰腺炎有帮助。正常空腹为 60pg/ml,慢性胰腺炎患者可达 8000pg/ml,这是由于慢性胰腺炎时胰酶分泌减少,对于 CCK-PZ 分泌细胞的反馈抑制减弱所致。

(2)血浆胰多肽(PP)测定:血浆胰多肽主要由胰腺的 PP 细胞所产生,空腹血浓度正常为

8～313pmol/L,餐后血浆 PP 迅速升高,慢性胰腺炎患者血浆 PP 水平明显下降。

(3)血浆胰岛素测定:本病患者空腹血浆胰岛素水平大多正常,口服葡萄糖或 D860、静脉注入胰高血糖素后不上升者,反映胰腺内胰岛素储备减少。

4.影像学检查

(1)X 线检查:X 线腹部平片在部分病例可见位于第 1～3 腰椎邻近沿胰腺分布的钙化斑点或结石,是诊断慢性胰腺炎的重要依据。胃肠钡餐检查可发现肿大的胰腺头部或胰腺假性囊肿对胃十二指肠的压迫征象,如十二指肠曲扩大及胃移位等征象。

(2)逆行胰胆管造影(ERCP):应用内镜 ERCP 以显示胰管情况,如见胰管及其分支不规则扩张、狭窄或扭曲变形且分布不均匀,主胰管部分或完全阻塞含有胰石或蛋白栓子,均有助于诊断。胰管内造影剂排空速度可提供胰液流出障碍存在的证据。ERCP 还能发现胰腺分裂症及胆管系统病变,因此 ERCP 结果不仅是确诊的主要依据,同时还能确定病变的程度,特别是胰管形态学改变。其在慢性胰腺炎诊断中的作用已越来越受到重视。

(3)超声及超声内镜检查:慢性胰腺炎时主要表现为胰腺轻度增大或缩小,胰纤维化时胰腺回声增强,胰管有不规则扩张及管壁回声增强;有结石及钙化时可见光团及声影;有囊肿时可见液性暗区等。超声内镜对胰腺疾病的诊断很有帮助,优于体表超声和其他检查方法。

(4)磁共振胰胆管造影(MRCP):是国内外近年来开展的胰胆管影像学检查的新技术,其多平面、多维成像能清晰显示正常和病变胰胆管结构,并具有无创伤、不用造影剂等特点。胰管扩张是慢性胰腺炎的影像学特征之一,MRCP 能显示胰管不同程度的扩张、胰管内结石和胰腺假性囊肿,但 MRCP 诊断胰管狭窄的假阳性率较高。

(5)血管造影:选择性腹腔动脉造影可见胰腺血管壁不整,并呈串珠状。同时有血管增生、不规则浓染,以及脾静脉及门静脉狭窄、闭塞等征象,对慢性胰腺炎与胰腺癌鉴别极有帮助。

(四)诊断和鉴别诊断

对于反复发作的急性胰腺炎、胆管疾病或糖尿病患者,有反复发作性或持续性上腹痛、慢性腹泻、体重减轻不能用其他疾病解释,应怀疑本病。临床诊断主要根据病史、体格检查,并辅以必要的 X 线和超声或其他影像学检查、上消化道内镜及有关实验室检查等。慢性胰腺炎的诊断标准如下。有 CP 症状患者符合下列确诊标准之一,即可明确诊断,无症状者需要在数月后复查。

1.慢性胰腺炎确诊标准

(1)影像学检查。①腹部 B 超:胰腺组织内有胰石存在;②CT:胰腺内钙化,证实有胰石。

(2)ERCP:胰腺组织内胰管及其分支不规则扩张并且分布不均匀;主胰管部分或完全阻塞,含有胰石或蛋白栓子。

(3)分泌试验:重碳酸盐分泌减少,伴胰酶分泌或排除量降低。

(4)组织学检查:组织切片可见胰腺外分泌组织破坏、减少,小叶间有片状不规则的纤维化,但小叶间纤维化并非慢性胰腺炎所特有。

(5)导管上皮增生或不典型增生、囊肿形成。

2..高度疑诊慢性胰腺炎标准

(1)影像学检查:①腹部 B 超:胰腺实质回声不均,胰管不规则扩张或胰腺轮廓不规整;

②CT:胰腺轮廓不规整。

(2)ERCP:仅有主胰管不规则扩张,胰管内充盈缺损,提示有非钙化性胰石或蛋白栓子。

(3)实验室检查。①分泌试验:仅有重碳酸盐分泌减少;胰酶分泌及排出减少。②非插管试验:BT-PABA 试验和粪糜蛋白酶试验在不同时间检查均异常。

(4)组织学检查:组织切片可见小叶间纤维化,以及有以下 1 项异常:外分泌组织减少、郎汉斯巨细胞团分离或假性囊肿形成。

(五)并发症

1.假性囊肿

由于胰管梗阻、胰液排泄不畅,10%~48%(平均 25%)的慢性胰腺炎患者合并假性囊肿,多为单个,大小不一,小者无症状可自行消失,大者可占据胰腺大部。腔内所含胰液有高浓度淀粉酶。这是由于胰管狭窄阻塞,引起胰管囊性扩张。随着内部压力增大,胰管上皮压迫性萎缩,囊肿扩大,形成假性囊肿,由于不存在急性炎症,胰液较清亮。巨大假性囊肿压迫周围脏器可能引起肌道梗阻、门脉高压、十二指肠梗阻等并发症,假性囊肿可穿破胃或结肠形成内瘘。

2.糖尿病

多数患者在晚期(5~10 年)因胰岛素分泌减少而出现糖尿。糖耐量试验不正常者在非结石与结石性患者,分别为 14%~65% 及 34%~90%。症状与一般糖尿病无异。但血糖容易波动,发生酮症者少见。

3.脂肪泻

脂肪泻为慢性胰腺炎的常见并发症,占 25%~33%。较糖尿病发病更晚。

4.胆管梗阻及肝硬化

5%~10% 的患者可出现黄疸、发热、白细胞计数升高等症状,这是由于胰腺肿胀、纤维化或假性囊肿压迫胆总管引起胆管梗阻和急性胆管炎所致。持续时间过长可形成胆汁性肝硬化 (1%)。2%~3% 的患者并发门脉性肝硬化,若用肝穿刺取活组织检查,发病率更高,原因不明。

5.门脉高压

门静脉或脾静脉受压,可致脾大与脾静脉血栓形成,并出现肝前性门脉高压征。脾静脉血栓形成可能还与慢性胰腺炎的炎症急性发作和纤维化过程间接引起血管病变有关。临床可出现胃底或食管下段静脉曲张。

6.消化道出血

慢性胰腺炎合并上消化道出血的常见原因有:①胰腺分泌碳酸氢盐减少,有 10%~20% 患者并发消化性溃疡出血;②胰源性门脉高压引起胃底静脉曲张、胃黏膜糜烂;③出血性囊肿侵蚀胃十二指肠引致出血;④本病与嗜酒关系密切,可因酒精性胃炎或 Mallory-Weiss 综合征导致出血。

7.胰源性胸腹水

慢性胰腺炎并发腹水较少见。偶可见到胸腔积液,多发生在左侧,也可以是双侧。积液中含多量清蛋白、白细胞及淀粉酶。

8.胰性脑病

患者出现抑郁、恐惧狂躁、焦虑不安、定向力减退等精神症状,其原因尚不十分清楚。

9.胰腺癌

慢性胰腺炎时胰腺癌的发生率比一般人高(1%~2%)。患者常诉顽固性疼痛,食欲缺乏,体重明显下降。若系胰头癌,则有渐进性梗阻性黄疸。

10.其他

有假性血管瘤形成、血栓性静脉炎、骨髓脂肪坏死或皮下脂肪坏死、特发性股骨头坏死等。患者因免疫功能紊乱常易发生各种感染性疾患,并发糖尿病者还可产生视网膜病、神经病变及动脉粥样硬化等。

(六)治疗

1.治疗原则

慢性胰腺炎是不同病因长期存在的结果,去除病因常可制止慢性胰腺炎病理改变的发展,阻止中晚期病例的恶化和复发。因此病因治疗更为重要,以控制症状、改善胰腺功能和治疗并发症为重点,强调以个体化治疗为原则的治疗方案,兼顾局部与全身治疗。

2.一般治疗

对于没有并发症的慢性胰腺炎的治疗主要是解决慢性腹痛和治疗消化不良的胰酶治疗。慢性胰腺炎所致糖尿病需要外源性胰岛素。

慢性胰腺炎患者须绝对戒酒、避免暴饮暴食,少量多餐可减轻胰腺分泌及其引起的胰性腹痛。慎用某些可能与发病有关的药物,如柳氮磺吡啶、雌激素、糖皮质激素、吲哚美辛、氢氯噻嗪、甲基多巴等。严格限制脂肪摄入,必要时给予静脉营养或肠内营养。对长期脂肪泻患者,应注意补充脂溶性维生素及维生素 B_{12}、叶酸,适当补充各种微量元素。

3.胰腺外分泌功能不全的治疗

胰腺外分泌功能不全是胰腺炎晚期的主要表现之一。对于胰腺外分泌功能不足所致腹泻、腹胀者需要用胰酶替代治疗。胰酶制剂对缓解胰性疼痛也有重要作用。胰酶制剂中的胰蛋白酶可通过负反馈作用抑制受损胰腺的分泌,使胰腺休息,并防止餐后疼痛的发生,又能帮助消化吸收营养物,从而保证摄入一定营养,因此胰酶制剂无论对早期还是后期衰竭的患者均有一定的替代和治疗作用。

慢性胰腺炎时脂肪消化吸收不良较蛋白质或糖类出现得更早且较明显。这是因为:①小肠中脂肪消化完全依赖胰脂酶和它的辅酶如脂肪酶和胆盐,在胰脂酶缺乏时没有其他有效的代偿机制。而蛋白酶的消化则由胃蛋白酶、胰蛋白酶和小肠刷状缘的肽酶共同完成。②病程中胰脂酶的合成和分泌障碍较其他酶更早出现。③慢性胰腺炎时,胰液中 $HCO_3{}^-$ 排出量减少,以致胰酶在十二指肠酸性环境中失活加快。④脂肪酶本身的稳定性差。

脂酶替代治疗较蛋白酶替代治疗的问题较多。这是因为补给的脂酶:①在胃内易被胃酸破坏。②在肠腔易被蛋白酶破坏。③如颗粒较大,不能与已消化的食糜同步通过幽门进入十二指肠。④如制剂的肠溶性差,脂酶释出缓慢,而不能适时地在肠腔发挥其消化作用。因此,胰酶的剂型及其脂酶含量对疗效有明显影响。目前推荐应用肠溶性(防止胃酸破坏作用)、微粒型(直径为 1.4 ± 0.3mm,以保证胰酶与食糜在消化期间同步进入十二指肠)、高脂酶含量(每次进餐服药后十二指肠内脂肪酶释出量为 2.5 万～4 万 U)、不含胆酸(以免引起胆汁性腹泻)的胰酶制剂。

有效地治疗脂肪泻通常需要在餐后 4h 内至少给予脂肪酶 28 000U 到十二指肠。所以应选择高活性脂肪酶,不含胆盐的肠溶胰酶制剂,肠溶制剂使药物不易被胃酸破坏失活。过去常用的胰酶制剂包装传统,在胃中即开始溶解,抑制了脂肪酶的活化,为预防这一现象,就必须用碳酸氢钠、H_2 受体拮抗药或奥美拉唑等使胃内 pH 保持在 4 以上。

目前常用的强力胰酶制剂有 combizyme、复方消化酶和胰酶肠胶囊(得每通)等多种,其酶含量各有差异。得每通是肠溶胰酶超微微粒胶囊,每粒含脂肪酶 1 万 U,其微粒释放后与食糜充分均匀混合,在十二指肠内发挥消化作用,应在进餐时与食物同时服用。大多数患者经常规剂量胰酶制剂治疗后,腹痛、腹泻等症状得到控制,体重趋于稳定,少数则治疗无效,可能因为同时伴有非胰源性腹泻、胃酸的灭活作用或服药方法及剂量不当等,也有部分患者因对胰酶制剂产生速发性变态反应而禁用胰酶替代治疗。强力胰酶制剂的其他不良反应还有咽痛、肛周瘙痒、腹部不适、高尿酸血症等,偶有儿童患者用后发生末端回肠和右半结肠严重纤维化的报道。在应用肠溶胰酶胶囊时不应同时使用抑酸药物,因为胃内 pH 升高可使对 pH 敏感的肠溶胶囊在胃内即释放胰酶而不能发挥最佳消化作用。

对于重度脂肪泻患者,应限制患者脂肪摄入并提供高蛋白饮食,脂肪摄入量限制在总热量的 20%～50% 以下,蛋白质宜在 24% 左右,糖类不应超过 40%。严重脂肪泻患者可给予中链三酰甘油(MCT)供机体利用,国外已制成含 MCT 的制剂。

4.胰腺内分泌功能不全的治疗

慢性胰腺炎患者后期胰岛细胞严重受损甚至丧失,可并发糖尿病,并且胰腺内外分泌功能失调紧密相连,在治疗上有其特殊之处。对糖尿病患者首先应控制饮食,结合胰腺外分泌功能不全的情况制订综合的饮食方案,还应配合胰酶制剂加强脂肪和蛋白质的吸收,根据每日尿糖检查结果,给予小剂量胰岛素治疗。此类患者口服降糖药仅短期有效,属胰岛素依赖性糖尿病,但治疗中对胰岛素敏感性强,易发生低血糖反应,故剂量以每日 20～30U 为宜,适当控制即可。

5.胰性疼痛的治疗

慢性胰腺炎疼痛的原因很多,故一种疗法不可能对所有的患者均有效。在制订治疗方案前应先对患者的疼痛性质有清楚的认识,如持续性或间歇性、严重程度、慢性胰腺炎的病因等。

(1)一般治疗:应鼓励患者戒酒,这样可以使疼痛减轻或缓解。持续腹痛者可采取禁食、胃肠减压和静脉营养。

(2)药物治疗:有以下几种。①镇痛药:常需要使用镇痛药,应首选非麻醉性镇痛药。如抗胆碱药物解痉和口服胰酶制剂等镇痛,阿托品 0.5mg 肌内注射。疼痛严重者可用小剂量麻醉药,如用 0.5% 普鲁卡因静脉滴注常可取得较好的镇痛效果,但应尽量少用具有成瘾性的麻醉镇静药。②抑酸药:在应用镇痛药的同时,可配合使用 H_2 受体拮抗药或质子泵抑制药以抑制胃酸,起到镇痛作用,尤其对合并消化性溃疡者疗效更佳。③麻醉药:对于顽固性剧烈疼痛者可选用腹腔神经丛麻醉、阻滞的方法。1% 普鲁卡因对交感神经胸 6～10 进行封闭,或采取胰腺神经丛切除术及硬膜外麻醉的方法。④奥曲肽:使用生长抑素类似物奥曲肽开始为人们重视,这一药物似乎可以减少胰腺的分泌,可能是通过干扰缩胆囊素引起的分泌负反馈控制而起作用。个别报道提示在一些患者可以缓解疼痛。美国多中心研究结果显示,缓解疼痛的最佳剂量为 $200\mu g$ 皮下注射,每天 3 次,可使 65% 的患者疼痛缓解。但仍须进一步研究以确立这一药物的有效性。⑤缩胆囊素拮抗药:如奥曲肽一样,缩胆囊素拮抗药通过干扰分泌的反馈控制和减少胰腺"高刺激状态"来减少胰腺的分泌及减轻疼痛。早期的研究提示这一药物可以减少胰腺分泌,但是否同时缓解疼痛尚须进一步研究。

此外,采用胰管括约肌切开、括约肌狭窄扩张、内镜下排除蛋白栓子、支架置入等内镜下治疗,也能起到缓解胰性疼痛的效果。还可应用中西医结合疗法如清胰汤等治疗胰性疼痛,有时也可以取得一定的镇痛效果。

第六节　原发性肝癌

原发性肝癌是指肝细胞或肝内胆管细胞发生的癌。

一、病因和发病机制

原发性肝癌的病因与发病原理迄今尚未完全明确。多认为与多种因素综合作用有关,近年来研究着重于乙型、丙型肝炎病毒,黄曲霉毒素及其他化学致癌物质。

(一)病毒性肝炎

原发性肝癌患者约 1/3 有慢性肝炎史。乙型病毒性肝炎及丙型肝炎与肝癌的发病密切相关,是促癌因素之一。

(二)肝硬化

原发性肝癌合并肝硬化的发生率为 50%~90%,而肝硬化合并肝癌为 30%~50%。欧美各国肝癌常发生在酒精性肝硬化的基础上。一般认为胆汁性和淤血性肝硬化与原发性肝癌的发生无关。

(三)黄曲霉毒素

黄曲霉毒素可能是某些地区肝癌多发的因素,但与人肝癌的关系迄今尚无直接证据。

(四)饮水污染

饮水污染与肝癌的发生密切相关。

(五)遗传因素

在高发区肝癌有时出现家族聚集现象,尤以共同生活并有血缘关系者的肝癌罹患率高。可能与肝炎病毒垂直传播有关,但尚待证实。

(六)其他因素

①酒精中毒;②亚硝胺;③农药,如有机氯类等;④微量元素,肝癌流行区水、土壤、粮食、人的头发及血液中含铜、锌较高,钼较低;⑤中华分支睾吸虫,刺激胆管上皮增生而产生胆管细胞癌;⑥性激素、放射性物质、寄生虫、酗酒、吸烟、饮食因素(蔬菜及其他营养成分缺乏)等。

二、临床表现

本病起病隐匿,但一旦出现症状,则发展很快。

(一)症状

1.腹痛

可表现为肝区疼痛,可为持续性隐痛、间歇性钝痛或胀痛、阵痛、刺痛,在劳累后或夜间加重;也可表现为上腹、中上腹疼痛。一般肝病所表现的肝区疼痛,多可在治疗或休息后缓解,若上述疼痛持续加重,应视为警示,进一步检查以排除肝癌。肝部疼痛因病变部位不同而有差异,右肝病变可表现为右季肋部及右上腹痛,而左肝病变常被误认为胃痛,若病变在膈顶部,肿瘤侵犯膈肌则疼痛可放射至右肩或右背。向右后生长的肿瘤可致右腰部疼痛。疼痛原因:因为肝肿瘤迅速生长、增大、膨胀,牵扯肝包膜,可有肝包膜下出血、破裂,也可致腹腔出血,致腹腔刺激。突然发生的剧烈腹痛和腹膜刺激征提示癌结节包膜下出血或向腹腔破溃。

2.消化道症状

食欲缺乏、腹胀、恶心、呕吐、腹泻等,因这些症状缺乏特征性,易被忽视。但若症状顽固,则应考虑其原因可能与肿瘤的代谢产物或肿瘤压迫胃肠道有关。肝功能因肿瘤生长而失常,也是消化道症状的主要原因。

3.乏力、体重减轻、消瘦

这些症状为肿瘤快速生长,消耗大量养分所致。

4.发热

多表现为午后或夜间发热,体温多在 $37.5 \sim 38.5 ℃$,偶见 $39 ℃$,热型多不规则,抗生素多无效。吲哚美辛类药物可退热,或热自然消退。发热原因可能因为肿瘤生长迅速,中心坏死,毒素吸收,也可能为肿瘤代谢产物而致发热。

5.腹泻

腹泻少见,多表现为餐后腹泻,排出不消化的食物残渣,不伴脓血,抗生素无效。可能与肿瘤所致门静脉癌栓导致门静脉血液回流受阻,肠壁淤血、水肿,分泌功能紊乱,消化吸收障碍,蠕动增快;肝癌细胞释放多肽类激素或其他异常蛋白,促使肠道蠕动加快,分泌增加,引起腹泻等因素有关。

6.其他症状

①因肝癌转移引起的症状。根据转移部位的不同可引起相应的症状,有时会成为发现肝癌的初现症状。常见的转移部位有肺、腹膜、门静脉、下腔静脉、骨、肾上腺、脑、胃等。②肝硬化症状。伴发肝癌时,作为"肝背景"症状,肝硬化症状有可复性,伴发肝癌时应区别症状是背景病变肝硬化所致,还是肝癌本身所致。临床可做出判断。③由肝癌并发综合征出现的症状。癌肿本身代谢异常或癌组织对机体发生各种影响引起的内分泌或代谢方面的症候群称之为伴癌综合征,有时可先于肝癌本身的症状。

(二)体征

普查发现的早期肝癌无阳性体征发现,或出现肝癌背景病变——肝硬化的某些体征,如肝掌、蜘蛛痣、脾大、腹壁静脉曲张等。中晚期肝癌的体征主要有以下几方面。

1.上腹部肿块

上腹部肿块多为患者无意中触及或就诊时发现肝大、肝肿块、肝缘增厚感。肝大、肝肿块可表现在剑突下、右季肋下，形态不规则，肝不对称性增大，随着呼吸上下移动，但肿块巨大，周围粘连，可欠活动。肝表面不光滑或结节不平，质地较硬，伴或不伴明显压痛。弥散性肝癌也可表现为下缘钝厚感。若肿块位于肝顶部可致膈肌抬高，检查时发现肝浊音界上升，有时可致膈肌固定，活动受限，甚至可出现胸腔积液。剑突下肿块，多来自肝左叶癌肿块，右上腹部肿块多来自肝右叶癌。

2.腹水

肝癌背景病变肝硬化也可有腹水，腹水为草黄色，肝癌的腹水为草黄色或可变为血性。

3.黄疸

肝癌出现黄疸，多数属于晚期表现。

4.血管杂音

由于肝癌血管丰富而迂曲，动脉骤然变细或因癌块压迫肝动脉及腹主动脉，约有半数患者可以在相应部位听到吹风样血管杂音，此体征颇具诊断价值，但对早期诊断意义不大。

5.肝区摩擦音

肝区摩擦音于肝区表面偶可闻及，提示肝包膜为肿瘤所侵犯。

6.下肢水肿

除重度腹水、低蛋白血症外，肿瘤腹腔种植影响下肢静脉回流也是原因之一。

7.出血倾向

由于肝硬化、门静脉高压、脾功能亢进、血小板计数减少，再加上肝癌引起的肝功能损害导致凝血因子严重缺乏，加重出血倾向。黏膜及牙龈出血及皮肤出血点或瘀斑最常见，肝癌合并门静脉高压者，可有呕血(也可有呕血为首发症状者)伴有黑便。晚期可出现弥散性血管内凝血。

8.转移灶相应体征

可有锁骨上淋巴结肿大，胸膜淋巴转移可出现胸腔积液或血胸。骨转移可见骨骼表面向外突出，有时可出现病理性骨折。脊髓转移压迫脊髓神经可表现截瘫，颅内转移可出现偏瘫等神经病理性体征。

三、辅助检查

(一)肝癌标志物检查

1.甲胎蛋白(AFP)

AFP 是诊断肝细胞癌最特异的标志物。

2.γ-谷氨酰转肽酶及其同工酶Ⅱ(GGT-Ⅱ)

肝癌的阳性率为 $27\%\sim63\%$，其对肝癌的敏感性为 90%、特异性为 97.1%。

3.甲胎蛋白异质体(FucAFP)

阳性率为 86%，假阳性率为 1.6%。

4.异常凝血酶原(DCP)

有助于 AFP 阴性或低 AFP 肝癌的辅助诊断，早期诊断价值有限。

5.岩藻糖苷酶(AFu)

在肝细胞癌的活性较继发性肝癌和肝硬化为高,其阳性率可达 70%～80%,对 AFP 阴性肝癌和小肝癌也有一定价值。

(二)其他实验室检查

(1)肝功能检查及血清酶学检查。

(2)病毒性肝炎标志物。

(三)影像学检查

目前 1cm 的小肝癌已不难检出,肝癌的医学影像学检查除有定位作用外,还有一定的定性价值,并有助于指导手术。

(1)超声显像:有临床价值。

(2)CT。

(3)MRI:与 CT 比较,MRI 的特点有如下。①为一种非放射性检查方法,无须增强即可显示门静脉和肝静脉的分支;②对软组织的分辨率较好;③可获得横断面、冠状面和矢状面 3 种图像;④能够结合血管、胆管造影及图像重建技术,分别显示肝内外胆管及血管,对指导特殊部位肝癌的手术治疗有一定价值;⑤与肝血管瘤的鉴别有优点;⑥MRI 可显示肿瘤包膜的存在、脂肪变性、肿瘤出血坏死、纤维间隔形成、肿瘤周围水肿、子结节以及肝静脉和门静脉受侵犯等现象。

(4)放射性核素显像:可显示肝的大小、位置、形态和功能,对肝占位性病变的定位和定性诊断有参考价值。

(5)肝血管造影:包括肝动脉造影、肝静脉造影和门静脉造影。通常仅在超声与 CT 不能定位的情况下使用。

(四)其他

腹腔镜和经皮细针穿刺活检。

四、诊断和鉴别诊断

(一)诊断

1.亚临床肝癌的诊断

亚临床肝癌(即无症状肝癌)和小肝癌(直径≤5cm)的诊断,主要依据对 AFP 与谷丙转氨酶(GPT)的联合分析,以及对 AFP 与医学影像学的分析。超声显像、CT 与 MRI 均可能检出 1cm 的肝癌。

2.有症状的大肝癌的诊断(尤其 AFP 阳性者)

大多数情况下,根据症状、体征、AFP 及影像学检查即可诊断。少数患者需要做其他肿瘤标志物的联合检测,个别患者需要做肝穿刺活检。

(二)鉴别诊断

肝癌的鉴别诊断可分为 AFP 阳性与 AFP 阴性两种情况。而 AFP 阴性者鉴别更为困难,临床上应予重视。

1.AFP 阳性肝癌的鉴别诊断

AFP≥400μg/L 而最终证实不是肝癌者有妊娠、新生儿、生殖腺胚胎源性肿瘤、活动性肝病、肝硬化、肝内胆管结石、胃癌、胰腺癌或伴肝转移、前列腺癌等。AFP 阳性的病例中,对影像学诊断无明确占位性病变发现,而提示为慢性肝炎或肝硬化者,亦不能绝对排除合并有较小的肝癌的可能性,仍应反复做 AFP 及有关影像学检查及定期随访复查。

2.AFP 阴性肝癌的鉴别诊断

首先应通过详细的病史询问与体格检查去寻找其他部位有无癌性病灶的提示而做进一步检查。当肝及肝外器官有癌性病灶发现或找到浅表肿大较硬的淋巴结时,最好能设法取得组织学证据,明确系原发性或继发性肝癌。

五、治疗

早期治疗是改善肝癌预后的最关键因素。早期肝癌应尽可能采取手术切除。对不能切除的大肝癌应尽可能采用多模式的综合治疗。

(1)手术治疗:肝癌的治疗仍以手术切除为首选,早期切除是延长生存时间的关键,肿瘤越小,5 年生存率越高。

(2)姑息性外科治疗。

(3)肝动脉灌注化疗栓塞术(TACE):对肝癌有很好疗效,甚至被推荐为非手术治疗中的首选方案。

(4)肝癌的局部消融治疗。

(5)放射治疗。

(6)化疗:对肝癌较为有效的药物以 CDDP 为首选,常用的还有 5-氟尿嘧啶(5-FU)、多柔比星(ADM)及其衍生物、丝裂霉素、依托泊苷(VP$_{16}$)和甲氨蝶呤等。近几年博来霉素、米托蒽醌、希罗达(Xeloda)、健择和三氧化二砷等相继应用于临床。一般认为单个药物静脉给药疗效较差。采用肝动脉给药和(或)栓塞,以及配合内、外放射治疗应用较多,效果较明显。

(7)多模式的综合治疗:是近年对中期大肝癌积极有效的治疗方法,有时使不能切除的大肝癌转变为可切除的较小肝癌。

(8)生物治疗。

(9)导向治疗:应用特异性抗体和单克隆抗体或亲肿瘤的化学药物为载体,标记核素或与化疗药物或免疫毒素交联进行特异性导向治疗。

(10)中草药。

第七节　胃黏膜巨肥症

组织学显示黏膜层增厚,胃小凹增生延长,伴有明显囊状扩张,胃底腺主细胞和壁细胞相对减少,代之以黏液细胞化生,导致胃泌酸功能降低,但炎症细胞浸润不明显。

胃黏膜巨肥症的病因不明,表现为一定的家族易感性,有报道与巨细胞病毒感染有关,转化生长因子-α(TGF-α)也可能在其发病中起重要作用,TGF-α 可促进胃黏膜细胞更新、抑制胃酸分泌。临床表现亦无特异性,男性比女性多见,发病多在 50 岁以后,也可见于儿童,有 2.5

岁儿童患本病的报道,推测与巨细胞病毒感染有关。主要症状为上腹痛、水肿、体重减轻及腹泻。由于血浆蛋白经增生的胃黏膜漏入胃腔,造成低蛋白血症与水肿。有时患者可无自觉症状,仅以全身水肿为表现。少数患者出现反复上消化道大出血或梗阻表现。内镜检查可见巨大皱襞,充气后不消失,表面颜色可为苍白、灰色或红色。皱襞表面不规则,嵴上可见糜烂或溃疡,皱襞间有深的裂隙。儿童患者症状和内镜下表现轻于成年人。病理活检有助于诊断。

本症轻者无须特殊治疗。上腹痛明显者给予抗酸或解痉治疗多数有效。低蛋白血症者可静脉注射清蛋白及高蛋白、高热量饮食。目前已证实激素对本病无效。对反复上消化道出血及蛋白丧失严重者应考虑手术治疗。因8%～10%的本症可发生癌变,故应对患者密切随访观察。少数患者亦可自行缓解。肥厚性高胃酸分泌性胃病是胃体黏膜全层肥厚增大包括胃腺体在内,壁细胞和主细胞显著增多,引起高胃酸分泌,常同时伴十二指肠溃疡,但缺乏卓-艾综合征的特点。

第八节　急性胃扩张

急性胃扩张是指胃和十二指肠内由于大量气体、液体或食物潴留而引起胃和十二指肠上段的高度扩张。Rokitansky 于 1842 年首先描述,Fagge 于 1873 年简述了急性胃扩张的临床特征及治疗。儿童及成年人均可发病,男性多见,发病年龄大多在 21～40 岁。

一、病因和发病机制

该病多发生于腹部手术后、某些慢性消耗性疾病及长期卧床的患者,而国内报道多因暴饮暴食所致。常见病因可分类为以下几种。

(一)胃及肠壁神经肌肉麻痹

其主要见于:①麻醉和外科手术后;②中枢神经损伤;③腹腔及腹膜后的严重感染;④慢性消耗性疾病如慢性肺源性心脏病、尿毒症、肝性脑病时的毒血症;⑤代谢性疾病及电解质紊乱如糖尿病合并神经病变、低钾血症等;⑥药物如抗胆碱药物过量;⑦暴饮暴食;⑧其他如自主神经功能紊乱等。

(二)机械性梗阻

其主要见于:①脊柱前凸性畸形;②肠系膜上动脉压迫综合征;③胃幽门区良性狭窄及恶性肿瘤;④十二指肠肿瘤及其周围良性狭窄和恶性肿瘤等。

在前述某一或多个病因存在下,胃排空障碍而使胃扩张,达到一定程度时,胃壁肌肉张力降低,使胃和十二指肠交界处角度变成锐角,胃内容物排出受阻,胃腔膨大,进而可压迫十二指肠,并将系膜和小肠挤向盆腔,造成幽门远端的梗阻。而当胃和十二指肠麻痹后,其所分泌的液体如胃液、胆汁、胰液及十二指肠液因不能被吸收而潴留在胃和(或)十二指肠内,加上吞咽的气体及发酵产生的气体,使胃和十二指肠进一步扩张,形成恶性循环。大量液体潴留在胃和十二指肠内,造成反应性呕吐,大量频繁的呕吐,除导致水分的大量丢失造成脱水外,同时造成了电解质成分的丢失,引起酸碱平衡紊乱。在胃扩张后,扩张胃机械性地压迫门静脉、下腔静脉,使血液潴留在腹腔内脏,回心血量减少,加之水分的丢失使有效血容量减少,最后导致休克。

二、诊断要点

根据病史、体格检查及腹部 X 线检查一般可以明确诊断。基本要点如下。

(一)病史

病前有相关外科手术史、慢性疾患史或暴饮暴食史存在。

(二)症状

(1)腹痛、腹胀:病初有上腹部饱胀,上腹部或脐周持续性胀痛,可有阵发性加重,但多不剧烈。

(2)恶性、呕吐:伴随腹胀、腹痛的加重而出现,并且逐渐加重。呕吐物初为胃内容物,反复频繁呕吐后转为棕褐色酸性液体。

(3)排气排便停止:在后期易于出现。

(4)脱水、休克:主要因失水及电解质丢失所致。表现有口渴、精神萎靡、嗜睡、半昏迷、呼吸急促、少尿或无尿和血压下降等。

(三)体格检查

可有脱水貌。腹部高度膨隆,可见"巨胃窦征",可有腹部压痛和肌紧张,但反跳痛不明显。胃区振水音阳性,肠鸣音减弱或消失。

(四)辅助检查

(1)胃管吸液:插入胃肠减压管吸出大量胃内液体(3~4L)则可确诊。

(2)腹部 X 线检查:立位透视或平片,可见大胃泡伴液气平。在肠穿孔时,可有膈下游离气体出现。

(3)B 超:胃高度扩张,胃壁变薄,可见大量潴留物,气体较多时,界限不易与肠胀气区别。

(4)实验室检查:白细胞计数多不增高,但有穿孔等并发症存在时,可有细胞计数增高甚至出现核左移。在明显脱水时,可见红细胞计数及血红蛋白增高。尿液检查,可见尿比重增高、蛋白尿、管形尿。血生化检查可见低钾、低钠、低氯,尿素氮和二氧化碳结合力升高等。

三、鉴别诊断

(一)胃扭转

亦有腹胀、腹痛和呕吐。但其起病急,腹痛较剧烈,呕吐频繁而量少,胃内溶液无胆汁,查体见上腹部膨胀呈半球状而脐下平坦,胃管不能插入胃内,X 线透视或腹部平片可见胃腔扩大,出现一个或两个液气平。钡剂造影钡剂不能进入胃内而在食管下段受阻,梗阻端呈尖削阴影等有助于鉴别。

(二)原发性或继发性腹膜炎

腹部亦膨胀、肠鸣音减弱或消失。但其常有脏器穿孔和(或)腹腔感染史,腹部呈弥散性膨隆伴腹膜刺激征,腹水征阳性,腹穿呈渗出性改变,胃肠减压不能使症状缓解有助于鉴别。

(三)高位机械性肠梗阻

亦可有腹痛和呕吐,腹胀满可见肠胃型,X 线腹部立位透视或平片照相检查可见胃肠腔扩大。但其多有消化性溃疡、手术后局部粘连、胃肠及腹腔肿瘤等病史存在,腹痛多为急性发作性腹部绞痛,常伴高亢的肠鸣音,X线腹部立位透视或平片照相检查可见肠管呈多个梯形液气平,胃肠减压症状不能缓解有助于鉴别。

(四)急性胃炎

急性胃炎在饱餐之后亦可出现呕吐和上腹部疼痛,有时较明显,但急性胃炎在呕吐后腹痛可减轻,且无明显胀满或扩大的胃型等有助于鉴别。

四、并发症

(一)电解质及酸碱平衡紊乱

由于频繁和大量呕吐,胃液成分大量丢失,可出现低血钾、低血钠、低血氯和二氧化碳结合力增高。

(二)穿孔

由于胃壁过度扩张,胃壁变薄,其表面血管扩张、充血,胃黏膜缺血而发生胃壁坏死,严重者出现穿孔。

(三)休克

主要由于呕吐引起的水分大量丢失所致。

五、治疗

(一)一般治疗

(1)禁食、禁水:一经确诊,应予禁食禁水,以免使胃的扩张加重。

(2)洗胃:可用等渗温盐水洗胃,直至胃内容物清除干净,吸出正常胃液为止。

(3)持续胃肠减压:清除胃内容物后,应继续给予持续胃肠减压,直至恶心、呕吐、腹痛、腹胀症状消失,肠鸣音恢复为止。

(4)病情容许时可采取治疗性体位,即俯卧位或膝胸卧位。在腹胀减轻、肠鸣音恢复后,可进少量流食,如症状无反复,可逐渐增加进食量,并逐步过渡到半流食、普食。

(二)药物治疗

(1)输液,补充足够的水分、热卡和电解质,维持有效血容量和能量需要。常用液体有$5\%\sim10\%$葡萄糖、5%葡萄糖生理盐水、平衡盐、复合氨基酸、脂肪乳、维生素及钾盐等。在禁食患者,输液量一般需要 $3000\sim4000ml$;具体入液量可根据体重、体液丢失量计算,同时应注意心肺功能情况,供应热卡应不少于 $30kcal/(kg\cdot d)$。

(2)抗感染:在合并穿孔时,应给予积极抗感染治疗。常用的有氨苄青霉素、氧哌嗪青霉素、环丙沙星、甲硝唑等。感染较重时,可给予输新鲜血及血浆,以便加强支持治疗和提高抗病能力。

(三)治疗并发症

(1)抗休克:在并发休克时,应积极抗休克治疗。

(2)纠正酸碱平衡和电解质紊乱:由于呕吐导致大量酸性胃液丢失及电解质丢失,前者易于引起代谢性碱中毒,后者容易导致钠钾氯等离子的丢失。对此可给予 $0.1\%\sim0.2\%$氯化氢或氯化铵静脉滴注,注意前者必须选用大静脉,否则可能导致严重的周围静脉炎,亦可给予精氨酸静脉滴注,并注意补充钾盐。

(3)穿孔:合并穿孔时,应及时给予手术治疗。

(四)外科治疗

1.手术指征

(1)餐后极度胃扩张而胃内容物无法吸出者。

(2)内科治疗 8～12h 病情不能缓解者。

(3)有胃十二指肠机械梗阻因素存在者。

(4)合并穿孔或胃大出血者。

(5)胃功能长期不能恢复而无法进食者。

2.手术方法

力求简单有效,术后处理与其他胃疾病相同。方法有:①胃壁切开术;②胃壁内翻缝合术;③胃部分切除术;④十二指肠-空肠吻合术。

六、预后

急性胃扩张是内科急症,既往在治疗不及时得当的情况下,病死率可高达 20%。随着近代医疗卫生知识的普及和诊疗技术的进展,发生率已明显减少。单纯性急性胃扩张若能及时地获得诊断和治疗,大部分预后良好;伴有休克、穿孔等严重并发症者,预后仍较差。

第九节　胃扭转

胃扭转是指胃的一部分绕另一部分发生 180°或更大的旋转,造成闭合祥甚至梗阻。其可分为原发性胃扭转和继发性胃扭转。

一、病因

原发性胃扭转的致病因素主要是胃的支持韧带发生先天性松弛或过长,同时伴胃运动功能异常,如饱餐后胃的重量增加容易导致胃扭转。除解剖学因素外,急性胃扩张、剧烈呕吐、横结肠胀气等亦是胃扭转的诱因。

继发性胃扭转多为胃本身或周围脏器的病变造成,最常见的是作为食管旁疝的并发症之一;也可能与其他先天性或获得性腹部异常如先天性粘连、外伤性疝、左膈突出、膈神经麻痹、胃底折叠术、胃或十二指肠肿瘤等相关;亦可由胆囊炎、肝脓肿等造成胃粘连牵拉引起。

二、病理

(一)按旋转方位分

1.器官轴型扭转(沿长轴扭转)

器官轴型扭转指胃绕其解剖轴的扭转,即胃沿贲门至幽门的连线为轴心向上扭转,造成胃大弯在上、胃小弯在下,胃后壁变成"胃前壁",贲门和胃底的位置基本无变化。胃绕其长轴扭转后形成新生合祥,产生梗阻,这是最常见的类型(约占 2/3)。

2.系膜轴型扭转(左右扭转)

系膜轴型扭转指胃绕胃大、小弯中点连线为轴线的扭转。扭转后胃体与胃窦重叠,使胃形成两个小腔,自左向右旋转时胃体位于胃窦之前,自右向左旋转时胃窦位于胃体之前。此类型较常见(约占 1/3)。

3.混合型扭转

有器官轴型扭转和系膜轴型扭转两者的特点。此类型少见。

(二)按扭转范围分

1.完全扭转

整个胃除了与横膈附着处以外都发生扭转。

2.部分扭转

仅胃的一部分发生扭转,常为胃幽门终末部。

(三)按扭转性质分

1.急性胃扭转

发病急、症状重,有急腹症的临床表现。

2.慢性胃扭转

发病缓慢,常出现上腹部不适,偶有呕吐等临床表现,可以反复发作。

(四)按病因分

1.原发性胃扭转

不伴有胃本身或邻近器官的病变。

2.继发性胃扭转

继发于胃本身或周围脏器的病变。

三、临床表现和诊断

与扭转的范围、程度及发病的快慢有关。

(一)急性胃扭转

约 1/3 患者表现为急性。临床上常出现:①上腹部突然剧烈疼痛,可放射至背部及左胸部;②呕吐,量常不多,不含胆汁,以后有难以消除的干呕,进食后可立即呕出,这是由于胃扭转使贲门口完全闭塞所致;③上腹部进行性膨胀,下腹部平坦柔软;④鼻胃管不能经食管插入胃中;⑤急性胃扭转易并发血管绞窄和胃壁坏死,引起穿孔,甚至发生休克,病死率高达 30%～50%。1904 年,Brochard 描述了急性胃扭转的特征性三联征,即突然发作的剧烈上腹痛、干呕和不能插入胃管。

胃扭转可产生假性心绞痛症状,表现为胸痛并有心电图改变。疼痛可向颈部、肩部、背部放射,与呼吸困难有关。若幽门被牵拉至裂孔水平,压迫胆总管可出现梗阻性黄疸。

X 线检查可有以下表现:①立位腹部平片可显示显著扩张并充满气体和液体的胃阴影;②胃呈"发针"样襟,胃角向右上腹或向后,此襟位置固定,不因体位改变而变化;③钡餐检查钡剂停留在食管下端不能通过贲门;④可有膈疝或膈膨升等 X 线征。

急性胃扭转应与胃十二指肠溃疡急性穿孔、急性胆囊炎及急性胰腺炎等疾病鉴别。

(二)慢性胃扭转

较急性胃扭转多见,多为系膜轴扭转型,可有各种不同的临床表现,亦可无症状仅在钡餐检查时才发现。主要症状是间断发作的上腹部疼痛,有的病史可长达数年。进食后可诱发疼痛发作,可伴有呕吐和上腹膨胀。钡餐检查显示:①胃腔有两个液平;②胃大弯在小弯之上;

③贲门和幽门在同一水平面;④胃黏膜皱襞扭曲交叉;⑤腹腔段食管比正常增长;⑥胃可呈葫芦形或伴有胃溃疡、胃肿瘤或膈疝等 X 线征。

四、治疗

(一)急性胃扭转

1.内科保守治疗

可先试行放置胃管,如能插入胃内吸出大量气体和液体可使急性症状缓解,但疗效短暂且易复发。插入胃管时有损伤食管下段的危险,操作时应予注意。

2.急诊手术

治疗急性胃扭转大多需要急诊手术治疗。如胃管不能插入应做好术前准备,尽早手术治疗。手术治疗的目的是:①减轻、消除胃膨胀;②复位;③病因探查和治疗;④胃固定。手术中异常扩张扭转的胃囊复位多较困难,常须用套管针插入胃腔抽吸大量气体和液体后才能将扭转的胃复位。根据患者情况可进一步做胃固定或胃大部切除等,手术后需要持续胃肠减压直至胃肠道功能恢复正常。

3.辅助治疗

(1)禁食和胃肠减压:手术或非手术复位成功后应持续胃肠减压、禁食,以保持胃腔空虚,一般术后 3～4d 方可少量进食。

(2)补液:纠正失水、电解质紊乱和酸碱失调,并补充热量。

(3)饮食:胃肠减压停止后,可少量进食流质,逐渐增加饮食量。

(二)慢性胃扭转

1.内科保守治疗

如无症状,无须治疗。对有症状者可采用鼻胃管减压,也可试用中医中药,本病属中医学胃脘痛范畴,多因肝气太盛,横逆犯胃,胃弱不堪重负而致胃扭转发作。

2.内镜复位

治疗方法是:首先进行注气复位,胃镜进入胃腔后,循腔进镜,边进镜边注气观察,如胃镜顺利进入幽门,说明复位成功。如单用注气法不能复位,可将胃镜进到胃窦部,然后抽干胃腔内气体,使胃壁与镜身相贴,弯曲镜头适当注气,按胃扭转相反方向转动镜身并不断拉直镜身,从而使胃扭转复位。如仍不能转复,可按上述方法重新进行。

3.手术治疗

手术适应证为:①症状较重,发作频繁;②内镜复位失败或复位后迅速复发;③继发性慢性胃扭转须进行病因治疗,如膈疝、胃癌等。手术治疗原则是将扭转的胃复位,寻找、纠正致病原因以达到根治及预防复发的目的。伴有胃溃疡或胃肿瘤者可做胃大部切除术;由粘连引起者则分离粘连;合并有食管裂孔疝或膈疝者应做修补术;对膈膨升症者除做膈升部膈肌折叠缝合修补外,有学者主张做胃固定及结肠移位术。对原发性胃扭转的患者,复位后应行胃固定术。

第十节　胃内异物

一、外源性异物

外源性异物是指不能被消化的异物经过有意或无意吞服，并滞留在消化道内的异物。

(一)病因

1.无意吞服

常见于儿童将各种玩具、硬币等放于口中无意吞服，成年人义齿也可能无意吞服入胃内。进餐时也可能将鱼刺、鸡鸭骨等无意中吞入消化道。此类异物因为多为不规则尖锐异物，常嵌顿在食管第一狭窄处。

2.有意吞服

常见于罪犯、吸毒者为逃避法律制裁而故意将异物吞服。此类异物多为尖锐异物，如玻璃、刀片、金属等。

3.医源性因素

如外科小器械、手术后吻合钉、缝合线等。

(二)分类

依据异物的形状和性质，可将外源性异物分为：①圆形异物，如金属硬币、戒指、瓶盖、棋子等；②长条状异物，如筷子、钥匙、电视天线、牙刷、笔套等；③不规则异物，如义齿、鱼骨、鸡鸭骨等；④尖锐异物，如铁丝、缝针、刀片、鱼刺、玻璃等。光滑异物较容易吞服进入胃内，尖锐异物常常滞留或嵌顿在消化道狭窄处，并可能引起消化道出血或穿孔。

(三)临床表现

消化道异物的临床表现可因异物的性质、形状、大小以及在消化道滞留的部位的不同而不同。直径小于1cm，表面光滑的异物，多可以通过消化道自然排出而无特殊不适。如果异物较大，不能通过幽门，异物滞留在胃内可以引起腹胀，甚至幽门梗阻。尖锐的异物常在食管狭窄处，尤其是食管第一狭窄处嵌顿，可以引起咽喉部和胸骨后疼痛，在吞咽时加重，以致患者常不敢吞咽。婴儿常哭闹不止、拒食。尖锐的异物还可以引起消化道黏膜损伤，表现为消化道出血，严重者甚至出现消化道穿孔。手术后残留的丝线和手术钉长期滞留可以引起吻合口炎症，表现为吻合口充血、糜烂、溃疡。

(四)诊断

病史对诊断消化道异物具有重要的作用，大部分患者具有明确的意外或有意吞服异物的病史。对怀疑有消化道异物者，如果为金属类不能透过X线者，可以行X线透视明确，也可以口服少量稀钡透视观察，以确定异物滞留的部位、异物大小和形状。对怀疑有鱼刺、动物骨嵌顿在食管者，可以吞服稀钡后，X线透视观察食管有无钡剂滞留帮助判断。对不能透过X线者，尤其是可能引起消化道穿孔和出血者，需要胃镜取出时，可以通过胃镜检查来确定有无异物，并在胃镜下行异物取出术。

（五）治疗

较小的、表面光滑的消化道异物常可以自行排出，口服润肠剂（如液状石蜡、蓖麻油等）有助于保护胃肠黏膜。对于直径超过 2cm、可能引起胃肠穿孔的尖锐异物以及含有对身体有毒的异物应该及时取出。吻合口残留的丝线和吻合钉常引起吻合口炎，不管是否有症状也应该择期取出。消化道异物取出术首选内镜直视下用异物钳等内镜器械取出。内镜直视下可以根据异物的形状选择异物钳、鳄口钳、三爪钳、网篮等器械将异物钳住后置于内镜前端与内镜一起缓慢退出，退出时在经过贲门、食管狭窄处要注意不能强力通过，必要时要调整方向以利于异物通过。对针、刀片等可能引起消化道黏膜损伤的锐利异物，可以在胃镜前端安置专用橡胶套，将异物尖锐端置于保护套内，以免划伤消化道黏膜。对于嵌顿在食管壁的异物，应特别注意不能强行取出，以免加重损伤。有时异物可能已经刺穿消化道壁，强力取出后可能引起纵隔气肿和纵隔炎，如果刺入大血管内，强行取出异物可能导致大出血。对已经刺入食管内的嵌顿异物，如果位于大血管旁要特别注意，必要时需要手术取出。90%以上的异物可以在胃镜直视下，通过各种专用器械取出，一般无严重并发症。但对于尖锐异物、较大的不规则异物、异物嵌顿在取出过程中可能造成消化道黏膜损伤，严重者甚至可能导致穿孔和大出血死亡，因此对此类异物除需要熟练的内镜技巧外，还应选择合适的器械，试行不同的方向。对确实胃镜下取出困难的异物，应谨慎权衡，必要时应采用外科手术取出。

对异物在消化道引起黏膜损伤，尤其是伴有消化道出血时应使用抑制胃酸分泌药物和黏膜保护药。一般不需要抗生素治疗，但对消化道有穿孔、伴有纵隔炎者应及时使用抗生素治疗。

二、内源性异物

内源性异物是指主要在体内逐渐形成的不能通过消化道自身排除的异物，也称为胃石。依据胃石的核心成分可以将胃石分为植物性胃石、毛发性胃石和混合性胃石。

（一）病因

植物性胃石最常见的原因是进食柿子引起，故也称为胃柿石。柿子中含有大量的鞣酸，尤其是未成熟的柿子中鞣酸的含量可以达 25%。鞣酸具有很强的收敛性，在胃酸的作用下，能与蛋白结合成不易溶解的鞣酸蛋白沉淀，以此为核心和柿皮、柿纤维、食物残渣等混合形成胃柿石。除进食柿子外，进食枣、山楂等含鞣酸的植物果物也可以引起胃石。毛发性胃石多见于女性和儿童。常有异食癖病史，吞食的毛发在胃内黏附于胃壁不易排除，相互缠绕形成发球，以发球为核心和食物残渣、胃液沉积物等混合形成毛发性结石。

（二）临床表现

大部分患者有腹胀、食欲缺乏、上腹部隐痛、恶心、呕吐。严重者出现幽门梗阻、胃潴留、上消化道出血、肠梗阻等表现。出血是因为胃石长期刺激胃黏膜引起胃黏膜糜烂和溃疡，如果不取出胃石，溃疡则很难愈合。也有患者平时无明显症状，而以出血和梗阻为首发症状，体检时可以在上腹部触及包块。

（三）实验室检查

内镜和 X 线检查是诊断本病的主要方法，尤其是内镜，不仅可以确诊，还可以进行治疗，是本病首选的诊断方法。X 线检查时胃石不能透过 X 线，腹部平片在上腹部可以发现密度增高的胃石影。钡餐造影时可以见到胃内活动性圆形或椭圆形的充盈缺损。内镜下可以观察到黑褐色可以移动的胃石,毛发性胃石还可以看到胃石上的残留毛发,一般胃石位于胃体黏液湖内,因为该处位置最低。有时较小的胃石由于胃内混浊的黏液覆盖,可能漏诊,需要将胃黏液抽吸干净后更易观察到胃石。

(四)治疗

一旦确定为胃石,应该通过药物、内镜或手术等将胃石取出,否则胃石在胃内会逐渐增大,而出现梗阻、出血溃疡等并发症。直径在1.5cm以下的胃石一般通过内镜,用取石篮或圈套器可以顺利取出。超过2cm的胃石取出时,通过贲门时可能会困难,如果强行通过可能造成贲门损伤,可以用异物钳或网篮将大的胃石绞成小的胃石再取出。对于有些质地坚硬的胃石,机械分割困难时,可用激光气化等方法将胃石分成小的胃石取出。一般1cm以下的胃石可以通过自然排出,加用促动力药物和润肠剂有利于胃石排除。由于大部分胃石的表面黏附着大量的黏液沉积物,用大量5%碳酸氢钠溶液洗胃可使胃石表面的沉积物溶解,使胃石体积缩小,有利于排除或内镜取出。植物性胃石常含有大量的鞣酸和果胶,有人使用果胶酶治疗柿石取得了较好的效果,果胶酶可以使柿石大部分溶解排出。对于体积太大的胃石或内镜取石失败的患者需要通过外科手术取石。

第十一节　吸收不良综合征

吸收不良综合征是指由于多种原因所致营养物质消化吸收障碍而产生的一组症候群。吸收不良综合征通常包括消化或吸收障碍或两者同时缺陷使小肠对脂肪、蛋白质、氨基酸、糖类、矿物质、维生素等多种营养成分吸收不良,但也可只对某一种营养物质吸收不良。

消化不良和吸收不良的区别在于:消化不良为营养物质的分解缺陷而吸收不良为黏膜的吸收缺陷。吸收不良综合征临床上表现为脂肪泻、消瘦、体重减轻等,脂肪泻常占主要地位。

一、分类

吸收不良综合征的病因和发病机制多种多样,根据消化和吸收病理生理变化将吸收不良分为下列几种情况。

(一)消化不良

1.胰酶缺乏或失活

慢性胰腺炎、胰腺癌、胰腺囊性纤维化、原发性胰腺萎缩、胰腺切除术后、胰脂肪酶失活、胃泌素瘤(Zollinger-Ellison综合征可因肠内的高酸度抑制脂肪酶的活性,导致脂肪吸收不良)。

2.胆盐缺乏

如肝实质弥漫性损害、胆道梗阻、胆汁性肝硬化、肝内胆汁淤积症、回肠切除、肠内细菌过度繁殖(肠污染综合征)。

3.食物和胆汁胰液混合不充分

胃空肠吻合术后。

4.刷状缘酶缺陷

双糖酶缺乏、乳糖酶缺乏、蔗糖酶-异麦芽糖酶缺乏、海藻糖酶缺乏。

(二)吸收不良

1.小肠黏膜的吸收面积减少

如短肠综合征等(大量小肠切除、胃结肠瘘、小肠结肠瘘等)。

2.小肠黏膜广泛性病变

克罗恩病、多发性憩室炎、小肠结核、乳糜泻、热带性口炎性腹泻、寄生虫病(贾第鞭毛虫病、蓝伯鞭毛虫病、钩虫、姜片虫等)、放射性小肠炎、内分泌病、糖尿病、甲状旁腺功能亢进、肾上腺皮质功能不全、系统性病变(蛋白质营养不良、淀粉样变、系统性红斑狼疮、硬皮病等)、选择性 IgA 缺乏症。

3.黏膜转运障碍

无 β 脂蛋白症、内因子或某些载体缺陷致维生素 B_{12} 和叶酸转运障碍、AIDS 等。

4.原因不明

Whipple 病、特发性脂肪泻 Fancth 细胞缺乏、先天性小肠旋转不良、假性肠梗阻等。

(三)淋巴或血液循环障碍所致运送异常

1.淋巴系统发育异常

小肠淋巴管扩张、遗传性下肢淋巴水肿。

2.淋巴管梗阻

腹膜后恶性肿瘤、右心衰竭、小肠淋巴管扩张、Whipple 病、小肠结核及结核性肠淋巴管炎。

3.肠黏膜血运障碍

肠系膜动脉硬化或动脉炎。

二、临床表现

吸收不良肠道早期症状仅有大便次数增多或正常而量较多,可伴有腹部不适、肠鸣、乏力、精神不振、体重减轻及轻度贫血等。随病情进展可出现典型症状,如腹泻、消瘦、乏力、心悸、继发营养不良及维生素缺乏等表现。不分昼夜频繁的水样泻是典型的特征,但并不常见。腹泻每天 3～4 次,为稀便或溏便,有时发生脂肪泻(粪便量多,恶臭,面有油腻状的光泽,漂浮水面),可伴腹痛、恶心、呕吐、腹胀、肛门排气增多、食欲缺乏。持续严重的吸收不良可出现各种营养物质缺乏的表现,铁、叶酸及 B 族维生素缺乏可致贫血,维生素(如维生素 A、B 族维生素、维生素 D、维生素 K)缺乏致皮肤粗糙、夜盲、舌炎、口角炎、神经炎、感觉异常、骨痛、手足抽搐、出血倾向等改变。面肌抽搐和轻叩面部肌抽搐是钙吸收不良的征象。维生素 D 和钙吸收障碍时,可有击面试验征和束臂试验征阳性。部分患者可有肌内压痛、杵状指、血液系统如皮肤出血点、瘀斑。晚期可出现全身营养不良、恶病质等表现。

三、辅助检查

(一)血液检查

1.常规及生化检查

常有贫血,小细胞性或巨幼红细胞性贫血,凝血酶原时间延长。血清蛋白、胆固醇降低。

低血钙,低血磷,血清碱性磷酸酶活性增高,低血钾。严重疾病血清叶酸、维生素 B_{12} 水平降低。

2.血清 β-胡萝卜素浓度测定

血清 β-胡萝卜素测定是脂肪吸收不良的非特异性试验。低于 $100\mu g/100ml$ 提示脂肪泻,少于 $47\mu g/100ml$ 提示严重脂肪泻,但其浓度超过 $100\mu g/100ml$ 并不能排除轻度的脂肪泻。β-胡萝卜素可在肝脏疾病或进食 β-胡萝卜素缺陷饮食的酗酒者中发现假性降低。脂蛋白紊乱或包含胡萝卜素食物的摄入也影响其结果。

3.乳糖耐量试验

是在空腹口服一定量乳糖之后测定血糖浓度较空腹血糖浓度升高水平,并观测有无不耐受症状出现。成人乳糖耐量试验一次投入乳糖标准计量为 50g(相当于 1000ml 牛奶乳糖含量),而对乳糖不耐受人群,此剂量可降为 25g,在氢呼气试验和 $13CO_2$ 呼气试验也使用此剂量。

(二)粪便检查

寄生虫病患者粪便可查到孢囊、钩虫卵或姜片虫卵等。

1.粪脂肪定性测量

如发现有脂肪吸收不良存在可进行粪显微镜下脂肪分析。粪苏丹Ⅲ染色可见橘红色的脂肪小球,在每高倍视野直径小于 $4\mu m$ 达到 100 个小球被认为是正常的。苏丹Ⅲ染色其敏感性为 78%,特异性为 70%,为检测粪脂肪最简便的定性方法,可作为粪脂肪测定的初筛试验,但不能作为主要的诊断依据。

2.粪脂肪定量测定

一般用 Vande Kamer 方法测定。其被认为是脂肪吸收不良的金标准。试验方法:连续进食标准试餐(含脂量 80～100g/d)3d,同时测定其粪脂量 3d,取其平均值,并按公式[(摄入脂肪量－粪质量)/摄入脂肪量×100%]计算脂肪吸收率。正常人粪脂低于 6g/d,脂肪吸收率高于 95%。如粪脂增加,吸收率下降,提示吸收不良。

(三)尿液检查

1.右旋木糖吸收试验

右旋木糖试验用以区别小肠疾病或胰腺所致吸收不良。木糖通过被动扩散和主动转运吸收后,一半被代谢,其中由尿中排出。

本试验方法为:禁食一夜后排去尿液,口服右旋木糖25g(如引起腹泻可用 5g 法),鼓励患者饮水以保持足够的尿量,收集随后5h尿液标本,同时在摄入后1h时取静脉血标本。尿中右旋木糖低于 4g(5g 法小于 1.2g)或血清右旋木糖浓度低于 200mg/L(20mg/dl)提示小肠吸收不良。

在直接比较中,传统的尿试验明显较 1h 血液试验可靠。当尿收集时间太短,患者脱水,肾功能障碍,明显腹水,胃排空延迟时可出现假阳性。

2.维生素 B_{12} 吸收试验(Schilling 试验)

Schilling 试验临床上用来区别胃和空肠引起的维生素 B_{12} 缺陷,评估患者回肠功能。对评估胰腺分泌不足和细菌过度生长没有重要的临床意义。

口服维生素 B_{12} 后在胃内与内因子结合,于远端回肠吸收。给予小剂量(1mg)放射性标记

的维生素 B_{12} 使体内库存饱和。然后口服 ^{57}Co 或 ^{58}Co 标记的维生素 $B_{12}2\mu g$，收集 24h 尿，测定尿中放射性含量。

如尿中排泄量低于 7%，提示吸收障碍或内因子缺乏。为明确维生素 B_{12} 吸收不良的位置，可做第二阶段 Schilling 试验，在重复给药同时，口服内因子，如系内子缺乏所致恶性贫血，24h 尿放射性维生素 B_{12} 排泄量可正常。

(四)内镜检查和黏膜的活检

结肠镜检查可以提供引起吸收不良的原因。如克罗恩病可有小溃疡，原发性和继发性淋巴管扩张可见白斑，内分泌肿瘤导致的吸收不良如促胃泌素瘤、生长抑素瘤或腹部肿瘤阻塞胰管有时也可通过内镜检查出来。

内镜可直接观察小肠黏膜病变，并可取活检。也可用小肠黏膜活检器经口活检，必要时可行电镜，免疫学和组织培养等检查。尽管小肠黏膜活检取材盲目，对于孤立性病变易出现假阴性结果，但对诊断绒毛破坏或萎缩的吸收不良综合征十分重要，是不可缺少的确诊手段之一。

(五)影像学检查

小肠钡灌的主要作用是评估有细菌过度生长倾向所致吸收不良，如憩室，肠腔内液体、黏液积聚过多，小肠扩张，肠瘘管和肿瘤。溃疡和狭窄可由不同的原因所致，如克罗恩病、放射性肠炎、乳糜泻、肠淋巴瘤、结核等。小肠钡罐结果正常不能排除肠病所致吸收不良和阻止临床上进行肠活检。

CT 可用来显示小肠壁的厚度、肠瘘管、肠扩张、腹膜后淋巴结、胰腺疾病所致胰腺钙化、胰管扩张、胰腺萎缩、肿瘤阻塞的定位。

腹部 B 超和经十二指肠镜逆行胰胆管造影，对诊断胰腺疾病价值较大。

四、诊断

吸收不良综合征的诊断需要首先结合临床表现疑及本征，第二证明其存在，第三证明其病因。吸收不良常根据疑诊患者的既往史、症状和体征以及相应的实验室检查做出诊断。

既往史和临床表现对明确病因有很大的帮助，应仔细询问以下既往史：①既往有无手术史，如胃肠切除或胃肠旁路术；②家族或幼年有无乳糜泻；③既往是否到过热带口炎性腹泻、贾第鞭毛虫病或其他胃肠疾病感染地；④是否嗜酒；⑤患者是否有慢性胰腺炎的历史或胰腺肿瘤的症状；⑥患者是否有甲状腺毒症、Addison 病、Whipple 病、肝或胆病、糖尿病神经病变的特征；⑦患者是否有糖类吸收不良的高饮食(甜食如山梨醇、果糖)或脂肪替代品或能导致营养不良的不平衡饮食；⑧有无增加免疫缺陷性病毒感染的可能性；⑨患者既往有无器官移植或不正常的射线暴露。

合理地确立引起吸收不良的方法需要依赖患者的背景。临床有显著腹泻、消瘦、贫血、维生素及微量元素缺乏应疑及吸收不良。应结合临床进行不同的实验室检查，如果没有时间限制可使用非侵入性试验，以进一步指导侵入性试验，以在最短的时间用最少的可能检查来诊断。如疑为寄生虫感染，粪便检查可以提供快速的非侵入性实验诊断。大细胞贫血提示叶酸和维生素 B_{12} 缺乏。

吸收不良综合征的常用诊断步骤如下：对早期疑诊病例可做粪脂肪定量试验，高于 6g 即可确定为脂肪泻，若粪脂正常亦不能完全排除吸收不良，必要时可做一些选择性检查。其病因诊断可做右旋木糖试验,若正常可大致排除小肠疾病,需要进一步检查胰腺疾病或胆盐缺乏性疾病。若木糖试验不正常,可进一步做小肠影像学检查及小肠活组织检查,病因进一步的检查依赖其既往史和症状以及以前的检查,以资鉴别。

五、治疗

吸收不良综合征的治疗主要为病因治疗。对病因不明者,主要进行纠正营养缺乏及必要的替代治疗。

(一)病因治疗

病因明确者。应进行病因治疗,如能除去病因,则吸收不良状态自然纠正或缓解,如乳糜泻给予无麦胶饮食,炎症性肠病患者给予激素、SASP 等治疗。

(二)营养支持

对症治疗给予富含营养的饮食及补液,注意调解电解质平衡。补充各种维生素、铁、钙、叶酸、矿物质以及微量元素以避免缺陷综合征,腹泻明显者以低脂蛋白饮食为宜,给予止泻药,必要时予以中链三酰甘油口服;对病情严重者给予要素饮食或胃肠外营养支持治疗;对因肠道细菌繁殖过度所致吸收不良可予以抗生素治疗。

(三)替代治疗

各种吸收不良综合征,均可致机体某些营养成分的不足或缺乏,因此,替代治疗对治疗本征来说也很重要。

如糖尿病患者可补充胰岛素,胰酶缺乏者可补充消化酶,制剂如胰酶 6~8g/d 或 viokase 4~12g/d 或 cotazym 4~12g/d 分次服用。低丙种免疫球蛋白伴反复感染者可肌内注射丙种免疫球蛋白 0.05g/kg,每 3~4 周 1 次。

第十二节　十二指肠炎

十二指肠炎(duodenitis,DI)是指由各种原因引起的急性或慢性十二指肠黏膜的炎症性疾病。十二指肠炎可单独存在,也可以和胃炎、消化性溃疡、胆囊炎、胰腺炎、寄生虫感染等其他疾病并存。据统计,十二指肠炎的内镜检出率为 10%~30%,临床将十二指肠炎分为原发性和继发性两类。

一、原发性十二指肠炎

原发性十二指肠炎又称非特异性十二指肠炎,临床上我们一般所说的十二指肠炎就属该型。近年来随着消化内镜检查的逐渐普及,病例发现人数的增加,才引起人们的关注。该疾病男性多见,男女比例为 3:1~4:1,可发生于各年龄组,以青年最多见,城镇居民多于农民。原发性十二指肠炎发生于壶腹最多见,约占 35%,其他依次发生于乳头部、十二指肠降部、纵行皱襞等部位。胃酸测定提示该病患者的基础胃酸分泌、最大胃酸分泌均低于十二指肠溃疡患者;预后也不形成瘢痕,随访发现患者多不发展为十二指肠溃疡。目前,认为 DI 是一种独立的疾病。

(一)病因和发病机制

最新研究成果表明,幽门螺杆菌(Hp)与十二指肠炎的发病有着密切的关系。Hp感染、胃上皮化生、十二指肠炎三者之间有着高度相关性。研究表明,胃上皮细胞可能存在与Hp特异结合的受体,胃上皮细胞的化生反过来又为Hp的定植提供了条件;同时十二指肠炎是胃上皮化生的基础。Hp感染时,其产生的黏液酶、脂酶、磷脂酶及其他产物,破坏十二指肠黏膜的完整性,降解十二指肠的黏液,使黏膜的防御机制降低,胃液中的氢离子反弥散入黏膜,引起十二指肠炎症,有时甚至发生十二指肠溃疡。国内外许多学者研究发现,组织学正常的十二指肠黏膜未发现Hp感染,相反,活动性十二指肠炎的黏膜不仅可以发现Hp感染,并与十二指肠炎的严重程度呈正相关。

同样,胃酸在DI发病过程中也发挥着重要的作用。有学者观察,十二指肠炎患者的胃酸分泌是正常的,因此胃酸过多并不是DI的根本原因。研究显示,吸烟、饮酒、刺激性食物、药物、放射线照射以及其他应激因素可以使十二指肠黏膜对胃酸的抵抗力下降,进入十二指肠的胃酸未被稀释和中和,发生反弥散,刺激肥大细胞释放组胺等血管活性物质,引起十二指肠黏膜的充血、水肿,炎性细胞浸润,发生炎症。

(二)病理

十二指肠炎光镜下可见充血、水肿、出血、糜烂、炎性细胞浸润,活动期时多以中性粒细胞为主。研究发现,DI的病理变化主要有绒毛缩短、肠腺延长和有丝分裂增加;上皮细胞核过度染色,呈假分层现象;周围层内淋巴细胞、浆细胞、嗜酸性细胞、嗜中性粒细胞和上皮层内淋巴细胞及嗜中性粒细胞数量增加;另外,胃上皮化生是DI的重要病理特征,常发生在矮小、萎缩的绒毛上。其中绒毛萎缩变短、十二指肠隐窝细胞活性增加、黏膜固有层炎症细胞浸润具有一定的诊断意义。

许多学者将多核细胞数增加作为组织学证实十二指肠炎的证据,当十二指肠黏膜上皮细胞中发现中性多核细胞时,更具诊断意义。绒毛的形态对于诊断也极为重要,重度十二指肠炎时绒毛可呈败絮状或虫蚀样改变。

Cheli等依照组织学将十二指肠炎分为三型:①浅表型,炎症细胞浸润局限于绒毛层,绒毛变形或扩大,上皮细胞变性较少,可伴有嗜银网状纤维增生;②萎缩型,炎症细胞可以扩展至整个黏膜层,上皮细胞变性严重,肠腺减少或消失;③间质型,炎症细胞局限在腺体之间,与黏膜肌层中的黏膜紧邻。

有学者把十二指肠黏膜的组织学改变分为五级:0级是指黏膜表面完整无损,无细胞浸润;1级是指炎症细胞浸润较轻;2级是指固有膜层中度炎症细胞浸润;3级是指炎症细胞浸润伴血管增多;4级是指弥散性炎症细胞浸润,表层上皮细胞被黏液细胞替代。0～2级者可视为正常十二指肠黏膜,3级以上可诊断为十二指肠炎。

(三)临床表现

十二指肠炎症可以使黏膜对酸、胆汁及其他损害因素敏感性增强,可出现上腹痛,伴有反酸、胃灼热、嗳气,有时酷似十二指肠溃疡的空腹痛,进食后可以缓解;十二指肠炎引起的烧灼样上腹痛可被抑酸药缓解;部分十二指肠炎患者可无特异性症状,当合并胃炎、食管炎、胆囊炎、胰腺炎等疾病时,可表现为合并疾病的临床症状,少数严重患者可以发生上消化道出血,表现为呕血、黑便。据此我们将 DI 依照临床表现分为 3 种类型。

1.胃炎型

患者临床症状与胃炎相似,如上腹隐痛、饱胀、胃灼热等。

2.溃疡型

伴有较为典型的十二指肠溃疡症状,如规律性上腹痛(饥饿痛、夜间痛),进食后疼痛可减轻,反胃、反酸、嗳气等。

3.上消化道出血型

患者以呕血、黑便为首发或主要临床表现,其多具有起病隐匿,多无明显诱因;常年发病,无季节性;出血前病程多较长;出血方式以黑便为主;预后良好等临床特点。

(四)辅助检查

1.十二指肠引流术

十二指肠引流的 D 胆汁(即十二指肠液)可表现为混浊、有黏液,镜检可见较多的白细胞及上皮细胞。十二指肠液化验分析有助于排除寄生虫感染等。

2.超声检查

正常情况下,患者禁食、禁水 8h,对十二指肠进行超声检查时,可见十二指肠壶腹呈圆形、椭圆形或三角形的"靶环"征,外层为强回声浆膜层之光环,中间为低回声之肌层,内层为较强回声黏膜层之光环。

当发现十二指肠内气体消失,代之以长 2～4cm,宽 1.3～2cm 的液性暗区,其内可见食糜回声光点时,为异常现象。

考虑小肠排空时间 3～8h,当十二指肠远端不完全梗阻或狭窄时,导致十二指肠近端不同程度扩张,同时可使十二指肠排空延迟,十二指肠内容物长时间停留在十二指肠肠腔内,引起十二指肠黏膜的炎症性改变。但超声检查只是间接的诊断方式,对十二指肠黏膜炎症侵犯程度及炎症类型无法明确,有很大局限性和非特异性,其诊断价值远远低于胃镜。

3.X 线钡餐检查

DI 的 X 线钡餐检查缺乏特异性征象,诊断符合率不高。十二指肠炎常具有十二指肠溃疡 X 线改变的一些间接征象,如十二指肠有激惹、痉挛、变形,黏膜紊乱、增粗,十二指肠壶腹边缘毛糙,呈锯齿样改变,因此易被误诊为十二指肠溃疡。但是 DI 缺乏特征性龛影等直接的 X 线征象,不会出现固定畸形及持久性的壶腹变形,低张或增加十二指肠壶腹充盈压力可恢复正常形态。

4.内镜检查

内镜下 DI 的改变表现为黏膜充血、水肿,充气后有不能消失的增厚皱褶,假息肉形成,糜烂、渗出、黏膜苍白或黏膜外血管显露等。

内镜下把十二指肠炎分为炎症型、活动型和增殖型 3 型:①炎症型,黏膜红白相间,呈点片状花斑,黏膜表面粗糙不平,色泽变暗或毛细血管显露;②活动型,黏膜有片状充血、水肿、渗出物附着、糜烂、出血;③增殖型,黏膜有颗粒形成,小结节增生或肉阜样增厚、球腔变形。

5.Hp 检测

活动期患者 Hp 检测多呈阳性,检出率可达 90% 以上。

6.其他

伴有糜烂性十二指肠炎患者常伴有十二指肠胃反流,分析可能是炎症造成十二指肠压力明显高于正常以及幽门闭合功能下降引起的。患者外周血皮质醇、促胃液素、胰岛素、T_3、促甲状腺激素等分泌高于正常水平。

(五)诊断

原发性十二指肠炎有下列特征有助于诊断和鉴别诊断。

1.症状

多有类似十二指肠溃疡症状,如上腹痛、反酸、嗳气、食欲缺乏等,也可表现为出血,但一般不发生穿孔或幽门梗阻。

2.X线钡餐检查

十二指肠激惹、痉挛、变形,黏膜增粗紊乱,无特征性龛影,此可与十二指肠溃疡鉴别。

3.内镜检查

可见十二指肠黏膜充血、水肿糜烂、渗出伴炎性分泌物、出血、血管显露,黏膜粗糙不平、黏膜皱襞粗大呈颗粒状、息肉样改变,十二指肠壶腹变形,但无溃疡。

4.黏膜活检

绒毛上皮变性,扁平萎缩,固有膜内大量炎性细胞浸润,胃上皮化生等。

具备 1、2 条为疑似诊断,同时具备 3、4 条可确诊。

(六)治疗

DI 治疗上与十二指肠溃疡处理相同,目前认为应用 H_2 受体阻滞药和 PPI 可以缓解和改善临床症状,但是不能逆转十二指肠黏膜的病理学异常。国内外研究显示,慢性十二指肠炎患者内镜下糜烂者、组织学检查呈重度炎症者,其 Hp 感染率显著升高,很多学者认为根除 Hp 可以降低发病率和该疾病的复发率,甚至可以预防十二指肠溃疡的发生。

目前抗 Hp 的抗生素及胶体铋的应用在治疗上也很广泛,但缺乏大样本的临床调查,尚缺乏规范的治疗策略和方案。

中医认为,十二指肠炎的治疗,需要审证求因,辨证论治,以健脾和胃、理气止痛为主要治疗原则。十二指肠炎属于中医胃脘痛的范畴。单方验方治疗如马齿苋、辣蓼草、紫珠叶、桃仁、五灵脂、百合、丹参等,中成药有附子理中丸、香砂养胃丸、逍遥散、加味柴胡汤、加味四逆散等,其他如针灸、耳针、推拿按摩也有一定疗效。

有学者提出,对药物治疗无效者可行迷走神经切除术、幽门成形术或高度选择性迷走神经切除术等处理。

二、继发性十二指肠炎

继发性十二指肠炎顾名思义是指继发于十二指肠以外的各类疾病,包括各种感染、十二指肠邻近器官及腹腔其他脏器疾病、烧伤、中毒、各种应激条件、全身性疾病等,可能由于邻近器官病变的直接影响或原发疾病的致病因素作用于十二指肠黏膜致黏膜损害引起。继发性十二指肠炎根据病程分为急性和慢性十二指肠炎;根据病因又分为感染性和非感染性十二指肠炎。

(一)急性感染性十二指肠炎

由细菌和病毒感染引起。细菌感染多为金黄色葡萄球菌感染性胃肠炎、沙门菌感染、霍乱、痢疾、败血症等疾病。病毒感染多见于轮状病毒、脊髓灰质炎病毒、诺瓦克病毒、肝炎病毒、鼻病毒等。儿童巨细胞病毒感染时，可以并发十二指肠炎。

(二)急性非感染性十二指肠炎

非感染性十二指肠炎可见于急性心肌梗死、急性肝衰竭、肾衰竭、急性胰腺炎、烧伤、脑外伤、手术、严重创伤等。急性心肌梗死合并十二指肠炎可以表现为十二指肠出血；急性肝衰竭、肾衰竭可有十二指肠黏膜充血、糜烂、多发浅溃疡；急性胰腺炎引起的十二指肠炎主要改变是降部及壶腹黏膜充血、水肿。精神刺激、药物(如阿司匹林非甾体抗感染药)、大量饮酒等均可引起该疾病，且常同时伴有胃黏膜病变。

(三)慢性感染性十二指肠炎

结核杆菌感染、十二指肠淤滞、憩室炎、十二指肠盲襻等因细菌滞留、过度增殖而发病。少见的尚有并存于胃梅毒的十二指肠梅毒、长期应用 H_2 受体阻滞药、PPI、激素、广谱抗生素，以及免疫抑制药激发引起或继发于慢性消耗性疾病及年老体弱者的白色念珠菌等真菌感染，内镜下典型表现为白色点片状或斑块状隆起，呈弥散性分布。

曼氏及日本血吸虫病常因门静脉高压或肝内门静脉分支阻塞，使虫卵逆行至胃幽门静脉和十二指肠静脉，可与胃血吸虫病并存。炎症起始于壶腹，越远越重。贾第兰鞭毛虫可侵入十二指肠远端及空肠黏膜。钩虫卵在泥土中发育，钩蚴可由皮肤感染，引起钩蚴皮炎，再由小静脉、淋巴管进入肺泡、气管。胃肠道，十二指肠是钩虫感染最易侵犯的部位之一，成虫吸附在十二指肠黏膜上，可致黏膜出血和小溃疡，多为 $3\sim5mm$ 散在的出血、糜烂，临床上有明显的上腹痛、饱胀、消化道出血和贫血、腹泻或便秘等改变。蛔虫卵进入十二指肠后，幼虫穿过十二指肠黏膜进入血液循环，第一阶段可致十二指肠炎症。

(四)慢性非感染性十二指肠炎

偶可见到单独侵犯十二指肠的克罗恩病、嗜酸细胞性炎症、Whipple病等。邻近器官疾病如胰腺炎、胆管感染、化脓性胆管炎等可合并十二指肠炎。ERCP时由于造影剂注入十二指肠可以引起十二指肠黏膜炎症，甚至坏死。阿司匹林和非甾体抗炎药等引起的慢性十二指肠损伤并非少见。

继发性十二指肠炎的临床表现和原发性十二指肠炎相同，但往往被原发性所掩盖不易引起注意。各型继发性十二指肠炎的治疗原则是积极治疗原发疾病，药物所致的损伤除及时停药外，应同时给予黏膜保护药。

三、儿童十二指肠炎

随着胃镜检查的普及，临床上确诊为十二指肠炎的儿童患者逐渐增多，因其叙述病史不清楚、不详尽，症状和体征不典型，因此常被误诊为肠道寄生虫、胃肠痉挛、胃炎或被漏诊。

儿童十二指肠炎发病年龄在 2～14 岁，病程 1 个月至 3 年不等，临床上常以腹痛就诊，其他消化道症状少见。给予相应对症治疗后，腹痛症状往往可以得到缓解，但类似腹痛常反复发作。因此，临床上对于此类患儿，要引起高度重视，对反复上腹痛并排除其他诊断者，要联想到该病。

儿童十二指肠炎的发病机制目前还不十分清楚，分析多与不良饮食习惯(包括喜吃零食、挑食、喝饮料、进食不规律等)、作息时间不规律、睡眠差、精神紧张以及服用对黏膜损害药物有关。

长期不良饮食习惯,可使迷走神经兴奋,一方面释放乙酰胆碱与壁细胞上受体结合,刺激胃酸分泌;另一方面,通过迷走神经-促胃液素作用促进胃酸大量分泌,使胃内 pH 明显降低,激活胃蛋白酶,引起胃酸、胃蛋白酶对黏膜的侵蚀加重,同时十二指肠黏膜损害,黏膜防御机制下降,导致黏膜充血水肿、糜烂。有研究显示该疾病与遗传因素,对食物、药物的变态反应,人工喂养等因素呈正相关。另外,寄生虫感染在儿童十二指肠炎的发病中也值得注意。

胃镜可见十二指肠黏膜充血、水肿、散在多发糜烂。但胃镜有一定痛苦,儿童不易接受,且对于呕吐患者及幽门水肿、十二指肠壶腹狭窄、变形者检查效果不佳,X 线钡餐检查可以弥补胃镜的这些不足。X 线钡餐检查提示十二指肠壶腹充盈欠佳,黏膜增粗、紊乱,边缘毛糙,可见十二指肠激惹征及不规则痉挛,但无龛影。在慢性十二指肠炎活动期,血清中游离唾液酸和 IgA 均可以升高。

治疗上同前述十二指肠炎。无特殊治疗,积极去除病因,纠正不良饮食习惯,避免精神紧张,保持良好睡眠,避免用口咀嚼食物喂养儿童,避免对胃十二指肠黏膜刺激性的食物和药物。可给予抑酸保护黏膜药物对症治疗,对有 Hp 感染者应给予规范的抗 Hp 治疗方案,疗程结束后复查。

四、十二指肠白点综合征

十二指肠白点综合征(duodenal white spot syndrome,DWSS)是日本学者根据内镜下所见提出的一种疾病新概念,是指十二指肠黏膜呈现散在的粟粒样大小的白点或白斑,不同于十二指肠溃疡的霜样溃疡。由于在活检病理检查时均有十二指肠炎存在,因此国内大部分学者认为其实质是一种十二指肠炎的特殊类型,而不是一种独立疾病,也称为白点型十二指肠炎,有报道本疾病的内镜检出率为 4%～12%。

(一)病因和发病机制

DWSS 的病因及临床意义尚未清楚。有学者认为是上消化道炎症,尤其是萎缩性胃炎,是由于胃酸分泌减少,胰液分泌也下降,胰液中的胰酶不足,加重了脂肪消化、吸收和转运障碍,使脂质储存在吸收上皮细胞或黏膜固有层而呈现白色病变。临床上易出现脂肪泻。但是我国萎缩性胃炎患者病变部位多位于胃窦部,胃窦部并无分泌胃酸的壁细胞,因此临床上见到的萎缩性胃炎胃酸分泌多正常;同时在十二指肠白点处活检,病理组织学呈炎症表现,故研究认为该疾病是一种特殊的十二指肠炎。

有研究认为,DWSS 伴有脂肪吸收不良及脂肪泻是脂肪吸收转运障碍所致,使脂肪潴留于肠吸收上皮或黏膜固有层而呈现白色的绒毛。但病理活检提示,脂肪吸收运转障碍似乎不是本症的病因,这可能是由于炎症影响细胞内脂肪代谢所致。尽管在电镜下十二指肠白点处组织可见淋巴管扩张等改变,但可能只是局部炎症的表现,而非全身脂肪代谢紊乱的表现。

有学者认为,DWSS 与慢性胆系疾病、胰腺疾病有关,目前还缺乏流行病学及临床调查支持。但多数研究显示,DWSS 与十二指肠溃疡无明确因果关系。

(二)病理

1.光镜检查

镜下可见白点处十二指肠黏膜呈慢性炎症改变。主要表现为淋巴细胞、浆细胞、单核细胞及嗜酸性细胞浸润,绒毛间质中的淋巴管和血管扩张,十二指肠肠腔扩大,绒毛末端呈现灶状透亮空泡分布。冷冻切片检查可见有脂肪沉着。这些改变都提示了本疾病的发生过程是一种慢性炎症。

2.电镜检查

正常十二指肠绒毛呈现指状或分叶状,隐窝紧密相靠。十二指肠炎时绒毛排列紊乱、不规则,绒毛增粗变短,隐窝体积及相互间距扩大。特征性改变是肠黏膜吸收上皮细胞内大量脂质储存。

随着炎症加重,可观察到储存脂质可对细胞核、细胞器挤压的现象。细胞器内亚微结构退行性变,电子密度减低。细胞立体变性、增多,密集分布在细胞核周围。粗面内质网扩张成囊状或球状,滑面内质网代偿性增多。个别染色体呈凝集现象。

(三)临床表现

本病发病以青壮年多见,男性多于女性。临床上多无特异性症状,常表现为无规则的上腹部疼痛或不适,恶心、胃灼热、嗳气、食欲缺乏,消化道出血少见。

有少数患者可表现为典型的脂肪泻:粪量较多,不成形,呈棕黄色或略发灰色,恶臭,表面有油脂样光泽,镜检可见大量脂肪球。

临床上观察,一部分患者常伴有慢性胃炎、消化道溃疡、慢性胆囊炎、胆石症、慢性胰腺炎等,临床上 DWSS 更容易与其他消化道疾病相混淆,要与十二指肠息肉、Brunner 腺增生症、十二指肠霜样溃疡、十二指肠淀粉样变性等疾病相鉴别,因此大部分患者在内镜检查前往往难以预测有十二指肠白点综合征的存在。

(四)辅助检查

1.实验室检查

多无明显异常,少数老年患者生化检查可提示有血脂升高,部分患者粪常规可见脂肪球。Hp 检测结果显示该疾病似与 Hp 感染无关。

2.内镜检查

内镜下十二指肠黏膜白点多位于壶腹,特别是前壁大弯侧,后壁较少发生,少数位于十二指肠上角或降部,病变部位可能与血管、淋巴管的走行有关。

白点可呈密集成簇或散在稀疏分布,圆形或椭圆形,直径在 1～3mm,多数平坦,少数微突出于黏膜表面呈斑块状或轻度凹陷呈脐状,表面乳白色或灰白色,为脂肪储存、淋巴管扩张所致。边界清晰,多无分泌物,从淡黄色十二指肠炎黏膜过渡到正常黏膜。白点或白斑表面光滑,质地硬,反光增强。镜下观察斑块可呈绒毛状,有些可被胆汁染成黄白色,用水冲洗后无变化。病变周围的十二指肠黏膜可有充血水肿、粗糙不平、花斑样改变,失去正常绒毛外观。由于十二指肠炎常伴有慢性胃炎、消化性溃疡,因此在内镜检查时,要仔细、完整地观察整个上消化道,避免遗漏其他病变,做出正确的内镜诊断。

内镜下相关鉴别的主要疾病有十二指肠炎性息肉、十二指肠布氏腺增生症和十二指肠霜样溃疡。十二指肠炎性息肉多为广基、扁平样隆起,表面充血,息肉周围的十二指肠黏膜呈现不同程度的炎症表现。十二指肠布氏腺增生症内镜下表现为结节状多发性微隆起,表面色泽正常。十二指肠霜样溃疡多呈点片状糜烂,溃疡表浅,多散在分布,之间黏膜充血、水肿,溃疡表面可覆薄白膜,似霜降样,故此得名。

(五)治疗

治疗原则同前述十二指肠炎,多数针对症状采取相应治疗措施。对有明显胃灼热、上腹痛,胃酸检测偏高的患者可应用抑制胃酸药物,常用 PPI 类或 H_2 受体阻滞剂类药物,多可取得满意疗效;对有上腹部不适、腹胀、食欲缺乏的患者,内镜下诊断明确后,可给予改善胃动力药物(多潘立酮、莫沙必利),配合黏膜保护药也可对缓解症状有帮助。

目前,关于 Hp 感染在该疾病的发病机制中尚不清楚,有报道称,十二指肠白点综合征经抑酸、抗幽门螺杆菌治疗,可使十二指肠白点减少或消失,相关研究有待进一步深入。

第十三节 真菌性肠炎

真菌性肠炎是由于人体免疫功能异常、肠道菌群紊乱,使真菌在体内获得适宜的环境而过度生长繁殖,引起肠道黏膜炎性改变的一系列深部真菌病。现在由于广谱抗生素、肾上腺糖皮质激素、免疫抑制剂、抗肿瘤等药物的广泛使用,引起继发性肠道真菌感染日益增多,尤其是医院感染病例大量增多。

一、病原学和发病机制

引起真菌性肠炎的病原菌主要有假丝酵母菌、放线菌、毛霉、隐球菌等,其中以白假丝酵母菌最为多见。假丝酵母菌广泛分布于自然界,是人类的正常菌群之一,正常人体的皮肤、口腔、肠道、肛门、阴道等处均可分离出本菌,以消化道带菌率最高(50%)。正常无症状人群的大便培养可以分离出白假丝酵母菌,且其检出率随胃肠道的下行而增加。医院内患者及工作人员的假丝酵母菌带菌率较高,是发生假丝酵母菌医院感染的有利条件之一。严重创伤、恶性肿瘤、长期透析、长期静脉内置管输液以及大手术后(特别是消化道手术后)患者,机体抗感染能力明显削弱,宿主带菌率可明显增高。广谱抗生素的大量使用,可以造成肠道菌群失调,为真菌感染创造了有利条件。

二、临床表现

有基础疾病的患者经抗生素治疗后出现急性腹泻,以儿童多见,常发生于严重衰竭的婴儿。大多数患者表现为间断性、突发性腹泻,每日排便可达 10~20 次,粪便呈水样或豆腐渣样,多有泡沫而呈黄绿色,甚或血便。患者多伴腹胀,但很少腹痛,可伴低热及呕吐。如不治疗可持续 3 个月以上。

在恶性肿瘤(尤其是白血病)及粒细胞减少症患者可出现侵袭性假丝酵母菌性肠炎,往往有一般抗生素难以控制的发热(多为弛张热)、精神倦怠、恶心、呕吐及血压下降等真菌性毒血症表现,与细菌性感染难以区分;大便次数增多达数次至 30 次,呈水样或黄色稀便,可有发酵味,个别重症患者可有血便。假丝酵母菌肠炎可同时伴有鹅口疮及咽部、食管等部位的真菌感染表现。

三、诊断

结合患者有引起免疫力降低的病史，或有长期使用广谱抗生素、肾上腺皮质激素、免疫抑制剂、抗肿瘤等药物史；临床表现主要为长期的黏液样腹泻、腹痛或消化不良，并经抗生素治疗无效或症状加重者，应高度怀疑本病。确诊有赖于大便涂片镜检发现真菌孢子或菌丝。大便培养亦有利于确诊。相关的实验室及辅助检查有下述几种。

(一)外周血

非侵袭性真菌性肠炎患者周围血常规通常不高，而侵袭性真菌性肠炎常有血常规增高甚至出现类白血病反应。

(二)真菌镜检和培养

对粪便和肠黏膜标本直接涂片镜检如发现成群的孢子和大量菌丝即可确诊。病理检查同时结合真菌培养，更有利于明确诊断。

(三)内镜检查

内镜检查可了解病变范围及程度，病变好发于直肠及乙状结肠，重者可累及全大肠甚至回肠末端。内镜下所见肠腔黏膜有白斑附着，或有较多的黄白色稠性分泌物。有的肠壁可见多个表面呈黄色的溃疡表现。内镜下取黏膜涂片镜检可见大量真菌菌丝，病理见黏膜破溃处有菌丝侵入。

四、治疗

1.病原治疗

首先应停用抗生素，尤其是广谱抗生素，或改用窄谱敏感抗生素。对非侵袭性真菌性肠炎，可用制霉菌素 50 万 U 或 100 万 U，每日 3 次口服，可在 72h 内使症状缓解，治疗持续 7～10d 很少复发；或用克霉唑 0.5～1.0g，每日 3 次口服；酮康唑 20mg，每日 1 次，连用 7d 效果良好，保留灌肠效果良好并可减少不良反应。伊曲康唑胶囊 200mg，每日 1～2 次，服用 3d。

2.纠正肠道菌群紊乱

可用双歧杆菌、乳酸杆菌或其他微生态制剂口服。对停用抗生素困难者，可增加微生态制剂口服。微生态对轻症患者一般可取得较好效果，重症患者仍须加用抗真菌药物。

3.支持治疗

还需要纠正电解质紊乱及酸碱失衡，加强支持疗法。

五、预防

(1)勿滥用广谱抗生素和类固醇皮质激素。

(2)长期应用抗生素、类固醇皮质激素和免疫抑制剂者，应仔细观察，定期检查大便。

(3)对必须长期应用抗生素及类固醇皮质激素的患者，可间断给予口服抗真菌药物，如制霉菌素等，以预防肠炎的发生。

(4)对免疫受损、白细胞计数减少、癌症化疗、使用长期静脉导管的患者，随时监测有无真菌感染，及时采取措施。

第十四节　小肠肿瘤

一、非淋巴性小肠肿瘤

小肠肿瘤在小肠各部位及各层组织结构中均可发生,但就其面积与胃和结肠肿瘤比较并不多见,占胃肠道肿瘤的1%～5%。小肠良性肿瘤较恶性肿瘤多见,恶性肿瘤以转移瘤多见。小肠类癌见相应章节。小肠任何一种细胞均可发生肿瘤,起源于小肠腺的腺瘤和腺癌及起源于平滑肌的平滑肌瘤和平滑肌肉瘤占原发性小肠肿瘤的大多数,在恶性肿瘤中50%是腺癌,其中多数位于小肠近端,而肉瘤相对来说分布于小肠各段。

小肠的致瘤因素尚属于推测性的,各种小肠肿瘤的病因可能不同。腺癌在胃和结肠好发,而小肠腺癌相对较少,这可能因小肠面积大且与下列因素有关。

(一)致癌物质浓度低

小肠内液体较多且小肠蠕动快,致癌物质与肠襞接触机会减少,但动物实验给小鼠喂亚硝基脲化合物或欧洲蕨可以引起小肠肿瘤。

(二)解毒酶浓度高

小肠中对致癌物质解毒酶系统比胃和结肠可能高,如苯并芘是众所周知的致癌物质,各种食物中均含有少量,人类小肠含有苯并芘羟化酶可将其转化为活性低的代谢产物。现已证明在鼠类苯并芘羟化酶在小肠中较胃或结肠中浓度高。

(三)菌丛

结肠中的菌丛远较小肠中的菌丛多,且结肠中含有大量的厌氧菌群,而小肠中却较少,厌氧菌能将胆汁酸转化为致癌物质。

(四)免疫功能

小肠免疫系统功能特别强大,包括体液免疫和细胞免疫,产生活性IgA。小肠免疫可以抵御致瘤病毒;T细胞免疫可以识别和杀灭瘤细胞。

(五)小肠黏膜细胞更新速度快

其也可能防御瘤细胞的生长,而肿瘤细胞增生较正常肠黏膜细胞增生要慢,将两种细胞系混合竞争性生长时,增殖快速的细胞明显占优势。Lipkin和Quastler认为小肠滞留的增殖细胞比胃或结肠要少,这些细胞可能包括原始的瘤转化细胞。利用氚标记胸苷和微型自动放射显影技术表明在小肠腺体表面滞留的增殖细胞较少,这样可以解释小肠肿瘤发病率低。

二、各种小肠肿瘤

(一)原发性小肠肿瘤

1.腺瘤和肠癌

小肠单管状腺瘤以十二指肠最多见并可能有低度恶性。绒毛状腺瘤也常发生在十二指肠,其中约1/3有腺癌病灶。所以腺瘤一般认为系癌前病变。绒毛状腺瘤较单管状腺瘤生长要大,腺瘤常为单发,组织柔软易变形,但因瘤体较大(最大腺瘤直径＞5.0cm),可以引起肠梗阻,也可以引起肠出血。十二指肠绒毛状腺瘤引起梗阻性黄疸时表明有恶性浸润。上消化道造影检查,绒毛状腺瘤有典型的 X 线表现,所谓"冰淇淋"或"肥皂沫"样表现,这是由于肿瘤组织呈多瓣状菜花样,钡剂嵌入绒毛分叶间隙所致,内镜活检可以确诊。

小肠腺癌好发于十二指肠,也可发生于空肠,回肠者较少见。肿瘤来源于小肠黏膜上皮细胞,一般呈息肉样突入肠腔或同时在襞内生长形成环状狭窄,局部淋巴结转移常见,晚期有广泛转移。临床上早期缺乏表现,继之可以有肠梗阻、肠出血等。小肠腺癌与多种疾病有关。

2.平滑肌瘤与平滑肌肉瘤

起源于小肠肌层,可向腔内生长,也可向腔外生长,肿瘤界限清楚,在没有转移时组织学上难以判断是良性还是恶性。光学显微镜下有丝分裂活性可以估计其恶性程度。临床上最常见的是消化道出血,肿瘤内肠腔内生长的可以引起肠套叠、肠梗阻,向肠腔外生长的可以触及包块。有 15%～20%平滑肌瘤可以发生恶变。

3.脂肪瘤

多来自黏膜下层,以位于回肠末端居多,通常瘤体较小,多不超过 4.0cm,可单发也可以多发。因肿瘤有纤维结缔组织包膜呈分叶状突入肠腔,易导致肠套叠,偶尔也可引起溃疡和出血。多为手术或尸检时发现,CT 对脂肪瘤分辨率高,对诊断有帮助。

4.血管瘤

常为多发,可见于各段,直径可以从小如针尖至几厘米不等。常从表面黏膜呈球状或息肉状。临床上可以引起消化道出血,血管造影检查可做出术前诊断。Kaijser 将胃肠道血管瘤分类如下。

(1)多发性血管扩张认为与遗传有关,常发生在空肠。

(2)多腔性血管瘤累及结肠较小肠要多。

(3)单腔性血管瘤常形成息肉。

(4)胃肠道多发性血管瘤综合征。

恶性血管瘤除了转移外无特殊表现,临床上应注意 Kaposi 肉瘤,其恶性度低,主要见于男性,病变亦可累及四肢和皮肤,表现为大的蕈状出血肿瘤。病理上肿瘤含很多血管裂隙,衬以棱状细胞。

(二)转移性小肠肿瘤

比较常见,可能由于小肠面积相对较大,比胃和结肠更易种植。

1.黑色素瘤

黑色素瘤是引起小肠癌的最常见肿瘤,约 1/3 患者找不到黑色素瘤的原发病灶,而皮肤或视网膜的黑色素瘤被切除多年后也可突然扩散至胃肠道、肝、肺等器官。胃肠道转移常为多发,可以引起肠套叠、肠梗阻或肠出血。X 线钡餐造影常显示息肉样肿块,有时中心形成溃疡表现为"牛眼"或"靶"样征。

2.乳腺癌

乳腺癌是引起小肠转移癌的另一常见肿瘤,用皮质激素治疗的乳腺癌转移至胃肠的机会似乎大些。子宫颈癌、卵巢癌、结肠癌和肾癌可以直接侵及小肠,也可以通过腹膜后淋巴结直接侵及十二指肠。

三、与腺癌有关的疾病

(一)Crohn 病并发腺癌

多见于慢性 Crohn 病患者,主要临床表现是肠道梗阻症状。有学者认为 Crohn 病并发小肠腺癌比无 Crohn 病的小肠腺癌的发生率要大 100 倍,前者比后者的诊断年龄要早 10 年,这可能与慢性感染有关。

(二)乳糜泻

在小肠最可能诱发淋巴瘤,但也可诱发腺癌,这可能与免疫抑制有关。临床上对乳糜泻患者进行严格无麸胶饮食,当出现下列症状如全身不适、食欲缺乏、恶心和腹泻时提示小肠恶性肿瘤,当有贫血和隐性消化道出血者进一步提示腺癌。

(三)Peutz-Jeghers 综合征

以大、小肠错构瘤样息肉,口腔黏膜、口唇和指(趾)色素斑为其特征。为常染色体显性遗传,其息肉为错构瘤而不是腺瘤,可单发或多发,以空回肠多见,肠套叠为常见并发症。Reid 认为 2.4% 的 Peutz-Jeghers 综合征出现小肠腺癌。

(四)家族性息肉病综合征

可以伴发小肠肿瘤但机会很少。Gardner 综合征可以伴发小肠腺瘤,多见于十二指肠,特别是在壶腹周围更易恶变。

四、临床表现

一般取决于肿瘤的类型、大小,在小肠内的位置,血液供应情况以及可能出现的坏死和溃疡等,肿瘤累及的范围也影响症状。例如生长在小肠浅层黏膜如腺瘤呈息肉样突入肠腔,如果肿瘤很大,可阻塞肠腔引起肠梗阻或远端肠套叠后导致肠梗阻。腺瘤也可以形成溃疡引起消化道出血,出血可以很急,量可以很大,但多为隐性出血。

多数小肠腺癌呈环形生长,逐渐使肠腔狭窄,出现肠梗阻症状,表现为痉挛性腹痛、恶心、呕吐和腹胀,进食后症状加重,可伴有厌食,体重下降和消化道出血,肠穿孔少见,十二指肠腺癌因常侵及壶腹部,故可以引起梗阻性黄疸。平滑肌瘤可以生长很大,产生梗阻症状;平滑肌肉瘤可出现中心溃疡,因有丰富的血液供应,消化道大出血可为首发症状。

总之,小肠恶性肿瘤比良性肿瘤易出现症状,良性肿瘤多在手术或尸检时偶然发现,但良性肿瘤比恶性肿瘤易引起肠套叠。

五、诊断与鉴别诊断

小肠各种肿瘤缺乏特异性表现。痉挛性腹痛、腹胀、恶心、呕吐和急慢性肠道出血为常见症状,但也见于其他梗阻性和溃疡性肠道疾病,如 Crohn 病并发癌肿很难与 Crohn 病引起的症状区别。伴肠道大出血常提示溃疡性平滑肌瘤或平滑肌肉瘤。查体对诊断有帮助,但多不能确诊。黏膜色素斑是典型的 Peutz-Jeghers 综合征的表现,腹部扪及包块提示肉瘤比腺癌可能性要大。还可以伴肝大等。

大多数腺癌在小肠钡餐造影中表现为典型的环状"苹果核"或"餐巾环"样畸变。平滑肌肉瘤可以形成巨大肿块,有时中央有溃疡,平滑肌瘤最常见于 Meckel 憩室,良性肿瘤如腺瘤易形成息肉样充盈缺损,比恶性肿瘤易致肠套叠。十二指肠腺癌与晚期胰腺癌难以区别。

管抽吸试验、棉线试验和选择性内脏动脉造影对肿瘤的定位诊断有帮助。采用标记的红细胞或锝放射性核扫描对小肠出血也可以定位诊断。利用上消化道内镜可以诊断十二指肠肿瘤并可以活检。小肠纤维镜对诊断更有帮助。回肠末端肿瘤可以借助纤维结肠镜进行诊断。

　　球后消化性溃疡比十二指肠溃疡更易引起梗阻症状,需要与十二指肠肿瘤鉴别,十二指肠镜检及活组织和细胞学检查一般可以区分。十二指肠 Brunner 腺可形成肿瘤并呈息肉样生长,因慢性高胃酸使十二指肠球部 Brunner 腺增生,常为多发性息肉,内镜及其活检可以鉴别。Crohn 病的慢性瘘道经久不愈或其分泌物发生变化时可能并发早期癌变。

六、治疗和预后

　　有症状的良性肿瘤一般应手术切除,手术中应尽量保留小肠,预后好。十二指肠和回肠息肉特别是有蒂的息肉可经内镜行圈套烧灼术切除。

　　做其他手术时偶然发现的无症状性良性肿瘤一般也应切除,以便定性诊断和预防如肠套叠和肠出血等并发症。对因其他原因做钡餐检查而偶然发现的小肠良性肿瘤,一般的处理方法是:对小而光滑的息肉(<2.0cm)或黏膜下肿瘤定期做钡餐造影以防恶变,如有可能经内镜烧灼切除,或定期复查内镜进行活检和细胞学检查;对无症状的良性肿瘤如采取手术治疗时要考虑患者的年龄和一般情况;对临床上无禁忌证而内镜又未确诊可行手术切除以便确定诊断和预防并发症;十二指肠绒毛状腺瘤基底较宽,多无蒂,一般不能经内镜切除,且因有恶变的危险应积极手术切除。

　　对于弥散性多发性息肉综合征如 Peutz-Jeghers 综合征可以经内镜切除十二指肠息肉,而行外科手术仅适用于治疗其并发症。对有症状的患者应尽可能将其息肉切除,但因可能需要反复外科手术有短肠综合征的危险,所以应尽量保留小肠。

　　外科手术是治疗小肠癌的根本方法,对于腺癌手术是治疗的唯一方法,因腺癌早期即有淋巴结转移,原则上应做广泛切除术,但淋巴结转移多位于肠系膜根部,很易累及肠系膜上动脉。十二指肠腺癌易于通过后腹膜直接扩散,需要做胰十二指肠切除术。对有原位癌的绒毛状腺瘤可做单纯大范围切除,而对有十二指肠浸润癌的应做 Whipple 式手术。远端回肠腺癌手术切除包括右半结肠切除是最理想的治疗方法。小肠腺癌行根治术的可能性为 50%,不能行根治术者姑息切除原位癌也能缓解或预防并发症。放射治疗和化学药物治疗对小肠腺癌效果很差。约 15% 已有肿瘤转移的患者与 5-Fu 有短暂性疗效。

　　平滑肌肉瘤也应采取广泛切除,与腺癌相比病程缓慢,淋巴结转移较少见,最常见的转移是腹腔直接播散或经血液转移至肺和肝。术后 5 年存活率约占 50%,对有转移者,放射治疗和化学药物治疗一般无效。小肠良性肿瘤大多预后较好,而恶性肿瘤从症状出现到确诊约需要6~8个月,5 年存活率约占 20%,预后较差。

第三章　神经内科疾病

第一节　脑栓塞

脑栓塞以前称栓塞性脑梗死,是指来自身体各部位的栓子经颈动脉或椎动脉进入颅内,阻塞脑部血管,中断血流,导致该动脉供血区域的脑组织缺血缺氧而软化坏死及相应的脑功能障碍。临床表现出相应的神经系统功能缺损症状和体征,如急骤起病的偏瘫、偏身感觉障碍和偏盲等。大面积脑梗死还有颅内高压症状,严重时可发生昏迷和脑疝。脑栓塞约占脑梗死的15%。

一、病因与发病机制

(一)病因

脑栓塞按其栓子来源不同可分为心源性脑栓塞、非心源性脑栓塞和来源不明的脑栓塞。心源性栓子占脑栓塞的60%～75%。

1.心源性

风湿性心脏病引起的脑栓塞,占整个脑栓塞的50%以上。二尖瓣狭窄或二尖瓣狭窄合并闭锁不全者最易发生脑栓塞,因二尖瓣狭窄时,左心房扩张,血流缓慢淤滞,又有涡流,易于形成附壁血栓,血流的不规则更易使之脱落成栓子,故心房颤动时更易发生脑栓塞。慢性心房颤动是脑栓塞形成最常见的原因,其他还有心肌梗死、心肌病的附壁血栓,以及细菌性心内膜炎时瓣膜上的炎性赘生物脱落、心脏黏液瘤和心脏手术等病因。

2.非心源性

主动脉以及发出的大血管粥样硬化斑块和附着物脱落引起的血栓栓塞也是脑栓塞的常见原因。另外,还有炎症的脓栓、骨折的脂肪栓、人工气胸和气腹的空气栓、癌栓、虫栓和异物栓等。还有来源不明的栓子等。

(二)发病机制

各个部位的栓子通过颈动脉系统或椎动脉系统时,栓子阻塞血管的某一分支,造成缺血、梗死和坏死,产生相应的临床表现;还有栓子造成远端的急性供血中断,该区脑组织发生缺血性变性、坏死及水肿;另外,由于栓子的刺激,该段动脉和周围小动脉反射性痉挛,结果不仅造成该栓塞的动脉供血区的缺血,同时因其周围的动脉痉挛,进一步加重脑缺血损害的范围。

二、病理

脑栓塞的病理改变与脑血栓形成基本相同。但是,有以下几点不同:①脑栓塞的栓子与动脉壁不粘连;而脑血栓形成是在动脉壁上形成的,所以栓子与动脉壁粘连不易分开。②脑栓塞的栓子可以向远端移行,而脑血栓形成的栓子不能。③脑栓塞所致的梗死灶,有60%以上合并出血性梗死;脑血栓形成所致的梗死灶合并出血性梗死较少。④脑栓塞往往为多发病灶,脑血栓形成常为一个病灶。另外,炎性栓子可见局灶性脑炎或脑脓肿,寄生虫栓子在栓塞处可发现虫体或虫卵。

三、临床表现

(一)发病年龄

风湿性心脏病引起者以中青年为多,冠心病及大动脉病变引起者以中老年人为多。

(二)发病情况

发病急骤,在数秒或数分钟之内达高峰,是所有脑卒中发病最快者,有少数患者因反复栓塞可在数日内呈阶梯式加重。一般发病无明显诱因,安静和活动时均可发病。

(三)症状与体征

约有 4/5 的脑栓塞发生于前循环,特别是大脑中动脉,病变对侧出现偏瘫、偏身感觉障碍和偏盲,优势半球病变还有失语。癫痫发作很常见,因大血管栓塞,常引起脑血管痉挛,有部分性发作或全面性发作。椎-基底动脉栓塞约占 1/5,起病有眩晕、呕吐、复视、交叉性瘫痪、共济失调、构音障碍和吞咽困难等。栓子进入一侧或两侧大脑后动脉有同向性偏盲或皮质盲。基底动脉主干栓塞会导致昏迷、四肢瘫痪,可引起闭锁综合征及基底动脉尖综合征。

心源性栓塞患者有心慌、胸闷、心律失常和呼吸困难等。

四、辅助检查

(一)胸部 X 线检查

可发现心脏肥大。

(二)心电图检查

可发现陈旧或新鲜心肌梗死、心律失常等。

(三)超声心动图检查

超声心动图检查是评价心源性脑栓塞的重要依据之一,能够显示心脏立体解剖结构,包括瓣膜反流和运动、心室壁的功能和心腔内的肿块。

(四)多普勒超声检查

有助于测量血流通过狭窄瓣膜的压力梯度及狭窄的严重程度。彩色多普勒超声血流图可检测瓣膜反流程度并可研究与血管造影的相关性。

(五)经颅多普勒超声

经颅多普勒超声可检测颅内血流情况,评价血管狭窄的程度及闭塞血管的部位,也可检测动脉粥样硬化的斑块及微栓子的部位。

(六)神经影像学检查

头颅 CT 和 MRI 检查可显示缺血性梗死和出血性梗死改变。合并出血性梗死高度支持脑栓塞的诊断,许多患者继发出血性梗死临床症状并未加重,发病 3~5d 内复查 CT 可早期发现继发性梗死后出血。早期脑梗死 CT 难于发现,常规 MRI 假阳性率较高,MRI 弥散成像(DWI)和灌注成像(PWI)可以发现超急性期脑梗死。磁共振血管成像(MRA)是一种无创伤性显示脑血管狭窄或阻塞的方法,造影特异性较高。数字减影血管造影(DSA)可更好地显示脑血管狭窄的部位、范围和程度。

(七)腰椎穿刺脑脊液检查

脑栓塞引起的大面积脑梗死可有压力增高和蛋白含量增高。出血性脑梗死时可见红细胞。

五、诊断与鉴别诊断

(一)诊断

(1)多为急骤发病。

(2)多数无前驱症状。

(3)一般意识清楚或有短暂意识障碍。

(4)有颈内动脉系统或椎-基底动脉系统症状和体征。

(5)腰椎穿刺脑脊液检查一般不应含血,若有红细胞可考虑出血性脑栓塞。

(6)栓子的来源可为心源性或非心源性,也可同时伴有脏器栓塞症状。

(7)头颅 CT 和 MRI 检查有梗死灶或出血性梗死灶。

(二)鉴别诊断

1.血栓形成性脑梗死

均为急性起病的偏瘫、偏身感觉障碍,但血栓形成性脑梗死发病较慢,短期内症状可逐渐进展,一般无心房颤动等心脏病症状,头颅 CT 很少有出血性梗死灶,以资鉴别。

2.脑出血

均为急骤起病的偏瘫,但脑出血多数有高血压、头痛、呕吐和意识障碍,头颅 CT 为高密度灶可以鉴别。

六、治疗

(一)抗凝治疗

对抗凝治疗预防心源性脑栓塞复发的利弊,仍存在争议。有学者认为脑栓塞容易发生出血性脑梗死和大面积脑梗死,可有明显的脑水肿,所以在急性期不主张应用较强的抗凝药物,以免引起出血性梗死,或并发脑出血及加重脑水肿。也有学者认为,抗凝治疗是预防随后再发栓塞性脑卒中的重要手段。心房颤动或有再栓塞风险的心源性病因、动脉夹层或动脉高度狭窄的患者,可应用抗凝药物预防再栓塞。栓塞复发的高风险可完全抵消发生出血的风险。常用的抗凝药物有:

1.肝素

有妨碍凝血活酶的形成作用;能增强抗凝血酶、中和活性凝血因子及纤溶酶;还有消除血小板的凝集作用,通过抑制透明质酸酶的活性而发挥抗凝作用。肝素每次 12 500～25 000U(100～200mg)加入 5％葡萄糖注射液或 0.9％氯化钠注射液 1000ml 中,缓慢静脉滴注或微泵注入,以每分钟 10～20 滴为宜,维持 48h,同时第 1d 开始口服抗凝药。

有颅内出血、严重高血压、肝肾功能障碍、消化道溃疡、急性细菌性心内膜炎和出血倾向者禁用。根据部分凝血活酶时间(APTT)调整剂量,维持治疗前 APTT 值的 1.5～2.5 倍,及时检测凝血活酶时间及活动度。用量过大,可导致严重自发性出血。

2.那曲肝素钙

又称低分子肝素钙,是一种由普通肝素通过硝酸分解纯化而得到的低分子肝素钙盐,其平均分子量为 4500。目前认为那曲肝素钙是通过抑制凝血酶的生长而发挥作用。另外,还可溶解血栓和改善血流动力学。对血小板的功能影响明显小于肝素,很少引起出血并发症。因此,那曲肝素钙是一种比较安全的抗凝药。每次 4000～5000U(WHO 单位),腹部脐下外侧皮下垂直注射,每日 1～2 次,连用 7～10d,注意不能用于肌内注射。可能引起注射部位出血性淤斑、皮下瘀血、血尿和过敏性皮疹。

3.华法林

为香豆素衍生物钠盐,通过拮抗维生素 K 的作用,使凝血因子Ⅱ、Ⅶ、Ⅸ和Ⅹ的前体物质不能活化,在体内发挥竞争性的抑制作用,为一种间接性的中效抗凝药。第 1d 给予 5～10mg 口服,第 2d 半量;第 3d 根据复查的凝血酶原时间及活动度结果调整剂量,凝血酶原活动度维持在 25%～40%给予维持剂量,一般维持量为每日 2.5～5mg,可用 3～6 个月。不良反应可有牙龈出血、血尿、发热、恶心、呕吐、腹泻等。

(二)脱水降颅压药物

脑栓塞患者常为大面积脑梗死、出血性脑梗死,常有明显脑水肿,甚至发生脑疝的危险,对此必须立即应用降颅压药物。心源性脑栓塞应用甘露醇可增加心脏负荷,有引起急性肺水肿的风险。20%甘露醇每次只能给 125ml 静脉滴注,每日 4～6 次。为增强甘露醇的脱水力度,同时必须加用呋塞米,每次 40mg 静脉注射,每日 2 次,可减轻心脏负荷,达到保护心脏的作用,保证甘露醇的脱水治疗;甘油果糖每次 250～500ml 缓慢静脉滴注,每日 2 次。

(三)扩张血管药物

1.丁苯酞

每次 200mg,每日 3 次,口服。

2.葛根素注射液

每次 500mg 加入 5%葡萄糖注射液或 0.9%氯化钠注射液 250ml 中静脉滴注,每日 1 次,可连用 10～14d。

3.复方丹参注射液

每次 2 支(4ml)加入 5%葡萄糖注射液或 0.9%氯化钠注射液 250ml 中静脉滴注,每日 1 次,可连用 10～14d。

4.川芎嗪注射液

每次 100mg 加入 5%葡萄糖注射液或 0.9%氯化钠注射液 250ml 中静脉滴注,每日 1 次,可连用 10～15d,有脑水肿和出血倾向者忌用。

(四)抗血小板聚集药物

早期暂不应用,特别是已有出血性梗死者急性期不宜应用。当急性期过后,为预防血栓栓塞的复发,可较长期应用阿司匹林或氯吡格雷。

(五)原发病治疗

对感染性心内膜炎(亚急性细菌性心内膜炎),在病原菌未培养出来时,给予青霉素每次 320 万～400 万 U 加入 5%葡萄糖注射液或 0.9%氯化钠注射液 250ml 中静脉滴注,每日 4～6 次;已知病原微生物,对青霉素敏感的首选青霉素,对青霉素不敏感者选用头孢曲松钠,每次 2g 加入 5%葡萄糖注射液 250～500ml 中静脉滴注,12h 滴完,每日 2 次。对青霉素过敏和过敏体质者慎用,对头孢菌素类药物过敏者禁用。对青霉素和头孢菌素类抗生素不敏感者可应用去甲万古霉素,30mg/(kg·d),分2次静脉滴注,每0.8g药物至少加200ml液体,在1h以上时间内缓慢滴入,可用4~6周,24h内最大剂量不超过2g,此药有明显的耳毒性和肾毒性。

七、预后与预防

(一)预后

脑栓塞急性期病死率为5%~15%,多死于严重脑水肿、脑疝。心肌梗死引起的脑栓塞预后较差,多遗留严重的后遗症。如栓子来源不消除,半数以上患者可能复发,约2/3在1年内复发,复发的病死率更高。10%~20%的脑栓塞患者可能在病后10d内发生第2次栓塞,病死率极高。栓子较小、症状较轻、及时治疗的患者,神经功能障碍可以部分或完全缓解。

(二)预防

最重要的是预防脑栓塞的复发。目前认为对于心房颤动、心肌梗死、二尖瓣脱垂患者可首选华法林作为二级预防的药物,阿司匹林也有效但效果低于华法林。华法林的剂量一般为每日2.5~3.0mg,老年人每日1.5~2.5mg,并可采用国际标准化比值(INR)为标准进行治疗,既可获效,又可减少出血的危险性。1993年欧洲13个国家108个医疗中心联合进行了一组临床试验,共入选1007例非风湿性心房颤动发生TIA或小卒中的患者,分为3组,一组应用香豆素,一组用阿司匹林,另一组用安慰剂,随访2~3年,计算脑卒中或其他部位栓塞的发生率。结果应用香豆素组每年可减少9%脑卒中发生率,阿司匹林组减少4%。前者出血发生率为2.8%(每年),后者为0.9%(每年)。

关于脑栓塞发生后何时开始应用抗凝药仍有不同看法。有学者认为过早应用可增加出血的危险性,因此建议发病后数周再开始应用抗凝药比较安全。据临床研究结果表明,高血压是引起出血的主要危险因素,如能严格控制高血压,华法林的剂量强度控制在INR 2.0~3.0,则其出血发生率可以降低。因此,目前认为华法林可以作为某些心源性脑栓塞的预防药物。

第二节 脑出血

脑出血(ICH)也称脑溢血,系指原发性非外伤性脑实质内出血,故又称原发性或自发性脑出血。脑出血系脑内的血管病变破裂而引起的出血,绝大多数是高血压伴发小动脉微动脉瘤在血压骤升时破裂所致,称为高血压性脑出血。主要病理特点为局部脑血流变化、炎症反应,以及脑出血后脑血肿的形成和血肿周边组织受压、水肿、神经细胞凋亡。80%的脑出血发生在大脑半球,20%发生在脑干和小脑。脑出血起病急骤,临床表现为头痛、呕吐、意识障碍、偏瘫、偏身感觉障碍等。在所有脑血管疾病患者中,脑出血占20%~30%,年发病率为60/10万~80/10万,急性期病死率为30%~40%,是病死率和致残率很高的常见疾病。该病常发生于40~70岁,其中>50岁的人群发病率最高,达93.6%,但近年来发病年龄有越来越年轻的趋势。

一、病因与发病机制

(一)病因

高血压及高血压合并小动脉硬化是ICH的最常见病因,约95%的ICH患者患有高血压。

其他病因有先天性动静脉畸形或动脉瘤破裂、脑动脉炎血管壁坏死、脑瘤出血、血液病并发脑内出血、Moyamoya病、脑淀粉样血管病变、梗死性脑出血、药物滥用、抗凝或溶栓治疗等。

(二)发病机制

尚不完全清楚,与下列因素相关。

1.高血压

持续性高血压引起脑内小动脉或深穿支动脉壁脂质透明样变性和纤维蛋白样坏死,使小动脉变脆,血压持续升高引起动脉疝或内膜破裂,导致微小动脉瘤或微夹层动脉瘤。血压骤然升高时血液自血管壁渗出或动脉瘤壁破裂,血液进入脑组织形成血肿。此外,高血压引起远端血管痉挛,导致小血管缺氧坏死、血栓形成、斑点状出血及脑水肿,继发脑出血,可能是子痫时高血压脑出血的主要机制。脑动脉壁中层肌细胞薄弱,外膜结缔组织少且缺乏外层弹力层,豆纹动脉等穿动脉自大脑中动脉近端呈直角分出,受高血压血流冲击易发生粟粒状动脉瘤,使深穿支动脉成为脑出血的主要好发部位,故豆纹动脉外侧支称为出血动脉。

2.淀粉样脑血管病

它是老年人原发性非高血压性脑出血的常见病因,好发于脑叶,易反复发生,常表现为多发性脑出血。发病机制不清,可能为:血管内皮异常导致渗透性增加,血浆成分包括蛋白酶侵入血管壁,形成纤维蛋白样坏死或变性,导致内膜透明样增厚,淀粉样蛋白沉积,使血管中膜、外膜被淀粉样蛋白取代,弹性膜及中膜平滑肌消失,形成蜘蛛状微血管瘤扩张,当情绪激动或活动诱发血压升高时血管瘤破裂引起出血。

3.其他因素

血液病如血友病、白血病、血小板减少性紫癜、红细胞增多症、镰状细胞病等可因凝血功能障碍引起大片状脑出血。肿瘤内异常新生血管破裂或侵蚀正常脑血管也可导致脑出血。B族维生素、维生素C缺乏或毒素(如砷)可引起脑血管内皮细胞坏死,导致脑出血,出血灶特点通常为斑点状而非融合成片。结节性多动脉炎、病毒性和立克次体性疾病等可引起血管床炎症,炎症致血管内皮细胞坏死、血管破裂发生脑出血。脑内小动、静脉畸形破裂可引起血肿,脑内静脉循环障碍和静脉破裂亦可导致出血。血液病、肿瘤、血管炎或静脉窦闭塞性疾病等所致脑出血亦常表现为多发性脑出血。

(三)脑出血后脑水肿的发生机制

脑出血后机体和脑组织局部发生一系列病理生理反应,其中自发性脑出血后最重要的继发性病理变化之一是脑水肿。由于血肿周围脑组织形成水肿带,继而引起神经细胞及其轴突的变性和坏死,成为患者病情恶化和死亡的主要原因之一。目前认为,ICH后脑水肿与占位效应、血肿内血浆蛋白渗出和血凝块回缩、血肿周围继发缺血、血肿周围组织炎症反应、水通道蛋白-4(AQP-4)及自由基级联反应等有关。

1.占位效应

主要是通过机械性压力和颅内压增高引起。巨大血肿可立即产生占位效应,造成周围脑组织损害,并引起颅内压持续增高。早期主要为局灶性颅内压增高,随后发展为弥散性颅内压增高,而颅内压的持续增高可引起血肿周围组织广泛性缺血,并加速缺血组织的血管通透性改变,引发脑水肿形成。同时,脑血流量降低、局部组织压力增加可促发血管活性物质从受损的脑组织中释放,破坏血脑屏障,引发脑水肿形成。因此,血肿占位效应虽不是脑水肿形成的直接原因,但可通过影响脑血流量、周围组织压力以及颅内压等因素,间接地在脑出血后脑水肿形成机制中发挥作用。

2.血肿内血浆蛋白渗出和血凝块回缩

血肿内血液凝结是脑出血超急性期血肿周围组织脑水肿形成的首要条件。在正常情况下,脑组织细胞间隙中的血浆蛋白含量非常低,但在血肿周围组织细胞间隙中却可见血浆蛋白和纤维蛋白聚积,这可导致细胞间隙胶体渗透压增高,使水分渗透到脑组织内形成水肿。此外,血肿形成后由于血凝块回缩,使血肿腔静水压降低,这也将导致血液中的水分渗透到脑组织间隙形成水肿。凝血连锁反应激活、血凝块回缩(血肿形成后血块分离成 1 个红细胞中央块和 1 个血清包绕区)以及纤维蛋白沉积等,在脑出血后血肿周围组织脑水肿形成中发挥着重要作用。血凝块形成是脑出血血肿周围组织脑水肿形成的必经阶段,而血浆蛋白(特别是凝血酶)则是脑水肿形成的关键因素。

3.血肿周围继发缺血

脑出血后血肿周围局部脑血流量显著降低,而脑血流量的异常降低可引起血肿周围组织缺血。一般脑出血后 $6\sim8h$,血红蛋白和凝血酶释出细胞毒性物质,兴奋性氨基酸释放增多等,细胞内钠聚集,则引起细胞毒性水肿;出血后 $4\sim12h$,血脑屏障开始破坏,血浆成分进入细胞间液,则引起血管源性水肿。同时,脑出血后形成的血肿在降解过程中,产生的渗透性物质和缺血的代谢产物,也使组织间渗透压增高,促进或加重脑水肿,从而形成血肿周围半暗带。

4.血肿周围组织炎症反应

脑出血后血肿周围中性粒细胞、巨噬细胞和小胶质细胞活化,血凝块周围活化的小胶质细胞和神经元中白细胞介素-1(IL-1)、白细胞介素-6(IL-6)、细胞间黏附因子-1(ICAM-1)和肿瘤坏死因子-α(TNF-α)表达增加。临床研究采用双抗夹心酶联免疫吸附试验检测 41 例脑出血患者脑脊液 IL-1 和 S100 蛋白含量发现,急性患者脑脊液 IL-1 水平显著高于对照组,提示 IL-1 可能促进了脑水肿和脑损伤的发展。ICAM-1 在中枢神经系统中分布广泛。Gong 等的研究证明,脑出血后 12h 神经细胞开始表达 ICAM-1,3d 达高峰,持续 10d 逐渐下降;脑出血后 1d 时血管内皮开始表达 ICAM-1,7d 达高峰,持续 2 周。表达 ICAM-1 的白细胞活化后能产生大量蛋白水解酶,特别是基质金属蛋白酶(MMP),促使血脑屏障通透性增加,血管源性脑水肿形成。

5.水通道蛋白-4(AQP-4)与脑水肿

过去一直认为水的跨膜转运是通过被动扩散实现的,而水通道蛋白(AQP)的发现完全改变了这种认识。现在认为,水的跨膜转运实际上是一个耗能的主动过程,是通过 AQP 实现的。AQP 在脑组织中广泛存在,可能是脑脊液重吸收、渗透压调节、脑水肿形成等生理、病理过程的分子生物学基础。迄今已发现的 AQP 至少存在 10 种亚型,其中 AQP-4 和 AQP-9 可能参与血肿周围脑组织水肿的形成。实验研究脑出血后不同时间点大鼠脑组织 AQP-4 的表达分布发现,对照组和实验组未出血侧 AQP-4 在各时间点的表达均为弱阳性,而水肿区从脑出血后 6h 开始表达增强,3d 时达高峰,此后逐渐回落,1 周后仍明显高于正常组。另外,随着出血时间的推移,出血侧 AQP-4 表达范围不断扩大,表达强度不断增强,并且与脑水肿严重程度呈正相关。以上结果提示,脑出血能导致细胞内外水和电解质失衡,细胞内外渗透压发生改变,激活位于细胞膜上的 AQP-4,进而促进水和电解质通过 AQP-4 进入细胞内导致细胞水肿。

6.自由基级联反应

脑出血后脑组织缺血缺氧发生一系列级联反应造成自由基浓度增加。自由基通过攻击脑内细胞膜磷脂中多聚不饱和脂肪酸和脂肪酸的不饱和双键,直接造成脑损伤发生脑水肿;同时引起脑血管通透性增加,亦加重脑水肿从而加重病情。

二、病理

肉眼所见:脑出血病例尸检时脑外观可见到明显动脉粥样硬化,出血侧半球膨隆肿胀,脑回宽、脑沟窄,有时可见少量蛛网膜下隙积血,颞叶海马与小脑扁桃体处常可见脑疝痕迹,出血灶一般在 2~8cm,绝大多数为单灶,仅 1.8%~2.7%为多灶。常见的出血部位为壳核出血,出血向内发展可损伤内囊,出血量大时可破入侧脑室。丘脑出血时,血液常穿破第三脑室或侧脑室,向外可损伤内囊。脑桥和小脑出血时,血液可穿破第四脑室,甚至可经中脑导水管逆行进入侧脑室。原发性脑室出血,出血量小时只侵及单个脑室或多个脑室的一部分;大量出血时全部脑室均可被血液充满,脑室扩张积血形成铸型。脑出血血肿周围脑组织受压,水肿明显,颅内压增高,脑组织可移位。幕上半球出血,血肿向下破坏或挤压丘脑下部和脑干,使其变形、移位和继发出血,并常出现小脑幕疝;如中线部位下移可形成中心疝;颅内压增高明显或小脑出血较重时均易发生枕骨大孔疝,这些都是导致患者死亡的直接原因。急性期后,血块溶解,含铁血黄素和破坏的脑组织被吞噬细胞清除,胶质增生,小出血灶形成胶质瘢痕,大者形成囊腔,称为中风囊,腔内可见黄色液体。

显微镜观察可分为三期。①出血期:可见大片出血,红细胞多新鲜。出血灶边缘多出现坏死。软化的脑组织,神经细胞消失或呈局部缺血改变,常有多形核白细胞浸润。②吸收期:出血 24~36h 即可出现胶质细胞增生,小胶质细胞及来自血管外膜的细胞形成格子细胞,少数格子细胞含铁血黄素。星形胶质细胞增生及肥胖变性。③修复期:血液及坏死组织渐被清除,组织缺损部分由胶质细胞、胶质纤维及胶原纤维代替,形成瘢痕。出血灶较小可完全修复,较大则遗留囊腔。血红蛋白代谢产物长久残存于瘢痕组织中,呈现棕黄色。

三、临床表现

(一)症状与体征

1.意识障碍

多数患者发病时很快出现不同程度的意识障碍,轻者可呈嗜睡,重者可昏迷。

2.高颅压征

表现为头痛、呕吐。头痛以病灶侧为重,意识蒙眬或浅昏迷者可见患者用健侧手触摸病灶侧头部;呕吐多为喷射性,呕吐物为胃内容物,如合并消化道出血可为咖啡样物。

3.偏瘫

病灶对侧肢体瘫痪。

4.偏身感觉障碍

病灶对侧肢体感觉障碍,主要是痛觉、温度觉减退。

5.脑膜刺激征

见于脑出血已破入脑室、蛛网膜下隙以及脑室原发性出血之时,可有颈项强直或强迫头位,Kernig 征阳性。

6.失语症

优势半球出血者多伴有运动性失语症。

7.瞳孔与眼底异常

瞳孔可不等大、双瞳孔缩小或散大。眼底可有视网膜出血和视盘水肿。

8.其他症状

如心律失常、呃逆、呕吐咖啡色样胃内容物、呼吸节律紊乱、体温迅速上升及心电图异常等变化。脉搏常有力或缓慢,血压多升高,可出现肢端发绀,偏瘫侧多汗,面色苍白或潮红。

(二)不同部位脑出血的临床表现

1.基底节区出血

为脑出血中最多见者,占 60%～70%。其中壳核出血最多,约占脑出血的 60%,主要是豆纹动脉尤其是其外侧支破裂引起;丘脑出血较少,约占 10%,主要是丘脑穿动脉或丘脑膝状体动脉破裂引起;尾状核及屏状核等出血少见。虽然各核出血有其特点,但出血较多时均可侵及内囊,出现一些共同症状。现将常见的症状分轻、重两型叙述如下。

(1)轻型:多属壳核出血,出血量一般为数毫升至 30ml,或为丘脑小量出血,出血量仅数毫升,出血限于丘脑或侵及内囊后肢。患者突然头痛、头晕、恶心呕吐、意识清楚或轻度障碍,出血灶对侧出现不同程度的偏瘫,亦可出现偏身感觉障碍及偏盲(三偏征),两眼可向病灶侧凝视,优势半球出血可有失语。

(2)重型:多属壳核大量出血,向内扩展或穿破脑室,出血量可达 30～160ml;或丘脑较大量出血,血肿侵及内囊或破入脑室。发病突然,意识障碍重,鼾声明显,呕吐频繁,可吐咖啡样胃内容物(由胃部应激性溃疡所致)。丘脑出血病灶对侧常有偏身感觉障碍或偏瘫,肌张力低,可引出病理反射,平卧位时患侧下肢呈外旋位。但感觉障碍常先于或重于运动障碍,部分病例病灶对侧可出现自发性疼痛。常有眼球运动障碍(眼球向上注视麻痹,呈下视内收状态)。瞳孔缩小或不等大,一般为出血侧散大,提示已有小脑幕疝形成;部分病例有丘脑性失语(言语缓慢而不清、重复言语、发音困难、复述差,朗读正常)或丘脑性痴呆(记忆力减退、计算力下降、情感障碍、人格改变等)。如病情发展,血液大量破入脑室或损伤丘脑下部及脑干,昏迷加深,出现去大脑强直或四肢弛缓,面色潮红或苍白,出冷汗,鼾声大作,中枢性高热或体温过低,甚至出现肺水肿、上消化道出血等内脏并发症,最后多发生枕骨大孔疝死亡。

2.脑叶出血

又称皮质下白质出血。应用 CT 以后,发现脑叶出血约占脑出血的 15%,发病年龄 11～80 岁,40 岁以下占 30%,年轻人多由血管畸形(包括隐匿性血管畸形)、Moyamoya 病引起,老年人常见于高血压动脉硬化及淀粉样血管病等。脑叶出血以顶叶最多见,以后依次为颞叶、枕叶、额叶,40%为跨叶出血。脑叶出血除意识障碍、颅内高压和抽搐等常见症状外,还有各脑叶的特异表现。

(1)额叶出血:常有单侧或双侧的前额痛、病灶对侧偏瘫。部分病例有精神行为异常、凝视麻痹、言语障碍和癫痫发作。

(2)顶叶出血:常有病灶侧颞部疼痛;病灶对侧的轻偏瘫或单瘫、深浅感觉障碍和复合感觉障碍;体象障碍、手指失认和结构失用症等,少数病例可出现下象限盲。

(3)颞叶出血:常有耳部或耳前部疼痛,病灶对侧偏瘫,但上肢瘫重于下肢,中枢性面、舌瘫可有对侧上象限盲;优势半球出血可出现感觉性失语或混合性失语;可有颞叶癫痫、幻嗅、幻视、兴奋躁动等精神症状。

(4)枕叶出血:可出现同侧眼部疼痛,同向性偏盲和黄斑回避现象,可有一过性黑蒙和视物变形。

3.脑干出血

(1)中脑出血:中脑出血少见,自 CT 应用于临床后,临床已可诊断。轻症患者表现为突然出现复视、眼睑下垂、单侧或两侧瞳孔扩大、眼球不同轴、水平或垂直眼震,同侧肢体共济失调,也可表现大脑脚综合征(Weber 综合征)或红核综合征(Benedikt 综合征)。重者出现昏迷、四肢迟缓性瘫痪、去大脑强直,常迅速死亡。

(2)脑桥出血:占脑出血的 10% 左右。病灶多位于脑桥中部的基底部与被盖部之间。患者表现为突然头痛,同侧第 Ⅵ、Ⅶ、Ⅷ 对脑神经麻痹,对侧偏瘫(交叉性瘫痪),出血量大或病情重者常有四肢瘫,很快进入意识障碍针尖样瞳孔、去大脑强直、呼吸障碍,多迅速死亡。可伴中枢性高热、大汗和应激性溃疡等。一侧脑桥小量出血可表现为脑桥腹内侧综合征(Foville 综合征)、闭锁综合征和脑桥腹外侧综合征(Millard-Gubler 综合征)。

(3)延髓出血:更为少见,突然意识障碍,血压下降,呼吸节律不规则,心律失常,轻症病例可呈延髓背外侧综合征(Wallenberg 综合征),重症病例常因呼吸心跳停止而死亡。

4.小脑出血

约占脑出血的 10%。多见于一侧半球的齿状核部位,小脑蚓部也可发生。发病突然,眩晕明显,频繁呕吐,枕部疼痛,病灶侧共济失调,可见眼球震颤,同侧周围性面瘫,颈项强直等,如不仔细检查,易误诊为蛛网膜下隙出血。当出血量不大时,主要表现为小脑症状,如病灶侧共济失调,眼球震颤,构音障碍和吟诗样语言,无偏瘫。出血量增加时,还可表现有脑桥受压体征,如展神经麻痹、侧视麻痹等,以及肢体偏瘫和(或)锥体束征。病情如继续加重,颅内压增高明显,昏迷加深,极易发生枕骨大孔疝死亡。

5.脑室出血

分原发与继发两种。继发性系指脑实质出血破入脑室者;原发性指脉络丛血管出血及室管膜下动脉破裂出血,血液直流入脑室者。以前认为脑室出血罕见,现已证实占脑出血的 3%～5%。55% 的患者出血量较少,仅部分脑室有血,脑脊液呈血性,类似蛛网膜下隙出血。

临床常表现为头痛、呕吐、项强、Kernig 征阳性、意识清楚或一过性意识障碍,但常无偏瘫体征,脑脊液血性,酷似蛛网膜下隙出血,预后良好,可以完全恢复正常;出血量大,全部脑室均被血液充满者,其临床表现符合既往所谓脑室出血的症状,即发病后突然头痛、呕吐、昏迷、瞳孔缩小或时大时小,眼球浮动或分离性斜视,四肢肌张力增高,病理反射阳性,早期出现去大脑强直,严重者双侧瞳孔散大,呼吸深,鼾声明显,体温明显升高,面部充血多汗,预后极差,多迅速死亡。

四、辅助检查

(一)头颅 CT 扫描

发病后 CT 平扫可显示近圆形或卵圆形均匀高密度的血肿病灶,边界清楚,可确定血肿部位、大小、形态及是否破入脑室,血肿周围有无低密度水肿带及占位效应(脑室受压、脑组织移位)和梗阻性脑积水等。早期可发现边界清楚、均匀的高度密度灶,CT 值为 60~80Hu,周围环绕低密度水肿带。血肿范围大时可见占位效应。根据 CT 影像估算出血量可采用简单易行的多田计算公式:出血量(ml)=0.5×最大面积长轴(cm)×最大面积短轴(ml)×层面数。出血后 3~7d,血红蛋白破坏,纤维蛋白溶解,高密度区向心性缩小,边缘模糊,周围低密度区扩大。病后 2~4 周,形成等密度或低密度灶。病后 2 个月左右,血肿区形成囊腔,其密度与脑脊液近乎相等,两侧脑室扩大;增强扫描,可见血肿周围有环状高密度强化影,其大小、形状与原血肿相近。

(二)头颅 MRI/MRA 扫描

MRI 的表现主要取决于血肿所含血红蛋白量的变化。发病 1d 内,血肿呈 T1 等信号或低信号,T2 呈高信号或混合信号;第 2d 至 1 周内,T1,为等信号或稍低信号,T2 为低信号;第 2~4 周,T1 和 T2 均为高信号;4 周后,T1 呈低信号,T2 为高信号。此外,MRA 可帮助发现脑血管畸形、肿瘤及血管瘤等病变。

(三)数字减影血管造影(DSA)

对脑叶出血、原因不明或怀疑脑血管畸形、血管瘤、Moyamoya 病和血管炎等患者有意义,尤其血压正常的年轻患者应通过 DSA 查明病因。

(四)腰椎穿刺检查

在无条件做 CT 时,且患者病情不重,无明显颅内高压者可进行腰椎穿刺检查。脑出血者脑脊液压力常增高,若出血破入脑室或蛛网膜下隙者脑脊液多呈均匀血性。有脑疝及小脑出血者应禁做腰椎穿刺检查。

(五)经颅多普勒超声检查(TCD)

由于简单及无创性,可在床边进行检查,已成为监测脑出血患者脑血流动力学变化的重要方法。①通过检测脑动脉血流速度,间接监测脑出血的脑血管痉挛范围及程度,脑血管痉挛时其血流速度增高。②测定血流速度、血流量和血管外周阻力可反映颅内压增高时脑血流灌注情况,如颅内压超过动脉压时收缩期及舒张期血流信号消失,无血流灌注。③提供脑动静脉畸形、动脉瘤等病因诊断的线索。

(六)脑电图检查(EEG)

可反映脑出血患者脑功能状态。意识障碍可见两侧弥散性慢活动,病灶侧明显;无意识障碍时,基底节和脑叶出血出现局灶性慢波,脑叶出血靠近皮质时可有局灶性棘波或尖波发放;小脑出血无意识障碍时脑电图多正常,部分患者同侧枕颞部出现慢活动;中脑出血多见两侧阵发性同步高波幅慢活动;脑桥出血患者昏迷时可见 8~12Hz α 波、低波幅 β 波、纺锤波或弥散性慢波等。

(七)心电图检查

可及时发现脑出血合并心律失常或心肌缺血,甚至心肌梗死。

(八)血液检查

重症脑出血急性期白细胞计数可增至$(10\sim20)\times10^9/L$,并可出现血糖含量升高、蛋白尿、尿糖、血尿素氮含量增加,以及血清肌酶含量升高等。但均为一过性,可随病情缓解而消退。

五、诊断与鉴别诊断

(一)诊断要点

1.一般性诊断要点

(1)急性起病,常有头痛、呕吐、意识障碍、血压增高和局灶性神经功能缺损症状,部分病例有眩晕或抽搐发作。饮酒、情绪激动、过度劳累等是常见的发病诱因。

(2)常见的局灶性神经功能缺损症状和体征包括偏瘫、偏身感觉障碍、偏盲等,多于数分钟至数小时内达到高峰。

(3)头颅CT扫描可见病灶中心呈高密度改变,病灶周边常有低密度水肿带。头颅MRI/MRA有助于脑出血的病因学诊断和观察血肿的演变过程。

2.各部位脑出血的临床诊断要点

(1)壳核出血:①对侧肢体偏瘫,优势半球出血常出现失语;②对侧肢体感觉障碍,主要是痛觉、温度觉减退;③对侧偏盲;④凝视麻痹,呈双眼持续性向出血侧凝视;⑤尚可出现失用、体象障碍、记忆力和计算力障碍、意识障碍等。

(2)丘脑出血:诊断要点有以下几方面。①丘脑型感觉障碍:对侧半身深浅感觉减退、感觉过敏或自发性疼痛;②运动障碍:出血侵及内囊可出现对侧肢体瘫痪,多为下肢重于上肢;③丘脑性失语:言语缓慢而不清、重复言语、发音困难、复述差,朗读正常;④丘脑性痴呆:记忆力减退、计算力下降、情感障碍、人格改变;⑤眼球运动障碍:眼球向上注视麻痹,常向内下方凝视。

(3)脑干出血:诊断要点有以下几方面。①中脑出血:突然出现复视,眼睑下垂;一侧或两侧瞳孔扩大,眼球不同轴,水平或垂直眼震,同侧肢体共济失调,也可表现Weber综合征或Benedikt综合征;严重者很快出现意识障碍,去大脑强直。②脑桥出血:突然头痛,呕吐,眩晕,复视,眼球不同轴,交叉性瘫痪或偏瘫、四肢瘫等。出血量较大时,患者很快进入意识障碍,针尖样瞳孔,去大脑强直,呼吸障碍,并可伴有高热、大汗、应激性溃疡等,多迅速死亡;出血量较少时可表现为一些典型的综合征,如Foville综合征、Millard-Gubler综合征和闭锁综合征等。③延髓出血:突然意识障碍,血压下降,呼吸节律不规则,心律失常,继而死亡。轻者可表现为不典型的Wallenberg综合征。

(4)小脑出血:①突发眩晕、呕吐、后头部疼痛,无偏瘫;②有眼震,站立和步态不稳,肢体共济失调、肌张力降低及颈项强直;③头颅CT扫描示小脑半球或小脑蚓高密度影及第四脑室、脑干受压。

(5)脑叶出血:诊断要点有以下几方面。①额叶出血:前额痛呕吐、痫性发作较多见;对侧偏瘫、共同偏视、精神障碍;优势半球出血时可出现运动性失语。②顶叶出血:偏瘫较轻,而偏侧感觉障碍显著;对侧下象限盲,优势半球出血时可出现混合性失语。③颞叶出血:表现为对侧中枢性面、舌瘫及上肢为主的瘫痪;对侧上象限盲;优势半球出血时可有感觉性或混合性失语;可有颞叶癫痫、幻嗅、幻视。④枕叶出血:对侧同向性偏盲,并有黄斑回避现象,可有一过性黑蒙和视物变形;多无肢体瘫痪。

(6)脑室出血:①突然头痛、呕吐,迅速进入昏迷或昏迷逐渐加深。②双侧瞳孔缩小,四肢肌张力增高,病理反射阳性,早期出现去大脑强直,脑膜刺激征阳性。③常出现丘脑下部受损的症状及体征,如上消化道出血、中枢性高热、大汗、应激性溃疡、急性肺水肿、血糖增高、尿崩症等。④脑脊液压力增高,呈血性。⑤轻者仅表现头痛、呕吐、脑膜刺激征阳性,无局限性神经体征。临床上易误诊为蛛网膜下隙出血,需要通过头颅 CT 检查来确定诊断。

(二)鉴别诊断

1.脑梗死

发病较缓,或病情呈进行性加重;头痛、呕吐等颅内压增高症状不明显;典型病例一般不难鉴别;但脑出血与大面积脑梗死、少量脑出血与脑梗死临床症状相似,鉴别较困难,常需要头颅 CT 鉴别。

2.脑栓塞

起病急骤,一般缺血范围较广,症状常较重,常伴有风湿性心脏病、心房颤动、细菌性心内膜炎、心肌梗死或其他容易产生栓子来源的疾病。

3.蛛网膜下隙出血

好发于年轻人,突发剧烈头痛,或呈爆裂样头痛,以颈枕部明显,有的可痛牵颈背、双下肢。呕吐较频繁,少数严重患者呈喷射状呕吐。约 50% 的患者可出现短暂、不同程度的意识障碍,尤以老年患者多见。

常见一侧动眼神经麻痹,其次为视神经、三叉神经和展神经麻痹,脑膜刺激征常见,无偏瘫等脑实质损害的体征,头颅 CT 可帮助鉴别。

4.外伤性脑出血

外伤性脑出血是闭合性头部外伤所致,发生于受冲击颅骨下或对冲部位,常见于额极和颞极,外伤史可提供诊断线索,CT 可显示血肿外形不整。

5.内科疾病导致的昏迷

(1)糖尿病昏迷:包括以下几种。①糖尿病酮症酸中毒:多数患者在发生意识障碍前数天有多尿、烦渴多饮和乏力,随后出现食欲缺乏、恶心、呕吐,常伴头痛、嗜睡、烦躁、呼吸深快,呼气中有烂苹果味(丙酮)。随着病情进一步发展,出现严重失水,尿量减少,皮肤弹性差,眼球下陷,脉细速,血压下降,至晚期时各种反射迟钝甚至消失,嗜睡甚至昏迷。尿糖、尿酮体呈强阳性,血糖和血酮体均有升高。头部 CT 结果阴性。②高渗性非酮症糖尿病昏迷:起病时常先有多尿、多饮,但多食不明显,或反而食欲缺乏,以致常被忽视。失水随病程进展逐渐加重,出现神经精神症状,表现为嗜睡、幻觉、定向障碍、偏盲、上肢拍击样粗震颤、痫性发作(多为局限性发作)等,最后陷入昏迷。尿糖强阳性,但无酮症或较轻,血尿素氮及肌酐升高。突出的表现为血糖常高至33.3mmol/L(600mg/dl)以上,一般为 33.3~66.6mmol/L(600~1200mg/dl);血钠升高可达 155mmol/L;血浆渗透压显著增高达 330~460mmol/L,一般在 350mmol/L 以上。头部 CT 结果阴性。

(2)肝性昏迷:有严重肝病和(或)广泛门体侧支循环,精神紊乱、昏睡或昏迷,明显肝功能损害或血氨升高,扑翼(击)样震颤和典型的脑电图改变(高波幅的 δ 波,每秒少于 4 次)等,有助于诊断与鉴别诊断。

(3)尿毒症昏迷:少尿(<400ml/d)或无尿(<50ml/d),血尿,蛋白尿,管型尿,氮质血症,水电解质紊乱和酸碱失衡等。

(4)急性酒精中毒:分为以下3期。①兴奋期:血酒精浓度达到11mmol/L(50mg/dl)即感头痛、欣快、兴奋。血酒精浓度超过16mmol/L(75mg/dl),健谈、饶舌、情绪不稳定、自负、易激怒,可有粗鲁行为或攻击行动,也可能沉默、孤僻;浓度达到22mmol/L(100mg/dl)时,驾车易发生车祸。②共济失调期:血酒精浓度达到33mmol/L(150mg/dl)时,肌肉运动不协调,行动笨拙,言语含糊不清,眼球震颤,视物模糊,复视,步态不稳,出现明显共济失调。浓度达到43mmol/L(200mg/dl)时,出现恶心、呕吐、困倦。③昏迷期:血酒精浓度升至54mmol/L(250mg/dl)时,患者进入昏迷期,表现为昏睡、瞳孔散大、体温降低。血酒精浓度超过87mmol/L(400mg/dl)时,患者陷入深昏迷,心率快、血压下降,呼吸慢而有鼾音,可出现呼吸、循环麻痹而危及生命。实验室检查可见血清酒精浓度升高,呼出气中酒精浓度与血清酒精浓度相当;动脉血气分析可见轻度代谢性酸中毒;电解质失衡,可见低血钾、低血镁和低血钙;血糖可降低。

(5)低血糖昏迷:是指各种原因引起的重症的低血糖症。患者突然昏迷、抽搐,表现为局灶神经系统症状的低血糖易被误诊为脑出血。实验室检查血糖低于2.8mmol/L,推注葡萄糖后症状迅速缓解,发病后72h复查头部CT结果阴性。

(6)药物中毒:包括以下几种。①镇静催眠药中毒:有服用大量镇静催眠药史,出现意识障碍和呼吸抑制及血压下降。胃液、血液、尿液中检出镇静催眠药。②阿片类药物中毒:有服用大量吗啡或哌替啶的阿片类药物史,或有吸毒史,除了出现昏迷、针尖样瞳孔(哌替啶的急性中毒瞳孔反而扩大)、呼吸抑制"三联征"等特点外,还可出现发绀、面色苍白、肌肉无力、惊厥、牙关紧闭、角弓反张,呼吸先浅而慢,后叹息样或潮式呼吸,肺水肿、休克、瞳孔对光反射消失,死于呼吸衰竭。血、尿阿片类毒物成分,定性试验呈阳性。使用纳洛酮可迅速逆转阿片类药物所致的昏迷、呼吸抑制、缩瞳等毒性作用。

(7)一氧化碳中毒:按中毒轻重分为以下3度。①轻度中毒:血液碳氧血红蛋白(COHb)可高于10%~20%。患者有剧烈头痛、头晕、心悸、口唇黏膜呈樱桃红色、四肢无力、恶心、呕吐嗜睡、意识模糊、视物不清、感觉迟钝、谵妄、幻觉、抽搐等。②中度中毒:血液COHb浓度可高达30%~40%。患者出现呼吸困难、意识丧失、昏迷,对疼痛刺激可有反应,瞳孔对光反射和角膜反射可迟钝,腱反射减弱,呼吸、血压和脉搏可有改变。经治疗可恢复且无明显并发症。③重度中毒:血液COHb浓度可高于50%以上。深昏迷,各种反射消失。患者可呈去大脑皮质状态(患者可以睁眼,但无意识,不语,不动,不主动进食或大小便,呼之不应,推之不动,肌张力增强),常有脑水肿、惊厥、呼吸衰竭、肺水肿、上消化道出血、休克和严重的心肌损害,出现心律失常,偶可发生心肌梗死。有时并发脑局灶损害,出现锥体系或锥体外系损害体征。

六、治疗

急性期的主要治疗原则是:保持安静,防止继续出血;积极抗脑水肿,降低颅内压;调整血压;改善循环;促进神经功能恢复;加强护理,防治并发症。

（一）一般治疗

1.保持安静

（1）卧床休息 3～4 周,脑出血发病后 24h 内,特别是 6h 内可有活动性出血或血肿继续扩大,应尽量减少搬运,就近治疗。重症需严密观察体温、脉搏、呼吸、血压、瞳孔和意识状态等生命体征变化。

（2）保持呼吸道通畅,头部抬高 15°～30°角,切忌无枕仰卧;疑有脑疝时应床脚抬高 45°角,意识障碍患者应将头歪向一侧,以利于口腔、气道分泌物及呕吐物流出;痰稠不易吸出,则要行气管切开,必要时吸氧,以使动脉血氧饱和度维持在 90％以上。

（3）意识障碍或消化道出血者宜禁食 24～48h,发病后 3d,仍不能进食者,应鼻饲以确保营养。过度烦躁不安的患者可适量用镇静药。

（4）注意口腔护理,保持大便通畅,留置尿管的患者应做膀胱冲洗以预防尿路感染。加强护理,经常翻身,预防压疮,保持肢体功能位置。

（5）注意水、电解质平衡,加强营养。注意补钾,液体量应控制在 2000mL/d 左右,或以尿量加 500mL 来估算,不能进食者鼻饲各种营养品。对于频繁呕吐、胃肠道功能减弱或有严重的应激性溃疡者,应考虑给予肠外营养。如有高热、多汗、呕吐或腹泻者,可适当增加入液量,或 10％脂肪乳 500mL 静脉滴注,每日 1 次。如需长期采用鼻饲,应考虑胃造瘘术。

（6）脑出血急性期血糖含量增高可以是原有糖尿病的表现或是应激反应。高血糖和低血糖都能加重脑损伤。当患者血糖含量增高超过 11.1mmol/L 时,应立即给予胰岛素治疗,将血糖控制在 8.3mmol/L 以下。同时应监测血糖,若发生低血糖,可用葡萄糖口服或注射纠正低血糖。

2.亚低温治疗

能够减轻脑水肿,减少自由基的产生,促进神经功能缺损恢复,改善患者预后。降温方法:立即行气管切开,静脉滴注冬眠肌松合剂(0.9％氯化钠注射液 500mL＋氯丙嗪 100mg＋异丙嗪 100mg),同时冰毯机降温。行床旁监护仪连续监测体温（T）、心率（HR）、血压（BP）、呼吸（R）、脉搏（P）、血氧饱和度（SPO_2）、颅内压（ICP）。直肠温度（RT）维持在 34℃～36℃,持续 3～5d。冬眠肌松合剂用量和速度根据患者 T、HR、BP、肌张力等调节。保留自主呼吸,必要时应用同步呼吸机辅助呼吸,维持 SPO_2 在 95％以上,10～12h 将 RT 降至 34℃～36℃。当 ICP 降至正常后 72h,停止亚低温治疗。采用每日恢复 1℃～2℃,复温速度不超过 0.1℃/h。在 24～48h 内,将患者 RT 复温至 36.5℃～37℃。局部亚低温治疗实施越早,效果越好,建议在脑出血发病 6h 内使用,治疗时间最好持续 48～72h。

（二）调控血压和防止再出血

脑出血患者一般血压都高,甚至比平时更高,这是因为颅内压增高时机体保证脑组织供血的代偿性反应,当颅内压下降时血压亦随之下降,因此一般不应使用降血压药物,尤其是注射利血平等强有力降压剂。目前理想的血压控制水平还未确定,主张采取个体化原则,应根据患者年龄、病前有无高血压、病后血压情况等确定适宜血压水平。但血压过高时,容易增加再出血的危险性,则应及时控制高血压。一般来说,收缩压≥200mmHg,舒张压≥115mmHg 时,应降血压治疗,使血压控制于治疗前原有血压水平或略高水平。收缩压≤180mmHg 或舒张压≤115mmHg 时,或平均动脉压≤130mmHg 时可暂不使用降压药,但需要密切观察。收缩压在 180～230mmHg 或舒张压在 105～140mmHg 宜口服卡托普利、美托洛尔等降压药,收缩压 180mmHg 以内或舒张压 105mmHg 以内,可观察而不用降压药。急性期过后(约 2 周),血压仍持续过高时可系统使用降压药,急性期血压急骤下降表明病情严重,应给予升压药物以保证足够的脑供血量。

止血药及凝血药对脑出血并无效果,但如合并消化道出血或有凝血障碍时仍可使用。消化道出血时,还可经胃管鼻饲或口服云南白药、三七粉、氢氧化铝凝胶和(或)冰牛奶、冰盐水等。

(三)控制脑水肿

脑出血后 48h 水肿达到高峰,维持 3～5d 或更长时间后逐渐消退。脑水肿可使 ICP 增高和导致脑疝,是影响功能恢复的主要因素和导致早期死亡的主要死因。积极控制脑水肿、降低 ICP 是脑出血急性期治疗的重要环节,必要时可行 ICP 监测。治疗目标是使 ICP 降至 20mmHg 以下,脑灌注压>70mmHg,应首先控制可加重脑水肿的因素,保持呼吸道通畅,适当给氧,维持有效脑灌注,限制液体和盐的入量等。应用皮质类固醇减轻脑出血后脑水肿和降低 ICP,其有效证据不充分;脱水药只有短暂作用,常用 20%甘露醇、利尿药如呋塞米等。

1.20%甘露醇

为渗透性脱水药,可在短时间内使血浆渗透压明显升高,形成血与脑组织间渗透压差,使脑组织间液水分向血管内转移,经肾排出,每 8g 甘露醇可由尿带出水分 100ml,用药后 20～30min 开始起效,2～3h 作用达峰。常用剂量 125～250mL,1 次/6～8h,疗程 7～10d。如患者出现脑疝征象可快速加压经静脉或颈动脉推注,可暂时缓解症状,为术前准备赢得时间。冠心病、心肌梗死、心力衰竭和肾功能不全者慎用,注意用药不当可诱发肾衰竭和水盐及电解质失衡。因此,在应用甘露醇脱水时,一定要严密观察患者尿量、血钾和心肾功能,一旦出现尿少、血尿、无尿时应立即停用。

2.利尿药

呋塞米注射液较常用,脱水作用不如甘露醇,但可抑制脑脊液产生,用于心肾功能不全不能用甘露醇的患者,常与甘露醇合用,减少甘露醇用量。每次 20～40mg,每日 2～4 次,静脉注射。

3.甘油果糖氯化钠注射液

该药为高渗制剂,通过高渗透性脱水,能使脑水分含量减少,降低颅内压。本品降低颅内压作用起效较缓,持续时间较长,可与甘露醇交替使用。推荐剂量为每次 250～500ml,每日 1～2次,静脉滴注,连用 7d 左右。

4.10%人血清蛋白

通过提高血浆胶体渗透压发挥对脑组织脱水降颅压作用,改善病灶局部脑组织水肿,作用持久。适用于低蛋白血症的脑水肿伴高颅压的患者。推荐剂量每次 10～20g,每日 1～2 次,静脉滴注。该药可增加心脏负担,心功能不全者慎用。

5.地塞米松

可防止脑组织内星形胶质细胞肿胀,降低毛细血管通透性,维持血脑屏障功能。抗脑水肿作用起效慢,用药后 12～36h 起效。剂量每日 10～20mg,静脉滴注。由于易并发感染或使感染扩散,可促进或加重应激性上消化道出血,影响血压和血糖控制等,临床不主张常规使用,病情危重、不伴上消化道出血者可早期短时间应用。

若药物脱水、降颅压效果不明显,出现颅高压危象时可考虑转外科手术开颅减压。

(四)控制感染

发病早期或病情较轻时通常不需要使用抗生素,老年患者合并意识障碍易并发肺部感染,合并吞咽困难易发生吸入性肺炎,尿潴留或导尿易合并尿路感染,可根据痰液或尿液培养、药物敏感试验等选用抗生素治疗。

(五)维持水、电解质平衡

患者液体的输入量最好根据其中心静脉压(CVP)和肺毛细血管楔压(PCWP)来调整,CVP 保持在 $5\sim12$mmHg 或者 PCWP 维持在 $10\sim14$mmHg。无此条件时每日液体输入量可按前 1d 尿量$+500$ml 估算。每日补钠 $50\sim70$mmol/L,补钾 $40\sim50$mmol/L,糖类 $13.5\sim18$g。使用液体种类应以 0.9%氯化钠注射液或复方氯化钠注射液(林格液)为主,避免用高渗糖水,若用糖时可按每 4g 糖加 1U 胰岛素后再使用。由于患者使用大量脱水药、进食少、合并感染等原因,极易出现电解质紊乱和酸碱失衡,应加强监护和及时纠正,意识障碍患者可通过鼻饲管补充足够热量的营养和液体。

(六)对症治疗

1.中枢性高热

宜先行物理降温,如头部、腋下及腹股沟区放置冰袋,戴冰帽或睡冰毯等。效果不佳可用多巴胺受体激动剂如溴隐亭 3.75mg/d,逐渐加量至 $7.5\sim15.0$mg/d,分次服用。

2.痫性发作

可静脉缓慢推注(注意患者呼吸)地西泮 $10\sim20$mg,控制发作后可予卡马西平片,每次 100mg,每日 2 次。

3.应激性溃疡

丘脑、脑干出血患者常合并应激性溃疡和引起消化道出血,机制不明,可能是出血影响边缘系统、丘脑、丘脑下部及下行自主神经纤维,使肾上腺皮质激素和胃酸分泌大量增加,黏液分泌减少及屏障功能削弱。常在病后第 $2\sim14$d 突然发生,可反复出现,表现呕血及黑便,出血量大时常见烦躁不安、口渴、皮肤苍白、湿冷、脉搏细速、血压下降、尿量减少等外周循环衰竭表现。可采取抑制胃酸分泌和加强胃黏膜保护治疗,用 H_2 受体阻滞剂如:①雷尼替丁,每次 150mg,每日 2 次,口服。②西咪替丁,$0.4\sim0.8$g/d,加入 0.9%氯化钠注射液,静脉滴注。③注射用奥美拉唑钠,每次 40mg,每 12h 静脉注射 1 次,连用 3d。还可用硫糖铝,每次 1g,每日 4 次,口服;或氢氧化铝凝胶,每次 $40\sim60$ml,每日 4 次,口服。若发生上消化道出血可用去甲肾上腺素 $4\sim8$mg 加冰盐水 $80\sim100$ml,每日 $4\sim6$ 次,口服;云南白药,每次 0.5g,每日 4 次,口服。非手术治疗无效时可在胃镜下止血,须注意呕血引起窒息,并补液或输血维持血容量。

4.心律失常

心房颤动常见,多见于病后前 3d。心电图复极改变常导致易损期延长,易损期出现的期前收缩可导致室性心动过速或心室颤动。这可能是脑出血患者易发生猝死的主要原因。心律失常影响心输出量,降低脑灌注压,可加重原发脑病变,影响预后。应注意改善冠心病患者的心肌供血,给予常规抗心律失常治疗,及时纠正电解质紊乱,可试用β-受体阻滞剂和钙通道阻滞剂治疗,维护心脏功能。

5.大便秘结

脑出血患者,由于卧床等原因,常会出现便秘。用力排便时腹压增高,从而使颅内压升高,可加重脑出血症状。便秘时腹胀不适,使患者烦躁不安,血压升高,亦可使病情加重,故脑出血患者便秘的护理十分重要。便秘可用甘油灌肠剂(支),患者侧卧位插入肛门内 6～10cm,将药液缓慢注入直肠内 60ml,5～10min 即可排便;缓泻剂如酚酞 2 片,每晚口服,亦可用中药番泻叶 3～9g 泡服。

6.稀释性低钠血症

又称血管升压素分泌异常综合征,10%的脑出血患者可发生。因血管升压素分泌减少,尿排钠增多,血钠降低,可加重脑水肿,每日应限制水摄入量在 800～1000ml,补钠 9～12g;宜缓慢纠正,以免导致脑桥中央髓鞘溶解症。另有脑耗盐综合征,是心钠素分泌过高导致低钠血症,应输液补钠治疗。

7.下肢深静脉血栓形成

急性脑卒中患者易并发下肢和瘫痪肢体深静脉血栓形成,患肢进行性水肿和发硬,肢体静脉血流图检查可确诊。勤翻身、被动活动或抬高瘫痪肢体可预防;治疗可用肝素 5000U,静脉滴注,每日 1 次;或低分子量肝素,每次 4000U,皮下注射,每日 2 次。

(七)外科治疗

可挽救重症患者的生命及促进神经功能恢复,手术宜在发病后 6～24h 内进行,预后直接与术前意识水平有关,昏迷患者通常手术效果不佳。

1.手术指征

(1)脑叶出血:患者清醒、无神经障碍和小血肿(<20ml)者,不必手术,可密切观察和随访。患者意识障碍、大血肿和在 CT 片上有占位征,应手术。

(2)基底节和丘脑出血:大血肿、神经障碍者应手术。

(3)脑桥出血:原则上内科治疗。但对非高血压性脑桥出血如海绵状血管瘤,可手术治疗。

(4)小脑出血:血肿直径≥2cm 者应手术,特别是合并脑积水、意识障碍、神经功能缺失和占位征者。

2.手术禁忌证

(1)深昏迷患者(GCS 3～5 级)或去大脑强直。

(2)生命体征不稳定,如血压过高、高热、呼吸不规则,或有严重系统器质病变者。

(3)脑干出血。

(4)基底节或丘脑出血影响到脑干。

(5)病情发展急骤,发病数小时即深昏迷者。

3.常用手术方法

(1)小脑减压术:是高血压性小脑出血最重要的外科治疗方法,可挽救生命和逆转神经功能缺损,病程早期患者处于清醒状态时手术效果好。

(2)开颅血肿清除术:占位效应引起中线结构移位和初期脑疝时外科治疗可能有效。

（3）钻孔扩大骨窗血肿清除术。

（4）钻孔微创颅内血肿清除术。

（5）脑室出血脑室引流术。

（八）早期康复治疗

原则上应尽早开始。在神经系统症状不再进展，没有严重精神、行为异常，生命体征稳定，没有严重的并发症时即可开始康复治疗的介入，但需要注意康复方法的选择。早期康复治疗对恢复患者的神经功能，提高生活质量是十分有利的。早期对瘫痪肢体进行按摩及被动运动，开始有主动运动时即应根据康复要求按阶段进行训练，以促进神经功能恢复，避免出现关节挛缩、肌肉萎缩和骨质疏松；对失语患者需要加强言语康复训练。

（九）加强护理，防治并发症

常见的并发症有肺部感染、上消化道出血、吞咽困难和水电解质紊乱、下肢静脉血栓形成、肺栓塞、肺水肿、冠状动脉性疾病和心肌梗死、心脏损伤、痫性发作等。脑出血预后与急性期护理有直接关系，合理的护理措施十分重要。

1.体位

头部抬高 15°～30°，既能保持脑血流量，又能保持呼吸道通畅。切忌无枕仰卧。凡意识障碍患者宜采用侧卧位，头稍前屈，以利口腔分泌物流出。

2.饮食与营养

营养不良是脑出血患者常见的易被忽视的并发症，应充分重视。重症意识障碍患者急性期应禁食 1～2d，静脉补给足够能量与维生素，发病 48h 后若无活动性消化道出血，可鼻饲流质饮食，应考虑营养合理搭配与平衡。患者意识转清、咳嗽反射良好、能吞咽时可停止鼻饲，应注意喂食时宜取 45°半卧位，食物宜做成糊状，流质饮料均应选用茶匙喂食，喂食出现呛咳可拍背。

3.呼吸道护理

脑出血患者应保持呼吸道通畅和足够通气量，意识障碍或脑干功能障碍患者应行气管插管，指征是 $PaO_2 < 60mmHg$、$PaCO_2 > 50mmHg$ 或有误吸危险者。鼓励勤翻身、拍背，鼓励患者尽量咳嗽，咳嗽无力痰多时可行超声雾化治疗，呼吸困难、呼吸道痰液多、经鼻抽吸困难者可考虑气管切开。

4.压疮防治与护理

昏迷或完全性瘫痪患者易发生压疮，预防措施包括定时翻身，保持皮肤干燥清洁，在骶部、足跟及骨隆起处加垫气圈，经常按摩皮肤及活动瘫痪肢体促进血液循环，皮肤发红可用 70% 乙醇溶液或温水轻柔，涂以 3.5% 安息香酊。

七、预后与预防

（一）预后

脑出血的预后与出血量、部位、病因及全身状况等有关。脑干、丘脑及大量脑室出血预后差。脑水肿、颅内压增高及脑-内脏（脑-心、脑-肺、脑-肾、脑-胃肠）综合征是致死的主要原因。早期多死于脑疝，晚期多死于中枢性衰竭肺炎和再出血等继发性并发症。影响本病的预后因素有：①年龄较大；②昏迷时间长和程度深；③颅内压高和脑水肿重；④反复多次出血和出血量大；⑤小脑、脑干出血；⑥神经体征严重；⑦出血灶多和生命体征不稳定；⑧伴癫痫发作、去大脑皮质强直或去大脑强直；⑨伴有脑-内脏联合损害；⑩合并代谢性酸中毒、代谢障碍或电解质紊乱者，预后差。及时给予正确的中西医结合治疗和内外科治疗，可大大改善预后，减少病死率和致残率。

(二)预防

总的原则是定期体检，早发现、早预防、早治疗。脑出血是多种危险因素所致的疾病。研究证明，高血压是最重要的独立危险因素，心脏病、糖尿病是肯定的危险因素。多种危险因素之间存在错综复杂的相关性，它们互相渗透、互相作用、互为因果，从而增加了脑出血的危险性，也给预防和治疗带来困难。目前我国仍存在对高血压知晓率低、用药治疗率低和控制率低等"三低"现象，恰与我国脑卒中患病率高、致残率高和病死率高"三高"现象形成鲜明对比。因此，加强高血压的防治宣传教育是非常必要的。在高血压治疗中，轻型高血压可选用尼群地平和吲达帕胺，对其他类型的高血压则应根据病情选用钙通道阻滞剂、β-受体阻滞药、ACEI、利尿药等联合治疗。

有些危险因素是先天决定的，而且是难以改变甚至不能改变的(如年龄、性别)；有些危险因素是环境造成的，很容易预防(如感染)；有些是人们生活行为的方式导致的，是完全可以控制的(如抽烟、酗酒)；还有些疾病常是可治疗的(如高血压)。虽然大部分高血压患者都接受过降压治疗，但规范性、持续性差，这样非但没有起到降低血压、预防脑出血的作用，反而使血压忽高忽低，易于引发脑出血。所以控制血压除进一步普及治疗外，重点应放在正确的治疗方法上。预防工作不可简单、单一化，要采取突出重点、顾及全面的综合性预防措施，才能有效地降低脑出血的发病率、病死率和复发率。

除针对危险因素进行预防外，日常生活中须注意经常锻炼、戒烟酒，合理饮食，调理情绪。饮食上提倡"五高三低"，即高蛋白质、高钾、高钙、高纤维素、高维生素及低盐、低糖、低脂。锻炼要因人而异，方法灵活多样，强度不宜过大，避免剧烈运动。

第三节　短暂性脑缺血发作

短暂性脑缺血发作(TIA)是指因脑血管病变引起的短暂性、局限性脑功能缺失或视网膜功能障碍。临床症状一般持续10~20min，多在1h内缓解，最长不超过24h，不遗留神经功能缺失症状，结构性影像学(CT、MRI)检查无责任病灶。凡临床症状持续超过1h且神经影像学检查有明确病灶者不宜称为TIA。1975年，曾将TIA定义限定为24h，这是基于时间的定义。2002年，美国TIA工作组提出了新的定义，即由于局部脑或视网膜缺血引起的短暂性神经功能缺损发作，典型临床症状持续不超过1h，且无急性脑梗死的证据。TIA新的基于组织学的定义以脑组织有无损伤为基础，更有利于临床医师及时进行评价，使急性脑缺血能得到迅速干预。流行病学统计表明，15%的脑卒中患者曾发生过TIA。不包括未就诊的患者，美国每年TIA发作人数估计为20万~50万。TIA发生脑卒中率明显高于一般人群，TIA后第1个月内发生脑梗死者占 4%~8%;1 年内 12%~13%;5 年内增至 24%~29%。TIA 患者发生脑卒中在第 1 年内较一般人群高 13~16 倍,是最严重的"卒中预警"事件,也是治疗干预的最佳时机,频发 TIA 更应以急诊处理。

一、病因与发病机制

(一)病因

TIA 病因各有不同,主要是动脉粥样硬化和心源性栓子。多数学者认为微栓塞或血流动力学障碍是 TIA 发病的主要原因,90%左右的微栓子来源于心脏和动脉系统,动脉粥样硬化是 50 岁以上患者 TIA 的最常见原因。

(二)发病机制

TIA 的真正发病机制至今尚未完全阐明。主要有血流动力学改变学说和微栓子学说。

1.血流动力学改变学说

TIA 的主要原因是血管本身病变。动脉粥样硬化造成大血管的严重狭窄,由于病变血管自身调节能力下降,当一些因素引起灌注压降低时,病变血管支配区域的血流就会显著下降,同时又可能存在全血黏度增高、红细胞变形能力下降和血小板功能亢进等血液流变学改变,促进了微循环障碍的发生,而使局部血管无法保持血流量的恒定,导致相应供血区域 TIA 的发生。血流动力学型 TIA 在大动脉严重狭窄基础上合并血压下降,导致远端一过性脑供血不足症状,当血压回升时症状可缓解。

2.微栓子学说

大动脉的不稳定粥样硬化斑块破裂,脱落的栓子随血流移动,阻塞远端动脉,随后栓子很快发生自溶,临床表现为一过性缺血发作。动脉的微栓子来源最常见的部位是颈内动脉系统。心源性栓子为微栓子的另一来源,多见于心房颤动、心瓣膜疾病及左心室血栓形成。

3.其他学说

脑动脉痉挛、受压学说,如脑血管受到各种刺激造成的痉挛或由于颈椎骨质增生压迫椎动脉造成缺血;颅外血管盗血学说,如锁骨下动脉严重狭窄,椎动脉脑血流逆行,导致颅内灌注不足等。TIA 常见的危险因素包括高龄、高血压、抽烟、心脏病(冠心病、心律失常、充血性心力衰竭、心脏瓣膜病)、高血脂、糖尿病和糖耐量异常、肥胖、不健康饮食、体力活动过少、过度饮酒、口服避孕药或绝经后雌激素的应用、高同型半胱氨酸血症、抗心磷脂抗体综合征、蛋白 C/蛋白 S 缺乏症等。

二、病理

发生缺血部位的脑组织常无病理改变,但部分患者可见脑深部小动脉发生闭塞而形成的微小梗死灶,其直径常<1.5mm。主动脉弓发出的大动脉、颈动脉可见动脉粥样硬化性改变、狭窄或闭塞。颅内动脉也可有动脉粥样硬化性改变,或可见动脉炎性浸润。另外,可有颈动脉或椎动脉过长或扭曲。

三、临床表现

TIA 多发于老年人,男性多于女性。发病突然,恢复完全,不遗留神经功能缺损的症状和体征,多有反复发作的病史。持续时间短暂,一般为 10~15min,颈内动脉系统平均为 14min,椎-基底动脉系统平均为 8min,每日可有数次发作,发作间期无神经系统症状及阳性体征。颈内动脉系统 TIA 与椎-基底动脉系统 TIA 相比,发作频率较少,但更容易进展为脑梗死。

TIA 神经功能缺损的临床表现依据受累的血管供血范围而不同,临床常见的神经功能缺损有以下两种。

(一)颈动脉系统 TIA

最常见的症状为对侧面部或肢体的一过性无力和感觉障碍、偏盲,偏侧肢体或单肢的发作性轻瘫最常见,通常以上肢和面部较重,优势半球受累可出现语言障碍。单眼视力障碍为颈内动脉系统 TIA 所特有,短暂的单眼黑蒙是颈内动脉分支——眼动脉缺血的特征性症状,表现为短暂性视物模糊、眼前灰暗感或云雾状。

(二)椎-基底动脉系统 TIA

常见症状为眩晕、头晕、平衡障碍、复视、构音障碍、吞咽困难、皮质性盲和视野缺损、共济失调交叉性肢体瘫痪或感觉障碍。脑干网状结构缺血可能由于双下肢突然失张力,造成跌倒发作。

颞叶、海马、边缘系统等部位缺血可能出现短暂性全面性遗忘症,表现为突发的一过性记忆丧失,时间、空间定向力障碍,患者有自知力,无意识障碍,对话、书写、计算能力保留,症状可持续数分钟至数小时。

四、辅助检查

治疗的结果与确定病因直接相关,辅助检查的目的就在于确定病因及危险因素。

(一)TIA 的神经影像学表现

普通 CT 和 MRI 扫描正常。MRI 灌注成像(PWI)表现可有局部脑血流减低,但不出现 DWI 的影像异常。TIA 作为临床常见的脑缺血急症,要进行快速的综合评估,尤其是 MRI 检查(包括 DWI 和 PWI),以便鉴别脑卒中、确定半暗带、制订治疗方案和判断预后。CT 检查可以排除脑出血、硬膜下血肿、脑肿瘤、动静脉畸形和动脉瘤等临床表现与 TIA 相似的疾病,必要时须行腰椎穿刺以排除蛛网膜下隙出血。CT 血管成像(CTA)、磁共振血管成像(MRA)有助于了解血管情况。

梗死型 TIA 的概念是指临床表现为 TIA,但影像学上有脑梗死的证据,早期的 MRI 弥散成像(DWI)检查发现,20%~40%临床上表现为 TIA 的患者存在梗死灶。但实际上根据 TIA 的新概念,只要出现了梗死灶就不能诊断为 TIA。

(二)血浆同型半胱氨酸检查

血浆同型半胱氨酸(Hcy)浓度与动脉粥样硬化程度密切相关,血浆 Hcy 水平升高是全身性动脉硬化的独立危险因素。

(三)其他检查

TCD 检查可发现颅内动脉狭窄,并且可进行血流状况评估和微栓子检测。血常规和生化检查也是必要的。神经心理学检查可能发现轻微的脑功能损害。双侧肱动脉压、桡动脉搏动、双侧颈动脉及心脏有无杂音、全血和血小板检查、血脂、空腹血糖及糖耐量、纤维蛋白原、凝血功能、抗心磷脂抗体、心电图、心脏及颈动脉超声、TCD、DSA 等,有助于发现 TIA 的病因和危险因素、评判动脉狭窄程度、评估侧支循环建立程度和进行微栓子的检测;有条件时应考虑经食管超声心动图检查,可能发现卵圆孔未闭等心源性栓子的来源。

五、诊断与鉴别诊断

(一)诊断

诊断只能依靠病史,根据血管分布区内急性短暂神经功能障碍与可逆性发作特点,结合 CT 排除出血性疾病可考虑 TIA。确立 TIA 诊断后应进一步进行病因、发病机制的诊断和危险因素分析。TIA 和脑梗死之间并没有截然的区别,两者应被视为一个疾病动态演变过程的不同阶段,应尽可能采用"组织学损害"的标准界定两者。

(二)鉴别诊断

鉴别需要考虑其他可以导致短暂性神经功能障碍发作的疾病。

1.局灶性癫痫后出现的 Todd 麻痹

局限性运动性发作后可能遗留短暂的肢体无力或轻偏瘫,持续 0.5~36h 后可消除。患者有明确的癫痫病史,EEG 可见局限性异常,CT 或 MRI 可能发现脑内病灶。

2.偏瘫型偏头痛

多于青年期发病,女性多见,可有家族史,头痛发作的同时或过后出现同侧或对侧肢体不同程度瘫痪,并可在头痛消退后持续一段时间。

3.昏厥

为短暂性弥散性脑缺血、缺氧所致,表现为短暂性意识丧失,常伴有面色苍白、大汗、血压下降,EEG 多数正常。

4.梅尼埃病

发病年龄较轻,发作性眩晕、恶心、呕吐可与椎-基底动脉系统 TIA 相似,反复发作常合并耳鸣及听力减退,症状可持续数小时至数天,但缺乏中枢神经系统定位体征。

5.其他

血糖异常、血压异常、颅内结构性损伤(如肿瘤、血管畸形、硬膜下血肿、动脉瘤等)、多发性硬化等,也可能出现类似 TIA 的临床症状。临床上可以依靠影像学资料和实验室检查进行鉴别诊断。

六、治疗

TIA 是缺血性血管病变的重要部分。TIA 既是急症,也是预防缺血性血管病变的最佳和最重要时机。TIA 的治疗与二级预防密切结合,可减少脑卒中及其他缺血性血管事件发生。TIA 症状持续 1h 以上,应按照急性脑卒中流程进行处理。根据 TIA 病因和发病机制的不同,应采取不同的治疗策略。

(一)控制危险因素

TIA 需要严格控制危险因素,包括调整血压、血糖、血脂、同型半胱氨酸,以及戒烟、治疗心脏疾病、避免大量饮酒、进行有规律的体育锻炼、控制体重等。已经发生 TIA 的患者或高危人群可长期服用抗血小板药物。肠溶阿司匹林为目前最主要的预防性用药之一。

(二)药物治疗

1.抗血小板聚集药物

阻止血小板活化、黏附和聚集,防止血栓形成。常用药物为:

(1)阿司匹林肠溶片:通过抑制环氧化酶减少血小板内花生四烯酸转化为血栓烷 A_2(TXA_2)防

止血小板聚集,各国指南推荐的标准剂量不同,我国指南的推荐剂量为 75～150mg/d。

(2)氯吡格雷(75mg/d):也是被广泛采用的抗血小板药,通过抑制血小板表面的二磷酸腺苷(ADP)受体阻止血小板积聚。

(3)双嘧达莫:为血小板磷酸二酯酶抑制剂,缓释剂可与阿司匹林联合使用,效果优于单用阿司匹林。

2.抗凝治疗

考虑存在心源性栓子的患者应予抗凝治疗。抗凝药种类很多,肝素、低分子量肝素及口服抗凝药(如华法林、香豆素)等均可选用,但除低分子量肝素外,其他抗凝药如肝素、华法林等应用过程中应注意检测凝血功能,以避免发生出血不良反应。低分子量肝素,每次 4000～5000U,腹部皮下注射,每日 2 次,连用 7～10d,与普通肝素比较,生物利用度好,使用安全。口服华法林 6～12mg/d,3～5d 后改为 2～6mg/d 维持,目标国际标准化比值(INR)范围为 2.0～3.0。

3.降压治疗

血流动力学型 TIA 的治疗以改善脑供血为主,慎用血管扩张药物,除抗血小板聚集、降脂治疗外,须慎重管理血压,避免降压过度,必要时可给予扩容治疗。在大动脉狭窄解除后,可考虑将血压控制在目标值以下。

4.生化治疗

防治动脉硬化及其引起的动脉狭窄和痉挛以及斑块脱落的微栓子栓塞造成 TIA。主要用药有:维生素 B_1,每次 10mg,每日 3 次;维生素 B_2,每次 5mg,每日 3 次;维生素 B_6,每次 10mg,每日 3 次;复合 B 族维生素,每次 10mg,每日 3 次;维生素 C,每次 100mg,每日 3 次;叶酸片,每次 5mg,每日 3 次。

(三)手术治疗

颈动脉剥脱术(CEA)和颈动脉支架治疗(CAS)适用于症状性颈动脉狭窄 70% 以上的患者,实际操作上应从严掌握适应证。仅为预防脑卒中而让无症状的颈动脉狭窄患者冒险手术不是正确的选择。

七、预后与预防

(一)预后

TIA 可使发生缺血性脑卒中的危险性增加。传统观点认为,未经治疗的 TIA 患者约 1/3 发展成脑梗死,1/3 可反复发作,另 1/3 可自行缓解。但如果经过认真细致的中西医结合治疗应会减少脑梗死的发生比例。一般第 1 次 TIA 后,10%～20% 的患者在其后 90d 出现缺血性脑卒中,其中 50% 发生在第 1 次 TIA 发作后 24～28h。预示脑卒中发生率增高的危险因素包括高龄、糖尿病、发作时间超过 10min、颈内动脉系统 TIA 症状(如无力和语言障碍);椎-基底动脉系统 TIA 发生脑梗死的比例较少。

(二)预防

近年来以中西医结合治疗本病的临床研究证明,在注重整体调节的前提下,病证结合,中医辨证论治能有效减少 TIA 发作的频率及程度并降低形成脑梗死的危险因素,从而起到预防脑血管病事件发生的作用。

第四节　蛛网膜下隙出血

蛛网膜下隙出血(SAH)是指脑表面或脑底部的血管自发破裂,血液流入蛛网膜下隙,伴或不伴颅内其他部位出血的一种急性脑血管疾病。本病可分为原发性、继发性和外伤性。原发性 SAH 是指脑表面或脑底部的血管破裂出血,血液直接或基本直接流入蛛网膜下隙所致,称特发性蛛网膜下隙出血或自发性蛛网膜下隙出血(ISAH),约占急性脑血管疾病的 15%,是神经科常见急症之一;继发性 SAH 则为脑实质内、脑室、硬脑膜外或硬脑膜下的血管破裂出血,血液穿破脑组织进入脑室或蛛网膜下隙者;外伤引起的概称外伤性 SAH,常伴发于脑挫裂伤。SAH 临床表现为急骤起病的剧烈头痛、呕吐、精神或意识障碍、脑膜刺激征和血性脑脊液。SAH 的年发病率世界各国各不相同,中国约为 5/10 万,美国为 6/10 万~16/10 万,德国约为 10/10 万,芬兰约为 25/10 万,日本约为 25/10 万。

一、病因与发病机制

(一)病因

SAH 的病因很多,以动脉瘤为最常见,包括先天性动脉瘤、高血压动脉硬化性动脉瘤、夹层动脉瘤和感染性动脉瘤等,其他如脑血管畸形、脑底异常血管网、结缔组织病、脑血管炎等。75%~85% 的非外伤性 SAH 患者为颅内动脉瘤破裂出血,其中先天性动脉瘤发病多见于中青年;高血压动脉硬化性动脉瘤为梭形动脉瘤,约占 13%,多见于老年人。脑血管畸形占第二位,以动静脉畸形最常见,约占 15%,常见于青壮年。其他如烟雾病、感染性动脉瘤、颅内肿瘤、结缔组织病垂体卒中、脑血管炎、血液病及凝血障碍性疾病、妊娠并发症等均可引起 SAH。近年发现约 15% 的 ISAH 患者病因不清,即使 DSA 检查也未能发现 SAH 的病因。

1.动脉瘤

近年来,对先天性动脉瘤与分子遗传学的多个研究支持 I 型胶原蛋白 α_2 链基因(COLIA$_2$)和弹力蛋白基因(FLN)是先天性动脉瘤最大的候补基因。颅内动脉瘤好发于 Willis 环及其主要分支的血管分叉处,其中位于前循环颈内动脉系统者约占 85%,位于后循环基底动脉系统者约占 15%。对此类动脉瘤的研究证实,血管壁的最大压力来自沿血流方向上的血管分叉处的尖部。随着年龄增长,在血压增高、动脉瘤增大,更由于血流涡流冲击和各种危险因素的综合因素作用下,出血的可能性也随之增大。颅内动脉瘤体积的大小与有无蛛网膜下隙出血相关,直径<3mm 的动脉瘤,SAH 的风险小;直径>5~7mm 的动脉瘤,SAH 的风险高。对于未破裂的动脉瘤,每年发生动脉瘤破裂出血的危险性为 1%~2%。曾经破裂过的动脉瘤有更高的再出血率。

2.脑血管畸形

以动静脉畸形最常见,且 90% 以上位于小脑幕上。脑血管畸形是胚胎发育异常形成的畸形血管团,血管壁薄,在有危险因素的条件下易诱发出血。

3.高血压动脉硬化性动脉瘤

长期高血压动脉粥样硬化导致脑血管弯曲多,侧支循环多,管径粗细不均,且脑内动脉缺乏外弹力层,在血压增高、血流涡流冲击等因素影响下,管壁薄弱的部分逐渐向外膨胀形成囊状动脉瘤,极易破裂出血。

4.其他病因

动脉炎或颅内炎症可引起血管破裂出血,肿瘤可直接侵袭血管导致出血。脑底异常血管网形成后可并发动脉瘤,一旦破裂出血可导致反复发生的脑实质内出血或 SAH。

(二)发病机制

蛛网膜下腔出血后,血液流入蛛网膜下腔淤积在血管破裂相应的脑沟和脑池中,并可下流至脊髓蛛网膜下腔,甚至逆流至第四脑室和侧脑室,引起一系列变化,主要包括以下几方面。①颅内容积增加:血液流入蛛网膜下腔使颅内容积增加,引起颅内压增高,血液流入量大者可诱发脑疝。②化学性脑膜炎:血液流入蛛网膜下腔后直接刺激血管,使白细胞崩解释放各种炎症介质。③血管活性物质释放:血液流入蛛网膜下腔后,血细胞破坏产生各种血管活性物质(氧合血红蛋白、5-羟色胺、血栓烷 A_2、肾上腺素、去甲肾上腺素)刺激血管和脑膜,使脑血管发生痉挛和蛛网膜颗粒粘连。④脑积水:血液流入蛛网膜下腔在颅底或逆流入脑室发生凝固,造成脑脊液回流受阻引起急性阻塞性脑积水和颅内压增高;部分红细胞随脑脊液流入蛛网膜颗粒并溶解,使其阻塞,引起脑脊液吸收减慢,最后产生交通性脑积水。⑤下丘脑功能紊乱:血液及其代谢产物直接刺激下丘脑引起神经内分泌紊乱,引起发热、血糖含量增高、应激性溃疡、肺水肿等。⑥脑-心综合征:急性高颅压或血液直接刺激下丘脑、脑干,导致自主神经功能亢进,引起急性心肌缺血、心律失常等。

二、病理

肉眼可见脑表面呈紫红色,覆盖有薄层血凝块;脑底部的脑池、脑桥小脑三角及小脑延髓池等处可见更明显的血块沉积,甚至可将颅底的血管、神经埋没。血液可穿破脑底面进入第三脑室和侧脑室。脑底大量积血或脑室内积血可影响脑脊液循环出现脑积水,约 5% 的患者由于部分红细胞随脑脊液流入蛛网膜颗粒并使其堵塞,引起脑脊液吸收减慢而产生交通性脑积水。蛛网膜及软膜增厚、色素沉着,脑与神经、血管间发生粘连。脑脊液呈血性。血液在蛛网膜下腔的分布,以出血量和范围分为弥散型和局限型。前者出血量较多,穹隆面与基底面蛛网膜下腔均有血液沉积;后者血液则仅存于脑底池。40%～60% 的脑标本并发脑内出血。出血的次数越多,并发脑内出血的比例越大。并发脑内出血的发生率第 1 次约 39.6%,第 2 次约 55%,第 3 次达 100%。出血部位随动脉瘤的部位而定。动脉瘤好发于 Willis 环的血管上,尤其是动脉分叉处,可单发或多发。

三、临床表现

SAH 发生于任何年龄,发病高峰多在 30～60 岁;50 岁后,ISAH 的危险性有随年龄的增长而升高的趋势。男女在不同的年龄段发病不同,10 岁前男性的发病率较高,男女比为 4∶1;40～50 岁时,男女发病相等;70～80 岁时,男女发病率之比高达 1∶10。临床主要表现为剧烈头痛、脑膜刺激征阳性、血性脑脊液。在严重病例中,患者可出现意识障碍,从嗜睡至昏迷不等。

(一)症状与体征

1.先兆及诱因

先兆通常是不典型头痛或颈部僵硬,部分患者有病侧眼眶痛、轻微头痛、动眼神经麻痹等表现,主要由少量出血造成;70%的患者存在上述症状数日或数周后出现严重出血,但绝大部分患者起病急骤,无明显先兆。常见诱因有过量饮酒、情绪激动、精神紧张、剧烈活动、用力状态等,这些诱因均能增加 ISAH 的风险性。

2.一般表现

出血量大者,当日体温即可升高,可能与下丘脑受影响有关;多数患者于 2～3d 后体温升高,多属于吸收热;SAH 后患者血压增高,1～2 周病情趋于稳定后逐渐恢复病前血压。

3.神经系统表现

绝大部分患者有突发持续性剧烈头痛。头痛位于前额、枕部或全头,可扩散至颈部、腰背部;常伴有恶心、呕吐。呕吐可反复出现,系由颅内压急骤升高和血液直接刺激呕吐中枢所致。如呕吐物为咖啡色样胃内容物则提示上消化道出血,预后不良。头痛部位各异,轻重不等,部分患者类似眼肌麻痹型偏头痛。有 48%～81% 的患者可出现不同程度的意识障碍,轻者嗜睡,重者昏迷,多逐渐加深。意识障碍的程度、持续时间及意识恢复的可能性均与出血量、出血部位及有无再出血有关。部分患者以精神症状为首发或主要的临床症状,常表现为兴奋、躁动不安、定向障碍,甚至谵妄和错乱;少数可出现迟钝、淡漠、抗拒等。精神症状可由大脑前动脉或前交通动脉附近的动脉瘤破裂引起,大多在病后 1～5d 出现,但多数在数周内自行恢复。癫痫发作较少见,多发生在出血时或出血后的急性期,国外发生率为 6%～26.1%,国内资料为 10%～18.3%。在一项 SAH 的大宗病例报道中,约有 15% 的动脉瘤性 SAH 表现为癫痫。癫痫可为局限性抽搐或全身强直-阵挛性发作,多见于脑血管畸形引起者,出血部位多在天幕上,多由于血液刺激大脑皮质所致,患者有反复发作倾向。部分患者由于血液流入脊髓蛛网膜下隙可出现神经根刺激症状,如腰背痛。

4.神经系统体征

(1)脑膜刺激征:为 SAH 的特征性体征,包括头痛、颈强直、Kernig 征和 Brudzinski 征阳性。常于起病后数小时至 6d 内出现,持续 3～4 周。颈强直发生率最高(6%～100%)。另外,应当注意临床上有少数患者可无脑膜刺激征,如老年患者,可能因蛛网膜下隙扩大等老年性改变和痛觉不敏感等因素,往往使脑膜刺激征不明显,但意识障碍仍可较明显,老年人的意识障碍可达 90%。

(2)脑神经损害:以第 Ⅱ、Ⅲ 对脑神经最常见,其次为第 Ⅴ、Ⅵ、Ⅶ、Ⅷ 对脑神经,主要由于未破裂的动脉瘤压迫或破裂后的渗血、颅内压增高等直接或间接损害引起。少数患者有一过性肢体单瘫、偏瘫、失语,早期出现者多因出血破入脑实质和脑水肿所致;晚期多由于迟发性脑血管痉挛引起。

(3)眼症状:SAH 的患者中,17% 有玻璃体膜下出血,7%～35% 有视盘水肿。视网膜下出血及玻璃体下出血是诊断 SAH 有特征性的体征。

(4)局灶性神经功能缺失:如有局灶性神经功能缺失有助于判断病变部位,如突发头痛伴眼睑下垂者,应考虑载瘤动脉可能是后交通动脉或小脑上动脉。

(二)SAH 并发症

1.再出血

在脑血管疾病中,最易发生再出血的疾病是 SAH,国内文献报道再出血率为 24% 左右。

再出血临床表现严重,病死率远远高于第 1 次出血,一般发生在第 1 次出血后 10～14d,2 周内再发生率占再发病例的 54%～80%。近期再出血病死率为 41%～46%,甚至更高。再发出血多因动脉瘤破裂所致,通常在病情稳定的情况下,突然头痛加剧、呕吐、癫痫发作,并迅速陷入深昏迷,瞳孔散大,对光反射消失,呼吸困难甚至停止。神经定位体征加重或脑膜刺激征明显加重。

2.脑血管痉挛

脑血管痉挛(CVS)是 SAH 发生后出现的迟发性大、小动脉的痉挛狭窄,以后者更多见。典型的血管痉挛发生在出血后 3～5d,于 5～10d 达高峰,2～3 周逐渐缓解。在大多数研究中,血管痉挛发生率在 25%～30%。早期可逆性 CVS 多在蛛网膜下隙出血后 30 分钟内发生,表现为短暂的意识障碍和神经功能缺失。70% 的 CVS 在蛛网膜下隙出血后 1～2 周内发生,尽管及时干预治疗,但仍有约 50% 有症状的 CVS 患者将会进一步发展为脑梗死。因此,CVS 的治疗关键在预防。血管痉挛发作的临床表现通常是头痛加重或意识状态下降,除发热和脑膜刺激征外,也可表现局灶性的神经功能损害体征,但不常见。尽管导致血管痉挛的许多潜在危险因素已经确定,但 CT 扫描所见的蛛网膜下隙出血的数量和部位是最主要的危险因素。基底池内有厚层血块的患者比仅有少量出血的患者更容易发展为血管痉挛。虽然国内外均有大量的临床观察和实验数据,但是 CVS 的机制仍不确定。蛛网膜下隙出血本身或其降解产物中的一种或多种成分可能是导致 CVS 的原因。

CVS 的检查常选择经颅多普勒超声(TCD)和数字减影血管造影(DSA)检查。TCD 有助于血管痉挛的诊断。TCD 血液流速峰值＞200cm/s 和(或)平均流速＞120cm/s 时能很好地与血管造影显示的严重血管痉挛相符。值得提出的是,TCD 只能测定颅内血管系统中特定深度的血管段。测得数值的准确性在一定程度上依赖于超声检查者的经验。动脉插管血管造影诊断 CVS 较 TCD 更为敏感。CVS 患者行血管造影的价值不仅用于诊断,更重要的目的是血管内治疗。动脉插管血管造影为有创检查,价格较昂贵。

3.脑积水

大约 25% 的动脉瘤性蛛网膜下隙出血患者由于出血量大、速度快,血液大量涌入第三脑室、第四脑室并凝固,使第四脑室的外侧孔和正中孔受阻,可引起急性梗阻性脑积水,导致颅内压急剧升高,甚至出现脑疝而死亡。急性脑积水常发生于起病数小时至 2 周内,多数患者在 1～2d 内意识障碍呈进行性加重,神经症状迅速恶化,生命体征不稳定,瞳孔散大。颅脑 CT 检查可发现阻塞上方的脑室明显扩大等脑室系统有梗阻表现,此类患者应迅速进行脑室引流术。慢性脑积水是 SAH 后 3 周至 1 年内发生的脑积水,原因可能为蛛网膜下隙出血刺激脑膜,引起无菌性炎症反应形成粘连,阻塞蛛网膜下隙及蛛网膜绒毛而影响脑脊液的吸收与回流,以脑脊液吸收障碍为主,病理切片可见蛛网膜增厚纤维变性、室管膜破坏及脑室周围脱髓鞘改变。Johnston 认为脑脊液的吸收与蛛网膜下隙和上矢状窦的压力差以及蛛网膜绒毛颗粒的阻力有关。当脑外伤后颅内压增高时,上矢状窦的压力随之升高,使蛛网膜下隙和上矢状窦的压力差变小,从而使蛛网膜绒毛微小管系统受压甚至关闭,直接影响脑脊液的吸收。由于脑脊液的积蓄造成脑室内静水压升高,致使脑室进行性扩大。因此,慢性脑积水的初期,患者的颅内压是高于正常的,待至脑室扩大到一定程度之后,由于加大了吸收面,才渐使颅内压下降至正常范围,故临床上称之为正常颅压脑积水。但由于脑脊液的静水压已超过脑室壁所能承受的压力,使脑室不断继续扩大、脑萎缩加重而致进行性痴呆。

4.自主神经及内脏功能障碍

常因下丘脑受出血、脑血管痉挛和颅内压增高的损伤所致,临床可并发心肌缺血或心肌梗死、急性肺水肿、应激性溃疡。这些并发症被认为是由于交感神经过度活跃或迷走神经张力过高所致。

5.低钠血症

尤其是重症 SAH 常影响下丘脑功能,而导致有关水盐代谢激素的分泌异常。目前,关于低钠血症发生的病因有两种机制,即血管升压素分泌异常综合征(SIADH)和脑性耗盐综合征(CSWS)。

SIADH 理论是 1957 年由 Bartter 等提出的。该理论认为,低钠血症产生的原因是各种创伤性刺激作用于下丘脑,引起血管升压素(ADH)分泌过多,或血管升压素渗透性调节异常,丧失了低渗对 ADH 分泌的抑制作用,而出现持续性 ADH 分泌。肾远曲小管和集合管重吸收水分的作用增强,引起水潴留、血钠被稀释及细胞外液增加等一系列病理生理变化。同时,促肾上腺皮质激素(ACTH)相对分泌不足,血浆 ACTH 降低,醛固酮分泌减少,肾小管排钾保钠功能下降,尿钠排出增多。细胞外液增加和尿、钠丢失的后果是血浆渗透压下降和稀释性低血钠,尿渗透压高于血渗透压,低钠而无脱水,中心静脉压增高的一种综合征。若进一步发展,将导致水分从细胞外向细胞内转移、细胞水肿及代谢功能异常。当血钠<120mmol/L 时,可出现恶心、呕吐、头痛;当血钠<110mmol/L 时可发生嗜睡、躁动、谵语、肌张力低下、腱反射减弱或消失甚至昏迷。

但 20 世纪 70 年代末以来,越来越多的学者发现,发生低钠血症时,患者多伴有尿量增多和尿钠排泄量增多,而血中 ADH 并无明显增加。这使得脑性耗盐综合征的概念逐渐被接受。SAH 时,CSWS 的发生可能与脑钠肽(BNP)的作用有关。下丘脑受损时可释放出 BNP,脑血管痉挛也可使 BNP 升高。BNP 的生物效应类似心房钠尿肽(ANP),有较强的利钠和利尿反应。CSWS 时可出现厌食、恶心、呕吐、无力、直立性低血压、皮肤无弹性、眼球内陷、心率增快等表现。诊断依据:细胞外液减少,负钠平衡,水摄入与排出率<1,肺动脉楔压<8mmHg,中央静脉压<6mmHg,体重减轻。Ogawasara 提出每日对 CSWS 患者定时测体重和中央静脉压是诊断 CSWS 和鉴别 SIADH 最简单和实用的方法。

四、辅助检查

(一)脑脊液检查

目前脑脊液(CSF)检查尚不能被 CT 检查所完全取代。由于腰椎穿刺(LP)有诱发再出血和脑疝的风险,在无条件行 CT 检查和病情允许的情况下,或颅脑 CT 所见可疑时才可考虑谨慎施行 LP 检查。均匀一致的血性脑脊液是诊断 SAH 的金标准,脑脊液压力增高,蛋白含量增高,糖和氯化物水平正常。起初脑脊液中红、白细胞比例与外周血基本一致(700∶1),12h后脑脊液开始变黄,2~3d 后因出现无菌性炎症反应,白细胞计数可增加,初为中性粒细胞,后为单核细胞和淋巴细胞。LP 阳性结果与穿刺损伤出血的鉴别很重要。通常是通过连续观察试管内红细胞计数逐渐减少的三管试验来证实,但采用脑脊液离心检查上清液黄变及匿血反应是更灵敏的诊断方法。脑脊液细胞学检查可见巨噬细胞内吞噬红细胞及碎片,有助于鉴别。

(二)颅脑 CT 检查

CT 检查是诊断蛛网膜下隙出血的首选常规检查方法。急性期颅脑 CT 检查快速、敏感,不但可早期确诊,还可判定出血部位、出血量、血液分布范围及动态观察病情进展和有无再出血迹象。急性期 CT 表现为脑池、脑沟及蛛网膜下隙呈高密度改变,尤以脑池局部积血有定位价值,但确定出血动脉及病变性质仍须借助于数字减影血管造影(DSA)检查。发病距 CT 检查的时间越短,显示蛛网膜下隙出血病灶部位的积血越清楚。Adams 观察发病当日 CT 检查显示阳性率为 95%,1d 后降至 90%,5d 后降至 80%,7d 后降至 50%。CT 显示蛛网膜下隙高密度出血征象,多见于大脑外侧裂池、前纵裂池、后纵裂池、鞍上池和环池等。CT 增强扫描可能显示大的动脉瘤和血管畸形。须注意 CT 阴性并不能绝对排除 SAH。

部分学者依据 CT 扫描并结合动脉瘤好发部位推测动脉瘤的发生部位,如蛛网膜下隙出血以鞍上池为中心呈不对称向外扩展,提示颈内动脉瘤;外侧裂池基底部积血提示大脑中动脉瘤;前纵裂池基底部积血提示前交通动脉瘤;出血以脚间池为中心向前纵裂池和后纵裂池基底部扩散,提示基底动脉瘤。

CT 显示弥散性出血或局限于前部的出血发生再出血的风险较大,应尽早行 DSA 检查确定动脉瘤部位并早期手术。MRA 作为初筛工具具有无创、无风险的特点,但敏感性不如 DSA 检查高。

(三)数字减影血管造影

确诊 SAH 后应尽早行数字减影血管造影(DSA)检查,以确定动脉瘤的部位、大小、形状、数量、侧支循环和脑血管痉挛等情况,并可协助除外其他病因如动静脉畸形、烟雾病和炎性血管瘤等。大且不规则、分成小腔(为责任动脉瘤典型的特点)的动脉瘤可能是出血的动脉瘤。如发病之初脑血管造影未发现病灶,应在发病 1 个月后复查脑血管造影,可能会有新发现。DSA 可显示 80% 的动脉瘤及几乎 100% 的血管畸形,而且对发现继发性脑血管痉挛有帮助。脑动脉瘤大多数在 2～3 周内再次破裂出血,尤以病后 6～8d 为高峰,因此对动脉瘤应早检查、早期手术治疗,如在发病后 2～3d 内脑水肿尚未达到高峰时进行手术则手术并发症少。

(四)MRI 检查

MRI 对蛛网膜下隙出血的敏感性不及 CT。急性期 MRI 检查还可能诱发再出血。但 MRI 可检出脑干隐匿性血管畸形;对直径 3～5mm 的动脉瘤检出率可达 84%～100%,而由于空间分辨率较差,不能清晰显示动脉瘤颈和载瘤动脉,仍须行 DSA 检查。

(五)其他检查

心电图可显示 T 波倒置、QT 间期延长、出现高大 U 波等异常;血常规、凝血功能和肝功能检查可排除凝血功能异常方面的出血原因。

五、诊断与鉴别诊断

(一)诊断

根据以下临床特点,诊断 SAH 一般并不困难,如突然起病,主要症状为剧烈头痛,伴呕吐;可有不同程度的意识障碍和精神症状,脑膜刺激征明显,少数伴有脑神经及轻偏瘫等局灶症状;辅助检查 LP 为血性脑脊液,脑 CT 所显示的出血部位有助于判断动脉瘤。

（二）鉴别诊断

1.脑出血

脑出血深昏迷时与 SAH 不易鉴别，但脑出血多有局灶性神经功能缺失体征，如偏瘫、失语等，患者多有高血压病史。仔细的神经系统检查及脑 CT 检查有助于鉴别诊断。

2.颅内感染

发病较 SAH 缓慢。各类脑膜炎起病初均先有高热，脑脊液呈炎性改变而有别于 SAH。进一步行脑影像学检查，脑沟、脑池无高密度增高影改变。脑炎临床表现为发热、精神症状、抽搐和意识障碍，且脑脊液多正常或只有轻度白细胞计数增高，只有脑膜出血时才表现为血性脑脊液；脑 CT 检查有助于鉴别诊断。

3.瘤卒中

依靠详细病史（如有慢性头痛、恶心、呕吐等）、体征和脑 CT 检查可以鉴别。

六、治疗

主要治疗原则：①控制继续出血，预防及解除血管痉挛，去除病因，防治再出血，尽早采取措施预防、控制各种并发症；②掌握时机尽早行 DSA 检查，如发现动脉瘤及动静脉畸形，应尽早行血管介入、手术治疗。

（一）一般处理

绝对卧床护理 4～6 周，避免情绪激动和用力排便，防治剧烈咳嗽，烦躁不安时适当应用止咳药、镇静药；稳定血压，控制癫痫发作。对于血性脑脊液伴脑室扩大者，必要时可行脑室穿刺和体外引流，但应注意引流速度要缓慢。发病后应密切观察 GCS 评分，注意心电图变化，动态观察局灶性神经体征变化和进行脑功能监测。

（二）防止再出血

二次出血是本病的常见现象，故积极进行药物干预对防治再出血十分必要。蛛网膜下隙出血急性期脑脊液纤维素溶解系统活性增高，第 2 周开始下降，第 3 周后恢复正常。因此，选用抗纤维蛋白溶解药物抑制纤溶酶原的形成具有防治再出血的作用。

1.6-氨基己酸

为纤维蛋白溶解抑制剂，既可阻止动脉瘤破裂处凝血块的溶解，又可预防再破裂和缓解脑血管痉挛。每次 8～12g 加入 10％葡萄糖盐水 500ml 中静脉滴注，每日 2 次。

2.氨甲苯酸

又称抗血纤溶芳酸，能抑制纤溶酶原的激活因子，每次 200～400mg，溶于葡萄糖注射液或 0.9％氯化钠注射液 20ml 中缓慢静脉注射，每日 2 次。

3.氨甲环酸

为氨甲苯酸的衍化物，抗血纤维蛋白溶酶的效价强于前两种药物，每次 250～500mg 加入 5％葡萄糖注射液 250～500ml 中静脉滴注，每日 1～2 次。

但近年的一些研究显示抗纤溶药虽有一定的防止再出血作用，但同时增加了缺血事件的发生，因此不推荐常规使用此类药物，除非凝血障碍所致出血时可考虑应用。

（三）降颅压治疗

蛛网膜下隙出血可引起颅内压升高、脑水肿，严重者可出现脑疝，应积极进行脱水降颅压治疗,主要选用 20%甘露醇静脉滴注,每次 125～250ml,每日 2～4 次;呋塞米入小壶,每次 20～80mg,每日 2～4 次;清蛋白 10～20g/d,静脉滴注。药物治疗效果不佳或疑有早期脑疝时,可考虑脑室引流或颞肌下减压术。

(四)防治脑血管痉挛及迟发性缺血性神经功能缺损

目前认为脑血管痉挛引起迟发性缺血性神经功能缺损(DIND)是动脉瘤性 SAH 最常见的死亡和致残原因。钙通道拮抗剂可选择性作用于脑血管平滑肌,减轻脑血管痉挛和 DIND。常用尼莫地平,每日 10mg(50ml),以每小时 2.5～5.0ml 速度泵入或缓慢静脉滴注,5～14d 为 1 个疗程;也可选择尼莫地平,每次 40mg,每日 3 次,口服。国外报道高血压-高血容量-血液稀释(3H)疗法可使约 70%的患者临床症状得到改善。有数个报道认为与以往相比,3H 疗法能够明显改善患者预后,增加循环血容量,提高平均动脉压(MAP),降低血细胞比容(HCT)至 30%～50%,被认为能够使脑灌注达到最优化。3H 疗法必须排除已存在脑梗死、高颅压,并已夹闭动脉瘤后才能应用。

(五)防治急性脑积水

急性脑积水常发生于病后 1 周内,发生率为 9%～27%。急性阻塞性脑积水患者脑 CT 扫描显示脑室急速进行性扩大,意识障碍加重,有效的疗法是行脑室穿刺引流和冲洗。但应注意防止脑脊液引流过度,维持颅内压在 15～30mmHg,因过度引流会突然发生再出血。长期脑室引流要注意继发感染(脑炎、脑膜炎),感染率为 5%～10%。同时常规应用抗生素防治感染。

(六)低钠血症的治疗

SIADH 的治疗原则主要是纠正低血钠和防止体液容量过多。可限制液体摄入量,1d<500～1000ml,使体内水分处于负平衡以减少体液过多与尿钠丢失。注意应用利尿药和高渗盐水,纠正低血钠与低渗血症。当血浆渗透压恢复,可给予 5%葡萄糖注射液维持,也可用抑制 ADH 药物,去甲金霉素 1～2g/d,口服。

CSWS 的治疗主要是维持正常水盐平衡,给予补液治疗。可静脉或口服等渗或高渗盐液,根据低钠血症的严重程度和患者耐受程度单独或联合应用。高渗盐液补液速度以每小时 0.7mmol/L,24h<20mmol/L 为宜。如果纠正低钠血症速度过快可导致脑桥脱髓鞘病,应予特别注意。

(七)外科治疗

经造影证实有动脉瘤或动静脉畸形者,应争取手术或介入治疗,根除病因防止再出血。

1.显微外科

夹闭颅内破裂的动脉瘤是消除病变并防止再出血的最好方法,而且动脉瘤被夹闭,继发性血管痉挛就能得到积极有效的治疗。一般认为 Hunt-Hess 分级Ⅰ～Ⅱ级的患者应在发病后 48～72h 内早期手术。应用现代技术,早期手术已经不再难以克服。一些神经血管中心富有经验的医师已经建议给低评分的患者早期手术,只要患者的血流动力学稳定,颅内压得以控制即可。对于神经状况分级很差和(或)伴有其他内科情况,手术应该延期。对于病情不太稳定、不能承受早期手术的患者,可选择血管内治疗。

2.血管内治疗

选择适合的患者行血管内放置 Guglielmi 可脱式弹簧圈（GDC），已经被证实是一种安全的治疗手段。近年来，一般认为治疗指征为手术风险大或手术治疗困难的动脉瘤。

七、预后与预防

(一)预后

临床常采用 Hunt 和 Kosni 修改的 Botterell 的分级方案，对预后判断有帮助。Ⅰ～Ⅱ级患者预后佳，Ⅳ～Ⅴ级患者预后差，Ⅰ级患者介于两者之间。

首次蛛网膜下隙出血的病死率为 10%～25%。病死率随着再出血递增。再出血和脑血管痉挛是导致死亡和致残的主要原因。蛛网膜下隙出血的预后与病因、年龄、动脉瘤的部位、瘤体大小、出血量、有无并发症、手术时机选择及处置是否及时、得当有关。

(二)预防

蛛网膜下隙出血病情常较危重，病死率较高，尽管不能从根本上达到预防目的，但对已知的病因应及早积极对因治疗，如控制血压、戒烟、限酒，以及尽量避免剧烈运动、情绪激动、过劳、用力排便、剧烈咳嗽等；对于长期便秘的个体应采取辨证论治思路长期用药（如麻仁润肠丸、苁蓉润肠口服液、香砂枳术丸、越鞠保和丸等）；情志因素常为本病的诱发因素，对于已经存在脑动脉瘤、动脉血管夹层或烟雾病的患者，保持情绪稳定至关重要。

不少尸检材料证实，患者生前曾患动脉瘤但未曾破裂出血，说明存在危险因素并不一定完全会出血，预防动脉瘤破裂有着非常重要的意义。应当强调的是，蛛网膜下隙出血常在首次出血后 2 周再次发生出血且常危及生命，故对已出血患者积极采取有效措施进行整体调节并及时给予恰当的对症治疗，对预防再次出血至关重要。

第五节　颅内静脉系统血栓形成

颅内静脉系统血栓形成（CVT）是由多种原因所致的脑静脉回流受阻的一组脑血管疾病，包括颅内静脉窦和脑静脉血栓形成。

本病的特点为病因复杂，发病形式多样，诊断困难，容易漏诊、误诊。不同部位的 CVT 虽有其相应表现，但严重头痛往往是最主要的共同症状，80%～90% 的 CVT 患者都存在头痛。头痛可以单独存在，伴有或不伴有其他神经系统异常体征。以往认为颅内静脉系统血栓形成比较少见，随着影像学技术的发展，更多的病例被确诊。特别是随着 MRI、MRA 及磁共振静脉成像（MRV）的广泛应用，诊断水平不断提高，此类疾病的检出率较过去显著提高。

本病按病变性质可分为感染性和非感染性两类。感染性者以急性海绵窦和横窦血栓形成多见，非感染性者以上矢状窦血栓形成多见。脑静脉血栓形成大多数由静脉窦血栓形成发展而来，但也有脑深静脉血栓形成（DCVST）伴发广泛静脉窦血栓形成，两者统称脑静脉及静脉窦血栓形成（CVST）。

一、病因与发病机制

(一)病因

主要分为感染性和非感染性。20％～35％的患者原因尚不明确。

1.感染性

可分为局限性因素和全身性因素。局限性因素为头面部的化脓性感染,如面部危险三角区皮肤感染、中耳炎、乳突炎、扁桃体炎、鼻旁窦炎、齿槽感染颅骨骨髓炎、脑膜炎等。全身性因素则由细菌性(败血症、心内膜炎、伤寒、结核)、病毒性(麻疹、肝炎、脑炎、HIV)、寄生虫性(疟疾、旋毛虫病)、真菌性(曲霉病)疾病经血行感染所致。头面部感染较常见,常引起海绵窦、横窦、乙状窦血栓形成。

2.非感染性

可分为局限性因素和全身性因素。全身性因素如妊娠、产褥期、口服避孕药、各类型手术后、严重脱水、休克、恶病质、心功能不全、某些血液病(如红细胞增多症、镰状细胞贫血、失血性贫血、白血病、凝血障碍性疾病)、结缔组织病(系统性红斑狼疮、颞动脉炎、韦格纳肉芽肿)、消化道疾病(肝硬化、克罗恩病、溃疡性结肠炎)、静脉血栓疾病等。局限性因素见于颅脑外伤、脑肿瘤、脑外科手术后等。

(二)发病机制

1.感染性因素

对于感染性因素来说,由于解剖的特点,海绵窦和乙状窦是炎性血栓形成最易发生的部位。

(1)海绵窦血栓形成:①颜面部病灶。如鼻部、上唇、口腔等部位疖肿等化脓性病变破入血液,通过眼静脉进入海绵窦。②耳部病灶。中耳炎、乳突炎引起乙状窦血栓形成后,沿岩窦扩展至海绵窦。③颅内病灶。蝶窦、后筛窦通过筛静脉或直接感染侵入蝶窦壁而后入海绵窦。④颈咽部病灶。沿翼静脉丛进入海绵窦或侵入颈静脉,经横窦、岩窦达海绵窦。

(2)乙状窦血栓形成:①乙状窦壁的直接损害。中耳炎、乳突炎破坏骨质,脓肿压迫乙状窦,使窦壁发生炎症及窦内血流淤滞,血栓形成。②乳突炎、中耳炎使流向乙状窦的小静脉发生血栓,血栓扩展到乙状窦。

2.非感染性因素

如全身衰竭、脱水、糖尿病高渗性昏迷、颅脑外伤、脑膜瘤、口服避孕药、妊娠、分娩、真性红细胞增多症、血液病、其他不明原因等,常导致高凝状态、血流淤滞,容易诱发静脉血栓形成。

二、病理

本病的病理所见是:静脉窦内栓子富含红细胞和纤维蛋白,仅有少量血小板,故称红色血栓。随着时间的推移,栓子被纤维组织所替代。血栓性静脉窦闭塞可引起静脉回流障碍,静脉压升高,导致脑组织淤血、水肿和颅内压增高,脑皮质和皮质下出现点、片状出血灶。硬膜窦闭塞可导致严重的脑水肿,脑静脉病损累及深静脉可致基底节和(或)丘脑静脉性梗死。感染性者静脉窦内可见脓液,常伴脑膜炎和脑脓肿等。

三、临床表现

近年来的研究认为,从新生儿到老年人均可发生本病,但多见于老年人和产褥期妇女,也可见于长期疲劳或抵抗力下降的患者；男女均可患病，男女发病比为 1.5：5，平均发病年龄为 37～38 岁。CVT 临床表现多样，头痛是最常见的症状，约 80％的患者有头痛。其他常见症状和体征有视盘水肿、局灶神经体征、癫痫及意识改变等。不同部位的 CVT 临床表现有不同特点。

(一)症状与体征

1.高颅压症状

由脑静脉梗阻导致高颅压者，多存在持续性弥散或局灶性头痛，通常有视盘水肿，还可出现恶心、呕吐、视物模糊或黑复视、意识水平下降和混乱。

2.脑局灶症状

其表现与病变的部位和范围有关，最常见的症状和体征是运动和感觉障碍，包括脑神经损害、单瘫、偏瘫等。

3.局灶性癫痫发作

常表现为部分性发作，可能是继发于皮质静脉梗死或扩张的皮质静脉"刺激"皮质所致。

4.全身性症状

主要见于感染性静脉窦血栓形成，表现为不规则高热、寒战、乏力、全身肌肉酸痛、精神萎靡、咳嗽、皮下淤血等感染和败血症症状。

5.意识障碍

如精神错乱、躁动、谵妄、昏睡、昏迷等。

(二)常见的颅内静脉系统血栓

1.海绵窦血栓形成

最常见的是因眼眶部、上面部的化脓性感染或全身感染所引起的急性型；由后路（中耳炎）及中路（蝶窦炎）逆行至海绵窦导致血栓形成者多为慢性型，较为少见；非感染性血栓形成更少见。常急性起病，出现发热、头痛、恶心、呕吐、意识障碍等感染中毒症状。疾病初期多累及一侧海绵窦，眼眶静脉回流障碍可致眶周、眼睑、结膜水肿和眼球突出，眼睑不能闭合和眼周软组织红肿；第Ⅲ、Ⅳ、Ⅵ对脑神经及第Ⅴ对脑神经1、2支受累可出现眼睑下垂、眼球运动受限、眼球固定和复视、瞳孔扩大，对光反射消失，前额及眼球疼痛，角膜反射消失等；可并发角膜溃疡，有时因眼球突出而眼睑下垂可不明显。因视神经位于海绵窦前方，故视神经较少受累，视力正常或中度下降。由于双侧海绵窦由环窦相连，故多数患者在数日后会扩展至对侧。病情进一步加重可引起视盘水肿及视盘周围出血，视力显著下降。颈内动脉海绵窦段感染和血栓形成，可出现颈动脉触痛及颈内动脉闭塞的临床表现，如对侧偏瘫和偏身感觉障碍，甚至可并发脑膜炎、脑脓肿等。

2.上矢状窦血栓形成

多为非感染性，常发生于产褥期；妊娠、口服避孕药、婴幼儿或老年人严重脱水，以及消耗性疾病或恶病质等情况下也常可发生；少部分也可由感染引起，如头皮或邻近组织感染；也偶见于骨髓炎、硬膜或硬膜下感染扩散引起上矢状窦血栓形成。

急性或亚急性起病，最主要的临床表现为颅内压增高症状，如头痛、恶心、呕吐、视盘水肿、展神经麻痹，1/3 的患者仅表现为不明原因的颅内高压，视盘水肿可以是唯一的体征。上矢状窦血栓形成患者,可出现意识-精神障碍,如表情淡漠、呆滞、嗜睡及昏迷等。多数患者血栓累及一侧或两侧侧窦而主要表现为颅内高压。血栓延伸到皮质特别是运动区和顶叶的静脉可引起全面性、局灶性运动发作或感觉性癫痫发作,伴偏瘫或双下肢瘫痪。旁中央小叶受累可引起小便失禁及双下肢瘫痪。累及枕叶视觉皮质可发生黑蒙。婴儿可表现为喷射性呕吐,颅缝分离,囟门紧张和隆起,囟门周围及额、面、颈、枕等处的静脉怒张和迂曲。老年患者一般仅有轻微头昏、眼花、头痛、眩晕等症状,诊断困难。腰椎穿刺可见脑脊液压力增高,蛋白含量和白细胞计数也可增高,磁共振静脉血管造影(MRV)有助于确诊。

3.侧窦血栓形成

侧窦包括横窦和乙状窦。因与乳突邻近,化脓性乳突炎或中耳炎常引起单侧乙状窦血栓形成。常见于感染急性期,以婴儿及儿童最易受累,约50%的患者是由溶血性链球菌性败血症引起,皮肤、黏膜出现瘀点、瘀斑。单侧横窦血栓时可无症状,当波及对侧横窦或窦汇时常有明显症状。侧窦血栓形成的临床表现如下。

(1)颅内压增高:随病情发展而出现颅内压增高,常有头痛、呕吐、复视、头皮及乳突周围静脉怒张、视盘水肿,也可有意识或精神障碍。当血栓经窦汇延及上矢状窦时,颅内压更加增高,并可出现昏迷、肢瘫和抽搐等。

(2)局灶神经症状:血栓扩展至岩上窦及岩下窦,可出现同侧展神经及三叉神经眼支受损的症状;约1/3患者的血栓延伸至颈静脉,可出现舌咽神经(Ⅸ)、迷走神经(Ⅹ)及副神经(Ⅺ)损害的颈静脉孔综合征,表现为吞咽困难、饮水呛咳、声音嘶哑、心动过缓和患侧耸肩、转颈力弱等神经受累的症状。

(3)感染症状:表现为化脓性乳突炎或中耳炎症状,如发热、寒战、外周血白细胞计数增高,患侧耳后乳突部红肿、压痛、静脉怒张等。感染扩散可并发化脓性脑膜炎、硬膜外(下)脓肿及小脑、颞叶脓肿。

4.脑静脉血栓形成

(1)脑浅静脉血栓形成:一般症状可有头痛、咳嗽,用力、低头时加重;可有恶心、呕吐、视盘水肿、颅压增高、癫痫发作,或意识障碍;也可出现局灶性损害症状,如脑神经受损、偏瘫或双侧瘫痪。

(2)脑深静脉血栓形成:多为急性起病,1~3d达高峰。因常有第三脑室阻塞而颅内压增高,出现高热、意识障碍、癫痫发作,多有动眼神经损伤、肢体瘫痪、昏迷、去皮质状态,甚至死亡。

四、辅助检查

CVT缺乏特异性临床表现,仅靠临床症状和体征诊断困难。辅助检查特别是影像学检查对诊断的帮助至关重要,并有重要的鉴别诊断价值。

(一)脑脊液检查

主要是压力增高,早期常规和生化一般正常,中后期可出现脑脊液蛋白含量轻、中度增高。

(二)影像学检查

1.CT扫描和CTV

CT扫描是诊断CVT有用的基础步骤,其直接征象是受累静脉内血栓呈高密度影,横断扫描可见与静脉走向平行的束带征;增强扫描时血栓不增强而静脉壁环形增强,呈铁轨影或称空三角征和 δ 征。束带征和空三角征对诊断 CVT 具有重要意义,但出现率较低,束带征仅约 20%～30%,空三角征约 30%。继发性 CT 改变主要包括脑实质内不符合脑动脉分布的低密度影(缺血性改变)或高密度影(出血性改变)。国外研究资料表明,颅内深静脉血栓形成 CT 平扫的诊断价值,无论是敏感性或特异性均显著高于静脉窦血栓形成。应用螺旋 CT 三维重建最大强度投影法(CTV)来显示脑静脉系统,是近年来正在探索的一种方法。与 MRA 相比,CTV 可显示更多的小静脉结构,且具有扫描速度快的特点。与 DSA 相比,CTV 具有无创性和低价位的优势。Rodallec 等认为疑诊 CVT,应首选 CTV 检查。

2.MRI 扫描

MRI 虽具有识别血栓的能力,但影像学往往随发病时间不同而相应改变。急性期 CVT 的静脉窦内流空效应消失,血栓内主要含去氧血红蛋白,T_1WI 呈等信号,T_2WI 呈低信号;在亚急性期,血栓内主要含正铁血红蛋白,T_1WI 和 T_2WI 均表现为高信号;在慢性期,血管出现不同程度再通,流空信号重新出现,T_1WI 表现为不均匀的等信号,T_2WI 显示为高信号或等信号。此后,信号强度随时间延长而不断降低。

另外,MRI 可显示特征性的静脉性脑梗死或脑出血。但是 MRI 也可能因解剖变异或血栓形成的时期差异出现假阳性或假阴性。

3.磁共振静脉成像(MRV)

可以清楚地显示静脉窦及大静脉形态及血流状态,CVT 时表现为受累静脉和静脉窦内血流高信号消失或边缘模糊的较低信号及病变以外静脉侧支的形成,但是对于极为缓慢的血流,MRV 易将其误诊为血栓形成,另外与静脉窦发育不良的鉴别有一定的困难,可出现假阳性。如果联合运用 MRI 与 MRV 进行综合判断,可明显提高 CVT 诊断的敏感性和特异性。

4.数字减影血管造影(DSA)

数字减影血管造影是诊断 CVT 的标准检查。CVT 时主要表现为静脉期时受累、静脉或静脉窦不显影或显影不良,可见静脉排空延迟和侧支静脉通路建立,有时 DSA 的结果难以与静脉窦发育不良或阙如相鉴别。DSA 的有创性也使其应用受到一定的限制。

影像学检查主要从形态学方面为 CVT 提供诊断信息,由于各项检查可能受到不同因素的限制,因此均可以出现假阳性或假阴性结果。

5.经颅多普勒超声(TCD)

经颅多普勒超声技术对脑深静脉血流速度进行探测,可为 CVT 的早期诊断、病情监测和疗效观察提供可靠、无创、易重复而又经济的检测手段。脑深静脉血流速度的异常增高是脑静脉系统血栓的特征性表现,且不受颅内压增高及脑静脉窦发育异常的影响。在 CVT 早期,当 CT、MRI、MRV 甚至 DSA 还未显示病变时,脑静脉血流动力学检测就反映出静脉血流异常。

五、诊断与鉴别诊断

(一)诊断

CVT 的临床表现错综复杂,诊断比较困难。对单纯颅内压增高,伴或不伴神经系统局灶体征者,或以意识障碍为主的亚急性脑病患者,均应考虑到 CVT 的可能。结合 CTV、MRV、DSA 等检查可明确诊断。

（二）鉴别诊断

1. 仅表现为颅内压增高者应与以下疾病鉴别

（1）假脑瘤综合征：是一种没有局灶症状，没有抽搐，没有精神障碍，在神经系统检查中除有视盘水肿及其伴有的视觉障碍外，没有其他阳性神经系统体征的疾病；是一种发展缓慢、能自行缓解的良性高颅压症，脑脊液检查没有细胞及生化方面的改变。

（2）脑部炎性疾病：有明确的感染病史，发病较快；多有体温的升高，头痛、呕吐的同时常伴有精神、意识等脑功能障碍，外周血白细胞计数常明显升高；腰椎穿刺脑脊液压力增高的同时，常伴有白细胞计数和蛋白含量的明显升高；脑电图多有异常变化。

2. 海绵窦血栓应与以下疾病鉴别

（1）眼眶蜂窝织炎：本病多见于儿童，常突然发病，眼球活动疼痛时加重，眼球活动无障碍，瞳孔无变化，角膜反射正常，一般单侧发病。

（2）鞍旁肿瘤：多为慢性起病，MRI 可确诊。

（3）颈动脉海绵窦瘘：无急性炎症表现，眼球突出，并有搏动感，眼部听诊可听到血管杂音。

六、治疗

治疗原则是早诊断、早治疗，针对每一病例的具体情况给予病因治疗、对症治疗和抗血栓药物治疗相结合。对其他促发因素，必须进行特殊治疗，少数情况下考虑手术治疗。

（一）抗感染治疗

由于本病的致病原因主要为化脓性感染，因此抗生素的应用是非常重要的。部分静脉窦血栓形成和几乎所有海绵窦血栓形成，常有基础感染，可根据脑脊液涂片、常规及生化检查、细菌培养和药敏试验等结果，选择应用相应抗生素或广谱抗生素，必要时手术清除原发性感染灶。因此，应尽可能确定脓毒症的起源部位并针对致病微生物进行治疗。

（二）抗凝治疗

普通肝素治疗 CVT 已有半个世纪，已被公认是一种有效而安全的首选治疗药物。研究认为，除新生儿不宜使用外，所有 CVT 患者只要无肝素使用禁忌证，均应给予肝素治疗。头痛几乎总是 CVT 的首发症状，目前多数主张对孤立性头痛应用肝素治疗。肝素的主要药物学机制是阻止 CVT 的进展，预防相邻静脉发生血栓形成性脑梗死。抗凝治疗的效果远大于其引起出血的危险性，无论有无出血性梗死，都应使用抗凝治疗。普通肝素的用量和给药途径还不完全统一。原则上应根据血栓的大小和范围，以及有无并发颅内出血综合考虑，一般首剂静脉注射 3000～5000U，而后以 25 000～50 000U/d 持续静脉滴注，或者 12 500～25 000U 皮下注射，每 12h 测定 1 次部分凝血活酶时间（APTT）和纤维蛋白原水平，以调控剂量，使 APTT 延长 2～3 倍，但不超过 120s，疗程为 7～10d。也可皮下注射低分子量肝素（LMWH），可取得与肝素相同的治疗效果，其剂量易于掌握，且引起的出血发病率低，可连用 10～14d。此后，在监测国际标准化比值（INR）使其控制在 2.5～3.5 的情况下，应服用华法林治疗 3～6个月。

（三）扩容治疗

对非感染性血栓者，积极纠正脱水，降低血液黏度和改善循环。可应用羟乙基淀粉 40（706 代血浆）、低分子右旋糖酐等。

(四)溶栓治疗

目前尚无足够证据支持全身或局部溶栓治疗,如果给予合适的抗凝治疗后,患者症状仍继续恶化,且排除其他病因导致的临床恶化,则应该考虑溶栓治疗。脑静脉血栓溶栓治疗采用的剂量差异很大,尿激酶每小时用量可从数万至数十万单位,总量从数十万至上千万单位。阿替普酶用量为 20～100mg。由于静脉血栓较动脉血栓更易溶解,且更易伴发出血危险,静脉溶栓剂量应小于动脉溶栓剂量,但具体用量的选择应以病情轻重及改变程度为参考。

(五)对症治疗

伴有癫痫发作者给予抗癫痫治疗,但对于所有静脉窦血栓形成的患者是否都要给予预防性抗癫痫治疗尚存争议。对颅内压增高者给予静脉滴注甘露醇、呋塞米、甘油果糖等,同时加强支持治疗,给予 ICU 监护,包括抬高头位、镇静、高度通气、监测颅内压,以及注意血液黏度、肾功能、电解质等,防治感染等并发症,必要时行去除出血性梗死组织或去骨瓣减压术。

(六)介入治疗

在有条件的医院可进行颅内静脉窦及脑静脉血栓形成的介入治疗,利用静脉内导管溶栓。近年来,采用血管内介入局部阿替普酶溶栓联合肝素抗凝治疗的方法,取得较好疗效。但局部溶栓操作难度大,应充分做好术前准备,妥善处理术后可能发生的不良事件。

七、预后与预防

(一)预后

CVT 总体病死率为 6%～33%,预后较差。死亡原因主要是小脑幕疝。影响预后的相关因素包括高龄、急骤起病、局灶症状(如脑神经受损、意识障碍和出血性梗死)等。大脑深静脉血栓的预后不如静脉窦血栓,临床表现最重,病死率最高,存活者后遗症严重。各种原发疾病中,脓毒症性 CVT 预后最差,产后的 CVT 预后较好,后者 90% 以上存活。

(二)预防

针对局部及全身的感染性因素和非感染性因素进行预防。

(1)控制感染:尽早治疗局部和全身感染,如面部危险三角区的皮肤感染、中耳炎、乳突炎、扁桃体炎、鼻旁窦炎、齿槽感染及败血症、心内膜炎等。针对感染灶的分泌物及血培养,合理使用抗生素。

(2)保持头面部的清洁卫生,对长时间卧床者要定时翻身。

(3)对严重脱水、休克、恶病质等,尽早采取补充血容量等治疗。

(4)对高凝状态者,可口服降低血液黏度或抗血小板聚集药物,必要时可予低分子量肝素等抗凝治疗。

(5)定期检测血糖、血脂、血常规、凝血因子、血液黏度,防止血液系统疾病引发 CVT。

第六节 皮质下动脉硬化性脑病

皮质下动脉硬化性脑病(SAE)又称宾斯旺格病(BD)。1894 年由 Otto Binswanger 首先报道 8 例,临床表现为进行性的智力减退,伴有偏瘫等神经局灶性缺失症状,尸检中发现颅内动脉高度粥样硬化、侧脑室明显增大、大脑白质明显萎缩,而大脑皮质萎缩相对较轻。为有别于当时广泛流行的梅毒引起的麻痹性痴呆,故命名为慢性进行性皮质下脑炎。此后,根据 Alzheimer 和 Nissl 等研究发现其病理的共同特征为较长的脑深部血管的动脉粥样硬化所致的大脑白质弥散性脱髓鞘病变。1898 年,Alzheimer 又称这种病为宾斯旺格病(SD)。Olseswi 又称作皮质下动脉硬化性脑病(SAE)。临床特点为伴有高血压的中老年人进行性智力减退和痴呆;病理特点为大脑白质脱髓鞘而弓状纤维不受累,以及明显的脑白质萎缩和动脉粥样硬化。Rosenbger、Babikian、Fisher 等先后报道生前颅脑 CT 扫描发现双侧白质低密度灶,尸检符合本病的病理特征,由此确定了影像学结合临床对本病生前诊断的可能,并随着影像技术在临床的广泛应用,对本病的临床检出率明显提高。

一、病因与发病机制

(一)病因

(1)高血压:Fisher 曾总结 72 例病理证实的 BD 病例,68 例(94%)有高血压病史,90% 以上合并腔隙性脑梗死。高血压尤其是慢性高血压引起脑内小动脉和深穿支动脉硬化,管壁增厚及透明变性,导致深部脑白质缺血性脱髓鞘改变,特别是脑室周围白质为动脉终末供血,血管纤细,很少或完全没有侧支循环,极易形成缺血软化、腔隙性脑梗死等病变。因此,高血压、腔隙性脑梗死是 SAE 非常重要的病因。

(2)全身性因素:心律失常、心肺功能不全、过度应用降压药等,均可造成脑白质特别是分水岭区缺血;心源性或血管源性栓子在血流动力学的作用下可随时进入脑内动脉的远端分支,造成深部白质的慢性缺血性改变。

(3)糖尿病、真性红细胞增多症、高脂血症、高球蛋白血症、脑肿瘤等也都能引起广泛的脑白质损害。

(二)发病机制

关于发病机制目前尚有争议。最初多数学者认为本病与高血压、小动脉硬化有关,管壁增厚及脂肪透明变性是其主要发病机制。SAE 的病变主要位于脑室周围白质,此区域由皮质长髓支及白质深穿支动脉供血,两者均为终末动脉,期间缺少吻合支,很少或完全没有侧支循环,故极易导致脑深部白质血液循环障碍,因缺血引起脑白质大片脱髓鞘致痴呆。后来有学者提出,SAE 的病理在镜下观察可见皮质下白质广泛的髓鞘脱失,脑室周围、放射冠、半卵圆中心脱髓鞘,而皮质下的弓形纤维相对完好,如小动脉硬化引起供血不足,根据该区血管解剖学特点,脑室周围白质和弓形纤维均应受损。大脑静脉引流特点为大脑皮质及皮质下白质由浅静脉引流,则大部分白质除弓形纤维外都会受损。由此推测白质脱髓鞘不是因动脉硬化供血不足引起的,而是静脉回流障碍引起的,这样也能解释临床有一部分患者没有动脉硬化却发生了 SAE 的原因。近来又有不少报道如心律失常、心肺功能不全、缺氧、低血压、过度应用降压药、糖尿病、真性红细胞增多症、高脂血症、高球蛋白血症、脑部深静脉回流障碍等都能引起广泛的脑白质脱髓鞘改变,故多数人认为本病为一综合征,是由于多种能引起脑白质脱髓鞘改变的因素综合作用的结果。

脑室周围白质、半卵圆中心集中了与学习、记忆功能有关的大量神经纤维,故在脑室周围白质、半卵圆中心及基底节区发生缺血时出现记忆改变、情感障碍及行为异常等认知功能障碍。

二、病理

肉眼观察：病变主要在脑室周围区域。①大脑白质显著萎缩、变薄，呈灰黄色、坚硬的颗粒状；②脑室扩大、脑积水；③高度脑动脉粥样硬化。

镜下观察：皮质下白质广泛髓鞘脱失，髓鞘染色透明化，而皮质下的弓形纤维相对完好，胼胝体变薄。白质的脱髓鞘可能有灶性融合，产生大片脑损害。或病变轻重不匀，轻者仅髓鞘水肿性变化及脱落（电镜可见髓鞘分解）。累及区域的少突胶质细胞减少及轴索减少，附近区域有星形细胞堆积。小的深穿支动脉壁变薄，内膜纤维增生，中膜透明素脂质变性，内弹力膜断裂，外膜纤维化，使血管管径变窄（血管完全闭塞少见），尤以额叶明显。电镜可见肥厚的血管壁有胶原纤维增加及基底膜样物质沉着，平滑肌细胞却减少。基底节区、丘脑、脑干及脑白质部位常见腔隙性脑梗死。

三、临床表现

SAE 患者临床表现复杂多样。大多数患者有高血压、糖尿病、心律失常、心功能不全等病史，多有一次或数次脑卒中发作史；病程呈慢性进行性或卒中样阶段性发展，通常 5～10 年；少数可急性发病，可有稳定期或暂时好转。发病年龄多在 55～75 岁，男女发病无差别。

(一)智力障碍

智力障碍是 SAE 最常见的症状，并是最常见的首发症状。

(1)记忆障碍：表现为近记忆力减退明显或缺失；熟练的技巧退化、失认及失用等。

(2)认知功能障碍：反应迟钝，理解、判断力差等。

(3)计算力障碍：计算数字或倒数数字明显减慢或不能。

(4)定向力障碍：视空间功能差，外出迷路，不认家门。

(5)情绪性格改变：表现固执、自私、多疑、言语减少。

(6)行为异常：表现为无欲，对周围环境失去兴趣，运动减少，穿错衣服，尿失禁，乃至生活完全不能自理。

(二)临床体征

大多数患者具有逐步发展累加的局灶性神经缺失体征。

(1)假性延髓性麻痹：表现为说话不清，吞咽困难，饮水呛咳，伴有强哭强笑。

(2)锥体束损害：常有不同程度的偏瘫或四肢瘫，病理征阳性，掌颏反射阳性等。

(3)锥体外系损害：四肢肌张力增高，动作缓慢，类似帕金森综合征样的临床表现，平衡障碍，步行不稳，共济失调。

有的患者亦可以腔隙性脑梗死综合征的一个类型为主要表现。

四、辅助检查

(一)血液检查

检查血常规、纤维蛋白原、血脂、球蛋白、血糖等，以明确是否存在糖尿病、红细胞增多症、高脂血症、高球蛋白血症等危险因素。

(二)脑电图

约有 60% 的 SAE 患者有不同程度的脑电图异常，主要表现为 α 波节律消失，α 波慢化，局灶或弥散性 θ 波、δ 波增加。

(三)影像学检查

1.颅脑 CT 表现

(1)双侧对称性侧脑室周围弥散性斑片状、无占位效应的较低密度影,其中一些不规则病灶可向邻近的白质扩展。

(2)放射冠和半卵圆中心内的低密度病灶与侧脑室周围的较低密度灶不连接。

(3)基底节、丘脑、脑桥及小脑可见多发性腔隙灶。

(4)脑室扩大、脑沟轻度增宽。

以往 Goto 将皮质下动脉硬化性脑病的 CT 表现分为 3 型:Ⅰ型病变局限于额角与额叶,尤其是额后部;Ⅱ型病变围绕侧脑室体、枕角及半卵圆中心后部信号,累及大部或全部白质,边缘参差不齐;Ⅲ型病变环绕侧脑室,弥散于整个半球。Ⅲ型和部分Ⅱ型对本病的诊断有参考价值。

2.颅脑 MRI 表现

(1)侧脑室周围及半卵圆中心白质散在分布的异常信号(T_1加权像病灶呈低信号,T_2加权像病灶呈高信号),形状不规则、边界不清楚,但无占位效应。

(2)基底节区、脑桥可见腔隙性脑梗死灶,矢状位检查胼胝体内无异常信号。

(3)脑室系统及各个脑池明显扩大,脑沟增宽、加深,有脑萎缩的改变。

Kinkel 等将颅脑 MRI 脑室周围高信号(PVH)分为 5 型:0 型未见 PVH;Ⅰ型为小灶性病变,仅见于脑室的前区和后区,或脑室的中部;Ⅱ型侧脑室周围局灶非融合或融合的双侧病变;Ⅲ型脑室周围 T_2加权像高信号改变,呈月晕状,包绕侧脑室,且脑室面是光滑的;Ⅳ型弥散白质高信号,累及大部或全部白质,边缘参差不齐。

五、诊断与鉴别诊断

(一)诊断

(1)有高血压、动脉硬化及脑卒中发作史等。

(2)多数潜隐起病,缓慢进展加重,或呈阶梯式发展。

(3)痴呆是必须具备的条件,而且是心理学测验所证实存在以结构障碍为主的认知障碍。

(4)有积累出现的局灶性神经缺损体征。

(5)影像学检查符合 SAE 改变。

(6)排除阿尔茨海默病、无神经系统症状和体征的脑白质疏松症及其他多种类型的特异性白质脑病等。

(二)鉴别诊断

1.进行性多灶性白质脑病(PML)

PML 是乳头状瘤空泡病毒感染所致,与免疫功能障碍有关。病理可见脑白质多发性不对称的脱髓鞘病灶,镜下可见组织坏死、炎症细胞浸润、胶质增生和包涵体。表现痴呆和局灶性皮质功能障碍,急性或亚急性病程,3~6 个月死亡。多见于艾滋病、淋巴瘤、白血病或器官移植后服用免疫抑制剂的患者。

2.阿尔茨海默病(AD)

又称老年前期痴呆。老年起病隐匿、缓慢,进行性非阶梯性逐渐加重,出现记忆障碍、认知功能障碍、自知力丧失、人格障碍,神经系统阳性体征不明显。CT 扫描可见脑皮质明显萎缩及脑室扩张,无脑白质多发性脱髓鞘病灶。

3.血管性痴呆(VaD)

VaD 是由于多发的较大动脉梗死或多灶梗死后影响了中枢之间的联系而致病,常可累及大脑皮质和皮质下组织,其发生痴呆与梗死灶的体积、部位、数目等有关,绝大多数患者为双侧 MCA 供血区的多发性梗死。MRI 扫描显示为多个大小不等、新旧不一的散在病灶,与本病 MRI 检查的表现(双侧脑室旁、白质内广泛片状病灶)不难鉴别。

4.单纯脑白质疏松症(LA)

LA 与 SAE 患者都有记忆障碍,病因、发病机制均不十分清楚。SAE 所具有的三主症(高血压、脑卒中发作、慢性进行性痴呆),LA 不完全具备,轻型 LA 可能一个也不具备,两者是可以鉴别的。对于有疑问的患者应进一步观察,若随病情的发展,如出现 SAE 所具有的三主症则诊断明确。

5.正常颅压脑积水(NPH)

可表现为进行性步态异常、尿失禁、痴呆三联征,起病隐匿,病前有脑外伤、蛛网膜下隙出血或脑膜炎等病史,无脑卒中史,发病年龄较轻,腰椎穿刺颅内压正常,CT 扫描可见双侧脑室对称性扩大,第三脑室、第四脑室及中脑导水管明显扩张,影像学上无脑梗死的证据。有时在 CT 和 MRI 扫描上可见扩大的前角周围有轻微的白质低密度影,很难与 SAE 区别;但 SAE 早期无尿失禁与步行障碍,且 NPH 双侧侧脑室扩大较明显、白质低密度较轻,一般不影响半卵圆心等,不难鉴别。

6.多发性硬化(MS)

多发性硬化为常见的中枢神经系统自身免疫性脱髓鞘疾病。发病年龄多为 20~40 岁;临床症状和体征复杂多变,可确定中枢神经系统中有两个或两个以上的病灶;病程中有两次或两次以上缓解复发的病史;多数患者可见寡克隆带阳性;诱发电位异常。根据患者发病年龄、起病及临床经过,两者不难鉴别。

7.放射性脑病

主要发生在颅内肿瘤放疗后的患者,临床以脑胶质瘤接受大剂量照射(35Gy 以上)的患者为多见,还可见于各种类型的颅内肿瘤接受 γ 刀或 X 刀治疗后的患者。分为照射后短时间内迅速发病的急性放射性脑病和远期放射性脑病两种类型。

临床表现为头痛、恶心、呕吐、癫痫发作和不同程度的意识障碍。颅脑 CT 平扫见照射脑区大片低密度病灶,占位效应明显。主要鉴别点是患者因病进行颅脑放射治疗后发生脑白质脱髓鞘。

8.弓形体脑病

见于先天性弓形体病患儿,出生后表现为精神和智力发育迟滞,癫痫发作,可合并有视神经萎缩、眼外肌麻痹、眼球震颤和脑积水。腰椎穿刺检查脑脊液压力正常,细胞数和蛋白含量轻度增高,严重感染者可分离出病原体。颅脑 CT 见沿双侧侧脑室分布的散在钙化病灶,MRI 见脑白质内多发的片状长 T_1、长 T_2 信号,合并脑膜增厚和脑积水。血清学检查补体结合试验效价明显增高,间接荧光抗体试验阳性可明确诊断。

六、治疗

多数学者认为 SAE 与血压有关;还有观察认为,合理的降压治疗较未合理降压治疗的患者发生 SAE 的时间有显著性差异。本病的治疗原则是控制高血压、预防脑动脉硬化及脑卒中发作,治疗痴呆。

临床观察 SAE 患者多合并有高血压,经合理的降压治疗能延缓病情的进展。降压药物有很多,根据患者的具体情况,正确选择药物,规范系统地治疗使血压降至正常范围(140/90mmHg 以下),或达理想水平(120/80mmHg);抗血小板聚集药物是改善脑血液循环,预防和治疗腔隙性脑梗死的有效方法。

(一)双氢麦角碱类

可消除血管痉挛和增加血流量,改善神经元功能。常用双氢麦角碱,每次 0.5~1mg,每日 3 次,口服。

(二)钙离子通道阻滞剂

增加脑血流、防止钙超载及自由基损伤。二氢吡啶类,如尼莫地平,每次 25~50mg,每日 3 次,饭后口服;二苯烷胺类,如氟桂利嗪,每次 5~10mg,每日 1 次,口服。

(三)抗血小板聚集药

常用阿司匹林,每次 75~150mg,每日 1 次,口服,抑制血小板聚集,稳定血小板膜,改善脑循环,防止血栓形成;氯吡格雷,推荐剂量每日 75mg,口服,通过选择性抑制二磷酸腺苷(ADP)诱导血小板的聚集;噻氯匹定,每次 250mg,每日 1 次,口服。

(四)神经细胞活化剂

促进脑细胞对氨基酸磷脂及葡萄糖的利用,增强患者的反应性和兴奋性,增强记忆力。

1.吡咯烷酮类

常用吡拉西坦(脑复康),每次 0.8~1.2g,每日 3 次,口服;或茴拉西坦,每次 0.2g,每日 3 次,口服。

可增加脑内三磷酸腺苷(ATP)的形成和转运,增加葡萄糖利用和蛋白质合成,促进大脑半球信息传递。

2.甲氯芬酯(健脑素)

可增加葡萄糖利用,兴奋中枢神经系统和改善学习记忆功能。每次 0.1~0.2g,每日 3~4 次,口服。

3.阿米三嗪/萝巴新(都可喜)

由萝巴新(为血管扩张剂)和阿米三嗪(呼吸兴奋剂,可升高动脉血氧分压)两种活性物质组成,能升高血氧饱和度,增加供氧改善脑代谢。每次 1 片,每日 2 次,口服。

4.其他

如脑蛋白水解物(脑活素)、胞磷胆碱(胞二磷胆碱)、三磷腺苷(ATP)、辅酶 A 等。

(五)加强护理

对已有智力障碍、精神障碍和肢体活动不便者,要加强护理,以防止意外事故发生。

七、预后与预防

(一)预后

目前有资料统计本病的自然病程为 1~10 年,平均生存期 5 年,少数可达 20 年。大部分患者在病程中有相对平稳期。预后与病变部位、范围有关,认知功能衰退的过程呈不可逆进程,进展速度不一。早期治疗预后较好,晚期治疗预后较差。如果发病后大部分时间卧床,缺乏与家人和社会交流,言语功能和认知功能均迅速减退者,预后较差。死亡原因主要为全身衰竭、肺部感染、心脏疾病或发生新的脑卒中。

(二)预防

目前对 SAE 尚缺乏特效疗法,主要通过积极控制危险因素预防 SAE 的发生。

(1)多数学者认为本病与高血压、糖尿病、心脏疾病、高脂血症及高纤维蛋白原血症等有关,因此,首先对危险人群进行控制,预防脑卒中发作,选用抗血小板凝集药及改善脑循环、增加脑血流量的药物。有学者发现 SAE 伴高血压患者,收缩压控制在 135~150mmHg 可改善认知功能恶化。

(2)高度颈动脉狭窄者可手术治疗,有助于降低 SAE 的发生。

(3)戒烟、控制饮酒及合理饮食;适当进行体育锻炼,增强体质。

(4)早期治疗:对早期患者给予脑保护和脑代谢药物治疗,临床和体征均有一定改善;特别是在治疗的同时进行增加注意力和改善记忆力方面的康复训练,可使部分患者的认知功能维持相对较好的水平。

第七节　三叉神经痛

三叉神经痛是以三叉神经分布范围内,反复发作、阵发性剧烈疼痛,不伴三叉神经功能破坏表现的一种疾病。临床上有原发性和继发性两种。原发性者发病机制尚不明确;继发性者多半为肿瘤所致,血管畸形、动脉瘤、蛛网膜炎、多发性硬化等也可引起。它是一种单纯性面部疼痛症,局部无掀红肿胀,以半侧面部疼痛最为常见。好发于中年女性,起病突然,常以口-耳-鼻-眶区剧烈如刀割或电击样疼痛为主要临床特征。

一、病因病理

本病病因按其表现,有风、火、痰、瘀、虚 5 种。

(一)风

外风入侵,与痰胶结,风痰闭阻,脉络不通,不通则痛;风为阳邪,善行数变,忽聚忽散,故来去突然,疼痛乍作乍间,若风寒夹痰则寒凝经脉,气血瘀阻,疼痛遇温、寒更甚;若风热夹痰则热伤脉络,阴津灼而成痰,痰热闭阻脉络,疼痛受热更甚。肝象为风,肝郁化火,火灼津液为痰,肝风夹痰上扰清空,额面经脉阻滞;火热炽盛,引动肝风上窜,额面经脉拘急,不通则痛,疼痛如掣。

(二)火

实火多为肝胃郁火及风邪化火;虚火即肝肾阴虚,虚火上扰。或胃经热盛化火,热扰阳明,阳明胃经上循面颊,经脉受灼,则面部灼痛。或风邪郁久,由寒化热,或感受风热之邪,风火上炎,面部灼痛。

(三)痰

痰阻经络,则脉络不通,不通则痛,易与风、火胶结为患,流窜经络,则面痛时作时止。

(四)瘀

常由病邪入侵之后,气血津液流行不畅,津液留滞而为痰,血流不行而为瘀,痰瘀阻于经脉,经脉不通,不通则痛,故头面疼痛难忍。

(五)虚

气虚阴亏,脉络空虚,风邪乘虚入侵,常与痰瘀搏结,阻滞脉络,而为本虚标实之面痛。

二、诊断

根据疼痛发作部位、性质、触发点的存在,检查时有无阳性体征,结合发病年龄,一般可以作出明确诊断。

(一)诊断要点

(1)疼痛部位在三叉神经分布区域内,但以第2、3支面神经较常见。

(2)疼痛剧烈难忍,呈发作性剧烈刺痛、撕裂样或烧灼样疼痛,并为单纯性面痛,无眼、鼻、齿等兼夹病证。

(3)常因触及面部或口腔内某一点而引发,发作初期为电击样感觉,在20s内扩散到其他区域,持续时间多以秒计,每次发作很少超过2min。说话、咀嚼、刷牙、漱口、洗脸、刮面等均可诱发。

(4)本病多为原发性,于40岁左右起病,女性多见。

(5)常见症状:发作时患者常以手掌或毛巾紧按病侧面部或用力擦面部,以期减轻疼痛,病久局部皮肤粗糙、变薄、眉毛脱落。发作时不断做咀嚼动作,严重时有反射性抽搐,口角牵面一侧,并有面部潮红、眼结膜充血、流泪或流涎,又称痛性抽搐。疼痛多为单侧,少数可为双侧,但也不是同时发病,往往从一侧先发。通常自一侧的上颌支(第2支)或下颌支(第3支)开始,由眼支(第1支)起病者很少见。随病程进展可影响其他分支,甚至3支全部累及。疼痛受累支别,以第2支最常见,第3支次之,第1支少见。亦有2支同时发病者,以第2、3支合并疼痛者最常见。

(二)辅助检查

对疑有继发性三叉神经痛的应做进一步检查,如脑脊液、颅底摄片、鼻咽部活检、空气造影及同位素检查,必要时做葡萄糖耐量试验,以排除糖尿病性神经病变的可能。

三、鉴别诊断

(一)牙痛

三叉神经痛早期易误认为牙痛,一部分患者在得到正确诊断前常已多次拔牙而不能使疼痛缓解。其主要区别点:牙痛痛处在牙龈部,而三叉神经痛显示痛在面颊,有内外之别。

(二)副鼻旁窦炎

副鼻旁窦炎常持续性鼻塞,鼻腔黏膜充血、肿胀,或伴有脓涕残留。患者常诉头昏、头痛。三叉神经痛则主要是面痛,虽有时波及头痛,但无上述之特征。

(三)蝶腭神经痛

蝶腭神经痛表现为不规则的头痛,有时引向眼后,上颌或上腭痛与三叉神经痛相似,但蝶腭神经节位于中鼻甲后端,三叉神经自耳部向面部分布,故疼痛有以耳、鼻部为主之异。

(四)舌咽神经痛

舌咽神经痛为舌咽神经及迷走神经耳支和咽支分布区内阵发性反复发作的剧烈疼痛,性质类似三叉神经痛,但本病较为少见。疼痛部位在舌根或扁桃体区附近咽壁,可放散至鼻咽部或耳深部,可因吞咽、讲话、咳嗽、呵欠或舌运动等诱发。在咽后、舌根、扁桃体窝可有疼痛触发点,而三叉神经痛主要在耳前有疼痛触发点,舌咽神经痛可以 10％可卡因涂于疼痛起始部而使疼痛暂时缓解,可与三叉神经痛第 3 支的疼痛相区别。

(五)偏头痛

偏头痛是一种周期性发作的血管性头痛,多在青年期发病,每次发作的性质及过程相似,头痛多在单侧,伴有恶心、呕吐、面色苍白等症,间歇期临床表现正常,约半数有家族史。应用麦角胺有显效。此均与三叉神经痛不同。

四、并发症

三叉神经痛并发症并不多见,可有面部感觉减退、角膜反射减退及听力减退等症,或眼结膜充血、水肿,呈慢性炎症,但这些并发症都不典型。

五、治疗

(一)药物治疗

1.卡马西平

卡马西平或称酰胺咪嗪、得理多,为三叉神经痛首选药物。常用初服剂量 100mg,每日 2～3 次,必要时可加量至 200mg,直到疼痛停止(最大剂量不应超过每日 1000mg);以后逐渐减少,确定最小有效量,作为维持剂量服用。孕妇忌服。治疗前应做全血细胞计数检查,尚须注意可能发生的骨髓造血功能抑制和肝损害。不良反应可有嗜睡、恶心、呕吐、眩晕、皮疹、共济失调等。

2.加巴喷丁

卡马西平效果不满意时可加用,或单用,常用剂量为每日 900～1800mg。

3.苯妥英钠

常用量为 0.1g,每日 3～4 次,每日以 0.6g 为限。如产生头晕、行走不稳、眼球震颤等中毒反应,应即减量至中毒反应消失为止,如仍有效,即以此为维持量。如效果不显,可与氯丙嗪 12.5mg 合用,以增强疗效。或东莨菪碱(654-2)注射液 10mg,每日 2 次,肌内注射。

4.巴氯芬

巴氯芬又称力奥来素,5～10mg,每日 2 次开始,剂量视患者反应而定。

5.阿米替林

12.5mg,每日 2～3 次,或每晚 50mg。

6.七叶莲(野木瓜)注射液

每支 2ml,相当于生药 5g,或片剂,每片含干浸膏 0.4g,相当于生药 5g。注射液每次 4ml,每日 2～3 次,肌内注射,待疼痛减轻后改用口服药片,每次 3 片,每日 4 次,连续服用。

(二)封闭治疗

三叉神经封闭是注药于神经分支或半月节上,使之破坏以阻断其传导作用,使注射区面部感觉消失,从而获得镇痛效果。此疗法一般用于服药无效或不适宜手术治疗者。外周支封闭,在缺医少药地区,可用 1％普鲁卡因或丁卡因,按三叉神经通路各外周支局部封闭。半月节封闭,一般用纯乙醇注射于疼痛的神经支或其分支。本法操作简易安全,缺点是疗效不持久,近年来渐渐被射频治疗所代替。本法有引起出血、角膜炎、失明等严重并发症的可能。

(三)手术治疗

在药物治疗无效的情况下,可行手术治疗,有多种术式。

1.经皮手术

射频电流经皮选择性热凝术治疗三叉神经痛,已取得满意的治疗效果。该术可选择性破坏三叉神经的痛觉纤维,基本不损害触觉纤维,因此可得到消除疼痛而保持触觉的效果。此法简便、疗效多、适应证广、并发症少,优于其他手术治疗。因此,将成为普遍选用的手术疗法。其他还有经皮甘油半月节后根阻断术、经皮球囊微血管减压术。

2.伽马刀手术

手术风险相对较少,需要 3～13 周后起效,也有复发病例。

3.经颅微血管减压术

开颅暴露三叉神经根,确定血管瓣与神经交叉压迫部位,用 Teflon 补片减压。有一定的风险,适合于年轻患者,尤其是第 1 支或所有 3 支均受累者。

以上所有手术后的患者有可能仍然需要服用药物。

第八节　面神经炎

面神经炎是单神经炎的一种。面神经炎即指茎乳突孔内面神经的急性非化脓性炎症,以周围神经麻痹为特征,故又称周围性面瘫,或称贝尔(Bell)麻痹。病因尚未明确,病毒感染可能性最大,或可能是局部营养神经的血管因受冷而发生痉挛,导致神经缺血、水肿、压迫而致病。可见于任何年龄,但以 20～40 岁的青壮年为多见,男性多于女性。任何季节皆可发病,起病急骤,以单侧面部口眼歪斜为主要临床特征。

一、病因病理

本病多由风寒之邪乘虚入侵手足阳明之经,导致风痰夹瘀,流窜经脉,阳明络道壅塞不利,气血痹阻,筋脉失养,则口眼歪斜。病因病理多责之于虚、风、寒、痰、瘀。

(一)虚

虚为本虚。由于正气不足,脉络空虚,风寒之邪乘虚而入中经络,以致气血不行,筋脉失养,则口眼歪斜,此为病之本。

(二)风

风分内风与外风。外风为六淫之风邪客于面部脉络,使脉络失去濡养,风善行数变,故瞬间出现口眼歪斜。内风指肝风内动,风阳上扰,损伤太阳、少阳、阳明三脉,则筋惕肉润,肌肉抽动而出现口眼歪斜。本病以外风为主。

(三)寒

寒分内寒与外寒。外寒为六淫之寒邪客于面部脉络,寒则收引,经脉拘急,气血凝涩,而致面部筋脉失养而发病。内寒为阳虚内寒之证,常内外合邪为病,即阳衰寒盛,外寒入侵,凝滞脉络而发病。

(四)痰

痰之为病,变化莫测。风邪入侵与痰搏结,痰动生风或风袭痰动,风痰互结,流窜脉络,上扰面部,则气血不利,面部脉络失养而发病。

(五)瘀

风寒痰浊之邪,入侵脉络,气机不畅,气滞则血瘀,血瘀脉络,气血运行受阻,痰瘀交结为患而发病。

五者可以单独为患,或互为因果,本虚致风寒之邪外袭,风寒与痰瘀胶结,流窜脉道,致气血痹阻。故常数者同病,相互为患,其中痰瘀两者常胶结致病,成为痰瘀同病之证,因气滞或气虚,受寒、受风,导致气血留滞,津液壅滞,留于经脉,血滞为瘀,津不归正,化为痰浊,而成痰瘀互结之证,所以痰瘀同病是面神经炎中不可忽视的病理变化。

二、诊断

(一)症状

急性起病,病前多有受风寒或上呼吸道感染的病史,或患侧耳内、乳突部位疼痛。常于晨起发现面部僵硬感,面颊动作不灵,口角歪斜,唾液自口角外流,食物存积于齿颊间,舌前部味觉减退,或听觉过敏。

(二)体征

患侧额纹消失,眼裂扩大,眼睑闭合不全,鼻唇沟平坦。皱额、蹙眉、鼓腮、示齿及吹口哨均受限制,面部歪向健侧。乳突常有压痛。

(三)发病

在起病前 1~3d,部分患者有同侧乳突耳区疼痛,起病后 10~30d 开始自行恢复,大约 75% 的患者可基本恢复正常,部分面部瘫痪者,早期开始恢复,以后进展慢。面神经麻痹恢复不完全者,可发生瘫痪肌肉挛缩,面肌抽搐或联带运动。

三、鉴别诊断

(一)急性感染性神经根神经炎(吉兰-巴雷综合征)

其面瘫常为双侧,典型的临床表现有前驱感染病史,对称性的肢体运动和感觉障碍,四肢下运动神经元性瘫痪及脑脊液中有蛋白细胞分离现象。

(二)腮腺炎或腮腺肿瘤

颌后的化脓性淋巴结炎,可累及面神经,因有腮腺及面部体征,故不难鉴别。

(三)后颅窝病变

例如桥小脑角肿瘤、颅底脑膜炎及鼻咽癌颅内转移等原因所致的面瘫,多伴有听觉障碍及原发病的特殊表现。其所致的面神经麻痹,起病慢,有其他多个脑神经损害和原发病表现。

(四)中枢性面瘫

由大脑半球肿瘤、脑血管意外等导致,多伴有肢体的瘫痪或感觉障碍。

四、并发症

面神经麻痹多数于 1～3 个月恢复正常,如不恢复或不完全恢复时,常可产生瘫痪肌的痉挛或联带运动,闭目时口角上提,上唇颤动,露齿则闭眼,同时面肌痉挛性抽动。

五、治疗

(一)一般护理

(1)用眼罩保护病侧的角膜,以免受损害和感染。防止瘫痪肌被健侧面肌过度牵引。

(2)注意保暖,尤其是面部要戴上口罩和帽子,在冬季更要注意。在室内要保持一定的气温,一般在 18℃以上。

(3)要适当休息,除不上班外,要少外出,防止恶劣气候的影响,并在饮食困难的情况下由护理人员或家人帮助喂食。

(二)药物治疗

(1)给予维生素 C、B 族维生素口服,或维生素 B_{12} 肌内注射;地巴唑 10mg,每日 3 次。

(2)短期激素治疗:泼尼松 10mg,每日 3 次,连用 5～7d;或泼尼松每日 20～50mg,口服,7～10d为一个疗程。

(3)阿昔洛韦 0.2g,每日 4～5 次,口服,急性期也可静脉滴注。

(三)物理治疗

(1)面瘫部位及乳突部以红外线照射或超短波透热,局部热敷。自行按摩瘫痪面肌,做随意运动训练。

(2)按摩治疗:对瘫痪部位做轻柔的按摩,动作不能太重,要使患者有舒适、微热感,可请按摩师或护理人员,或家人及自己操作。

(3)角膜外露可用眼罩覆遮,点眼膏或滴眼药水以防角膜、巩膜损伤感染。

(四)手术治疗

神经功能恢复无能者,可行面神经修复术,如面神经-副神经、面神经-膈神经吻合术,或面神经管减压术等。

第九节 面肌痉挛

一、概述

面肌痉挛又称面肌抽搐,以一侧面肌阵发性不自主抽动为表现。发病率约为 64/10 万。

二、病因与病理生理

病因未明。多数认为是面神经行程的某一部位受到刺激或压迫导致异位兴奋或为突触传导所致,邻近血管压迫较多见。

三、诊断步骤

(一)病史采集要点

1.起病情况

慢性起病,多见于中老年人,女性多见。

2.主要临床表现

从眼轮匝肌的轻微间歇性抽动开始,逐渐扩散至口角、一侧面肌,严重时可累及同侧颈阔肌。疲劳、精神紧张可诱发症状加剧,入睡后抽搐停止。

3.既往病史

少数患者曾有面神经炎病史。

(二)体格检查要点

(1)一般情况好。

(2)神经系统检查:可见一侧面肌阵发性不自主抽搐,无其他阳性体征。

(三)门诊资料分析

根据典型的临床表现和无其他阳性体征,可以做出诊断。

(四)进一步检查项目

在必要时可行下列检查。

(1)肌电图:可见肌纤维震颤和肌束震颤波。

(2)脑电图检查:结果正常。

(3)极少数患者的颅脑 MRI 可以发现小血管对面神经的压迫。

四、诊断对策

(一)诊断要点

一侧面肌阵发性抽动、无神经系统阳性体征可以诊断。

(二)鉴别诊断要点

1.继发性面肌痉挛

炎症、肿瘤、血管性疾病、外伤等均可出现面肌痉挛,但常伴有其他神经系统阳性体征,不难鉴别。颅脑 CT/MRI 检查可以帮助明确诊断。

2.部分运动性发作癫痫

面肌抽搐幅度较大,多伴有头颈、肢体的抽搐。脑电图可有癫痫波发放,颅脑 CT/MRI 可有阳性发现。

3.睑痉挛-口下颌肌张力障碍综合征(Meige 综合征)

多见于老年女性,双侧眼睑痉挛,伴有口舌、面肌、下颌和颈部的肌张力障碍。

4.舞蹈病

可出现双侧性面肌抽动,伴有躯干、四肢的不自主运动。

5.习惯性面肌抽搐

多见于儿童和青少年,为短暂的面肌收缩,常为双侧,可由意志力短时控制,发病和精神因素有关。肌电图和脑电图正常。

6.功能性眼睑痉挛

多见于中年以上女性,局限于双侧的眼睑,不累及下半面部。

五、治疗对策

(一)治疗原则

消除痉挛,病因治疗。

(二)治疗计划

1.药物治疗

药物治疗可用抗癫痫药或镇静药,如卡马西平开始每次 0.1g,每天 2～3 次,口服,逐渐增加剂量,最大量不能超过 1.2g/d;巴氯芬开始每次 5mg,每天 2～3 次,口服,以后逐渐增加剂量至 30～40mg/d,最大量不超过 80mg/d;氯硝西泮:0.5～6mg/d,维生素 B_{12}:500μg/次,每天 3次,口服,可酌情选用。

2.A 型肉毒毒素(BTXA)注射治疗

本法是目前最安全有效的治疗方法。BTXA 作用于局部胆碱能神经末梢的突触前膜,抑制乙酰胆碱囊泡的释放,减弱肌肉收缩力,缓解肌肉痉挛。根据受累的肌肉可注射于眼轮匝肌、颊肌、颧肌、口轮匝肌、颏肌等,不良反应有注射侧面瘫、视蒙、暴露性角膜炎等。疗效可维持 3～6 个月,复发可重复注射。

3.面神经梳理术

通过手术对茎乳孔内的面神经主干进行梳理,可缓解症状,但有不同程度的面瘫,数月后可能复发。

4.面神经阻滞

可用乙醇、维生素 B_1 等对面神经主干或分支注射以缓解症状。伴有面瘫,复发后可重复治疗。

5.微血管减压术

通过手术将面神经和相接触的微血管隔开以解除症状,并发症有面瘫、听力下降等。

(三)治疗方案的选择

对于早期症状轻的患者可先予药物治疗,效果欠佳可用 BTXA 局部注射治疗,无禁忌也可考虑手术治疗。

六、病程观察及处理

定期复诊,记录治疗前后的痉挛强度分级的评分(0 级无痉挛;1 级外部刺激引起瞬目增多;2 级轻度,眼睑面肌轻微颤动,无功能障碍;3 级中度,痉挛明显,有轻微功能障碍;4 级重度,严重痉挛和功能障碍,如行走困难、不能阅读等)变化,评估疗效。

七、预后评估

本症一般不会自愈,积极治疗疗效满意,如 BTXA 注射治疗的有效率高达 95％以上。

第十节　舌咽神经痛

　　舌咽神经痛是一种出现于舌咽神经分布区的阵发性剧烈疼痛。疼痛的性质与三叉神经痛相似,本病远较三叉神经痛少见,约为 1：(70～85)。

一、病因与发病机制

　　原发性舌咽神经痛的病因迄今不明,可能为舌咽及迷走神经的脱髓鞘性病变引起舌咽神经的传入冲动与迷走神经之间发生"短路"所致,以致轻微的触觉刺激即可通过短路传入中枢,中枢传出的脉冲也可通过短路再传入中枢,这些脉冲达到一定总和时,即可激发上神经节及岩神经节、神经根而产生剧烈疼痛。近年来,随着神经血管减压术的开展,发现舌咽神经痛患者椎动脉或小脑后下动脉压迫于舌咽及迷走神经上,解除压迫后症状缓解,这些患者的舌咽神经痛可能与血管压迫有关。造成舌咽神经根部受压的原因可能有多种情况,除血管因素外,还与小脑脑桥角周围的慢性炎症刺激,致蛛网膜炎性改变逐渐增厚,使血管与神经根相互紧靠,促成神经受压的过程。因为神经根部受增厚蛛网膜的粘连,动脉血管也受其粘连发生异位而固定于神经根部敏感区,致使神经受压而缺乏缓冲余地,引起神经的脱髓鞘改变。

　　继发性原因可能是小脑脑桥角或咽喉部肿瘤,颈部外伤,茎突过长、茎突舌骨韧带骨化等压迫刺激舌咽神经而诱发。

二、临床表现

　　舌咽神经痛多于中年起病,男女发病率无明显区别,左侧发病高于右侧,偶有双侧发病者。表现为发作性一侧咽部、扁桃体区及舌根部针刺样剧痛,突然开始,持续数秒至数十秒,发作期短,但疼痛难忍,可反射到同侧舌面或外耳深部,伴有唾液分泌增多。说话、反复吞咽、舌部运动,以及触摸患侧咽壁、扁桃体、舌根及下颌角均可引起发作。2％丁卡因麻醉咽部,可暂时减轻或止住疼痛。按疼痛的部位一般可分为 2 型。

　　(1)口咽型:疼痛区始于咽侧壁、扁桃体、软腭及舌后 1/3,而后放射到耳区。此型最为多见。

　　(2)耳型:疼痛区始于外耳、外耳道及乳突,或介于下颌角与乳突之间,很少放射到咽侧。此型少见。疼痛程度轻重不一,有如电击、刀割、针刺,发作短暂,间歇期由数分钟到数月不等,少数甚至长达 2～3 年。一般发作期越来越短,痛的时间亦越来越长。严重时可放射到头顶和枕背部。个别患者发生昏厥,可能由于颈动脉窦神经过敏引起心脏停搏所致。神经系统检查无阳性体征。

三、诊断

　　根据疼痛发作的性质和特点不难做出本病的临床诊断。有时为了进一步明确诊断,可刺激扁桃体窝的"扳机点",能否诱发疼痛;或用 1％丁卡因喷雾咽后壁、扁桃体窝等处,如能遏止发作,则可以证实诊断。如果经喷雾上述药物后,舌咽处的疼痛虽然消失,但耳痛却仍然保留,则可封闭颈静脉孔,若能收效,说明不仅为舌咽神经痛,而且有迷走神经的耳后支参与。

　　临床表现呈持续性疼痛或有神经系统阳性体征的患者,应当考虑为继发性舌咽神经痛,需要进一步检查明确病因。

四、鉴别诊断

临床上应与三叉神经痛、喉上神经痛、蝶腭神经节痛,以及颅底、鼻咽部和小脑脑桥角肿瘤等病变引起的继发性舌咽神经痛相鉴别。

(一)三叉神经痛

两者的疼痛性质与发作情况完全相似,部位亦与其毗邻,三叉神经第 3 支疼痛时易与舌咽神经痛相混淆。两者的鉴别点为三叉神经痛位于三叉神经分布区、疼痛较浅表,"扳机点"在睑、唇或鼻翼;说话、洗脸、刮胡须可诱发疼痛发作。舌咽神经痛位于舌咽神经分布区,疼痛较深在,"扳机点"多在咽后壁、扁桃体窝、舌根;咀嚼、吞咽等动作常诱发疼痛发作。

(二)喉上神经痛

喉深部、舌根及喉上区间歇性疼痛,可放射到耳区和牙龈,说话和吞咽动作可以诱发,在舌骨大角间有压痛点。用 1%丁卡因涂抹梨状窝区及舌骨大角处,或用 2%普鲁卡因神经封闭,均能完全抑制疼痛等特点可与舌咽神经痛相鉴别。

(三)蝶腭神经节痛

此病的临床表现主要是在鼻根、眼眶周围、牙齿、颜面下部及颞部阵发性剧烈疼痛,其性质似刀割、烧灼及针刺样,并向颌、枕及耳部等放射。每日发作数次至数十次,每次持续数分钟至数小时不等。疼痛发作时多伴有流泪、流涕、畏光、眩晕和鼻塞等,有时伴有舌前 1/3 味觉减退。疼痛发作无明显诱因,也无"扳机点"。用 1%丁卡因麻醉中鼻甲后上蝶腭神经节处,5～10min 后疼痛即可消失为本病特点。

(四)继发性舌咽神经痛

颅底、鼻咽部及小脑脑桥角肿物或炎症等病变均可引起舌咽神经痛,但多呈持续性痛伴有其他颅神经障碍及神经系统局灶体征。X 线颅底摄片、头颅 CT 扫描及 MRI 等影像学检查有助于寻找病因。

五、治疗

(一)药物治疗

卡马西平为最常用的药物,苯妥英钠也常用来治疗舌咽神经痛,其他的镇静镇痛药物(地西泮、曲马朵)及传统中草药对该病也有一定的疗效。有研究发现 N-甲基-D-天冬氨酸(NMDA)受体在舌咽神经痛的发病机制中起一定作用,所以 NMDA 受体拮抗剂可有效地减轻疼痛,如氯胺酮。也有学者报道加巴喷丁可升高中枢神经系统 5-HT 水平,抑制痛觉,同时参与 NMDA 受体的调制,在神经病理性疼痛中发挥作用。这些药物为舌咽神经痛的药物治疗开辟了一个新领域。

(二)封闭疗法

维生素 B_{12} 和地塞米松等周围神经封闭偶有良效。有人用 95%乙醇或 5%酚甘油于颈静脉孔处行舌咽神经封闭。但舌咽神经与颈内动脉、静脉,迷走神经,副神经等相邻,封闭时易损伤周围神经血管,故应慎用。

(三)手术治疗

对发作频繁或疼痛剧烈者,若非手术治疗无效可考虑手术治疗。常用的手术方式有以下几种。

(1)微血管减压术(MVD):国内外学者行血管减压术治疗本病收到了良好的效果,因此有学者认为采用神经血管减压术是最佳的治疗方案,可保留神经功能,避免了神经切断术所致的病侧咽部干燥、感觉消失和复发的弊端。

(2)经颅外入路舌咽神经切断术:术后复发率较高,建议对不能耐受开颅的患者可试用这种方法。

(3)经颅舌咽神经切断术:如术中探查没有明显的血管压迫神经,则可选用舌咽神经切断术。

(4)经皮穿刺射频热凝术:在 CT 引导下可大大减少其并发症的发生。另外舌咽神经传入纤维在脑桥处加入了三叉神经的下支,开颅在此毁损可阻止舌咽神经痛的传导通路。

六、预后

舌咽神经痛如不给予治疗,一般不会自然好转,疼痛发作次数频繁,持续时间越来越短,严重影响患者的生活及工作。

第十一节　帕金森病

帕金森病(PD)又称震颤麻痹,是常见于中老年人的神经系统变性疾病,65 岁以上人群中患病率为 1000/10 万。临床主要特征为静止性震颤、运动迟缓、肌强直和姿势步态异常。

一、诊断依据

(一)临床表现

1.静止性震颤

常为首发症状,多由一侧上肢远端(手指)开始,逐渐扩展到同侧下肢及对侧上肢及下肢,即常呈"N"字形进展。下颌、口唇、舌及头部通常最后受累。典型表现为拇指与示指间呈"搓丸样"动作,节律为 4～6 次/秒,静止时出现,随意运动时减轻,紧张时加剧,睡眠时消失。部分患者可合并姿势性震颤。

2.肌强直

屈肌和伸肌同时受累,关节被动活动时阻力始终一致,似弯曲软铅管(铅管样强直)。伴有震颤时可在均匀的阻力中出现停顿,如同转动齿轮(齿轮样强直)。肌强直可引起特殊的屈曲体姿,表现为头前倾,躯干俯屈,上肢肘关节屈曲,腕关节伸直,前臂内收,下肢髋、膝关节略为弯曲。肌强直可引起关节疼痛。

3.运动迟缓

表现为随意动作减少,动作缓慢、笨拙。早期表现为手指精细动作缓慢,逐渐发展成全面性随意运动减少、缓慢。面容呆板,双眼凝视,瞬目减少"面具脸";语速慢,语音低沉;写字越写越小,呈"写小征";晚期因合并肌张力增高致起床、翻身均有困难。

4.姿势步态异常

站立时呈屈曲体姿,步态障碍在疾病早期表现走路时下肢拖曳,随病情进展呈起步困难、小步态,行走时上肢的前后摆动减少或消失;转弯时常单脚为轴,缓慢、困难。晚期患者起立困难,起步后小步前冲,越走越快,不能及时停止或转弯(慌张步态),下坡时尤为突出。

5.其他症状

自主神经症状常见,如溢脂性皮炎(脂颜)等、出汗异常、顽固性便秘、性功能减退。可伴有抑郁和(或)睡眠障碍。患者在疾病晚期可发生痴呆。

(二)辅助检查

血、脑脊液常规检查均无异常;CT、MRI 检查亦无特征性改变;功能性脑影像 PET 或 SPECT 检查可显示多巴胺递质合成减少,多巴胺转运体(DAT)功能显著降低等。

(三)鉴别诊断

1.继发性帕金森综合征

特点是有明确病因,如感染、药物、中毒、脑血管病、外伤等,相关病史是鉴别诊断的关键依据。

2.伴发于其他神经变性疾病的帕金森综合征

进行性核上性麻痹、多系统萎缩、橄榄脑桥小脑萎缩、亨廷顿舞蹈病、路易体痴呆、肝豆状核变性、皮质基底节变性等。所伴发的帕金森症状对左旋多巴不敏感。

3.其他

早期患者还须与特发性震颤、抑郁症及脑血管病鉴别。

二、治疗

(一)药物治疗

PD 目前以药物治疗为主,疾病早期可鼓励患者多做主动运动,而不做特殊治疗。若影响日常生活和工作,则须采用药物治疗。目前的药物只能缓解症状,不能阻止病情进展,需要终身服用。药物治疗的原则是:小剂量开始,缓慢递增,个体化治疗。可选药物有以下几种。

1.抗胆碱能药物

适用于震颤症状突出且年龄较轻(<65 岁)的患者。常用药物有以下几种。

(1)苯海索:1~2mg,每日 3 次,口服。

(2)丙环定:起始量每次 2.5mg,每日 3 次,口服,逐渐增至每日 20~30mg,分 3 次服。

(3)其他:甲磺酸苯扎托品、环戊丙醇、东莨菪碱、比哌立登等,作用均与苯海索相似。老年患者慎用,闭角型青光眼及前列腺肥大者禁用。

2.金刚烷胺

对少动、强直、震颤均有改善作用。50~100mg,每日 2~3 次。肝、肾功能不全以及癫痫、严重胃溃疡者慎用。

3.复方左旋多巴

发挥替代治疗作用,是本病最基本、最有效的药物,对震颤、强直、运动迟缓等均有较好疗效,是年老患者(≥65 岁)的首选用药。临床上使用的复方左旋多巴有标准片、控释片、水溶片等不同剂型。

(1)标准片:起始 62.5mg(即 1/4 片),每日 2～3 次,据情况可增至 125mg,每日 3～4 次;最大不超过 250mg,每日 3～4 次;空腹用药疗效较好。

(2)控释片:适用于症状波动者,将标准片转换成为控释片时,日总剂量应作增加并提前服用。

(3)水溶片:起效快,适用于有吞咽障碍、剂末恶化、"开-关"现象患者。闭角型青光眼及精神病患者禁用,活动性消化道溃疡者慎用。

4.多巴胺受体激动药

近几年来主张首选治疗,但麦角类如溴隐亭,可导致心脏瓣膜病变和肺胸膜纤维化,现已不主张使用。非麦角类有以下几种。

(1)吡贝地尔缓释片:50mg/d 起始,每周增加 50mg,有效剂量 150mg/d,分 3 次口服,最大不超 250mg/d。

(2)普拉克索:每日 3 次服用,0.125mg/次起始,每周增加 0.125mg,有效剂量 0.5～0.75mg/次,每日总量不超 5mg。

5.单胺氧化酶 B 抑制药

司来吉兰多与复方左旋多巴合用,有协同作用,能改善"开-关"现象及运动症状波动,减少左旋多巴的用量,可有神经保护作用,尤其与维生素 E 合用。剂量为 2.5～5mg,每日 2 次,宜早、午服用,有胃溃疡者慎用。

6.儿茶酚-氧位-甲基转移酶(COMT)抑制药

恩他卡朋单独使用无效,与左旋多巴合用可增强后者疗效。剂量为 100～200mg,每日 3 次,用药须监测肝功能。

(二)外科治疗

手术适应证为药物失效、不能耐受或出现运动障碍(异动症)者。目前常用的手术方法有苍白球、丘脑毁损术和深部脑刺激术(DBS)。手术不能根治疾病,但可以改善症状,术后仍须应用药物。

(三)细胞移植及基因治疗

有研究显示异体胚胎中脑黑质细胞移植到患者的纹状体可改善 PD 的运动症状。另外,干细胞移植结合基因治疗也是正在探索中的一种较有前景的新疗法。

(四)康复治疗

进行语言、进食、行走及各种日常生活的训练,结合教育与心理疏导等辅助措施,改善生活质量。卧床者应加强护理,减少并发症的发生。

三、预后

PD 是一种慢性进展性疾病,目前尚无治愈的方法。多数患者在发病数年内尚能生活自理并继续工作。疾病晚期,由于严重肌强直,患者全身僵硬、卧床不起,最终死于肺炎等各种并发症。

第十二节 风湿性舞蹈病

风湿性舞蹈病又称小舞蹈病或 Sydenham 舞蹈病，由 Sydenham 首先描述，是风湿热在神经系统的常见表现。本病多见于儿童和青少年，其临床特征为不自主的舞蹈样动作、肌张力降低、肌力减弱、自主运动障碍和情绪改变。本病可自愈，但复发者并不少见。

一、病因与发病机制

本病的发病与 A 组 β-溶血性链球菌感染有关。属自体免疫性疾病。约 30％ 的病例在风湿热发作或多发性关节炎后 2～3 个月发病，通常无近期咽痛或发热史，部分患者咽拭子培养 A 组溶血性链球菌阳性；血清可检出抗神经元抗体，与尾状核、丘脑底核等部位神经元抗原起反应，抗体滴度与本病的转归有关，提示可能与自身免疫反应有关。本病好发于围青春期，女性多于男性，一些患者在怀孕或口服避孕药时复发，提示与内分泌改变也有关系。

二、病理

病理改变主要是黑质、纹状体、丘脑底核及大脑皮质可逆性炎性改变和神经细胞弥散性变性，神经元丧失和胶质细胞增生。有的病例可见散在动脉炎、栓塞性小梗死。90％ 的尸解病例可发现风湿性心脏病证据。

三、临床表现

(一)发病年龄及性别

发病年龄多在 5～15 岁，女多于男，男女之比约为 1：3。

(二)起病形式

大多数为亚急性或隐袭起病，少数可急性起病。约 1/3 的病例舞蹈症状出现前 2～6 个月或更长的时间内有 β-溶血性链球菌感染史，曾有咽喉肿痛、发热、多关节炎、心肌炎、心内膜炎、心包炎、皮下风湿结节或紫癜等临床症状和体征。

(三)早期症状

早期症状常不明显，不易被察觉。患儿表现为情绪不稳、焦虑不安、易激动、注意力分散、学习成绩下降、动作笨拙、步态不稳、手中物品时常坠落、行走摇晃不稳等。其后症状日趋明显，表现为舞蹈样动作和肌张力改变等。

(四)舞蹈样动作

常可急性或隐袭出现，常为双侧性，可不规则，变幻不定，突发骤止，约 20％ 的患者可偏侧或甚至更为局限。在情绪紧张和做自主运动时加重，安静时减轻，睡眠时消失。常在 2～4 周内加重，3～6 个月内自行缓解。

(1)面部最明显，表现为挤眉、弄眼、撅嘴、吐舌、扮鬼脸等，变幻莫测。

(2)肢体表现为一种快速的不规则无目的的不自主运动，常起于一肢，逐渐累及一侧或对侧，上肢比下肢明显，上肢各关节交替伸直、屈曲、内收等动作，下肢步态颠簸行走摇晃、易跌倒。

(3)躯干表现为脊柱不停地弯、伸或扭转，呼吸也可变得不规则。

(4)头颈部的舞蹈样动作表现为摇头耸肩或头部左右扭转。伸舌时很难维持,舌部不停地扭动,软腭或其他咽肌的不自主运动可致构音、吞咽障碍。

(五)体征

(1)肌张力及肌力减退,膝反射常减弱或消失。肢体软弱无力,与舞蹈样动作、共济失调一起构成风湿性舞蹈病的三联征。

(2)旋前肌征:由于肌张力和肌力减退导致当患者举臂过头时,手掌旋前。

(3)舞蹈病手姿:当手臂前伸时,因张力过低而呈腕屈、掌指关节过伸,伴手指弹钢琴样小幅舞动。

(4)挤奶妇手法,或称盈亏征:若令患者紧握检查者第示指和中指时,检查者能感到患者的手时紧时松,握力不均,时大时小。

(5)约 1/3 的患者会有心脏病征,包括风湿性心肌炎二尖瓣回流或主动脉瓣关闭不全。

(六)精神症状

可有失眠、躁动、不安、精神错乱、幻觉、妄想等精神症状,称为躁狂性舞蹈病。有些病例精神症状可与躯体症状同样显著,以致呈现舞蹈性精神病。随着舞蹈样动作消除,精神症状很快缓解。

四、辅助检查

(一)血清学检查

白细胞计数增加,红细胞沉降率加快,C反应蛋白效价提高,黏蛋白增多,抗链球菌溶血素"O"滴度增加;由于风湿性舞蹈病多发生在链球菌感染后 2~3 个月,甚至 6~8 个月,故不少患者发生舞蹈样动作时链球菌血清学检查常为阴性。

(二)咽拭子培养

检查可见 A 组溶血型链球菌。

(三)脑电图

无特异性,常为轻度弥散性慢活动。

(四)影像学检查

部分患者头部 CT 扫描可见尾状核区低密度灶及水肿,MRI 显示尾状核、壳核、苍白球增大,T_2 加权像显示信号增强,PET 可见纹状体呈高代谢改变,但症状减轻或消失后可恢复正常。

五、诊断

凡学龄期儿童有风湿病史和典型舞蹈样症状,结合实验室检查及影像学检查通常可以诊断。

六、治疗

(一)一般处理

急性期应卧床休息,保持环境安静,避免强光或其他刺激,给予足够的营养支持。

(二)病因治疗

确诊本病后,无论病症轻重,均应使用青霉素或其他有效抗生素治疗,10~14d 为一个疗程。同时给予水杨酸钠或泼尼松,症状消失后再逐渐减量至停药,目的是最大限度地防止或减少本病复发,并控制心肌炎、心瓣膜病的发生。

1.抗生素

青霉素:首选 40 万～80 万 U,每日 1～2 次,2 周为一个疗程,也可用红霉素、头孢菌素类药物治疗。

2.阿司匹林

0.1～1.0g,每日 4 次,小儿按 0.1g/kg 计算,症状控制后减量,维持 6～12 周。

3.激素

风湿热症状明显时,泼尼松每日 10～30mg,分 3～4 次口服。

(三)对症治疗

(1)首选氟哌啶醇 0.5mg 开始,每日 2～3 次口服,以后逐渐加量。

(2)氯丙嗪:12.5～50mg,每日 2～3 次。

(3)苯巴比妥:0.015～0.03g,每日 2～4 次。

(4)地西泮:2.5～5mg,每日 2～4 次。

八、预后

本病预后良好,可完全恢复而无任何后遗症状,约 20％的病例死于心脏并发症,35％的病例数月或数年后复发。个别病例舞蹈症状持续终生。

第十三节　亨廷顿病

亨廷顿病(HD)又称亨廷顿舞蹈病、慢性进行性舞蹈病、遗传性舞蹈病,于 1842 年由 Waters 首报,1872 年由美国医师 George Huntington 系统描述而得名,是一种常染色体显性遗传的基底节和大脑皮质变性疾病,临床上以隐匿起病缓慢进展的舞蹈症、精神异常和痴呆为特征。本病呈完全外显率,受累个体的后代 50％发病。可发生于所有人种,白种人发病率最高,我国较少见。

一、病因与发病机制

本病的致病基因 IT15 位于 4p16.3,基因的表达产物为约含 3144 个氨基酸的多肽,命名为 Huntingtin,在 IT15 基因 5 端编码区内的三核苷酸(CAG)重复序列拷贝数异常增多。拷贝数越多,发病年龄越早,临床症状越重。在 Huntingtin 内,(CAG)n 重复编码一段长的多聚谷氨酰胺功能区,故认为本病可能是由于获得了一种毒性功能所致。

二、病理及生化改变

(一)病理改变

主要位于纹状体和大脑皮质,黑质、视丘、视丘下核、齿状核亦可轻度受累。大脑皮质突出的变化为皮质萎缩,特别是第 3、5 和第 6 层神经节细胞丧失,合并胶质细胞增生。尾状核、壳核神经元大量变性、丢失。投射至外侧苍白球的纹状体传出神经元(含 γ-氨基丁酸与脑啡肽,参与间接通路)较早受累,是引起舞蹈症的基础;随着病情进展,投射至内侧苍白球的纹状体传出神经元(含 γ-氨基丁酸与 P 物质,参与直接通路)也被累及,是导致肌强直及肌张力障碍的原因。

(二)生化改变

纹状体传出神经元中 γ-氨基丁酸,乙酰胆碱及其合成酶明显减少,多巴胺浓度正常或略增加,与 γ-氨基丁酸共存的神经调质脑啡肽、P 物质亦减少,生长抑素和神经肽 Y 增加。

三、临床表现

本病好发于 30~50 岁,5%~10%的患者于儿童和青少年发病,10%于老年发病。患者的连续后代中有发病提前倾向,即早发现象,父系遗传的早发现象更明显,绝大多数有阳性家族史。起病隐匿,缓慢进展。无性别差异。

(一)锥体外系症状

以舞蹈样不自主运动最常见、最具特征性,通常为全身性,程度轻重不一,典型表现为手指弹钢琴样动作和面部怪异表情,累及躯干可产生舞蹈样步态,可合并手足徐动及投掷症。随着病情进展,舞蹈样不自主运动可逐渐减轻,而肌张力障碍及动作迟缓、肌强直、姿势不稳等帕金森综合征渐趋明显。

(二)精神障碍及痴呆

精神障碍可表现为情感、性格、人格改变及行为异常,如抑郁、激惹、幻觉、妄想、暴躁、冲动、反社会行为等。患者常表现出注意力减退、记忆力降低、认知障碍及智能减退,呈进展性加重。

(三)其他

快速眼球运动(扫视)常受损。可伴癫痫发作,舞蹈样不自主运动大量消耗能量可使体重明显下降,常见睡眠和(或)性功能障碍。晚期出现构音障碍和吞咽困难。

四、辅助检查

(一)基因检测

CAG 重复序列拷贝数增加,大于 40 具有诊断价值。该检测若结合临床特异性高、价值大,几乎所有的病例可通过该方法确诊。

(二)电生理及影像学检查

EEG 呈弥散性异常,无特异性。CT 及 MRI 扫描显示大脑皮质和尾状核萎缩,脑室扩大。MRI 的 T_1 加权像示壳核信号增强。MR 波谱(MRS)示大脑皮质及基底节乳酸水平增高。[18]F 氟-脱氧葡萄糖 PET 检测显示尾状核、壳核代谢明显降低。

五、诊断与鉴别诊断

(一)诊断

根据发病年龄,慢性进行性舞蹈样动作、精神症状和痴呆,结合家族史可诊断本病。基因检测可确诊,还可发现临床前期病例。

(二)鉴别诊断

本病应与风湿性舞蹈病、良性遗传性舞蹈病、发作性舞蹈手足徐动症、老年性舞蹈病、肝豆状核变性、迟发性运动障碍及棘状红细胞增多症并发舞蹈症鉴别。

六、治疗

目前尚无有效治疗措施,对舞蹈症状可选用以下药物。①多巴胺受体阻滞剂:氟哌啶醇 1～4mg,每日 3 次;氯丙嗪 12.5～50mg,每日 3 次;奋乃静 2～4mg,每日 3 次;硫必利 0.1～ 0.2g,每日 3 次;以及匹莫齐特等。均应从小剂量开始,逐渐增加剂量,用药过程中应注意锥体外系不良反应。②中枢多巴胺耗竭剂:丁苯那嗪 25mg,每日 3 次。

七、预后

本病尚无法治愈,病程 10～20 年,平均 15 年。

第十四节 肝豆状核变性

一、概述

肝豆状核变性又称维尔逊病(WD),是以铜代谢障碍为特征的常染色体隐性遗传病。由于 WD 基因(位于 $13q^{14.3}$)编码的蛋白(ATP7B 酶)突变,导致血清铜蓝蛋白合成不足以及胆管排铜障碍,血清自由态铜增高,并在肝、脑、肾等器官沉积,出现相应的临床症状和体征。本病好发于青少年,临床表现为铜代谢障碍引起的肝硬化、基底节变性等多脏器病损。该病是全球性疾病,世界范围的患病率约为 30/100 万,我国的患病率及发病率远高于欧美。

二、临床表现

(一)肝症状

以肝病作为首发症状者占 40%～50%,儿童患者约 80%发生肝脏症状。肝脏受累程度和临床表现存在较大差异,部分患者表现为肝炎症状,如倦怠、乏力、食欲缺乏,或无症状的转氨酶持续增高;大多数患者表现为进行性肝大,继而进展为肝硬化、脾大、脾功能亢进,出现黄疸、腹水、食管静脉曲张及上消化道出血等;一些患儿表现为暴发性肝衰竭伴有肝铜释放入血而继发的 Coomb 阴性溶血性贫血。也有不少患者并无肝大,甚至肝缩小。

(二)神经系统症状

以神经系统症状为首发的患者占 40%～59%,其平均发病年龄比以肝病首发者晚 10 年左右。铜在脑内的沉积部位主要是基底节区,故神经系统症状突出表现为锥体外系症状。最常见的症状是以单侧肢体为主的震颤,逐渐进展至四肢,震颤可为意向性、姿位性或几种形式的混合,振幅可细小或较粗大,也有不少患者出现扑翼样震颤。肌张力障碍常见,累及咽喉部肌肉可导致言语不清、语音低沉、吞咽困难和流涎;累及面部、颈、背部和四肢肌肉引起动作缓慢僵硬、起步困难、肢体强直,甚至引起肢体和(或)躯干变形。部分患者出现舞蹈样动作或指划动作。WD 患者的少见症状是周围神经损害、括约肌功能障碍、感觉症状。

(三)精神症状

精神症状的发生率为 10%～51%。最常见为注意力分散,导致学习成绩下降、失学。其余还有:情感障碍,如暴躁、欣快、兴奋、淡漠、抑郁等;行为异常,如生活懒散、动作幼稚、偏执等,少数患者甚至自杀;还有幻觉、妄想等。极易被误诊为精神分裂症、躁狂抑郁症等精神疾病。

(四)眼部症状

具有诊断价值的是铜沉积于角膜后弹力层而形成的 Kayser-Fleischer(K-F)环,呈黄棕色或黄绿色,以角膜上、下缘最为明显,宽约 1.3mm,严重时呈完整的环形。应行裂隙灯检查予以肯定和早期发现。7 岁以下患儿此环少见。

(五)肾症状

肾功能损害主要表现为肾小管重吸收障碍,出现血尿(或镜下血尿)、蛋白尿、肾性糖尿、氨基酸尿、磷酸盐尿、尿酸尿、高钙尿。部分患者还会发生肾钙质沉积症和肾小管性酸中毒。持续性氨基酸尿可见于无症状患者。

(六)血液系统症状

主要表现为急性溶血性贫血,推测可能与肝细胞破坏致铜离子大量释放入血,引起红细胞破裂有关。还有继发于脾功能亢进所致的血小板、粒细胞、红细胞减少,以鼻出血、齿龈出血、皮下出血为临床表现。

(七)骨骼肌肉症状

2/3 的患者出现骨质疏松,还有较常见的是骨及软骨变性、关节畸形、X 形腿或 O 形腿、病理性骨折、肾性佝偻病等。少数患者发生肌肉症状,主要表现为肌无力、肌痛、肌萎缩。

(八)其他

其他病变包括:皮肤色素沉着、皮肤黝黑,以面部和四肢伸侧较为明显;鱼鳞癣、指甲变形。内分泌紊乱如葡萄糖耐量异常、甲状腺功能低下、月经异常、流产等。少数患者可发生急性心律失常。

三、诊断要点

(一)诊断

任何患者,特别是 40 岁以下者发现有下列情况应怀疑 WD,须行进一步检查。

(1)其他病因不能解释的肝脏疾病、持续血转氨酶增高、持续性氨基酸尿、暴发性肝炎合并溶血性贫血。

(2)其他病因不能解释的神经系统疾病,特别是锥体外系疾病、精神障碍。

(3)家族史中有相同或类似疾病的患者,特别是先证者的近亲,如同胞、堂或姨兄弟姐妹等。

(二)鉴别诊断

对疑似患者应进行下列检查,以排除或肯定 WD 的诊断。

1.实验室检查

对所有疑似患者都应进行下列检查。

(1)血清铜蓝蛋白(CP):CP 降低是诊断 WD 的重要依据之一。成年人 CP 正常值为 $270\sim370mg/L(27\sim37mg/dl)$,新生儿的血清 CP 为成年人的 1/5,此后逐年增长,至 $3\sim6$ 岁时达到成年人水平。$96\%\sim98\%$ 的 WD 患者 CP 降低,其中 90% 以上显著降低(0.08g/L 以下),甚至为零。杂合子的 CP 值多在 $0.10\sim0.23g/L$,但 CP 正常不能排除该病的诊断。

(2)尿铜:尿铜增高也是诊断 WD 的重要依据之一。正常人每日尿铜排泄量为 $0.047\sim0.55\mu mol/24h(3\sim35\mu g/24h)$。未经治疗的 WD 患者尿排铜量可略高于正常人甚至达正常人的数倍至数十倍,少数患者也可正常。

(3)肝铜量:肝铜测定是诊断 WD 最重要的生化证据,但肝穿为创伤性检查,目前尚不能作为常规的检测手段。

(4)血清铜:正常成年人血清铜为 $11\sim22\mu mol/L(70\sim140\mu g/dl)$,90％的 WD 患者血清铜降低,低于 $9.4\mu mol/L(60\mu g/dl)$ 有诊断价值。须注意,肾病综合征、严重营养不良和失蛋白肠病也出现血清铜降低。

2.影像学检查

颅脑 CT 扫描多显示双侧对称的基底节区、丘脑密度减低,多伴有不同程度的脑萎缩。MRI 扫描多于基底节、丘脑、脑干等处出现长 T_1、长 T_2 异常信号,约 34％伴有轻至中度脑萎缩,以神经症状为主的患者 CT 及 MRI 的异常率显著高于以肝症状为主的 WD 患者。影像学检查虽无定性价值,但有定位及排除诊断的价值。

(三)诊断标准

(1)肝、肾病史:肝、肾病征和(或)锥体外系病征。

(2)铜生化异常:主要是 CP 显著降低($<0.08g/L$);肝铜增高($237.6\mu g/g$ 肝干重);血清铜降低($<9.4pmol/L$);24h 尿铜增高($>1.57pmol/24h$)。

(3)角膜 K-F 环阳性。

(4)阳性家族史。

(5)基因诊断。

符合(1)、(2)、(3)或(1)、(2)、(4)可确诊 WD;符合(1)、(3)、(4)而 CP 正常或略低者为不典型 WD(此种情况少见);符合上述 1~4 条中的 2 条,很可能是 WD[若符合(2)、(4)可能为症状前患者],此时可参考脑 MRI 改变、肝脏病理改变、四肢骨关节改变等。基因诊断虽然是金标准,但因 WD 的突变已有 200 余种,因此基因检测目前仍不能作为常规检测方法。

四、治疗目的及原则

(一)治疗目的

(1)排除积聚在体内组织过多的铜。

(2)减少铜的吸收,防止铜在体内再次积聚。

(3)对症治疗,减轻症状,减少畸形的发生。

(二)治疗原则

1.早期和症状前治疗

越早治疗越能减轻或延缓病情发展,尤其是症状前患者。同时应强调本病是唯一有效治疗的疾病,但应坚持终身治疗。

2.药物治疗

(1)螯合剂

①右旋青霉胺:是首选的排铜药物,尤其是以肝症状为主者。以神经症状为主的患者服用青霉胺后 1~3 个月内症状可能恶化,而且有 37％～50％的患者症状会加重,其中又有 50％不能逆转。使用前须行青霉素皮试,阴性者方可使用。青霉胺用作开始治疗时剂量为 15～25mg/kg,宜从小剂量开始,逐渐加量至治疗剂量。然后根据临床表现和实验室检查指标决定逐渐减量至理想的长期维持剂量。本药应在进餐前 2h 服用。青霉胺促进尿排铜效果肯定,

10%～30%的患者发生不良反应。青霉胺的不良反应较多,如发热、皮疹、胃肠道症状、多发性肌炎、肾病、粒细胞减少、血小板计数降低、维生素 B_6 缺乏、自身免疫疾病(类风湿关节炎和重症肌无力等)。补充维生素 B_6 对预防一些不良反应有益。

②曲恩汀或三乙烯四胺二盐酸盐:本药排铜效果不如青霉胺,但不良反应低于青霉胺。250mg,每日 4 次,于餐前 1h 或餐后 2h 服用。本药最适合用于不能使用青霉胺的 WD 患者。但国内暂无供应。

③其他排铜药物:包括二巯丙醇(BAL,因不良反应大已少用)、二巯基丁二酸钠(Na-DMS)、二巯基丁二酸胶囊、二巯基丙磺酸钠(DMPS)等重金属离子螯合剂。

(2)阻止肠道对铜吸收和促进排铜的药物:

①锌制剂:锌制剂的排铜效果低于和慢于青霉胺,但不良反应低,是用于 WD 维持治疗和症状前患者治疗的首选药物;也可作为其他排铜药物的辅助治疗。常用的锌剂有硫酸锌、醋酸锌、甘草锌、葡萄糖酸锌等。锌剂应饭后服药,不良反应有胃肠道刺激、口唇及四肢麻木、烧灼感。锌剂(以醋酸锌为代表)的致畸作用被 FDA 定为 A 级,即无风险。

②四硫钼酸胺(TTM):该药能在肠道内与蛋白和铜形成复合体排出体外,可替代青霉胺用作开始驱铜治疗,但国内无药。

(3)对症治疗:非常重要,应积极进行。神经系统症状,特别是锥体外系症状、精神症状、肝病、肾病、血液和其他器官的病损,应给予相应的对症治疗。脾大合并脾功能亢进者,特别是引起血液 3 种系统都降低者应行脾切除手术;对晚期肝衰竭患者肝移植是唯一有效的治疗手段。

3.低铜饮食治疗

避免摄入高铜食物,如贝类、虾蟹、动物内脏和血、豆类、坚果类、巧克力、咖啡等,勿用铜制炊具;可给予高氨基酸或高蛋白饮食。

第四章　心血管内科疾病

第一节　原发性高血压

高血压是一种以体循环动脉压升高为主要表现的临床综合征,是最常见的心血管疾病。可分为原发性和继发性两大类。在绝大多数患者中,高血压的病因不明,称之为原发性高血压,又称高血压病,占总高血压患者的 95%以上;在不足 5%的患者中,血压升高是某些疾病的一种临床表现,本身有明确而独立的病因,称之为继发性高血压。

我国高血压的发病率较高,1991 年全国高血压的抽样普查显示,血压>140/90mmHg(18.7/12.0kPa)的人占 13.49%,美国>140/90mmHg(18.7/12.0kPa)的人占 24%。在我国高血压的致死率和致残率也较高。

我国高血压的知晓率、治疗率和控制率均较低。据 2000 年的资料,我国高血压的知晓率为 26.3%,治疗率为 21.2%,控制率为 2.8%。

一、病因和发病机制

原发性高血压的病因尚未完全阐明,目前认为是在一定的遗传背景下由于多种后天环境因素作用使正常血压调节机制失代偿所致。

(一)遗传和基因因素

高血压病有明显的遗传倾向,据估计人群中至少 20%~40%的血压变异是由遗传决定的。流行病学研究提示高血压发病有明显的家族聚集性。双亲无高血压、一方有高血压或双亲均有高血压,其子女高血压发生率分别为 3%、28%和 46%。单卵双生的同胞血压一致性较双卵双生同胞更为明显。

(二)环境因素

高血压可能是遗传易感性和环境因素相互影响的结果。体重超重、膳食中高盐和中度以上饮酒是国际上已确定且亦为我国的流行病学研究证实的与高血压发病密切相关的危险因素。

国人平均体重指数(BMI)中年男性和女性分别为 21~24.5 和 21~25,近 10 年国人的BMI 均值及超重率有增加的趋势。BMI 与血压呈显著相关,前瞻性研究表明,基线 BMI 每增加 $1kg/m^2$,高血压的发生危险 5 年内增加 9%。每日饮酒量与血压呈线性相关。

膳食中钠盐摄入量与人群血压水平和高血压病患病率呈显著相关性。每天为满足人体生理平衡仅需摄入 0.5g 氯化钠。国人食盐量每天北方为 12~18g,南方为 7~8g,高于西方国家。每人每天食盐平均摄入量增加 2g,收缩压和舒张压分别增高 2.0mmHg(0.3kPa)和1.2mmHg(0.16kPa)。我国膳食钙摄入量低于中位数人群中,膳食钠/钾比值亦与血压呈显著相关。

(三)交感神经活性亢进

交感神经活性亢进是高血压发病机制中的重要环节。动物实验表明,条件反射可形成狗的神经精神源性高血压。长期处于应激状态如从事驾驶员、飞行员、外科医师、会计师、电脑等职业者高血压的患病率明显增加。原发性高血压患者中约40%循环中儿茶酚胺水平升高。长期的精神紧张、焦虑、压抑等所致的反复应激状态及对应激的反应性增强,使大脑皮质下神经中枢功能紊乱,交感神经和副交感神经之间的平衡失调,交感神经兴奋性增加,其末梢释放儿茶酚胺增多。

(四)肾素-血管紧张素-醛固酮系统(RAAS)

体内存在两种RAAS,即循环RAAS和局部RAAS。血管紧张素Ⅱ(AngⅡ)是循环RAAS的最重要成分,通过强有力的直接收缩小动脉或通过刺激肾上腺皮质球状带分泌醛固酮而扩大血容量,或通过促进肾上腺髓质和交感神经末梢释放儿茶酚胺,均可显著升高血压。此外,体内其他激素如糖皮质激素、生长激素、雌激素等升高血压的途径亦主要经RAAS而产生。近年来发现,很多组织,例如血管壁、心脏、中枢神经、肾脏肾上腺中均有RAAS各成分的mRNA表达,并有AngⅡ受体和盐皮质激素受体存在。

引起RAAS激活的主要因素有:肾灌注减低,肾小管内液钠浓度减少,血容量降低,低钾血症,利尿药及精神紧张,寒冷,直立运动等。

目前认为,醛固酮在RAAS中占有不可缺少的重要地位。它具有依赖于AngⅡ的一面,又有不完全依赖于AngⅡ的独立作用,特别是在心肌和血管重塑方面。它除了受AngⅡ的调节外,还受低钾、ACTH等的调节。

(五)血管重塑

血管重塑既是高血压所致的病理改变,也是高血压维持的结构基础。血管壁具有感受和整合急、慢性刺激并做出反应的能力,其结构处于持续的变化状态。高血压伴发的阻力血管重塑包括营养性重塑和肥厚性重塑两类。血压因素、血管活性物质和生长因子及遗传因素共同参与了高血压血管重塑的过程。

(六)内皮细胞功能受损

血管管腔的表面均覆盖着内皮组织,其细胞总数几乎和肝相当,可看作人体内最大的脏器之一。内皮细胞不仅是一种屏障结构,而且具有调节血管舒缩功能、血流稳定性和血管重塑的重要作用。血压升高使血管壁剪切力和应力增加,去甲肾上腺素等血管活性物质增多,可明显损害内皮及其功能。内皮功能障碍可能是高血压导致靶器官损害及其并发症的重要原因。

(七)胰岛素抵抗

高血压病患者中约有半数存在胰岛素抵抗现象。胰岛素抵抗指的是机体组织对胰岛素作用敏感性和(或)反应性降低的一种病理生理反应,还使血管对体内升压物质反应增强,血中儿茶酚胺水平增加。高胰岛素血症可影响跨膜阳离子转运,使细胞内钙升高,加强缩血管作用。此外,还可影响糖、脂代谢及脂质代谢。上述这些改变均能促使血压升高,诱发动脉粥样硬化病变。

二、病理解剖

高血压的主要病理改变是动脉的病变和左心室的肥厚。随着病程的进展,心、脑、肾等重要脏器均可累及,其结构和功能因此发生不同程度的改变。

(一)心脏

高血压病引起的心脏改变主要包括左心室肥厚和冠状动脉粥样硬化。血压升高和其他代谢内分泌因素引起心肌细胞体积增大和间质增生,使左心室体积和重量增加,从而导致左心室肥厚。血压升高和冠状动脉粥样硬化有密切的关系。冠状动脉粥样硬化病变的特点为动脉壁上出现纤维素性和纤维脂肪性斑块,并有血栓附着。随斑块的扩大和管腔狭窄的加重,可产生心肌缺血;斑块的破裂、出血及继发性血栓形成等可堵塞管腔造成心肌梗死。

(二)脑

脑小动脉尤其颅底动脉环是高血压动脉粥样硬化的好发部位,可造成脑卒中,颈动脉的粥样硬化可导致同样的后果。近半数高血压病患者脑内小动脉有许多微小动脉瘤,这是导致脑出血的重要原因。

(三)肾

高血压持续5～10年,即可引起肾小动脉硬化(弓状动脉硬化及小叶间动脉内膜增厚,入球小动脉玻璃样变),管壁增厚,管腔变窄,进而继发肾实质缺血性损害(肾小球缺血性皱缩、硬化,肾小管萎缩,肾间质炎性细胞浸润及纤维化),造成良性小动脉性肾硬化症。良性小动脉性肾硬化症发生后,由于部分肾单位被破坏,残存肾单位为代偿排泄废物,肾小球即会出现高压、高灌注及高滤过("三高"),而此"三高"又有两面性,若持续存在又会促使残存肾小球本身硬化,加速肾损害的进展,最终引起肾衰竭。

三、临床特点

(一)血压变化

高血压病初期血压呈波动性,血压可暂时性升高,但仍可自行下降和恢复正常。血压升高与情绪激动、精神紧张、焦虑及体力活动有关,休息或去除诱因血压便下降。随着病情迁延,尤其是在并发靶器官损害或有并发症之后,血压逐渐呈稳定和持久升高,此时血压仍可波动,但多数时间血压处于正常水平以上,情绪和精神变化可使血压进一步升高,休息或去除诱因并不能使之满意下降和恢复正常。

(二)症状

大多数患者起病隐袭,症状阙如或不明显,仅在体检或因其他疾病就医时才被发现。有的患者可出现头痛、心悸、后颈部或颞部搏动感,还有表现为神经官能症状如失眠、健忘或记忆力减退、注意力不集中、耳鸣、情绪易波动或发怒及神经质等。病程后期心、脑、肾等靶器官受损或有并发症时,可出现相应的症状。

(三)并发症的表现

左心室肥厚的可靠体征为抬举性心尖冲动,表现为心尖冲动明显增强,搏动范围扩大及心尖冲动左移,提示左心室增大。主动脉瓣区第2心音可增加,带有金属音调。合并冠心病时可发生心绞痛、心肌梗死甚至猝死。晚期可发生心力衰竭。

脑血管并发症是我国高血压病最为常见的并发症,年发病率为120/10万～180/10万,是急性心肌梗死的4～6倍。早期可有一过性脑缺血发作(TIA),还可发生脑血栓形成、脑栓塞(包括腔隙性脑梗死)、高血压脑病及颅内出血等。长期持久血压升高可引起良性小动脉性肾硬化症,从而导致肾实质的损害,可出现蛋白尿、肾功能损害,严重者可出现肾衰竭。

眼底血管被累及可出现视力进行性减退,严重高血压可促使形成主动脉夹层并破裂,常可致命。

四、实验室检查和特殊检查

(一)血压的测量

测量血压是诊断高血压和评估其严重程度的主要依据。目前评价血压水平的方法有以下3种。

1.诊所偶测血压

诊所偶测血压(简称偶测血压)系由医护人员在标准条件下按统一的规范进行测量,是目前诊断高血压和分级的标准方法。应相隔 2min 重复测量,以 2 次读数平均值为准,如 2 次测量的收缩压或舒张压读数相差超过 5mmHg(0.7kPa),应再次测量,并取 3 次读数的平均值。

2.自测血压

采用无创半自动或全自动电子血压计在家中或其他环境中患者给自己或家属给患者测量血压,称为自测血压,它是偶测血压的重要补充,在诊断单纯性诊所高血压、评价降压治疗的效果、改善治疗的依从性等方面均极其有益。

3.动态血压监测

一般监测的时间为 24h,测压时间间隔白天为 30min,夜间为 60min。动态血压监测提供24h,白天和夜间各时间段血压的平均值和离散度,可较为客观和敏感地反映患者的实际血压水平,且可了解血压的变异性和昼夜变化的节律性,估计靶器官损害与预后,比偶测血压更为准确。

动态血压监测的参考标准正常值为:24h 低于 130/80mmHg(17.3/10.7kPa),白天低于135/85mmHg(18.0/11.3kPa),夜间低于 125/75mmHg(16.7/10.0kPa)。夜间血压均值一般较白天均值低 10%~20%。正常血压波动曲线形状如长柄勺,夜间 2—3 时处于低谷,凌晨迅速上升,上午 6—8 时和下午 4—6 时出现两个高峰,尔后缓慢下降。早期高血压患者的动态血压曲线波动幅度较大,晚期患者波动幅度较小。

(二)尿液检查

肉眼观察尿的透明度、颜色,有无血尿;测比重、pH、蛋白和糖含量,并做镜检。尿比重降低(<1.010)提示肾小管浓缩功能障碍。正常尿液 pH 在 5.0~7.0。某些肾脏疾病如慢性肾炎并发的高血压可在血糖正常的情况下出现糖尿,系由于近端肾小管重吸收障碍引起。尿微量蛋白可采用放免法或酶联免疫法测定,其升高程度,与高血压病程及合并的肾功能损害有密切关系。尿转铁蛋白排泄率更为敏感。

(三)血液生化检查

测定血钾、尿素氮、肌酐、尿酸、空腹血糖、血脂,还可检测一些选择性项目如血浆肾素活性(PRA)、醛固酮。

(四)X 线检查

早期高血压患者可无特殊异常,后期患者可见主动脉弓迂曲延长、左心室增大。X 线检查对主动脉夹层、胸主动脉及腹主动脉缩窄有一定的帮助,但进一步确诊还需要做相关检查。

(五)心电图检查

体表心电图对诊断高血压患者是否合并左心室肥厚,左心房负荷过重和心律失常有一定帮助。心电图诊断左心室肥厚的敏感性不如超声心动图,但对评估预后有帮助。

(六)超声心动图(UCG)检查

UCG 能可靠地诊断左心室肥厚,其敏感性较心电图高 7～10 倍。左心室重量指数(LVMI)是一项反映左心肥厚及其程度的较为准确的指标,与病理解剖的符合率和相关性较高。UCG 还可评价高血压患者的心脏功能,包括收缩功能、舒张功能。如疑有颈动脉、外周动脉和主动脉病变,应做血管超声检查;疑有肾脏疾病的患者,应做肾脏 B 超。

(七)眼底检查

可发现眼底的血管病变和视网膜病变。血管病变包括变细、扭曲、反光增强、交叉压迫及动静脉比例降低。视网膜病变包括出血、渗出、视盘水肿等。高血压眼底改变可分为 4 级。

Ⅰ级:视网膜小动脉出现轻度狭窄、硬化、痉挛和变细。

Ⅱ级:小动脉呈中度硬化和狭窄,出现动脉交叉压迫症,视网膜静脉阻塞。

Ⅲ级:动脉中度以上狭窄伴局部收缩,视网膜有棉絮状渗出、出血和水肿。

Ⅳ级:视盘水肿并有Ⅲ级眼底的各种表现。

高血压眼底改变与病情的严重程度和预后相关。Ⅲ和Ⅳ级眼底,是急进型和恶性高血压诊断的重要依据。

五、诊断和鉴别诊断

高血压患者应进行全面的临床评估。评估的方法是详细询问病史、做体格检查和实验室检查,必要时还要进行一些特殊的器械检查。

(一)诊断标准和分类

根据世界卫生组织高血压专家委员会(WHO/ISH)确定的标准和中国高血压防治指南的规定,18 岁以上成年人高血压定义为:在未服抗高血压药物的情况下收缩压≥140mmHg(18.7kPa)和(或)舒张压≥90mmHg(12.0kPa)。患者既往有高血压史,目前正服用抗高血压药物,血压虽已低于 140/90mmHg(18.7/12.0kPa),也应诊断为高血压;患者收缩压与舒张压属于不同的级别时,应按两者中较高的级别分类。

(二)高血压的危险分层

高血压是脑卒中和冠心病的独立危险因素。高血压病患者的预后和治疗决策不仅要考虑血压水平,还要考虑到心血管疾病的危险因素、靶器官损害和相关的临床状况,并可根据某几项因素合并存在时对心血管事件绝对危险的影响,做出危险分层的评估,即将心血管事件的绝对危险性分为 4 类:低危、中危、高危和极高危。在随后的 10 年中发生一种主要心血管事件的危险性低危组、中危组、高危组和极高危组分别为低于 15%、15%～20%、20%～30%和高于 30%。

高血压危险分层的主要根据是弗明翰研究中心的平均年龄 60 岁(45～80 岁)患者随访 10 年心血管疾病死亡、非致死性脑卒中和心肌梗死的资料。但西方国家高血压人群中并发的脑卒中发病率相对较低,而心力衰竭或肾脏疾病较常见,故这一危险性分层仅供我们参考。

(三)鉴别诊断

在确诊高血压病之前应排除各种类型的继发性高血压,因为有些继发性高血压的病因可消除,其原发疾病治愈后,血压即可恢复正常。常见的继发性高血压有下列几种类型。

1.肾实质性疾病

慢性肾小球肾炎、慢性肾盂肾炎、多囊肾和糖尿病肾病等均可引起高血压。这些疾病早期均有明显的肾脏病变的临床表现,在病程的中后期出现高血压,至终末期肾病阶段高血压几乎都和肾功能不全相伴发。因此,根据病史、尿常规和尿沉渣细胞计数不难与原发性高血压的肾脏损害相鉴别。肾穿刺病理检查有助于诊断慢性肾小球肾炎;多次尿细菌培养和静脉肾盂造影对诊断慢性肾盂肾炎有价值。糖尿病肾病者均有多年糖尿病史。

2.肾血管性高血压

单侧或双侧肾动脉主干或分支病变可导致高血压。肾动脉病变可为先天性或后天性。先天性肾动脉狭窄主要为肾动脉肌纤维发育不良所致;后天性狭窄由大动脉炎、肾动脉粥样硬化、动脉内膜纤维组织增生等病变所致,此外,肾动脉周围粘连或肾蒂扭曲也可导致肾动脉狭窄。此病在成人高血压中不足 1%,但在骤发的重度高血压和临床上有可疑诊断线索的患者中则有较高的发病率。如有骤发的高血压并迅速进展至急进性高血压、中青年尤其是 30 岁以下的高血压且无其他原因、腹部或肋脊角闻及血管杂音,提示肾血管性高血压的可能。可疑病例可做肾动脉多普勒超声、口服卡托普利激发后做同位素肾图和肾素测定、肾动脉造影、数字减影血管造影术(DSA),有助于做出诊断。

3.嗜铬细胞瘤

嗜铬细胞瘤 90% 位于肾上腺髓质,右侧多于左侧。交感神经节和体内其他部位的嗜铬组织也可发生此病。肿瘤释放出大量儿茶酚胺,引起血压升高和代谢紊乱。高血压可为持续性,亦可呈阵发性。阵发性高血压发作的持续时间从十多分钟至数天,间歇期亦长短不等。发作频繁者一天可数次。发作时除血压骤然升高外,还有头痛、心悸、恶心、多汗、四肢冰冷和麻木感、视力减退、上腹或胸骨后疼痛等。典型的发作可由于情绪改变如兴奋、恐惧、发怒而诱发。年轻人难以控制的高血压,应注意与此病相鉴别。此病如表现为持续性高血压则难与原发性高血压相鉴别。血和尿儿茶酚胺及其代谢产物香草基杏仁酸(VMA)的测定、酚妥拉明试验、胰高血糖素激发试验、可乐定抑制试验、甲氧氯普胺(灭吐灵)试验有助于做出诊断。超声、放射性核素及 CT、MRI 可显示肿瘤的部位。

4.原发性醛固酮增多症

病因为肾上腺肿瘤或增生所致的醛固酮分泌过多,典型的症状和体征见以下 3 个方面。

(1)轻至中度高血压。

(2)多尿尤其夜尿增多、口渴、尿比重下降、碱性尿和蛋白尿。

(3)发作性肌无力或瘫痪、肌痛、抽搐或手足麻木感等。

凡高血压者合并上述 3 项临床表现,并有低钾血症、高血钠性碱中毒而无其他原因可解释的,应考虑此病之可能。实验室检查可发现血和尿醛固酮升高,血浆肾素降低,尿醛固酮排泄增多等。

5.皮质醇增多症

系肾上腺皮质肿瘤或增生分泌糖皮质激素过多所致。除高血压外,有向心性肥胖、满月脸、水牛背、皮肤紫纹、毛发增多、血糖增高等特征,诊断一般并不困难。24h尿中17-羟及17-酮类固醇增多,地塞米松抑制试验及肾上腺皮质激素兴奋试验阳性有助于诊断。颅内蝶鞍X线检查、肾上腺CT扫描及放射性碘化胆固醇肾上腺扫描可用于病变定位。

6.主动脉缩窄

多数为先天性血管畸形,少数为多发性大动脉炎所引起。特点为:上肢血压增高而下肢血压不高或降低,呈上肢血压高于下肢血压的反常现象。肩胛间区、胸骨旁、腋部可有侧支循环动脉的搏动和杂音或腹部听诊有血管杂音。胸部X线片可显示肋骨受侧支动脉侵蚀引起的切迹。主动脉造影可确定诊断。

六、治疗

(一)高血压患者的评估和监测程序

确诊高血压病的患者应根据其危险因素、靶器官损害及相关的临床情况做出危险分层。高危和极高危患者应立即开始用药物治疗。中危和低危患者则先监测血压和其他危险因素,而后再根据血压状况决定是否开始药物治疗。

(二)降压的目标

中青年高血压患者血压应降至130/85mmHg(17.3/11.3kPa)以下。HOT研究表明,舒张压达到较低目标血压组的糖尿病患者,其心血管病危险明显降低,故伴糖尿病者应把血压降至130/80mmHg(17.3/10.7kPa)以下;高血压合并肾功能不全,尿蛋白超过1g/24h,至少应将血压降至130/80mmHg(17.3/10.7kPa),甚至125/75mmHg(16.7/10.0kPa)以下;老年高血压患者的血压应控制在140/90mmHg(18.7/12.0kPa)以下,且尤应重视降低收缩压。

(三)非药物治疗

高血压应采取综合措施治疗,任何治疗方案都应以非药物治疗为基础。积极有效的非药物治疗可通过多种途径干扰高血压的发病机制,起到一定的降压作用,并有助于减少靶器官损害的发生。非药物治疗的具体内容包括以下几项。

1.戒烟

吸烟所致的加压效应使高血压并发症如脑卒中、心肌梗死和猝死的危险性显著增加,并降低或抵消降压治疗的疗效,加重脂质代谢紊乱,降低胰岛素敏感性,减弱内皮细胞依赖性血管扩张效应和增加左心室肥厚的倾向。戒烟对心血管的良好益处,任何年龄组在戒烟1年后即可显示出来。

2.戒酒或限制饮酒

戒酒和减少饮酒可使血压显著降低。

3.减轻和控制体重

体重减轻10%,收缩压可降低6.6mmHg(0.8kPa)。超重10%以上的高血压患者体重减少5kg,血压便明显降低,且有助于改善伴发的危险因素如糖尿病、高脂血症、胰岛素抵抗和左心室肥厚。新指南中建议体重指数(kg/m^2)应控制在24以下。

4.合理膳食

按 WHO 的建议,钠摄入每天应少于 2.4g(相当于氯化钠 6g)。通过食用含钾丰富的水果(如香蕉、橘子)和蔬菜(如油菜、苋菜、香菇、大枣等),增加钾的摄入。要减少膳食中的脂肪,适量补充优质蛋白质。

5.增加体力活动

根据新指南提供的参考标准,常用运动强度指标可用运动时的最大心率达到 180 或 170 次/分减去平时心率,如要求精确则采用最大心率的 60%～85% 作为运动适宜心率。运动频度一般要求每周 3～5 次,每次持续 20～60min 即可。中老年高血压患者可选择步行、慢跑、上楼梯、骑自行车等。

6.减轻精神压力,保持心理平衡

长期精神压力和情绪忧郁既是导致高血压,又是降压治疗效果欠佳的重要原因。应对患者作耐心的劝导和心理疏导,鼓励其参加体育/文化和社交活动,鼓励高血压患者保持宽松、平和、乐观的健康心态。

(四)初始降压治疗药物的选择

高血压病的治疗应采取个体化的原则。应根据高血压危险因素、靶器官损害及合并疾病等情况选择初始降压药物。

(五)高血压病的药物治疗

1.药物治疗原则

(1)采用最小的有效剂量以获得可能有的疗效而使不良反应减至最小。

(2)为了有效防止靶器官损害,要求一天 24h 内稳定降压,并能防止从夜间较低血压到清晨血压突然升高而导致猝死、脑卒中和心脏病发作。要达到此目的,最好使用每日一次给药而有持续降压作用的药物。

(3)单一药物疗效不佳时不宜过多增加单种药物的剂量,而应及早采用两种或两种以上药物联合治疗,这样有助于提高降压效果而不增加不良反应。

(4)判断某一种或几种降压药物是否有效及是否需要更改治疗方案时,应充分考虑该药物达到最大疗效所需的时间。在药物发挥最大效果前过于频繁地改变治疗方案是不合理的。

(5)高血压病是一种终身性疾病,一旦确诊后应坚持终身治疗。

2.降压药物的选择

目前临床常用的降压药物有许多种类。无论选用何种药物,其治疗目的均是将血压控制在理想范围,预防或减轻靶器官损害。新指南强调,降压药物的选用应根据治疗对象的个体情况、药物的作用、代谢、不良反应和药物的相互作用确定。

3.临床常用的降压药物

临床常用的降压药物主要有六大类:利尿药、α_1 受体阻滞剂、钙通道阻滞剂、血管紧张素转换酶抑制剂(ACEI)、β-受体阻滞剂及血管紧张素 Ⅱ 受体拮抗剂。降压药物的疗效和不良反应情况个体间差异很大,临床应用时要充分注意。具体选用哪一种或几种药物就参照前述的用药原则全面考虑。

(1)利尿药:此类药物可减少细胞外液容量、降低心输出量,并通过利钠作用降低血压。降压作用较弱,起作用较缓慢,但与其他降压药物联合应用时常有相加或协同作用,常可作为高血压的基础治疗。螺内酯不仅可以降压,而且能抑制心肌及血管的纤维化。

种类和应用方法:有噻嗪类、保钾利尿药和袢利尿药 3 类。降压治疗中比较常用的利尿药有下列几种:氢氯噻嗪 12.5～25mg,每日 1 次;阿米洛利 5～10mg,每日 1 次;吲达帕胺 1.25～2.5mg,每日 1 次;氯噻酮 12.5～25mg,每日 1 次;螺内酯 20mg,每日 1 次;氨苯蝶啶 25～50mg,每日 1 次。在少数情况下用呋塞米(速尿)20～40mg,每日 2 次。

主要适应证:利尿药可作为无并发症高血压患者的首选药物,主要适用于轻中度高血压,尤其是老年高血压包括老年单纯性收缩期高血压、肥胖及并发心力衰竭患者。袢利尿药作用迅速,肾功能不全时应用较多。

注意事项:利尿药应用可降低血钾,尤以噻嗪类和呋塞米为明显,长期应用者应适量补钾(每日 1～3g),并鼓励多吃水果和富含钾的绿色蔬菜。此外,噻嗪类药物可干扰糖、脂和尿酸代谢,故应慎用于糖尿病和血脂代谢失调者,禁用于痛风患者。保钾利尿药因可升高血钾,应尽量避免与 ACEI 合用,禁用于肾功能不全者。利尿药的不良反应与剂量密切相关,故宜采用小剂量。

(2)β-受体阻滞剂:通过减慢心率、减低心肌收缩力、降低心输出量、减低血浆肾素活性等多种机制发挥降压作用。其降压作用较弱,起效时间较长(1～2 周)。

主要适应证:主要适用于轻中度高血压,尤其是在静息时心率较快(>80 次/分)的中青年患者,也适用于高肾素活性的高血压、伴心绞痛或心肌梗死后及伴室上性快速心律失常者。

种类和应用方法:常用于降压治疗的 β_1-受体阻滞剂有美托洛尔 25～50mg,每日 1～2 次;阿替洛尔 25mg,每日 1～2 次;比索洛尔 2.5～10mg,每日 1 次。选择性 α_1-和非选择性 β-受体阻滞剂有拉贝洛尔每次 0.1g,每日 3～4 次,以后按需增至 0.6～0.8g,重症高血压可达每日 1.2～2.4g;卡维地洛 6.25～12.5mg,每日 2 次。拉贝洛尔和美托洛尔均有静脉制剂,可用于重症高血压或高血压危象而需要较迅速降压治疗的患者。

注意事项:常见的不良反应有疲乏和肢体冷感,可出现躁动不安、胃肠功能不良等。还可能影响糖代谢、脂代谢,因此伴有心脏传导阻滞、哮喘、慢性阻塞性肺部疾患及周围血管疾病患者应列为禁忌;因此类药可掩盖低血糖反应,因此应慎用于胰岛素依赖性糖尿病患者。长期应用者突然停药可发生反跳现象,即原有的症状加重、恶化或出现新的表现,较常见有血压反跳性升高,伴头痛、焦虑、震颤、出汗等,称之为撤药综合征。

(3)钙通道阻滞剂(CCB):主要通过阻滞细胞质膜的钙离子通道、松弛周围动脉血管的平滑肌使外周血管阻力下降而发挥降压作用。

主要适应证:可用于各种程度的高血压,尤其是老年高血压、伴冠心病心绞痛、周围血管病、糖尿病或糖耐量异常妊娠期高血压及合并有肾脏损害的患者。

种类和应用方法:应优先考虑使用长效制剂如非洛地平缓释片 2.5～5mg,每日 1 次;硝苯地平控释片 30mg,每日 1 次;氨氯地平 5mg,每日 1 次;拉西地平 4mg,每日 1～2 次;维拉帕米缓释片 120～240mg,每日 1 次;地尔硫䓬缓释片 90～180mg,每日 1 次。由于有诱发猝死之嫌,速效二氢吡啶类钙拮抗剂的临床使用正在逐渐减少,而提倡应用长效制剂。其价格一般较低廉,在经济条件落后的农村及边远地区速效制剂仍不失为一种可供选择的抗高血压药物,可使用硝苯地平或尼群地平普通片剂 10mg,每日 2～3 次。

注意事项:主要不良反应为血管扩张所致的头痛、颜面潮红和踝部水肿,发生率在 10% 以下,需要停药的只占极少数。踝部水肿系由于毛细血管前血管扩张而非水钠潴留所致。硝苯地平的不良反应较明显且可引起反射性心率加快,但若从小剂量开始逐渐加大剂量,可明显减轻或减少这些不良反应。非二氢吡啶类对传导功能及心肌收缩力有负性影响,因此禁用于心脏传导阻滞和心力衰竭时。

(4)血管紧张素转换酶抑制剂(ACEI):通过抑制血管紧张素转换酶使血管紧张素 Ⅱ 生成减少,并抑制缓激肽,使缓激肽降解。这类药物可抑制循环和组织的 RAAS,减少神经末梢释放去甲肾上腺素和血管内皮形成内皮素;还可作用于缓激肽系统,抑制缓激肽降解,增加缓激肽和扩张血管的前列腺素的形成。这些作用不仅能有效降低血压,而且具有靶器官保护的功能。

ACEI 对糖代谢和脂代谢无影响,血浆尿酸可能降低。即使合用利尿药亦可维持血钾稳定,因 ACEI 可防止利尿药所致的继发性高醛固酮血症。此外,ACEI 在产生降压作用时不会引起反射性心动过速。

种类和应用方法:常用的 ACEI 有卡托普利 25～50mg,每日 2～3 次;依那普利 5～10mg,每日 1～2 次;贝那普利 5～20mg,雷米普利 2.5～5mg,培哚普利 4～8mg,西那普利2.5～10mg,福辛普利 10～20mg,均每日 1 次。

主要适应证:ACEI 可用来治疗轻中度或严重高血压,尤其适用于伴左心室肥厚、左心室功能不全或心力衰竭、糖尿病并有微量蛋白尿、肾脏损害(血肌酐<265μmol/L)并有蛋白尿等患者。本药还可安全地使用于伴有慢性阻塞性肺部疾患或哮喘、周围血管疾病或雷诺现象、抑郁症及胰岛素依赖性糖尿病患者。

注意事项:最常见不良反应为持续性干咳,发生率为 3%～22%。多见于用药早期(数天至几周),亦可出现于治疗的后期,其机制可能由于 ACEI 抑制了激肽酶 Ⅱ,使缓激肽的作用增强和前列腺素形成。症状不重应坚持服药,半数可在 2～3 个月内咳嗽消失。改用其他 ACEI,咳嗽可能不出现。福辛普利和西拉普利引起干咳少见。其他可能发生不良反应有低血压、高钾血症、血管神经性水肿(偶尔可致喉痉挛、喉或声带水肿)、皮疹及味觉障碍。

双侧肾动脉狭窄或单侧肾动脉严重狭窄、合并高血钾血症或严重肾衰竭等患者 ACEI 应列为禁忌。因有致畸危险也不能用于合并妊娠的妇女。

(5)血管紧张素 Ⅱ 受体拮抗剂(ARB):这类药物可选择性阻断 AngⅡ的Ⅰ型受体而起作用,具有 ACEI 相似的血流动力学效应。从理论上讲,其比 ACEI 存在如下优点:①作用不受ACE 基因多态性的影响;②还能抑制非 ACE 催化产生的 AngⅡ 的致病作用;③促进 AngⅡ 与血管紧张素Ⅱ型受体(AT$_2$)结合发挥"有益"效应。这 3 项优点结合起来将可能使 ARB 的降血压及对靶器官保护作用更有效,但需要大规模的临床试验进一步证实,目前尚无循证医学的证据表明 ARB 的疗效优于或等同于 ACEI。

种类和应用方法:目前在国内上市的 ARB 有 3 类,第一、二、三代分别为氯沙坦、缬沙坦、依贝沙坦。氯沙坦 50～100mg,每日 1 次,氯沙坦和小剂量氢氯噻嗪(25mg/d)合用,可明显增强降压效应;缬沙坦 80～160mg,每日 1 次;依贝沙坦 150mg,每日 1 次;替米沙坦 80mg,每日

1次;坎地沙坦 1mg,每日 1 次。

主要适应证:适用对象与 ACEI 相同。目前主要用于 ACEI 治疗后发生干咳等不良反应且不能耐受的患者。氯沙坦有降低血尿酸作用,尤其适用于伴高尿酸血症或痛风的高血压患者。

注意事项:此类药物的不良反应轻微而短暂,因不良反应需要中止治疗者极少。不良反应为头晕与剂量有关的直立性低血压、皮疹、血管神经性水肿、腹泻、肝功能异常肌痛和偏头痛等。禁用对象与 ACEI 相同。

(6)$α_1$-受体阻滞剂:这类药可选择性阻滞血管平滑肌突触后膜 $α_1$-受体,使小动脉和静脉扩张,外周阻力降低。长期应用对糖代谢并无不良影响,且可改善脂代谢,升高 HDL-C 水平,还能减轻前列腺增生患者的排尿困难,缓解症状。降压作用较可靠,但是否与利尿药、受体阻滞剂一样具有降低病死率的效益,尚不清楚。

种类和应用方法:常用制剂有哌唑嗪 1mg,每日 1 次;多沙唑嗪 1~6mg,每日 1 次;特拉唑嗪 1~8mg,每日 1 次;苯哌地尔 25~50mg,每日 2 次。

适应证:目前一般用于轻中度高血压,尤其适用于伴高脂血症或前列腺肥大患者。

注意事项:主要不良反应为"首剂现象",多见于首次给药后 30~90min,表现为严重的直立性低血压眩晕、昏厥、心悸等,系由于内脏交感神经的收缩血管作用被阻滞后,静脉舒张使回心血量减少。首剂现象以哌唑嗪较多见,特拉唑嗪较少见。合用 β-受体阻滞剂、低钠饮食或曾用过利尿药者较易发生。防治方法是首剂量减半,临睡前服用,服用后平卧或半卧休息 60~90min,并在给药前至少 1d 停用利尿药。其他不良反应有头痛、嗜睡、口干、心悸、鼻塞、乏力、性功能障碍等,常可在连续用药过程中自行减轻或缓解。有研究表明哌唑嗪能增加高血压患者的病死率,因此现在临床上已很少应用。

(六)降压药物的联合应用

降压药物的联合应用已公认为是较好和合理的治疗方案。

1.联合用药的意义

研究表明,单药治疗使高血压患者血压达标(<140/90mmHg 或 18.7/12.0kPa)比率仅为40%~50%,而两种药物的合用可使 70%~80%的患者血压达标。HOT 试验结果表明,达到预定血压目标水平的患者中,采用单一药物、两药合用或三药合用的患者分别占 30%~40%、40%~50%和少于 10%,处于联合用药状态约占 68%。

联合用药可减少单一药物剂量,提高患者的耐受性和依从性。单药治疗如效果欠佳,只能加大剂量,这就增加不良反应发生的危险性,且有的药物随剂量增加,不良反应增大的危险性超过了降压作用增加的效益,亦即药物的危险/效益比转向不利的一面。联合用药可避免此种两难局面。

联合用药还可使不同的药物互相取长补短,有可能减轻或抵消某些不良反应。任何药物在长期治疗中均难以完全避免其不良反应,如 β-受体阻滞剂的减慢心率作用,CCB 可引起踝部水肿和心率加快。这些不良反应如能选择适当的合并用药就有可能被矫正或消除。

2.利尿药为基础的两种药物联合应用

大型临床试验表明,噻嗪类利尿药可与其他降压药有效地合用,故在需要合并用药时利尿药可作为基础药物。常采用下列合用方法。

(1)利尿药＋ACEI 或血管紧张素 Ⅱ 受体拮抗剂:利尿药的不良反应是激活肾素-血管紧张素-醛固酮(RAAS),造成一系列不利于降低血压的负面作用。然而,这反而增强了 ACEI 或血管紧张素 Ⅱ 受体拮抗剂对 RAAS 的阻断作用,亦即这两种药物通过利尿药对 RAAS 的激活,可产生更强有力的降压效果。此外,ACEI 和血管紧张素 Ⅱ 受体拮抗剂由于可使血钾水平稍上升,从而能防止利尿药长期应用所致的电解质紊乱,尤其是低血钾等不良反应。

(2)利尿药＋β-受体阻滞剂或 α_1-受体阻滞剂:β 受体阻滞剂可抵消利尿药所致的交感神经兴奋和心率增快作用,而噻嗪类利尿药又可消除 β-受体阻滞剂或 α_1-受体阻滞剂的促肾滞钠作用。此外,在对血管的舒缩作用上噻嗪类利尿药可加强 α_1-受体阻滞剂的扩血管效应,而抵消β-受体阻滞剂的缩血管作用。

3.CCB 为基础的两药合用

我国临床上初治药物中仍以 CCB 最为常用。国人对此类药一般均有良好反应,CCB 为基础的联合用药在我国有广泛的基础。

(1)CCB＋ACEI:前者具有直接扩张动脉的作用,后者通过阻断 RAAS 和降低交感活性,既扩张动脉,又扩张静脉,故两药在扩张血管上有协同降压作用。二氢吡啶类 CCB 产生的踝部水肿可被 ACEI 消除。两药在心肾和血管保护上,在抗增生和减少蛋白尿上亦均有协同作用。此外,ACEI 可阻断 CCB 所致反射性交感神经张力增加和心率加快的不良反应。

(2)二氢吡啶类 CCB＋β-受体阻滞剂:前者具有的扩张血管和轻度增加心输出量的作用,正好抵消 β-受体阻滞剂的缩血管及降低心输出量作用。两药对心率的相反作用可使患者心率不受影响。

4.其他的联合应用方法

如两药合用仍不能奏效,可考虑采用 3 种药物合用,例如噻嗪类利尿药＋ACEI＋水溶性β-受体阻滞剂(阿替洛尔),或噻嗪类利尿药＋ACEI＋CCB,以及利尿药＋β-受体阻滞剂＋其他血管扩张剂(肼屈嗪)。

七、高血压危象

(一)定义和分类

已经有许多不同的名词被用于血压重度急性升高的情况。但多数研究者将高血压急症定义为收缩压或舒张压急剧增高(如舒张压增高到 $120\sim130mmHg$ 或 $16.0\sim17.3kPa$ 以上),同时伴有中枢神经系统、心脏或肾等靶器官损伤。高血压急症较少见,此类患者需要在严密监测下通过静脉给药的方法使血压立即降低。与高血压急症不同,如果患者的血压重度增高,但无急性靶器官损害的证据,则定义为高血压次急症。对此类患者,需要在 $24\sim48h$ 内使血压逐渐下降。两者统称为高血压危象。

(二)临床表现

高血压危象的症状和体征的轻重往往因人而异。一般症状可有出汗、潮红、苍白、眩晕、濒死感、耳鸣、鼻出血;心脏症状可有心悸、心律失常、胸痛、呼吸困难、肺水肿;脑部症状可有头痛、头晕、恶心、眩目、局部症状、痛性痉挛、昏迷等;肾脏症状有少尿、血尿、蛋白尿、电解质紊乱、氮质血症、尿毒症;眼部症状有闪光、点状视觉、视物模糊、视觉缺陷、复视、失明。

(三)高血压危象的治疗

1.治疗的一般原则

对高血压急症患者,需要在 ICU 中严密监测(必要时进行动脉内血压监测),通过静脉给药迅速控制血压(但并非降至正常水平)。对高血压次急症患者,应在 24～48h 内逐渐降低血压(通常给予口服降压药)。

静脉用药控制血压的即刻目标是在 30～60min 内将舒张压降低 10%～15%,或降到110mmHg(14.7kPa)左右。对急性主动脉夹层患者,应 15～30min 内达到这一目标。以后用口服降压药维持。

2.高血压急症的治疗

导致高血压急症的疾病基础很多。目前有多种静脉用药可作降压之用。

(1)高血压脑病:高血压脑病的首选治疗包括静脉注射硝普钠、柳氨苄心定、乌拉地尔或尼卡地平。

(2)脑血管意外:对任何种类的急性脑卒中患者给予紧急降压治疗所能得到的益处目前还都是推测性的,还缺少充分的临床和实验研究证据。①颅内出血:血压小于 180/105mmHg(24.0/14.0kPa)无须降压。血压大于 230/120mmHg(30.7/16.0kPa)可静脉给予柳胺苄心定、拉贝洛尔、硝普钠、乌拉地尔。血压在 180～230/150～120mmHg(24.0～30.7/20.0～16.0kPa)可静脉给药,也可口服给药。②急性缺血性脑卒中(中风):参照颅内出血的治疗方案。

(3)急性主动脉夹层:一旦确定为主动脉夹层的诊断,即应力图在 15～30min 内使血压降至最低可以耐受的水平(即保持足够的器官灌注)。最初的治疗应包括联合使用静脉硝普钠和一种静脉给予的 β-受体阻滞剂,其中美托洛尔最为常用。尼卡地平或 fenoldopam 也可使用。柳氨苄心定兼有 α-和 β-受体阻滞作用,可作为硝普钠和 β-受体阻滞剂联合方案的替代。另外,地尔硫䓬静脉滴注也可用于主动脉夹层。

(4)急性左心室衰竭和肺水肿:严重高血压可诱发急性左心室衰竭。在这种情况下,可给予扩血管药如硝普钠直接减轻心脏后负荷。也可选用硝酸甘油。

(5)冠心病和急性心肌梗死:静脉给予硝酸甘油是这种高血压危象时的首选药物。次选药为柳氨苄心定,静脉给予。如血压控制不满意,可加用尼卡地平或 fenoldopam。

(6)围术期高血压:降压药物的选用应根据患者的背景情况,在密切观察下可选用乌拉地尔、柳氨苄心定、硝普钠和硝酸甘油等。

(7)子痫:近年来,在舒张压超过 115mmHg(15.3kPa)或发生子痫时,传统上采用肼曲嗪(肼苯哒嗪)静脉注射,此药能有效降低血压而不减少胎盘血流。现今在有重症监护的条件下,静脉给予柳氨苄心定和尼卡地平被认为更安全有效。如惊厥出现或迫近,可注射硫酸镁。

3.高血压次急症的治疗

对高血压次急症患者,过快降压会影响心脏和脑的血流供应(尤其是老年人),引起严重的不良反应。如果血压暂时升高的原因是容易识别的,如疼痛或急性焦虑,则合适的治疗是镇痛药或抗焦虑药。如果血压增高的原因不明,可给予各种口服降压药。降压治疗的目的是使增高的血压在 24～48h 内逐渐降低,这种治疗方法需要在发病后头几天对患者进行密切的随访。

在目前缺少任何对各种高血压药物长期疗效进行比较的资料的情况下,药物品种的选择应根据其作用机制、疗效和安全性资料确定。

硝苯地平和卡托普利加快心率,可乐定和柳氨苄心定则减慢心率。这对于冠心病患者特别重要。其他应注意的问题包括:柳氨苄心定慎用于支气管痉挛和心动过缓及Ⅱ度以上房室传导阻滞患者;卡托普利不可用于双侧肾动脉狭窄患者。在血容量不足的患者,抗高血压药的使用均应小心。

第二节　继发性高血压

继发性高血压也称症状性高血压,是指由一定的基础疾病引起的高血压,占所有高血压患者的 $1\% \sim 5\%$。由于继发性高血压的出现与某些确定的疾病和原因有关,一旦这些原发疾病(如原发性醛固酮增多症、嗜铬细胞瘤、肾动脉狭窄等)治愈后,高血压即可消失。所以临床上,对一个高血压患者(尤其是初发病例),应给予全面详细评估,以发现有可能的继发性高血压的病因,以利于进一步治疗。

一、继发性高血压的基础疾病

1.肾性高血压

(1)肾实质性:急、慢性肾小球肾炎,多囊肾,糖尿病肾病,肾积水。

(2)肾血管性:肾动脉狭窄、肾内血管炎。

(3)肾素分泌性肿瘤。

(4)原发性钠潴留(Liddles 综合征)。

2.内分泌性高血压

(1)肢端肥大症。

(2)甲状腺功能亢进。

(3)甲状腺功能减退。

(4)甲状旁腺功能亢进。

(5)肾上腺皮质:库欣综合征、原发性醛固酮增多症、嗜铬细胞瘤。

(6)女性长期口服避孕药。

(7)绝经期综合征等。

3.血管病变

主动脉缩窄、多发性大动脉炎。

4.颅脑病变

脑肿瘤、颅内压增高、脑外伤、脑干感染等。

5.药物

如糖皮质激素、拟交感神经药、甘草等。

6.其他

高原病、红细胞增多症、高血钙等。

二、常见的继发性高血压几种类型的特点

(一)肾实质性疾病所致的高血压

1.急性肾小球肾炎

(1)多见于青少年。

(2)起病急。

(3)有链球菌感染史。

(4)发热、血尿、水肿等表现。

2.慢性肾小球肾炎

应注意与高血压病引起的肾脏损害相鉴别。

(1)反复水肿史。

(2)贫血明显。

(3)血浆蛋白低。

(4)蛋白尿出现早而血压升高相对轻。

(5)眼底病变不明显。

3.糖尿病肾病

无论是胰岛素依赖型糖尿病(1型)或非胰岛素依赖型糖尿病(2型),均可发生肾损害而有高血压,肾小球硬化、肾小球毛细血管基膜增厚为主要的病理改变,早期肾功能正常,仅有微量蛋白尿,血压也可能正常;病情发展,出现明显蛋白尿及肾功能不全时血压升高。

对于肾实质病变引起的高血压,可以应用 ACEI 治疗,对肾有保护作用,除降低血压外,还可减少蛋白尿,延缓肾功能恶化。

(二)嗜铬细胞瘤

肾上腺髓质或交感神经节等嗜铬细胞肿瘤,间歇或持续分泌过多的肾上腺素和去甲肾上腺素,出现阵发性或持续性血压升高。其临床特点包括以下几个方面。

(1)有剧烈头痛、心动过速、出汗、面色苍白、血糖增高、代谢亢进等特征。

(2)对一般降压药物无效。

(3)血压增高期测定血或尿中儿茶酚胺及其代谢产物香草基杏仁酸(VMA),显著增高。

(4)超声、放射性核素、CT、MRI 可显示肿瘤的部位。

(5)大多数肿瘤为良性,可做手术切除。

(三)原发性醛固酮增多症

此病系肾上腺皮质增生或肿瘤分泌过多醛固酮所致。其特征包括以下几点。

(1)长期高血压伴顽固的低血钾。

(2)肌无力、周期性瘫痪、烦渴、多尿等。

(3)血压多为轻、中度增高。

(4)实验室检查:有低血钾、高血钠、代谢性碱中毒、血浆肾素活性降低、尿醛固酮排泄增多。

(5)螺内酯(安体舒通)试验(+)具有诊断价值。

(6)超声、放射性核素、CT可作定位诊断。

(7)大多数原发性醛固酮增多症是由单一肾上腺皮质腺瘤所致,手术切除是最好的治疗方法。

(8)螺内酯是醛固酮拮抗剂,可使血压降低,血钾升高,症状减轻。

(四)皮质醇增多症(库欣综合征)

由于肾上腺皮质肿瘤或增生,导致皮质醇分泌过多。其临床特点表现为以下几点。

(1)水钠潴留,高血压。

(2)向心性肥胖、满月脸、多毛、皮肤纹、血糖升高。

(3)24h尿中17-羟类固醇或17-酮类固醇增多。

(4)肾上腺皮质激素兴奋者试验阳性。

(5)地塞米松抑制试验阳性。

(6)颅内蝶鞍X线检查、肾上腺CT扫描及放射性碘化胆固醇肾上腺扫描可用于病变定位。

(五)肾动脉狭窄

(1)可为单侧或双侧。

(2)青少年患者的病变性质多为先天性或炎症性,老年患者多为动脉粥样硬化性。

(3)高血压进展迅速或高血压突然加重,呈恶性高血压表现。

(4)舒张压中、重度升高。

(5)四肢血压多不对称,差别大,有时呈无脉症。

(6)体检时可在上腹部或背部肋脊角处闻及血管杂音。

(7)眼底呈缺血性进行性改变。

(8)对各类降压药物疗效较差。

(9)大剂量断层静脉肾盂造影,放射性核素肾图有助于诊断。

(10)肾动脉造影可明确诊断。

(11)药物治疗可选用ACEI或钙拮抗剂,但双侧肾动脉狭窄者不宜应用,以避免可能使肾小球滤过率进一步降低,肾功能恶化。

(12)经皮肾动脉成形术(PTRA)手术简便,疗效好,为首选治疗。

(13)必要时,可行血流重建术、肾移植术、肾切除术。

(六)主动脉缩窄

为先天性血管畸形,少数为多发性大动脉炎引起。其临床特点表现为以下几点。

(1)上肢血压增高而下肢血压不高或降低,呈上肢血压高于下肢的反常现象。

(2)肩胛间区、胸骨旁、腋部可有侧支循环动脉的搏动和杂音或腹部听诊有血管杂音。

(3)胸部X线摄片可显示肋骨受侧支动脉侵蚀引起的切迹。

(4)主动脉造影可确定诊断。

第三节 窦性心动过速

正常窦房结发放冲动的频率易受自主神经的影响,且取决于交感神经与迷走神经的相互作用,此外,还受其他许多因素的影响,包括缺氧、酸中毒、温度、机械张力和激素(如三碘甲状腺原氨酸)等。窦性心律一般在 60~100 次/分,成年人的窦性心律超过 100 次/分即为窦性心动过速。包括生理性窦性心动过速和不适当窦性心动过速。

生理性窦性心动过速是一种人体对适当的生理刺激或病理刺激的正常反应,是常见的窦性心动过速。

不适当窦性心动过速是指静息状态下窦性心律持续增快,或窦性心律的增快与生理、情绪、病理状态或药物作用水平无关或不相一致,是少见的一种非阵发性窦性心动过速。

一、原因

生理性窦性心动过速与生理、情绪、病理状态或药物作用有关。健康人运动、情绪紧张和激动、体力活动、吸烟、饮酒、喝茶和咖啡,以及感染、发热、贫血、失血、低血压、血容量不足、休克、缺氧、甲状腺功能亢进、呼吸功能不全、心力衰竭、心肌炎和心肌缺血等均可引起窦性心动过速。药物的应用如儿茶酚胺类药物、阿托品、氨茶碱和甲状腺素制剂等也是引起窦性心动过速的原因。其发生机制通常认为是由于窦房结细胞舒张期 4 相除极加速引起了窦性心动过速。窦房结内起搏细胞的位置上移也可使发放冲动的频率增加。

不适当窦性心动过速见于健康人。其发生机制可能是窦房结本身的自律性增高,或者是自主神经对窦房结的调节失衡,表现为交感神经兴奋性增高,迷走神经张力减低。也见于导管射频消融治疗房室结折返性心动过速术后。

二、临床表现

生理性窦性心动过速时,频率通常逐渐加快,再逐渐减慢至正常,心率一般在 100~180 次/分,有时可高达 200 次/分。刺激迷走神经的操作如按摩颈动脉窦、Valsalva 动作等均可使窦性心动过速逐渐减慢,当增高的迷走神经张力减弱或消失时,心率可恢复到以前的水平。患者大多感觉心悸不适,其他症状取决于原发疾病。

不适当窦性心动过速患者绝大多数为女性,约占 90%。主要症状为心悸,也可有头晕、眩晕、先兆昏厥、胸痛、气短等不适表现。轻者可无症状,只是在体格检查时发现;重者活动能力受限制。

三、心电图与电生理检查

(一)生理性窦性心动过速

表现为窦性 P 波,频率>100 次/分,PP 间期可有轻度变化,P 波形态正常,但振幅可变大或高尖。PR 间期一般固定。心率较快时,有时 P 波可重叠在前一心搏的 T 波上。

(二)不适当窦性心动过速

诊断有赖于有创性和无创性的检查。

(1)心动过速及其症状呈非阵发性。

（2）动态心电图提示患者出现持续性窦性心动过速,心率超过 100 次/分。

（3）P 波的形态和心内激动顺序与窦性心律时完全相同。

（4）排除继发性窦性心动过速的原因,如甲状腺功能亢进等。

四、治疗

（一）生理性窦性心动过速

生理性窦性心动过速的治疗主要在于积极查找并去除诱因,治疗原发疾病,如戒烟、避免饮酒、勿饮用浓茶和咖啡;感染者应予以控制,发热者应退热,贫血者应纠治,血容量不足者应补液等。少数患者可短期服用镇静药,必要时选用 β-受体阻滞剂、非二氢吡啶类钙通道阻滞剂等以减慢心率。

（二）不适当窦性心动过速

是否需要治疗主要取决于症状。药物治疗首选 β-受体阻滞剂,非二氢吡啶类钙通道阻滞剂也能奏效。对于症状明显、药物疗效不佳的顽固性不适当窦性心动过速患者,有报道采用导管射频消融改善窦房结功能取得了较好的效果。利用外科手术切除窦房结或闭塞窦房结动脉的方法进行治疗也有成功的个案报道。

第四节　期前收缩

期前收缩也称期外收缩或额外收缩,是指起源于窦房结以外的异位起搏点提前发出的激动。期前收缩是临床上最常见的心律失常。

一、分类

期前收缩可起源于窦房结(包括窦房交界区)、心房、房室交界区和心室,分别称为窦性、房性、房室交界性和室性期前收缩。前 3 种起源于希氏束分叉以上,统称为室上性期前收缩。室性期前收缩起源于希氏束分叉以下部位。在各类期前收缩中,以室性期前收缩最为常见,房性和交界性期前收缩次之,而窦性期前收缩极为罕见,且根据心电图不易作出肯定的诊断。

（1）根据期前收缩发生的频度可分为偶发和频发期前收缩。一般将每分钟发作＜5 次称为偶发期前收缩,每分钟发作≥5 次称为频发期前收缩。

（2）根据期前收缩的形态可分为单形性和多形性期前收缩。

（3）依据发生部位分为单源性和多源性期前收缩。单源性期前收缩是指期前收缩的形态和配对间期均相同,而多源性期前收缩的形态和配对间期均不同。

期前收缩与主导心律心搏成组出现称为"联律"。"二联律""三联律""四联律"指主导心律搏动和期前收缩交替出现,每个主导心律搏动后出现一个期前收缩称为二联律;每两个主导心律搏动后出现一个期前收缩称为三联律;每 3 个主导心律搏动后出现一个期前收缩称为四联律。两个期前收缩连续出现称为成对的期前收缩,3～5 次期前收缩连续出现称为成串或连发的期前收缩。一般将≥3 次连续出现的期前收缩称为心动过速。

期前收缩按照发生机制可分为自律性增高、触发激动和折返激动。目前认为折返激动是期前收缩发生的主要原因,也是大部分心动过速发生的主要机制。

二、病因

期前收缩可发生于正常的人,但器质性心脏病患者更常见,也可以由心脏以外的因素诱发。期前收缩可以发生于任何年龄,在儿童相对少见,但随着年龄增长发病率升高,在老年人较多见。炎症、缺血、缺氧、麻醉、心导管检查、外科手术和左心室假腱索等均可使心肌受到机械、电、化学性刺激而发生期前收缩。期前收缩常见于冠心病、心肌病、风湿性心脏病、肺源性心脏病、高血压左心室肥厚二尖瓣脱垂患者,尤其是在发生急性心肌梗死和心力衰竭时。洋地黄、酒石酸锑钾、普鲁卡因胺、奎尼丁三环类抗抑郁药中毒等也可以引起期前收缩。电解质紊乱可诱发期前收缩,特别是低钾。期前收缩也可以因神经功能性因素引起,如激烈运动、精神紧张、长期失眠,以及过量摄入烟、酒、茶、咖啡等。

三、临床表现

期前收缩患者的主要症状是心悸,表现为短暂心搏停止的漏搏感。偶发期前收缩者可以无任何症状,或仅有心悸、"停跳"感。期前收缩次数过多者可以有头晕、乏力、胸闷甚至昏厥等症状。

心脏体检听诊时,发现节律不齐,有提前出现的心脏搏动,其后有较长的停搏间歇。期前收缩的第一心音可明显增强,也可减弱,主要与期前收缩时房室瓣的位置有关。第二心音大多减弱或消失。室性期前收缩因左、右心室收缩不同步而常引起第一、第二心音的分裂。期前收缩发生越早,心室的充盈量和搏出量越少,桡动脉搏动也相应地减弱,甚至完全不能扪及。

四、心电图检查

(一)窦性期前收缩

窦性期前收缩是窦房结起搏点提前发放激动或在窦房结内折返引起的期前收缩。心电图特点:①在窦性心律的基础上提前出现 P 波,与窦性 P 波完全相同;②期前收缩的配对间期多相同;③等周期代偿间歇,即代偿间歇与基本窦性周期相同;④期前收缩下传的 QRS 波群多与基本窦性周期的 QRS 波群相同,少数也可伴室内差异性传导而呈宽大畸形。

(二)房性期前收缩

房性期前收缩是起源于心房并提前出现的期前收缩。心电图特点:①提前出现的房波(P'波),P'波有时与窦性 P 波很相似,但是多数情况下两者有明显差别;当基础窦性节律不断变化时,房性期前收缩较难判断,但房波(P'波与窦性 P 波)之间形态的差异可提示诊断;发生很早的房性期前收缩的 P'波可重叠在前一心搏的 T 波上而不易辨认造成漏诊,仔细比较 T 波形态的差别有助于识别 P'波。②P'R 间期正常或延长。③房性期前收缩发生在舒张早期,如果适逢房室交界区仍处于前次激动过后的不应期,该期前收缩可产生传导的中断(称为未下传的房性期前收缩)或传导延迟(下传的 P'R 间期延长,>120ms);前者表现为 P'波后无 QRS 波群,P'波未能被识别时可误诊为窦性停搏或窦房阻滞。④房性期前收缩多数呈不完全代偿间歇,因 P 波逆传使窦房结提前除极,包括房性期前收缩 P'波在内的前后两个窦性下传 P 波的间距短于窦性 PP 间距的 2 倍,称为不完全代偿间歇;若房性期前收缩发生较晚或窦房结周围组织的不应期较长,P'波未能影响窦房结的节律,期前收缩前后两个窦性下传 P 波的间距等于窦性 PP 间距的 2 倍,称为完全代偿间歇。⑤房性期前收缩下传的 QRS 波群大多与基本窦性周期的 QRS 波群相同,也可伴室内差异性传导而呈宽大畸形。

(三)房室交界性期前收缩

房室交界性期前收缩是起源于房室交界区并提前出现的期前收缩。提前的异位激动可前传激动心室和逆传激动心房(P 波)。

心电图特点:①提前出现的 QRS 波群,形态与窦性相同,部分可伴室内差异性传导而呈宽大畸形;②逆行 P'波可出现在 QRS 波群之前(P'R 间期<0.12s)、之后(RP 间期<0.20s),也可埋藏在 QRS 波群之中;③完全代偿间歇,因房室交界性期前收缩起源点远离窦房结,逆行激动常与窦性激动在房室交界区或窦房交界区发生干扰,窦房结的节律不受影响,表现为包含房室交界性期前收缩在内的前后两个窦性 P 波的间距等于窦性节律 PP 间距的 2 倍。

(四)室性期前收缩

室性期前收缩是由希氏束分叉以下的异位起搏点提前激动产生的期前收缩。心电图特点:①提前发生的宽大畸形的 QRS 波群,时限通常≥0.12s,T 波方向多与 QRS 波群的主波方向相反;②提前的 QRS 波群前无 P 波或无相关的 P 波;③完全代偿间歇,因室性期前收缩很少能逆传侵入窦房结,故窦房结的节律不受室性期前收缩的影响,表现为包含室性期前收缩在内的前后两个窦性下传搏动的间距等于窦性节律 RR 间距的 2 倍。

室性期前收缩可表现为多种类型。①插入性室性期前收缩:这种期前收缩发生在两个正常窦性搏动之间,无代偿间歇;②单源性室性期前收缩:起源于同一室性异位起搏点的期前收缩,形态和配对间期完全相同;③多源性室性期前收缩:同一导联出现两种或两种以上形态和配对间期不同的室性期前收缩;④多形性室性期前收缩:在同一导联上配对间期相同但形态不同的室性期前收缩;⑤室性期前收缩二联律:每一个室性期前收缩和一个窦性搏动交替发生,具有固定的配对间期;⑥室性期前收缩三联律:每两个窦性搏动后出现一个室性期前收缩;⑦成对的室性期前收缩:室性期前收缩成对出现;⑧R-on-T 型室性期前收缩:室性期前收缩落在前一个窦性心搏的 T 波上;⑨室性反复心搏:少数室性期前收缩的冲动可逆传至心房,产生逆行 P 波(P'波),后者可再次下传激动心室,形成反复心搏;⑩室性并行心律:室性期前收缩的异位起搏点以固定间期或固定间期的倍数规律的自动发放冲动,并能防止窦房结冲动的入侵,其心电图表现为室性期前收缩的配对间期不固定而 QRS 波群的形态一致,异位搏动的间距有固定的倍数关系,偶有室性融合波。

五、诊断

患者的心悸等不适症状可提示期前收缩的诊断线索。体检时心脏听诊大多容易诊断期前收缩。频发的期前收缩有时不易与心房颤动等相鉴别,但后者心室律更为不整齐;运动后心率增快时部分期前收缩可减少或消失。心搏呈二联律者,大多数由期前收缩引起,此外也可以是房室传导阻滞 3:2 房室传导。心电图检查是明确期前收缩诊断的重要步骤,并能进一步确定期前收缩的类型。尤其是某些特殊类型的期前收缩,如未下传的房性期前收缩、插入性期前收缩、多源性期前收缩等,更需要心电图确诊。

六、治疗

(一)窦性期前收缩

通常不需要治疗,应针对原发病处理。

(二)房性期前收缩

一般不需要治疗,频繁发作伴有明显症状或引发心动过速者,应适当治疗。主要包括去除诱因、消除症状和控制发作。患者应避免劳累、精神过度紧张和情绪激动,戒烟戒酒,不要饮用浓茶和咖啡。有心力衰竭时应适当给予洋地黄制剂。治疗的药物可酌情选用 β-受体阻滞剂、钙通道阻滞剂、普罗帕酮及胺碘酮等。

(三)房室交界性期前收缩

通常不需要治疗。由心力衰竭引起的房室交界性期前收缩,适当给予洋地黄制剂即可控制。频繁发作伴有明显症状者,可酌情选用 β-受体阻滞剂、钙通道阻滞剂、普罗帕酮等。起源于房室结远端的期前收缩,有可能由于发生在心动周期的早期而诱发快速性室性心律失常,这种情况下,治疗与室性期前收缩相同。

(四)室性期前收缩

首先应积极消除引起室性期前收缩的诱因、治疗基础疾病。室性期前收缩本身是否需要治疗取决于室性期前收缩的临床意义。

(1)临床上大多数室性期前收缩患者无器质性心脏病,室性期前收缩不增加这类患者心源性猝死的危险,可视为良性室性期前收缩,如果无明显症状则不需要药物治疗。对于这些患者,不应过分强调治疗室性期前收缩,以避免引起过度紧张焦虑。如果患者症状明显,则给予治疗,目的在于消除症状。患者应避免劳累、精神过度紧张和焦虑,戒烟戒酒,不饮用浓茶和咖啡等,鼓励适当的活动,如果无效则应给予药物治疗,包括镇静药、抗心律失常药物等。β-受体阻滞剂可首先选用,如果室性期前收缩随心率的增加而增多,β-受体阻滞剂特别有效。无效时可改用的其他药物有美西律、普罗帕酮等。

患者无器质性心脏病客观依据,若室性期前收缩起源于右心室流出道,可首选 β-受体阻滞剂,也可选用普罗帕酮;若室性期前收缩起源于左心室间隔,首选维拉帕米。对于室性期前收缩频发,症状明显、药物治疗效果不佳的患者,可考虑射频导管消融治疗,大多数患者能取得良好的效果。

(2)发生于急性心肌梗死早期的室性期前收缩,尤其是频发、成对、多源、R-on-T 型室性期前收缩,应首先静脉使用胺碘酮,也可选用利多卡因。如果急性心肌梗死患者早期出现窦性心动过速伴发室性期前收缩,则早期静脉使用 β-受体阻滞剂等能有效减少心室颤动的发生。室性期前收缩发生于某些暂时性心肌缺血的情况下,如变异型心绞痛、溶栓和冠状动脉介入治疗后的再灌注心律失常等,可静脉使用利多卡因。

器质性心脏病伴轻度心功能不全(EF40%～50%)时发生的室性期前收缩,如果无症状,原则上积极治疗基础心脏病,并去除诱因,不必针对室性期前收缩采用药物治疗。如果症状明显,可选用 β-受体阻滞剂、美西律、普罗帕酮、莫雷西嗪、胺碘酮。

器质性心脏病合并中重度心力衰竭时发生的室性期前收缩,心源性猝死的危险性增加。β-受体阻滞剂对于减少室性期前收缩的疗效虽不明显,但能降低心肌梗死后猝死的发生率。胺碘酮对于心肌梗死后心力衰竭伴有室性期前收缩的患者能有效抑制室性期前收缩,致心律失常作用发生率低,对心功能抑制轻微,可小剂量维持使用以减少不良反应的发生。CAST 试验结果显示,某些Ⅰc类抗心律失常药物用于治疗心肌梗死后室性期前收缩,尽管药物能有效控制室性期前收缩,但是总病死率反而显著增加,原因是这些药物本身具有致心律失常作用。因此,心肌梗死后室性期前收缩应当避免使用Ⅰ类,特别是Ⅰc类抗心律失常药物。

二尖瓣脱垂患者常见室性期前收缩,但很少出现预后不良,治疗可依照无器质性心脏病并发室性期前收缩的处理原则。如患者合并二尖瓣反流及心电图异常表现,发生室性期前收缩时有一定的危险,可首先选用β-受体阻滞剂,无效时再改用Ⅰ类或Ⅲ类抗心律失常药物。

第五节　窦房结折返性心动过速

窦房结折返性心动过速是由于窦房结内或其周围组织发生折返而形成的心动过速。占室上性心动过速的5%~10%。可见于各年龄组,尤其是高龄者,无明显性别差异。常见于器质性心脏病患者,冠心病、心肌病、风湿性心脏病尤其是病态窦房结综合征是常见病因,也可见于无器质性心脏病患者。

一、心电图表现

心动过速呈阵发性,中间夹杂窦性搏动,多由房性期前收缩诱发和终止。P波形态与窦性P波相同或非常相似。P波常重叠在T波或ST段,有时不易与窦性P波区别。频率大多在80~200次/分,平均多在130~140次/分。PR间期与心动过速的频率有关。心动过速的RR间期比PR间期长。PR间期比窦性心律时稍有延长,通常在正常参考值范围内并保持1∶1房室传导,可伴有文氏现象。刺激迷走神经可使心动过速减慢,然后突然终止。在心动过速终止前可出现房室传导时间延长或发生房室传导阻滞,但不影响窦房结折返。

二、诊断

窦房结折返性心动过速的诊断有赖于有创性和无创性心脏电生理检查。房性期前收缩后出现心动过速,而P波形态与窦性P波相同,应考虑窦房结折返性心动过速的诊断。以下特点高度提示窦房结折返性心动过速。

(1)心动过速及其症状呈阵发性。

(2)P波形态与窦性P波相同,其向量方向是从上向下、从右向左。

(3)心房激动顺序与窦性心律时相同,是从高向低、从右向左。

(4)心房期前刺激可诱发和终止心动过速。

(5)心动过速的诱发不需要房内或房室结传导时间的延长。

(6)心动过速可被迷走神经刺激或腺苷终止。

三、治疗

由于心动过速的频率较慢,症状轻微或无症状,许多患者并未就医。对于有症状的患者,如果是与焦虑所致心动过速有关,可给予镇静药物和β-受体阻滞剂。刺激迷走神经的方法、β-受体阻滞剂、非二氢吡啶类钙通道阻滞剂、洋地黄、腺苷、胺碘酮等能有效终止和预防发作。对于顽固病例,可采用射频导管消融部分或全部房室结的方法进行治疗。

第六节　房性心动过速

房性心动过速,简称房速,按照发生机制与心电图表现的不同可分为自律性房速、折返性房速和紊乱性房速。其发生机制分别为自律性增高、折返和触发活动。

一、病因

自律性房速在各年龄组均可发生。多见于器质性心脏病患者,如冠心病、肺源性心脏病、心肌病、风湿性心脏病等。洋地黄中毒可发生自律性房速,常伴有房室传导阻滞。大量饮酒及各种代谢障碍均为致病原因,也可见于无器质性心脏病患者。其发生是由于心房异位起搏点自发性 4 相舒张期除极速率加快所致。

折返性房速大部分见于器质性心脏病和心脏病手术后患者,极少见于正常人。其发生是由于外科手术瘢痕周围、解剖上的障碍物和心房切开术等引起心房肌不应期和传导速度的不同,形成房内折返。

紊乱性房速也称为多源性房速,常见于慢性阻塞性肺疾病、充血性心力衰竭的老年患者,有时也可见于儿童。氨茶碱过量也可引起紊乱性房速,而洋地黄中毒引起者并不多见。一般认为紊乱性房速与触发机制有关。

二、临床表现

房速患者症状的严重程度除了与基础疾病状况有关外,还与房速发作的方式、持续时间和心室率有关。房速的发作可呈短暂、间歇或持续性。短暂发作的患者绝大多数无明显症状,有些患者仅有心悸不适。持续性发作的患者可出现头晕、胸痛、心悸、先兆昏厥、乏力和气短等症状,少数患者因心率长期增快可引起心脏增大,出现心力衰竭,类似扩张型心肌病,称为心动过速性心肌病。体检可发现心率不恒定,第一心音强度变化。颈动脉窦按摩可减慢心室率,但不能终止房速的发作。

三、心电图与电生理检查

房速的心房率一般在 150～200 次/分,房波(P'波)形态与窦性 P 波不同,通常在各导联可见等电位线,RP'＞P'R。P'R 间期受房率的影响,频率快时可出现 P'R 间期延长,常有文氏现象或二度二型房室传导阻滞。刺激迷走神经的方法通常不能终止心动过速,但能加重房室传导阻滞。P'波在 aVL 导联正向或正负双向提示房速起源于右心房,在 V_1 导联正向提示起源于左心房。不同机制的房速,心电图和电生理检查可呈以下不同特点。

(1)自律性房速发作开始时多有"温醒"现象,心房率逐渐加快而后稳定在一定水平,通常不超过 200 次/分,而在终止前呈"冷却"现象。电生理检查时,心房期前刺激不能诱发,终止和拖带心动过速,但可被超速抑制。心动过速的发作不依赖于房内或房室结的传导延缓,心房激动顺序与窦性心律时不同。其发作的第一个 P'波与随后的 P'波形态一致,这与大多数折返性室上性心动过速发作时的情形不同,后者第一个 P'波与随后的 P'波形态有差异。

(2)折返性房速的频率可达 140～250 次/分。电生理检查时,心房期前刺激能诱发终止和拖带心动过速,并能用心房超速抑制刺激终止。当心房处于相对不应期而致房内传导延缓时易诱发心动过速。心房激动顺序和 P 波形态与窦性心律时不同,刺激迷走神经不能终止心动过速,但可加重房室传导阻滞,如未经电生理检查或未观察到发作的开始和终止,则不易与自律性房性心动过速相区别。

(3)紊乱性房速通常在同一导联有 3 种或 3 种以上形态各异、振幅明显不同的 P'波,节律极不规则,心房率较慢,100~130 次/分,大多数 P 波可下传心室。因部分 P 波过早发生而下传受阻,心室率也不规则。紊乱性房速最终可发展为心房颤动。

四、治疗

(一)自律性房速的治疗

根据不同临床情况进行处理。

(1)非洋地黄引起者,可选用 β-受体阻滞剂、非二氢吡啶类钙通道阻滞剂、洋地黄等药物以减慢心室率。如房速未能转复为窦性心律而持续存在,可加用Ⅰa、Ⅰc 或Ⅱ类抗心律失常药物。药物治疗无效时可采用射频导管消融。

(2)洋地黄引起者,应立即停用洋地黄。如血清钾不高,首选氯化钾口服或静脉滴注,并注意血清钾和心电图的检查,防止出现高钾;血清钾增高或不能应用氯化钾者,可选用苯妥英钠、利多卡因、β-受体阻滞剂或普罗帕酮。对于心室率不快者,只须停用洋地黄。

(二)折返性房速的治疗

可参照房室结折返性心动过速。

(三)紊乱性房速的治疗

重点是积极治疗原发疾患。在此基础上,选用维拉帕米、胺碘酮可能有效。β-受体阻滞剂在无禁忌证时患者如能耐受也可选用。补充钾盐和镁盐可抑制心动过速发作,也是有效方法之一。电复律和导管消融不是治疗的适应证。

第七节 非阵发性房室交界性心动过速

非阵发性房室交界性心动过速的发生与房室交界区异位起搏点的自律性增高或触发活动有关。其发生与终止过程缓慢,故称非阵发性。常在窦性心律变慢、房室交界区异位起搏点的自律性超过窦房结时开始,窦性心律加快时可暂停或终止。

一、病因

最常见的病因是洋地黄中毒,通常发生于器质性心脏病患者,如急性下壁心肌梗死、急性风湿热、心肌炎、低钾血症、慢性阻塞性肺疾病及心脏手术后。此外,偶见于正常人。也常出现在房室结折返性心动过速进行导管射频消融过程中。

二、临床表现

很少引起血流动力学改变,患者多无症状,临床表现与心率和原发疾病的病因有关。体征取决于心房和心室的关系及两者的频率。第一心音可以稳定或出现变化,颈静脉可出现或不出现大炮 a 波。

三、心电图表现

非阵发性房室交界性心动过速的 QRS 波群形态与窦性心律时相同,频率大多为 70～130 次/分,在经过短暂的心率加快后节律常规则。洋地黄中毒引起者常合并房室交界区文氏型传导阻滞,因而心室律变得不规则。房室交界区的异位激动虽可逆传心房,但心房多由窦房结、心房或房室交界区的第 2 个异位起搏点控制,心室由房室交界区发出的激动控制,因此可出现干扰性房室分离和房性融合波。

四、治疗

非阵发性房室交界性心动过速通常能自行消失,如果患者能耐受则只须密切观察。因不会引起明显的血流动力学障碍,一般不需要特殊治疗,主要是针对原发疾病进行治疗。对于洋地黄中毒者立即停药,应用钾盐、苯妥英钠、利多卡因、β-受体阻滞剂治疗。对于其他病因引起者,可选用 Ⅰa、Ⅰc 或 Ⅲ类抗心律失常药物。

第八节　心房扑动

心房扑动简称房扑,是一种大折返的房性心律失常,因其折返环通常占据了心房的大部分区域,故房扑又称为大折返性房速。依其折返环解剖结构及心电图表现不同分为典型房扑(一型)及非典型房扑(二型)。典型房扑围绕三尖瓣环、终末嵴和欧氏嵴呈逆钟向或顺钟向折返;其他已知的确定的房扑类型还包括围绕心房手术切开瘢痕的、心房特发性纤维化区域的、心房内其他解剖结构或功能性传导屏障的大折返,由于引起这些房扑的屏障多变,因此称为非典型房扑。

一、病因

临床所见房扑较房颤为少。阵发性房扑可见于无器质性心脏病患者,而持续性房扑则多伴有器质性心脏病,如风湿性心脏病、冠心病、心肌病等。其他病因尚有房间隔缺损、肺栓塞,二尖瓣、三尖瓣狭窄或关闭不全,慢性心功能不全使心房扩大,以及涉及心脏的中毒性、代谢性疾病如甲状腺功能亢进性心脏病、心包炎、酒精中毒等,也可见于胸腔手术后、胸部外伤,甚至子宫内的胎儿亦可发生。少数患者病因不明。儿童持续发作心房扑动增加猝死的可能性。

二、临床表现

临床表现为心悸、胸闷、乏力等症状。有些房扑患者症状较为隐匿,仅表现为活动时乏力。房扑可加重或诱发心力衰竭。

房扑可被看作是一种过渡性异常心电活动,常自行转复为窦性心律或进展为房颤,持续数月乃至数年的房扑十分罕见。房扑引发的系统栓塞少于房颤。颈动脉窦按摩一般可使房扑时心室率逐步成倍数减慢,但难以转复为窦性心律。一旦停止按摩,心室率即以相反的方式恢复如初。体力活动、增强交感神经张力或减弱副交感神经张力可成倍加快心室率。

体格检查:在颈静脉波中可见快速扑动波,如果扑动波与下传的 QRS 波群关系不变,则第一心音强度亦恒定不变。有时听诊可闻及心房收缩音。

三、心电图检查

典型房扑的心房率通常在 250～350 次/分,基本心电图特征表现为:①完全相同的规则的锯齿形扑动波(F 波)及持续的电活动(扑动波之间无等电位线);②心室律可规则或不规则;③QRS 波群形态多正常,当出现室内差异性传导或原先合并有束支传导阻滞时,QRS 波群增宽,形态异常。扑动波在Ⅱ、Ⅲ、aVF 导联或 V₁ 导联中较清楚,按摩颈动脉窦或使用腺苷可暂时减慢心室反应,有助于看清扑动波。逆钟向折返的 F 波心电图特征为Ⅱ、Ⅲ、aVF 导联呈负向,V₁ 导联呈正向,V₆ 导联呈负向;顺钟向折返的 F 波心电图特征则相反,表现为Ⅱ、Ⅲ、aVF 导联呈正向,V₁ 导联呈负向,V₆ 导联呈正向。典型房扑的心室率可以呈以下几种情况。在未经治疗的患者,2:1 房室传导多见,心室率快而规则,此时心室率为心房率的一半;F 波和 QRS 波群有固定时间关系,通常以 4:1、6:1 较为多见,3:1、5:1 少见,心室率慢而规则;若房扑持续时心室率明显缓慢(除外药物影响),F 波和 QRS 波群无固定时间关系,心室率慢而规则,表明有完全性房室传导阻滞的存在;F 波和 QRS 波群无固定时间关系,通常以 2:1～7:1 传导,心室率不规则。

儿童预激综合征患者,偶见于甲状腺功能亢进患者,心房扑动可以呈 1:1 的形式下传心室,造成 300 次/分的心室率,从而产生严重症状。由于隐匿性传导的存在,RR 间期可出现长短交替。不纯房扑(或称扑动-颤动)心房率常快于单纯房扑,其 F 波形态及时限亦变化多样。在某些情况下,此种心电图特点提示心房电活动的不一致。例如,一侧心房为颤动样激动,同时另一侧心房可能被相对缓慢且规整的扑动样激动所控制。现已证实,房内传导时间延长是房扑发生的危险因素之一。如上所述,由于非典型房扑的折返环(不依赖下腔静脉至三尖瓣环之间的峡部)变异性很大,因此非典型房扑的大折返心电图特征存在很大差异,心房率或 F 波形态各不相同。然而,非典型房扑的 F 波频率通常与典型房扑相同,即 250～350 次/分。

四、治疗

(一)直流电复律

如果房扑患者有严重的血流动力学障碍或心力衰竭,应立即给予同步直流电复律,所需能量相对较低(50J)。若电休克引起房颤,可用较高的能量再次进行电休克以求恢复窦性心律,或根据临床情况不予处理。少数患者在恢复窦性心律即刻有发生血栓栓塞的可能。

(二)心房程序调搏

食管调搏或右心房导管快速心房起搏在大多数患者中可有效终止一型房扑或部分二型房扑,恢复窦性心律或转变为伴有较慢心室率的心房颤动,临床症状改善。

(三)药物治疗

可选用胺碘酮、洋地黄、钙拮抗剂或 β-受体阻滞剂减慢房扑时的心室率,若心房扑动持续存在,可试用Ⅰa 和Ⅰc 类抗心律失常药物以恢复窦性心律和预防复发。小剂量(200mg/d)胺碘酮也可预防复发。除非心房扑动时的心室率已被洋地黄、钙拮抗剂或 β-受体阻滞剂减慢,否则不应使用Ⅰ类和Ⅲ类抗心律失常药物,因上述药物有抗胆碱作用,且Ⅰ类抗心律失常药物能减慢 F 波频率,使房室传导加快,引起 1:1 传导,使心室率加快。

(四)射频消融

通过导管射频消融阻断三尖瓣环和下腔静脉之间的峡部,造成双向阻滞,对于治疗典型房扑十分有效,长期成功率达 90%~100%,目前已成为典型房扑首选治疗方法。其他类型的房扑消融治疗也很有效,但成功率略低于典型房扑,且各类型房扑消融治疗的成功率不同。

第九节　心房颤动

心房颤动简称房颤,是指心房无序除极、电活动丧失,产生快速无序的颤动波,导致心房无有效收缩,是最严重的心房电活动紊乱。有研究表明,30 岁以上患者 20 年内发生房颤的总概率为 2%,60 岁以后发病率显著增加,平均每 10 年发病率增加 1 倍。目前国内房颤的流行病学资料较少,一项对 14 个自然人群房颤现状的大规模流行病学调查显示,房颤发生率为0.77%。在所有房颤患者中,房颤发生率按病因分类,非瓣膜性、瓣膜性和孤立性房颤所占比例分别为 65.2%、12.9% 和 21.9%。非瓣膜性房颤发生率明显高于瓣膜性房颤和孤立性房颤,其中 1/3 为阵发性房颤,2/3 为持续或永久性房颤。

一、病因和发病机制

房颤的病因与房扑相似。阵发性房颤可见于无器质性心脏病患者,而持续性房颤则多伴有器质性心脏病,如高血压心脏病、风湿性心脏病、冠心病、心肌病等。其他病因尚有房间隔缺损、肺栓塞,二尖瓣、三尖瓣狭窄或关闭不全,慢性心功能不全使心房扩大,以及涉及心脏的中毒性、代谢性疾病如甲状腺功能亢进性心脏病、心包炎、酒精中毒等。亦可见于胸腔手术后、胸部外伤,甚至子宫内的胎儿亦可发生。少数患者病因不明,称为特发性房颤。

房颤的发生机制主要涉及两个方面。其一是房颤的触发因素,包括交感神经和副交感神经刺激、心动过缓、房性期前收缩或心动过速、房室旁路和急性心房牵拉等。其二是房颤发生和维持的基质,这是房颤发作和维持的必要条件,以心房有效不应期的缩短和心房扩张为特征的电重构和解剖重构是房颤持续的基质,重构变化可能有利于形成多发折返子波。此外,还与心房某些电生理特性变化有关,包括有效不应期离散度增加、局部阻滞、传导减慢和心肌束的分隔等。随着对局灶驱动机制、心肌袖、电重构的认识,以及非药物治疗方法的不断深入,目前认为房颤是多种机制共同作用的结果。①折返机制:包括多发子波折返学说和自旋波折返假说。②触发机制:由于异位局灶自律性增强,通过触发和驱动机制发动和维持房颤,而绝大多数异位兴奋灶(90% 以上)在肺静脉内,尤其是左、右上肺静脉。组织学上可看到肺静脉入口处的平滑肌细胞中有横纹肌成分,即心肌细胞呈袖套样延伸到肺静脉内,而且上肺静脉比下肺静脉的袖套样结构更宽、更完善,形成心肌袖。肺静脉内心肌袖是产生异位兴奋的解剖学基础。腔静脉和冠状静脉窦在胚胎发育过程中也可形成肌袖,并有可以诱发房颤的异位兴奋灶存在。异位兴奋灶也可以存在于心房的其他部位,包括界嵴、房室交界区、房间隔、Marshall 韧带和心房游离壁等。③自主神经机制:心房肌的电生理特性不同程度地受自主神经系统的调节,自主神经张力改变在房颤中起着重要作用。部分学者称其为神经源性房颤,并根据发生机制的不同将其分为迷走神经性房颤和交感神经性房颤两类。前者多发生在夜间或餐后,尤其多见于无器质性心脏病的男性患者;后者多见于白昼,多由运动、情绪激动和静脉滴注异丙肾上腺素等诱发。迷走神经性房颤与不应期缩短和不应期离散性增高有关；交感神经性房颤则主要是由于心房肌细胞兴奋性增高、触发激动和微折返环形成。而在器质性心脏病中，心脏生理性的迷走神经优势逐渐丧失，交感神经性房颤更为常见。

二、分类

临床上常根据病因、起病时间、心室率、自主神经作用、发生机制及部位等对房颤进行分类。然而，到目前为止仍没有一种分类方法能满足所有的要求。目前，临床上常将房颤分为初发房颤、阵发性房颤、持续性房颤和永久性房颤。①初发房颤：首次发现，不论其有无症状和能否自行复律；②阵发性房颤：持续时间＜7d，一般＜48h，多为自限性；③持续性房颤：持续时间＞7d，常不能自行复律，药物复律的成功率较低，常需电转复；④永久性房颤：复律失败或复律后24h内又复发的房颤，可以是房颤的首发表现或由反复发作的房颤发展而来，对于持续时间较长、不适合复律或患者不愿意复律的房颤也归于此类。有些房颤患者不能获得准确的房颤病史，尤其是无症状或症状轻微者，常采用新近发生的或新近发现的房颤来命名，新近发生的房颤也可指房颤持续时间＜24h。房颤的一次发作事件是指发作持续时间＞30s。

三、临床表现

房颤是临床上最为常见的心律失常之一。充血性心力衰竭、瓣膜性心脏病、卒中病史、左心房扩大、二尖瓣和主动脉瓣功能异常、经治疗的高血压及高龄是房颤发生的独立危险因素。阵发性房颤可见于器质性心脏病患者，尤其在情绪激动时，或急性酒精中毒、运动、手术后，但更多见于器质性心脏病患者。持续性房颤患者多有心血管疾病，最常见于二尖瓣病变、高血压性心脏病、房间隔缺损、冠心病、肺源性心脏病等。新近发生的房颤则应考虑甲状腺功能亢进等代谢性疾病。

心房无序的颤动失去了有效的收缩与舒张，心房泵血功能恶化或丧失，加之房室结对快速心房激动的递减传导，引起心室极不规则的反应。因此，心室律（率）紊乱、心功能受损和心房附壁血栓形成是房颤患者的主要病理生理特点。房颤可有症状，也可无症状，即使对于同一患者也是如此。房颤引起的症状由多种因素决定，包括发作时的心室率、心功能、伴随的疾病、房颤持续时间及患者感知症状的敏感性等，其危害主要有三个方面：①引起胸闷、心悸、体力下降等症状；②降低心泵功能；③导致系统栓塞等严重并发症。严重时可出现低血压、心绞痛、急性肺水肿、昏厥甚至猝死。

大多数患者有心悸、呼吸困难、胸痛、疲乏、头晕和黑蒙等症状，由于心房利钠肽的分泌增多还可引起多尿。部分房颤患者无任何症状，偶然的机会或者出现房颤的严重并发症如卒中、栓塞或心力衰竭时才被发现。有些患者有左心室功能不全的症状，可能继发于房颤时持续的快速心室率。昏厥并不常见，但却是一种严重的并发症，常提示存在窦房结功能障碍及房室传导功能异常、主动脉瓣狭窄、肥厚型心肌病、脑血管疾病或存在房室旁路等。

典型的房颤体征为心律绝对不规则、第一心音强弱不等、脉搏短绌。如果房颤患者心室率突然变得规整，应怀疑它可能转变成窦性心律、房性心动过速、下传比例固定的心房扑动或交界性、室性心动过速。

四、心电图检查

房颤的心电图特点：①P波消失，仅见心房电活动呈振幅不等、形态不一的小的不规则的基线波动,称为 f 波,频率为 350~600 次/分;②QRS 波群形态和振幅略有差异,RR 间期绝对不等。其原因在于大量心房冲动由于波振面的冲突而相互抵消,或侵入房室结,使房室结对后来的冲动部分地不起反应,阻滞在房室交界区未下传到心室(即隐匿性传导,导致心室律不规则),此时决定心室反应速率的主要因素是房室结的不应期和最大起搏频率。

房颤时的心室率取决于房室结的电生理特性、迷走神经和交感神经的张力水平,以及药物的影响等。在未经治疗的房室传导正常的患者,则伴有不规则的快速心室反应,心室率通常在100~160 次/分。当患者伴有预激综合征时,房颤的心室反应有时超过 300 次/分,可导致心室颤动。如果房颤合并房室传导阻滞,由于房室传导系统发生不同程度的传导障碍,可以出现长 RR 间期。房颤持续过程中,心室节律若快且规则(超过 100 次/分),提示交界性或室性心动过速;若慢且规则(30~60 次/分),提示完全性房室传导阻滞。如出现 RR 间期不规则的宽QRS 波群,常提示存在房室旁路前传或束支阻滞。当 f 波细微、快速而难以辨认时,经食管或心腔内电生理检查将有助于诊断。

五、治疗

房颤患者的治疗目标是减少血栓栓塞和控制症状。后者主要是控制房颤时的心室率和(或)恢复及维持窦性心律。其治疗主要包括以下 5 个方面。

(一)复律治疗

对阵发性、持续性房颤和经选择的慢性房颤患者,转复为窦性心律是所希望的治疗终点。初发 48h 内的房颤多推荐应用药物复律,时间更长的则采用电复律。对于房颤伴较快心室率并且症状重、血流动力学不稳定的患者,包括伴有经房室旁路前传的房颤患者,则应尽早或紧急电复律。伴有潜在病因的患者,如甲状腺功能亢进、感染、电解质紊乱等,在病因未纠正前,一般不予复律。

1.药物复律

新近发生的房颤用药物转复为窦性心律的成功率可达 70%以上,但持续时间较长的房颤复律成功率较低。静脉注射依布利特复律的速度最快,用 2mg 可使房颤在 30min 内或以后的30~40min 内转复为窦性心律,比静脉注射普鲁卡因胺或索他洛尔的疗效更好。依布利特的主要不良反应是尖端扭转型室性心动过速,对心动过缓、低钾血症、低镁血症、心室肥厚、心力衰竭者及女性患者应慎用。静脉应用普罗帕酮、普鲁卡因胺和胺碘酮也可复律。胺碘酮复律的速度较慢,虽然控制心室率的效果在给予 300~400mg 时已达到,但静脉给药剂量≥1g 约需要 24h 才能复律。对持续时间较短的房颤,Ⅰc 类抗心律失常药物氟卡尼和普罗帕酮在2.5h复律的效果优于胺碘酮,而氟卡尼和普罗帕酮的复律效果无差异。快速静脉应用艾司洛尔对复律房颤有效,而洋地黄制剂对复律无效。

目前最常用于复律的静脉药物有普罗帕酮、胺碘酮和依布利特。静脉应用抗心律失常药物时应行心电监护。如有心功能不良或器质性心脏病,首选胺碘酮;如心功能正常或无器质性心脏病,可首选普罗帕酮,也可用氟卡尼或索他洛尔。对于症状不明显的房颤患者也可口服抗心律失常药物进行复律。对新近发生的房颤采用药物复律,需要仔细分析患者的临床情况,对拟用的抗心律失常药物的药理特性要有充分了解。无器质性心脏病的房颤患者静脉应用或口服普罗帕酮是有效和安全的,而对有缺血性心脏病、左心室射血分数降低、心力衰竭或严重传导障碍的患者,应该避免应用Ic类药物。胺碘酮、索他洛尔和新Ⅰ类抗心律失常药物如依布利特和多菲利特,复律是有效的,但有少数患者(1%~4%)可能并发尖端扭转型室性心动过速,因此在住院期间进行复律较为妥当。对房颤电复律失败或早期复发的病例,在择期行电复律前应先应用胺碘酮、索他洛尔等药物以提高房颤复律的成功率。对房颤持续时间≥48h或持续时间不明的患者,在复律前后均应常规应用华法林抗凝治疗。

2.直流电复律

(1)体外直流电复律:体外(经胸)直流电复律对房颤转复为窦性心律十分有效和简便,并且只要操作得当则相对安全。主要的适应证是药物复律失败的阵发性或持续性房颤且必须维持窦性心律者,对于心室率快、症状重且有血流动力学恶化倾向的房颤患者常作为一线治疗。起始能量以150~200J为宜,如复律失败,可用更高的能量。电复律必须与R波同步。

房颤患者经适当的准备和抗凝治疗,电复律并发症很少,但也可发生包括体循环栓塞、室性期前收缩、非持续性或持续性室性心动过速、窦性心动过缓、低血压、肺水肿及暂时性ST段抬高等症状、体征。体外电复律对左心室功能严重损害的患者要十分谨慎,因为有发生肺水肿的可能。体外直流电复律的禁忌证包括洋地黄毒性反应、低钾血症、急性感染性或炎性疾病、未代偿的心力衰竭及未满意控制的甲状腺功能亢进等。恢复窦性心律后可进一步了解窦房结功能状况或房室传导情况。如果患者疑有房室传导阻滞或窦房结功能低下,电复律前应有预防性心室起搏的准备。

(2)心内直流电复律:自1993年以来,复律的低能量(<20J)心内电击技术已用于临床。该技术采用两个表面积大的导管电极,分别置于右心房(负极)和冠状静脉窦(正极)。其中一根电极导管也可置于左肺动脉作为正极,或者因冠状静脉窦插管失败作为替代(正极)。对房颤的各种亚组患者,包括体外直流电复律失败的房颤患者,复律的成功率可达70%~89%。该技术也可用于对电生理检查或导管消融过程中发生的房颤进行复律,但放电必须与R波准确同步。

(3)电复律与药物联合应用:对于反复发作的持续性房颤,约25%的患者电复律不能成功,或虽复律成功,但窦性心律仅能维持数个心动周期或数分钟后又转为房颤,另25%的患者复律成功后2周内复发。若电复律失败,可在应用抗心律失常药物后再次体外电复律,必要时考虑心内电复律。与电复律前给予安慰剂或频率控制药物相比,胺碘酮可提高电复律的成功率,复律后房颤复发的比例也降低。给予地尔硫䓬、氟卡尼、普鲁卡因胺、普罗帕酮和维拉帕米并不提高复律的成功率,对电复律成功后预防房颤复发的作用也不明确。有研究提示,在电复律前28d给予胺碘酮或索他洛尔,两者对房颤自发复律和电复律的成功率效益相同(P=0.98)。对房颤复律失败或早期复发的病例,推荐在择期复律前给予胺碘酮、索他洛尔。

(4)植入型心房除颤器:心内直流电复律的研究已近20年,为了便于重复多次尽早复律,20世纪90年代初已研制出一种类似植入型心律转复除颤器ICD)的植入型心房除颤器(IAD)。IAD发放低能量(<6J)电击,以尽早有效地终止房颤,恢复窦性心律,尽可能减少患者的不适感觉。尽管动物实验和早期的临床经验表明,低能量心房内除颤对阵发性房颤、新近发生的房颤或慢性房颤患者都有较好的疗效(75%~80%),能减少房颤负荷和住院次数,但由于该技术为创伤性的治疗方法、费用昂贵,且不能预防复发,因此不推荐常规使用。

(二)维持窦性心律

无论是阵发性还是持续性房颤,大多数房颤在转复成功后都会复发,因此,通常需要应用抗心律失常药物预防房颤复发以维持窦性心律。常选用Ⅰa、Ⅰc及Ⅲ类(胺碘酮、索他洛尔)抗心律失常药物及导管消融预防复发。

在使用抗心律失常药物前,应注意检查有无心血管疾病和其他相关因素。首次发现的房颤、偶发房颤或可以耐受的阵发性房颤,很少需要预防性用药。β-受体阻滞剂对仅在运动时发生的房颤比较有效。在选择抗心律失常药物进行窦性心律的长期维持治疗时,首先要评估药物的有效性、安全性及耐受性。有研究提示,现有的抗心律失常药物在维持窦性心律中,虽可改善患者的症状,但有效性差,不良反应较多,且不降低总病死率。

在考虑疗效的同时,药物选择还需要密切注意和妥善处理以下问题。

1.对脏器的毒性作用

普罗帕酮、氟卡尼、索他洛尔、多菲利特、丙吡胺对脏器的毒性作用相对较低,如患者应用胺碘酮治疗,则需要注意并尽可能防止胺碘酮对脏器的毒性作用。

2.致心律失常作用

一般说来,在结构正常的心脏,Ⅰc类抗心律失常药物很少诱发室性心律失常。在有器质性心脏病的患者,致心律失常作用的发生率较高,其发生率及类型与所用药物和本身心脏病的类型有关。Ⅰ类抗心律失常药物一般应当避免在心肌缺血、心力衰竭和显著心室肥厚的情况下使用。选择药物的原则如下:

(1)若无器质性心脏病,首选Ⅰc类抗心律失常药物;索他洛尔、多菲利特、丙吡胺和阿齐利特可作为第二选择。

(2)若伴高血压,药物的选择与第一条相同。若伴有左心室肥厚,有可能引起尖端扭转型室性心动过速,故胺碘酮可作为第二选择。但对有显著心室肥厚(室间隔厚度≥14mm)的患者,Ⅰ类抗心律失常药物不适宜使用。

(3)若伴心肌缺血,避免使用Ⅰ类抗心律失常药物。可选择胺碘酮、索他洛尔,也可选择多菲利特与β-受体阻滞剂合用。

(4)若伴心力衰竭,应慎用抗心律失常药物,必要时可考虑应用胺碘酮,或多菲利特,并适当加用β-受体阻滞剂。

(5)若合并预激综合征(WPW综合征),应首选对房室旁路行射频消融治疗。

(6)对迷走神经性房颤,丙吡胺具有抗胆碱能活性,疗效肯定;不宜使用胺碘酮,因该药具有一定的β-受体阻断作用,可加重该类房颤的发作。对交感神经性房颤,β-受体阻滞剂可作为一线治疗药物,此外还可选用索他洛尔和胺碘酮。

(7)对孤立性房颤可先试用β-受体阻滞剂;普罗帕酮、索他洛尔和氟卡尼的疗效肯定;胺碘酮和多菲利特仅作为替代治疗。

在药物治疗过程中,如出现明显不良反应或患者要求停药,则应该停药;如药物治疗无效或效果不肯定,应及时停药。

鉴于目前已有的抗心律失常药物的局限性和现有导管消融研究的结果,在维持窦性心律方面经导管消融优于药物治疗。

(三)控制过快的心室率

药物维持窦性心律和控制心室率的研究显示,没有发现控制心室率在病死率和生活质量方面逊于维持窦性心律的治疗。主要原因可能是复律并维持窦性心律治疗过程中的风险,尤其是抗心律失常药物的不良反应,抵消了维持窦性心律所带来的益处,故在降低房颤复发率的同时并没有改善患者的预后。因此,长期用药时应评价抗心律失常药物的益处和风险。对于部分房颤患者而言,心室率控制后可显著减轻或消除症状,改善心功能,提高生活质量。控制心室率在以下情况下可作为一线治疗:①无转复窦性心律指征的持续性房颤;②房颤已持续数年,在没有其他方法干预的情况下(如经导管消融治疗),即使转复为窦性心律也很难维持;③抗心律失常药物复律和维持窦性心律的风险大于房颤本身;④心脏器质性疾病,如左心房内径大于 55mm、二尖瓣狭窄等,如未纠正,很难长期保持窦性节律。

控制房颤患者过快心室率,使患者静息时心室率维持在 60～80 次/分,运动时维持在 90～115 次/分,可采用洋地黄制剂、钙通道阻滞剂(地尔硫䓬、维拉帕米)及 β-受体阻滞剂单独应用或联合应用,某些抗心律失常药物。β-受体阻滞剂是房颤时控制心室率的一线药物,钙拮抗剂如维拉帕米和地尔硫䓬也是常用的一线药物,对控制运动时快速心室率的效果比地高辛好,β-受体阻滞剂和地高辛合用控制心室率的效果优于单独使用。洋地黄制剂(如地高辛)对控制静息时的心室率有效,但对控制运动时的心室率无效,仅用于伴有慢性心力衰竭的房颤患者,对其他房颤患者不单独作为一线药物。对伴有房室旁路前传的房颤患者,禁用钙拮抗剂、洋地黄制剂和 β-受体阻滞剂,因房颤时心房激动经房室结前传受到抑制后可使其经房室旁路前传加快,致心室率明显加快,产生严重血流动力学障碍,甚或诱发室性心动过速和(或)心室颤动。对伴有房室旁路前传且血流动力学不稳定的房颤患者,首选直流电复律;血流动力学异常不明显者,静脉注射普罗帕酮、胺碘酮或普鲁卡因胺。为了迅速地控制心室率,可经静脉应用 β-受体阻滞剂或维拉帕米、地尔硫䓬。

对于发作频繁、药物不能控制的快速心室率患者或不能耐受药物治疗且症状严重的患者,可考虑导管消融改良房室结以减慢心室率、消融房室结阻断房室传导后植入永久性人工心脏起搏器治疗。

(四)抗凝治疗

房颤是卒中的独立危险因素,房颤患者发生卒中的危险是窦性心律者的 5～6 倍。在有血栓栓塞危险因素的房颤患者中,应用华法林进行抗凝治疗是目前唯一可明确改善患者预后的药物治疗手段。任何有血栓栓塞危险因素的房颤患者如无抗凝治疗禁忌证均应给予长期口服华法林治疗,并使其国际标准化比率(INR)维持在 2.0～3.0,而最佳值为 2.5 左右,75 岁以上患者的 INR 宜维持在 2.0～2.5。INR<1.5 不可能有抗凝效果;INR>3.0 出血风险明显增加。对年龄<65 岁无其他危险因素的房颤患者可不予以抗凝药,65～75 岁无危险因素的持续性房颤患者可给予阿司匹林 300～325mg/d 预防治疗。

对阵发性或持续性房颤,如行复律治疗,当房颤持续时间在 48h 以内,复律前不需要抗凝。当房颤持续时间不明或≥48h,临床可有两种抗凝方案。一种是先开始华法林抗凝治疗,使 INR 达到 2.0～3.0 三个星期后复律。在 3 周有效抗凝治疗之前,不应开始抗心律失常药物治疗。另一种是行经食管超声心动图检查,且静脉注射肝素,如果没有发现心房血栓,可进行复律。复律后肝素和华法林合用,直到 INR≥2.0 停用肝素,继续应用华法林。在转复为窦性心律后几周,患者仍然有全身性血栓栓塞的可能,不论房颤是自行转复为窦性心律或是经药物或直流电复律,均须再行抗凝治疗至少 4 周,复律后在短时间内心房的收缩功能尚未完全恢复。

华法林抗凝治疗可显著降低缺血性脑卒中的发生率,但应注意其出血性事件的危险,对每例患者应当评估风险/效益比。华法林初始剂量 2.5～3mg/d,2～4d 起效、5～7d 达治疗高峰。因此,在开始治疗时应隔天监测 INR,直到 INR 连续 2 次在目标范围内,然后每周监测 2 次,共 1～2 周。稳定后,每月复查 2 次。华法林剂量根据 INR 调整,如果 INR 低于 1.5,则增加华法林的剂量;如高于 3.0,则减少华法林的剂量。华法林剂量每次增减的幅度一般在0.625mg/d 以内,剂量调整后需要重新监测 INR。由于华法林的药代动力学受多种食物、药物、酒精等的影响,因此,华法林的治疗需要长期监测和随访,将 INR 控制在治疗范围内。

阿司匹林有预防血栓栓塞事件的作用,但其效果远比华法林差,仅应用于对华法林有禁忌证或者脑卒中的低危患者。因阿司匹林与华法林联合应用的抗凝作用并不优于单独应用华法林,而出血的危险却明显增加,因此不建议两者联用。氯吡格雷也可用于预防血栓形成,临床多用 75mg 顿服,其优点是不需要监测 INR,出血危险性低,但预防脑卒中的效益远不如华法林,即使氯吡格雷与阿司匹林合用,其预防卒中的作用也不如华法林。

(五)非药物治疗

对一部分反复发作、症状较重而药物治疗效果不理想的患者,可选择进行非药物治疗,包括心房起搏、导管消融及心房除颤器等。

第十节　室上性心动过速

室上性心动过速(SVT)是临床上最常见的心律失常之一。经典的定义是指异位快速激动形成和(或)折返环路位于希氏束分叉以上的心动过速,传统上分为起源于心房和房室交界区的室上性快速性心律失常,包括许多起源部位、传导径路和电生理机制及临床表现、预后意义很不相同的一组心律失常。临床实践中,室上性心动过速包括多种类型,发生部位除了涉及心房、房室结、希氏束外,心室也参与房室折返性心动过速的形成,后者也归属于室上性心动过速的范畴。因此,有学者将其重新定义为激动的起源和维持需要心房或房室交界区参与的心动过速。

按照新定义,室上性心动过速包括窦房结折返性心动过速、房性心动过速、房室结折返性心动过速、房室折返性心动过速、房扑、房颤及其他旁路参与的心动过速。

心电图上室上性心动过速除了功能性和原有的束支阻滞、旁路前传引起 QRS 波群增宽(QRS 时限≥0.12s)外,表现为窄 QRS 波群(QRS 时限<0.12s)。虽然室上性心动过速的名称应用较广,"窄 QRS 波群心动过速"这一术语较之更合适,且有临床价值。从心电图形态上可以将窄 QRS 波群心动过速和宽 QRS 波群心动过速容易地区别开来。

电生理研究表明,室上性心动过速的发生机制包括折返性、自律性增高和触发活动,其中绝大多数为折返性。

本节主要叙述房室结折返性心动过速、房室折返性心动过速,及其他旁路参与的心动过速。窦房结折返心动过速、房性心动过速、房扑和房颤在其他章节讨论。

一、房室结折返性心动过速

(一)病因

房室结折返性心动过速(AVNRT)是阵发性室上性心动过速(PSVT)最常见的类型。患者通常无器质性心脏病的客观证据,不同年龄和性别均可发病,但 20～40 岁是大多数患者的首发年龄,多见于女性。

(二)发生机制

AVNRT 的电生理基础是房室结双径路(DAVNP)或多径路。Mines 在 1913 年就首次提出 DAVNP 的概念,以后由 Moe 等证实在房室结内存在电生理特性不同的两条传导路径,其中一条传导速度快(AH 间期短),但不应期较长,称为快径路(β 径路);另外一条传导速度慢(AH 间期长),但不应期较短,称为慢径路(α 径路)。正常窦性心律时,心房激动沿快径路和慢径路同时下传,因快径路传导速度快,沿快径路下传的激动先抵达希氏束,当沿慢径路下传的激动抵达时,因希氏束正处于不应期而传导受阻。由于 DAVNP(或多径路)的存在,并且传导速度和不应期不一致,分别构成折返环路的前向支和逆向支,一个适时的房性或室性期前刺激可诱发 AVNRT。

AVNRT 有 3 种不同的临床类型。一种是慢-快型,又称为常见型,其折返方式是激动沿慢径路前传、快径路逆传;另一种是快-慢型,又称为少见型,其折返方式是激动沿快径路前传、慢径路逆传。此外,还有一种慢-慢型,是罕见的类型,折返方式是激动沿一条慢径路前传、再沿另一条电生理特性不同的慢径路逆传。典型的 AVNRT(慢-快型)是最常见的类型,占 90%。当一个适时的房性期前收缩下传恰逢快径路不应期时,激动不能沿快径路传导,但能沿不应期较短的慢径路缓慢传导,当激动抵达远端共同通路时,快径路因获得足够时间再次恢复应激性,激动从快径路远端逆传抵达近端共同通路,此时慢径路可再次应激折返形成环形运动。若反复折返便形成慢-快型 AVNRT。

非典型 AVNRT(快-慢型)较少见,占 5%～10%。当快径路不应期短于慢径路,并且适时的房性期前收缩或程序期前刺激下传恰遇慢径路不应期时,激动便由快径路前传再沿慢径路逆传,若反复折返形成环形运动,则形成快-慢型 AVNRT。

慢-慢型 AVNRT 的形成是由于多径路的存在,房性期前收缩下传恰逢快径路不应期而不能下传,只能沿慢径路下传,因快径路没有逆传功能或者不应期太长,激动便沿另一条慢径路逆传,若反复折返形成环形运动,则形成慢-慢型 AVNRT。

DAVNP 是否有解剖学基础一直存在争议。近年的研究显示,快径路纤维主要位于房室结前上方与心房肌相连,而慢径路纤维主要位于下后方与冠状窦口相连,两者在近端和远端分别形成近端、远端共同通路,组成折返环。导管消融的实践证实,在快、慢径路所在的区域进行消融能选择性地阻断快、慢径路的传导。由于房室结快、慢径路在组织学上尚无明显差别,目前仍然以房室结功能性纵向分离为主导学说进行解释,认为 DAVNP 可能与房室结的复杂结构形成了非均一的各向异性传导有关。

（三）临床表现

AVNRT患者心动过速发作呈突然发作、突然终止的特点，症状包括心悸、紧张、焦虑，可出现心力衰竭、休克、心绞痛、眩晕甚至昏厥。症状的严重程度取决于心动过速的频率、持续时间及有无基础心脏病等。心动过速的频率通常在160～200次/分，有时可低至110次/分、高达240次/分。每次发作持续时间为数秒至数小时，可反复发作。持续时间较长的患者常自行尝试通过兴奋迷走神经的方法终止心动过速，包括Valsalva动作、咳嗽、平躺后平静呼吸、刺激咽喉催吐等。

心脏体检听诊可发现规则快速的心率（律），心尖区第一心音无变化。

（四）心电图和电生理检查

1.慢-快型AVNRT

（1）房性或室性期前收缩能诱发和终止心动过速，诱发心搏的P'R间期或AH间期突然延长≥50ms，呈DAVNP的跳跃现象。

（2）心动过速呈窄QRS波群，少数因功能性或原有的束支阻滞，QRS波群增宽（QRS时限≥0.12s）、畸形；RR周期匀齐，心室率大多在160～200次/分。

（3）由于快速逆传，心房、心室几乎同时除极，体表心电图P'波多埋藏在QRS波群中而无法辨认，少数情况下逆行P'波（Ⅱ、Ⅲ、aVF导联倒置）位于QRS波群终末部分，在Ⅱ、Ⅲ、aVF导联出现假性S波，在V_1导联出现假性r'波，RP'间期＜70ms，RP'间期＜P'R间期。

（4）心动过速时逆行A'波呈向心性激动，即最早心房激动点位于希氏束附近，希氏束电图上VA间期＜70ms。

（5）兴奋迷走神经、期前收缩或期前刺激可使心动过速终止。

（6）心动过速时，心房与心室多数呈1：1传导关系。由于折返环路局限于房室交界区及其周围的组织，心房、希氏束和心室不是折返环必需的组成部分。因此，心动过速时房室和室房可出现文氏型和2：1传导阻滞，或出现房室分离。

2.快-慢型AVNRT

（1）不需要期前刺激，心率增快时即可诱发，且反复发作，发作时无P'R间期或AH间期突然延长；房性或室性期前收缩也能诱发和终止心动过速，一些患者可出现室房传导的跳跃现象。

（2）心动过速呈窄QRS波群，少数因功能性或原有的束支阻滞，QRS波群增宽（QRS时限≥0.12s）、畸形；RR周期匀齐，心室率大多在100～150次/分。

（3）由于前传较快、逆传较慢，逆行P'波（Ⅱ、Ⅲ、aVF导联倒置）出现较晚，与T波融合或在T波上，位于下一个QRS波群之前，故RP'间期＞P'R间期。

（4）心动过速时逆行A'波的最早激动点位于冠状窦口附近，希氏束电图上HA'间期＞A'H间期。

（5）刺激迷走神经、期前收缩或期前刺激可使心动过速终止，药物治疗效果较差，但可自行终止。

3.慢-慢型AVNRT

（1）房性或室性期前收缩能诱发和终止心动过速，诱发心搏的P'R间期或AH间期突然延长≥50ms,常有一次以上的跳跃现象。

(2)心动过速呈窄 QRS 波群,少数因功能性或原有的束支阻滞,QRS 波群增宽(QRS 时限≥0.12s)、畸形;RR 周期匀齐。

(3)逆行 P'波(Ⅱ、Ⅲ、aVF 导联倒置)出现稍晚,位于 ST 段上,RP'间期<P'R 间期。

(4)心动过速时逆行 A'波的最早激动点位于冠状窦口附近,希氏束电图上 HA'间期>A'H 间期。

(五)治疗

1.急性发作的处理

根据患者有无器质性心脏病、既往的发作情况及患者的耐受程度作出适当的处理。有些患者仅需要休息或镇静即可终止心动过速发作,有些患者采用兴奋迷走神经的方法就能终止发作,但大多数患者需要进一步的处理,包括药物治疗、食管心房调搏甚至直流电复律等。洋地黄制剂、钙拮抗剂、β-受体阻滞剂和腺苷等可通过抑制慢径路的前向传导而终止发作,Ⅰa、Ⅰc 类抗心律失常药物则通过抑制快径路的逆向传导而终止心动过速。

2.预防发作

频繁发作者可选用钙拮抗剂(维拉帕米)、β-受体阻滞剂(美托洛尔或比索洛尔)、Ⅰc 类抗心律失常药物(普罗帕酮)、洋地黄制剂等作为预防用药。

3.射频导管消融

反复发作、症状明显而又不愿服药或不能耐受药物不良反应的患者,进行射频导管消融能达到根治的目的,是治疗的首选。目前,AVNRT 的射频导管消融治疗成功率达 98% 以上,复发率低于 5%,二度和三度房室传导阻滞的发生率低于 1%。

二、房室折返性心动过速

房室折返性心动过速(AVRT)是预激综合征最常见的快速性心律失常。其发生机制是由于预激房室旁路参与房室折返环的形成。折返环包括心房、房室交界区、希普系统、心室和旁路。按照折返过程中激动的运行方向,AVRT 分为两种类型:顺向型房室折返性心动过速(OAVRT)和逆向型房室折返性心动过速(A-AVRT)。前者的折返激动运行方向是沿房室交界区、希普系统前向激动心室,然后沿房室旁路逆向激动心房;后者的折返激动运行方向正相反,经房室旁路前向激动心室,然后经希普系统、房室交界区逆向传导或沿另一条旁路逆向激动心房。

房室旁路及其参与的 AVRT 具有以下电生理特征:

(1)心室刺激时,房室旁路的室房传导表现为"全或无"的传导形式,而无文氏现象。

(2)心室刺激或心动过速发作时,室房传导呈偏心性,即希氏束旁记录的 A 波激动较其他部位晚(希氏束旁旁路例外)。

(3)心动过速发作时,在希氏束不应期给予心室期前收缩刺激,可提早激动心房。

(4)心动过速发作时,体表心电图大多可见逆传 P 波,且 RP'间期>80ms。

(5)发生旁路同侧束支阻滞时,心动过速的心率减慢。

(6)心房和心室是折返环的组成部分,两者均参与心动过速,不可能合并房室传导阻滞。

(一)顺向型房室折返性心动过速

O-AVRT 是预激综合征最常见的心动过速,占 AVRT 的 90%～95%。房室交界区和希普系统作为折返环的前传支,而房室旁路作为逆传支。心动过速多由房性(或室性)期前收缩诱发,一个适合的房性期前收缩恰好遇到旁路的不应期,在旁路形成单向阻滞,而由房室交界区下传心室,由于激动在房室交界区传导缓慢,心室除极后旁路已脱离不应期恢复了传导性,激动便沿旁路逆传激动心房,形成折返回波,如反复折返即形成 O-AVRT。

心电图表现:心室律规则,频率通常在 150～240 次/分;QRS 波群时限正常(除非有功能性或原有束支阻滞),无 δ 波;如出现逆行 P'波,则逆行 P'波紧随 QRS 波群之后,RP'间期＜P'R 间期。

本型应与 P'波位于 QRS 波群之后的慢-快型 AVNRT 鉴别。后者心动过速时心电图 RP'间期及希氏束电图上 VA 间期＜70ms,逆行 A'波呈向心性激动,即最早心房激动点位于希氏束附近;而 O-AVRT 患者心动过速时心电图 RP'间期及希氏束电图上 VA 间期大多＞80ms,逆行 A'波呈偏心性激动。

(二)逆向型房室折返性心动过速

A-AVRT 是预激综合征较少见的心动过速,占 AVRT 的 5%～10%,有此类心动过速发作的患者多旁路的发生率较高。其发生机制与 O-AVRT 相似,心动过速多由房性(或室性)期前收缩诱发,房室旁路作为折返环的前传支,而逆传支可以是房室交界区、希普系统,但更多见的是另一条旁路作为逆传支,因此多旁路折返是 A-AVRT 的重要特征。期前收缩诱发 A-AVRT 需具备以下条件:完整的旁路传导、房室交界区或希普系统的前向阻滞、完整的房室交界区和希普系统逆向传导功能。

心电图表现:心室律规则,频率通常在 150～240 次/分;QRS 波群宽大、畸形,起始部分可见到 δ 波;如出现逆行 P'波,则逆行 P'波在下一个 QRS 波群之前,RP'间期＞P'R 间期。

本型因 QRS 波群为完全预激图形难与室性心动过速鉴别。如心动过速时 P 波在宽 QRS 波群之前而窦性心律的心电图表现为心室预激,则提示 A-AVRT 的诊断;如心动过速时出现房室分离或二度房室传导阻滞,则可排除 AVRT 的诊断。

(三)治疗

AVRT 的治疗包括心动过速发作期的治疗及非发作期的治疗两个方面。治疗方法有药物治疗、物理治疗、导管消融和外科手术等。

AVRT 发作时的治疗原则是采取有效的措施终止心动过速或控制心室率。多数患者在心动过速发作后的短时间内不会复发,部分患者可反复发作,或发作后心室率很快,血流动力学不稳定或症状严重,应选择适当的治疗预防复发。心动过速发作频繁临床症状严重、抗心律失常药物治疗无效或不愿接受药物治疗的患者,可施行射频导管消融房室旁路以达到根治的目的。并存先天性心脏病或其他需要外科手术纠治的器质性心脏病患者,在外科治疗前可试行射频导管消融,成功阻断房室旁路可降低外科治疗的难度、缩短手术时间。

1.药物治疗

药物治疗是目前终止 AVRT 发作或者减慢心动过速心率的主要方法。

(1)O-AVRT:电生理检查和临床观察心动过速的终止证实房室交界区是大多数 O-

AVRT的薄弱环节,有效抑制房室交界区传导的药物更易终止心动过速发作。希普系统、房室旁路、心房、心室也是折返环的必需成分,抑制这些部位的药物也可终止心动过速的发作。

腺苷或三磷酸腺苷(ATP)、钙拮抗剂、β-受体阻滞剂、洋地黄制剂升压药物等,通过抑制房室交界区的前向传导终止心动过速的发作;而普罗帕酮、胺碘酮等通过抑制O-AVRT折返环的多个部位终止心动过速的发作。

(2)A-AVRT:A-AVRT的药物治疗不同于O-AVRT。单纯抑制房室交界区传导的药物对O-AVRT有良好的效果,但对A-AVRT的治疗作用较差甚至有害。一方面,多数A-AVRT系多房室旁路折返,房室交界区和希普系统不是心动过速的必需成分;另一方面,多数抑制房室交界区的药物对其逆向传导的抑制作用不如对前向传导的抑制作用强,单纯抑制房室交界区效果也欠佳。因此,药物治疗应针对房室旁路。

Ⅰa、Ⅰc和Ⅲ类抗心律失常药物均可抑制房室旁路的传导,其中以普鲁卡因胺、普罗帕酮、胺碘酮较常用。这3种药物除可抑制房室旁路传导外,还可抑制房室交界区的传导。国内常以普罗帕酮、胺碘酮为首选终止A-AVRT的发作。A-AVRT常对血流动力学有影响,所以对于心动过速引起血压下降、心功能不全、心绞痛,或既往有昏厥病史的患者,当药物不能及时有效终止心动过速时,应考虑体表直流电复律。有效复律后应继续使用抗心律失常药物以预防复发。

2.物理治疗

主要有手法终止O-AVRT、心脏电脉冲刺激和体表直流电复律。

(1)手法终止O-AVRT:某些手法如Valsalva动作、咳嗽、刺激咽喉催吐等通过兴奋刺激迷走神经以抑制房室交界区的传导,使部分患者O-AVRT终止于房室交界区。

(2)心脏电脉冲刺激:主要机制是利用适时的刺激引起心房或心室侵入心动过速折返环的可激动间隙,造成前向或逆向阻滞而使心动过速终止。

食管心房调搏刺激终止AVRT成功率达95%以上,操作简便、安全,是终止AVRT的有效方法。但该技术并没有作为AVRT患者的常规治疗措施,大多数时候只是在药物治疗无效时才考虑使用。食管心房调搏终止AVRT的适应证有:①抗心律失常药物治疗无效的AVRT,尤其是经药物治疗后心动过速频率减慢但不终止者,此时食管心房调搏易使心动过速终止并转复为窦性心律;②并存有窦房结功能障碍或部分老年人,尤其是既往药物治疗心动过速后继发严重窦性心动过缓、窦性停搏或窦房传导阻滞者,或者心动过速自发终止后出现黑蒙或昏厥者,这类患者宜选择食管心房调搏终止心动过速,如果心动过速终止后继发心动过缓,可经食管临时起搏予以保护;③部分血流动力学稳定的宽QRS波群心动过速,食管心房刺激前可记录食管心电图,了解心动过速的房室激动关系以帮助诊断,也可根据食管心房刺激能终止心动过速来排除室性心动过速;④并存器质性心脏病或AVRT诱发的心功能不全,药物治疗有可能进一步抑制心功能,此时可选择食管心房调搏终止心动过速。

刺激的方式可选择短阵(8~10次)猝发脉冲刺激(较心动过速频率快20~40次)。如不能终止心动过速,可重复多次或换用其他刺激方式如程控期前刺激,大多能奏效。

(3)体表直流电复律:是各种快速性心律失常引起血流动力学异常的首选措施。主要适用于AVRT频率较快伴有血压下降、心功能不全等需要立即终止心动过速或各种治疗方法无效者(非常少见)。

3.外科手术

最早的非药物治疗是外科开胸手术切断旁路,此后又经历了 20 世纪 80 年代的直流电消融房室交界区或直接毁损旁路,但效果不令人满意且并发症较多,目前已基本被射频导管消融取代。

4.射频导管消融

1985 年以后开展的射频导管消融治疗可有效阻断房室旁路,具有成功率高、并发症少等诸多优点,且技术已相当成熟,是目前国内许多大型医疗机构治疗预激综合征合并房室折返性心动过速及房颤的首选治疗。

第十一节 室性心动过速

室性心动过速简称室速,是临床上较为严重的一类快速性心律失常,大多数发生于器质性心脏病患者,可引起血流动力学变化,若未能得到及时有效的治疗,可导致心源性猝死。室速也可见于结构正常的无器质性心脏病患者。

一、定义和分类

室速是指发生于希氏束分叉以下的束支、普肯野纤维、心室肌的快速性心律失常。目前室速的定义大多采用 Wellens 的命名方法,将室速定义为频率超过 100 次/分、自发、连续 3 个或 3 个以上的室性期前搏动或程序刺激诱发的至少连续 6 个室性期前搏动。

室速的分类方法较多,各有其优缺点,但尚无统一的国际标准。根据室速的心电图表现、持续时间、发作方式、对血流动力学的影响、病因等不同特征可将室速分为不同的类型。

(一)根据室速发作的心电图形态分

1.单形性室速

单形性室速是指室速发作时 QRS 波群形态在心电图同一导联上单一而稳定,既可呈短阵性(非持续性),也可呈持续性。有一些患者在多次发作心动过速时,QRS 波群形态并非一致,但只要每次心动过速发作时的 QRS 波群形态单一,均可确定为单形性室速。

大部分的室速属单形性,根据 QRS 波群的形态可分为右束支传导阻滞型室速和左束支传导阻滞型室速。右束支传导阻滞型室速是指 V_1 导联的 QRS 波群呈 rsR'、qR、RS 型或 RR' 型,而 V_1 导联的 QRS 波群呈 QS、rS 或 qrS 型则称为左束支传导阻滞型室速。

2.多形性室速

多形性室速是指室速发作时 QRS 波群在心电图同一导联上出现 3 种或 3 种以上形态。根据室速发作前基础心律的 QT 间期长短可进一步将多形性室速分为两种类型。①尖端扭转型室性心动过速(Tdp):室速发作前的 QT 间期延长,发作时 QRS 波群沿着一基线上下扭转;②多形性室性心动过速:室速发作前的 QT 间期正常,发作时心电图同一导联上出现 3 种或 3 种以上形态的 QRS 波群。

近几年一些学者发现,有些多形性室速患者表现为极短联律间期,无明显器质性心脏病依据。窦性心律时 QT 间期、T 波、U 波均正常,常具有极短的联律间期,其病因尚不明确,有的发生机制可能为触发活动。

3.双向性室速

双向性室速是指室速发作时心电图的同一导联上 QRS 波群呈现两种形态并交替出现,表现为肢体导联 QRS 波群主波方向交替发生正负相反的改变,或胸前导联 QRS 波群呈现左、右束支传导阻滞图形并交替变化。双向性室速在临床上比较少见,主要见于严重的器质性心脏病(如扩张型心肌病、冠心病等)或洋地黄中毒,该型室速患者的基本心律失常为心房颤动。发生在正常人的双向性室速意义不太清楚,有学者认为可能对预示心搏骤停具有一定的意义。

(二)根据室速的发作时间分

根据室速发作的持续时间和血流动力学改变,可将室速分为 3 种类型。

1.持续性室速

持续性室速是指心动过速的发作时间达到或超过 30s 以上,或虽未达到 30s 但发作时心动过速引起严重血流动力学改变。由于此型多见于器质性心脏病患者,室速的发作时间较长,常伴有严重血流动力学改变,患者出现心慌、胸闷、昏厥等症状,需要立即体外直流电复律。

若室速不间断发作,虽然其间有窦性心律但大部分时间为室速,称为无休止性室速。它是持续性室速的一种严重类型,发作时间持续 24h 以上,使用各种抗心律失常药物或体外直流电复律等均不能有效终止心动过速的发作。多见于冠心病或扩张型心肌病患者,预后不良,病死率很高。

2.非持续性室速

非持续性室速是指室速发作持续时间较短,持续时间在 30s 内能自行终止者。此型在临床上十分常见,在无器质性心脏病患者中占 0～6%,在器质性心脏病患者中占 13%。由于持续时间较短,一般不出现昏厥等严重血流动力学改变的症状,患者常仅有心慌、胸闷等不适。

(三)根据有无器质性心脏病分

1.病理性室速

病理性室速是指各种器质性心脏病导致的室速。根据引起室速的病因,可分为冠心病室速、心肌病室速、药物性室速、右心室发育不良性室速等。

2.特发性室速

特发性室速发生在形态和结构正常的心脏的室速。根据发生部位,可分为左心室特发性室速和右心室特发性室速。

(四)根据发作方式分

可分为阵发性室速(又称为期前收缩型室速)和非阵发性室速(又称为加速性室性自主心律)。

(五)根据室速发作的血流动力学和预后分

1.良性室速

室速发作时未造成明显血流动力学障碍,发生心源性猝死的危险性很低。主要见于无器质性心脏病患者。

2.潜在恶性室速

非持续性但反复发作的室速，不常导致血流动力学障碍，但可能引起心源性猝死，患者大多有器质性心脏病的客观依据。

3.恶性室速

反复发作持续性室速，造成明显血流动力学障碍，表现为黑蒙、昏厥或昏厥前期、心功能不全恶化、心绞痛发作甚至猝死。常发生在心脏扩大、LVEF 小于 30% 的患者。常见类型有多形性室速、尖端扭转型室速、束支折返性室速等。

(六)根据室速的发生机制分

1.折返性室速

由折返机制引起的室速，折返是室速最常见的发生机制。

2.自律性增高性室速

由心室内异位起搏点自律性增高引起的室速，见于加速性室性自主心律。

3.触发活动性室速

由后除极引起的室速，主要见于由长 QT 间期综合征引起的尖端扭转型室速、洋地黄中毒引起的室速。

(七)特殊命名的室速

包括束支折返性室速、维拉帕米敏感性室速或分支型室速、儿茶酚胺敏感性室速、致心律失常性右心室发育不良性室速、尖端扭转型室速、并行心律性室速、无休止性室速、多形性室速和双向性室速。

二、病因和发病机制

(一)病因

1.器质性心脏病

是室速的主要病因，约 80% 的室速具有器质性心脏病的病理基础。最常见为冠心病，特别是急性心肌梗死及陈旧性心肌梗死伴有室壁瘤或心功能不全。其次为心肌病、心力衰竭、急性心肌炎、二尖瓣脱垂、心瓣膜病、先天性心脏病等。

2.药物

除 β-受体阻滞剂外，各种抗心律失常药物都可能引起室速。常见的有 Ⅰa、Ⅰc 类抗心律失常药、索他洛尔等。拟交感神经药、洋地黄制剂、三环类抗抑郁药等大剂量使用时也可出现室速。

3.电解质紊乱、酸碱平衡失调

特别是低钾血症时。

4.其他病因

如先天性、获得性长 QT 间期综合征，麻醉，心脏手术和心导管操作等。

5.特发性

约 10% 的室速无器质性心脏病客观依据和其他原因可寻，称为特发性室速。少数正常人在运动和情绪激动时也可出现室速。

(二)发生机制

室速的发生机制包括折返、触发活动和自律性增高。冠心病心肌缺血及心肌梗死、心肌病等由于心肌缺血、缺氧、炎症、局部瘢痕形成、纤维化导致传导缓慢,为折返提供了形成条件,细胞外钾离子、钙离子浓度的改变,pH 降低等也影响心肌的自律性和传导性,可成为室速的诱因并参与折返的形成。触发活动是除折返外的另一种重要机制,尖端扭转型室速、洋地黄制剂中毒可能与触发活动有关。自律性增高是部分室速的发生机制。在急性心肌梗死早期,室性心律失常的发生机制包括折返、自律性增高和触发活动,陈旧性心肌梗死单形性持续性室速的机制多为折返,非持续性室速的机制可能与单形性持续性室速不同。致心律失常性右心室发育不良的室速机制可能为折返,特发性室速的发生机制主要为触发活动,也可能包括折返和自律性增高。

三、临床表现

室速发作的临床表现主要取决于室速是否导致血流动力学障碍,与室速发生的频率、持续时间、有无器质性心脏病及其严重程度、原有的心功能状态等有关。

临床上,大多数患者室速发作为阵发性,其临床特征是发病突然,一般会突感心悸、心慌、胸闷、胸痛等心前区不适,头部或颈部发胀及跳动感,严重者还可出现精神不安、恐惧、全身乏力、面色苍白、四肢厥冷,甚至黑蒙、昏厥、休克、阿-斯综合征发作,少数患者可致心脏性猝死。也有少数患者症状并不明显。若为非器质性心脏病引起者,持续时间大多短暂,症状也较轻,可自行恢复或经治疗后室速终止,虽然反复发作但预后一般良好。而具有较严重的器质性心脏病基础者,在心动过速发作后可因心肌收缩力减弱,心室和心房的收缩时间不同步,心室的充盈和心输出量明显减弱,患者可迅速出现心力衰竭、肺水肿或休克等严重后果,有的甚至可发展为心室颤动而致心脏性猝死。

室速发作时,体格检查可发现心率一般在 130～200 次/分,也有的较慢,约 70 次/分,少数患者的频率较快,可达 300 次/分,节律多较规则,有的不绝对规则(如多形性室速发作时),心尖部第一心音和外周脉搏强弱不等,可有奔马律和第一、第二心音分裂,有的甚至只能听到单一的心音或大炮音。第一心音响度和血压随每一次心搏而发生变化,提示心动过速时发生了房室分离,是室性心动过速发作时较有特征性的体征。有些室速发作时,因 QRS 波群明显增宽而第一、第二心音呈宽分裂,可见颈静脉搏动强弱不等,有时可见颈静脉搏动出现大炮波,比心尖部搏动频率慢。

四、心电图检查

室速的心电图主要有以下表现。

(1)3 个或 3 个以上连续出现畸形、增宽的 QRS 波群,QRS 间期一般≥0.12s,伴有继发性 ST-T 改变。少数起源于希氏束分叉处的室速,QRS 间期可不超过 0.12s。QRS 波群前无固定 P 波,心室率>100 次/分,常为 130～250 次/分。有些特殊类型室速的心室率低至 70 次/分,少数高达 300 次/分。单形性室速 RR 间距规整,一般相差<20ms,而多形性室速 RR 间距往往不规则,差别较大。

(2)大多数患者室速发作时的心室率快于心房率,心房和心室分离,P 波与 QRS 波群无关或埋藏在增宽畸形的 QRS 波群及 ST 段上而不易辨认。部分患者可呈现 1∶1 室房传导,也有部分患者呈现室房 2∶1 或文氏传导阻滞。

(3)心室夺获:表现为室速发作伴有房室分离时,偶有适时的窦性激动下传心室,出现所谓提前的窦性心搏,QRS 波群为室上性,其前有 P 波且 PR 间期＞0.12s。

(4)室性融合波:系不完全性心室夺获,由下传的窦性激动和室性异位搏动共同激动心室而形成,图形介于窦性和室速的 QRS 波群之间。心室夺获和室性融合波是室速的可靠证据,但发生率较低,仅见于 5％左右的患者。

(5)室速常由室性期前收缩诱发,即在发作前后可出现室性期前收缩,后者 QRS 波群形态与室速相同、近似或者不一致。少数情况下,室速也可由室上性心动过速诱发。

五、诊断和鉴别诊断

室速的诊断主要依靠心电图表现,病史、症状、体征等临床资料可为诊断提供线索,应与宽 QRS 波群的室上性心动过速鉴别,诊断不明确时对有适应证的患者需要进行心脏电生理检查才能确诊。

(一)临床资料

一般而言,室速大多发生在有器质性心脏病的患者,而室上性心动过速患者多无器质性心脏病的依据。冠心病心肌梗死、急性心肌炎、心肌病、心力衰竭等患者发生的宽 QRS 波群心动过速,室速的可能性大。而心脏形态、结构正常,心动过速反复发作多年,甚至从年轻时就有发作,尤其是不发作时心电图有预激综合征表现者,室上性心动过速的可能性较大。发作时刺激迷走神经能终止心动过速者,大多是室上性心动过速;有时室速呈 1∶1 室房传导,刺激迷走神经虽然不能终止心动过速,但可延缓房室结传导,如果心动过速时室房由 1∶1 传导转变为 2∶1 或文氏传导,有助于室速的诊断。

体格检查时如颈静脉出现大炮波,第一心音闻及大炮音,有助于室速的诊断。

(二)心电图检查

室速发作时 QRS 波群增宽,间期≥0.12s,表现为宽 QRS 波群心动过速。此外,室上性心动过速伴室内差异性传导、原有束支传导阻滞伴发的室上性心动过速、旁路前向传导的房性心动过速、心房扑动、心房颤动及预激综合征逆向性房室折返性心动过速均可见其 QRS 波群增宽。由于不同原因的宽 QRS 波群心动过速,其治疗和预后不尽相同,如果诊断错误导致治疗严重失误,则可能出现严重不良后果。因此,室速应与这些宽 QRS 波群的室上性心动过速相鉴别。临床上,室速是宽 QRS 波群心动过速的最常见类型,约占 80％。对于任何一例宽 QRS 波群心动过速在没有依据表明是其他机制所致以前,均初步拟诊为室速。除非有差异性传导的证据,否则不宜轻易诊断室上性心动过速伴室内差异性传导。

在临床实践中,绝大多数宽 QRS 波群心动过速可以通过仔细分析 12 导联心电图进行正确诊断,但有少数患者在进行鉴别诊断时仍然十分困难。利用希氏束电图及心脏电生理检查不但能区分室性与室上性心动过速,还可以了解心律失常的发生机制是折返还是自律性增高。室上性心动过速时,V 波前都有 H 波,且 HV 间期都大于 30ms。室速时,V 波与 H 波是脱节的,可以出现以下几种图形:①H 波与 V 波同时出现,H 波隐藏在 V 波之中,不易被发现,或者 H 波在 V 波之前出现,但 HV 间期小于 30ms,其 H 波来自窦性搏动而 V 波来自室性搏动;②H 波在 V 波后出现,H 波是室性搏动逆行激动希氏束产生的,H 波后可有心房夺获;

③A 波后有 H 波,但 H 波与其后的 V 波无关,HV 时间变化不定,两者是脱节的。利用心房调搏法,给心房以高于室率的频率刺激,使心室夺获。如果夺获的 QRS 波为窄的心室波,则证明原来的宽 QRS 波为室速。

六、治疗

(一)一般治疗原则

室速发作时,一部分患者可能病情很凶险,导致血流动力学障碍,出现严重症状甚至危及生命,必须立即给予药物或直流电复律及时有效地终止发作,而另一部分患者可以没有症状或者只有很轻微的症状,体检时血压无明显降低,不做任何处理,血流动力学也未见有恶化迹象。研究表明,许多抗心律失常药物有致心律失常作用,长期使用并不能减少室性心律失常的发生率,甚至增加病死率。因此,在选择治疗措施前,需要根据室速发作时患者的血流动力学状况、有无器质性心脏病,准确评估室速的风险,并采取合理的治疗对策:持续性室速患者,无论有无器质性心脏病,均应积极处理;器质性心脏病患者,无论是持续性室速还是非持续性室速,均应治疗;无器质性心脏病患者发生的非持续性室速,如无症状或血流动力学障碍,可不必药物治疗。其治疗原则主要有以下。

(1)立即终止发作:包括药物治疗、直流电复律等方法。

(2)尽力去除诱发因素:如低钾血症、洋地黄中毒等。

(3)积极治疗原发病:切除心室壁瘤,控制伴发的心功能不全等。

(4)预防复发。

(二)终止发作

1.药物治疗

血流动力学稳定的室速,一般先采取静脉给药。

(1)发生于器质性心脏病患者的非持续性室速很可能是恶性室性心律失常的先兆,应该认真评估预后并积极寻找可能存在的诱发因素。治疗主要针对病因和诱因,即治疗器质性心脏病和纠正如心力衰竭、电解质紊乱、洋地黄中毒等诱因。对于上述治疗措施效果不佳且室速发作频繁、症状明显者,可以按持续性室速用抗心律失常药,以预防或减少发作。

(2)发生于器质性心脏病患者的持续性室速大多预后不良,容易引起心脏性猝死。除了治疗基础心脏病、认真寻找可能存在的诱发因素外,必须及时治疗室速本身。应用的药物为胺碘酮、普鲁卡因胺、β-受体阻滞剂和索他洛尔。心功能不全患者首选胺碘酮,心功能正常者也可以使用普罗帕酮,药物治疗无效时应及时使用电转复。

(3)无器质性心脏病、无心功能不全患者可以选用胺碘酮,也可以考虑应用 Ⅰa 类抗心律失常药(如普鲁卡因胺)或 Ⅰc 类抗心律失常药(如普罗帕酮、氟卡尼等);特殊病例可选用维拉帕米或普萘洛尔、艾司洛尔、硫酸镁静脉注射。在无明显血流动力学紊乱、病情不很紧急的情况下,也可选用口服给药如 β-受体阻滞剂、Ⅰb 类抗心律失常药美西律或 Ⅰc 类抗心律失常药普罗帕酮等。

(4)尖端扭转型室性心动过速(TdP):首先寻找并处理引起 QT 间期延长的原因,如血钾、血镁浓度降低或药物作用等,停用一切可能引起或加重 QT 间期延长的药物。采用药物终止心动过速时,首选硫酸镁,无效时可试用利多卡因、美西律或苯妥英钠静脉给药。上述治疗效果不佳者行心脏起搏,可以缩短 QT 间期,消除心动过缓,预防心律失常进一步加重。异丙肾上腺素能加快心率,缩短心室复极时间,有助于控制扭转型室速,但可能使部分室速恶化为室颤,使用时应小心,适用于获得性 QT 间期延长综合征患者、心动过缓所致 TdP 而没有条件立即行心脏起搏者。

(5)洋地黄类药物中毒引起的室速应立即停用该类药物,避免直流电复律,给予苯妥英钠静脉注射;无高钾血症的患者应给予钾盐治疗;镁离子可对抗洋地黄类药物中毒引起的快速性心律失常,可静脉注射镁剂。

2.电学治疗

(1)同步直流电复律:对持续性室速,无论是单形性或多形性,有血流动力学障碍者不考虑药物终止,而应立即同步电复律。情况紧急(如发生昏厥、多形性室速或恶化为室颤)或因 QRS 波严重畸形而同步有困难者,也可进行非同步转复。

(2)抗心动过速起搏:心率在 200 次/分以下,血流动力学稳定的单形性室速可以置右心室临时起搏电极进行抗心动过速起搏。

(三)预防复发

包括药物治疗、射频导管消融及外科手术切除室壁瘤等。可以用于预防的药物包括胺碘酮、利多卡因、β-受体阻滞剂、普罗帕酮、美西律、硫酸镁、普鲁卡因胺等。在伴有器质性心脏病的室速中,可用 β-受体阻滞剂或胺碘酮,β-受体阻滞剂也可以和其他抗心律失常药如胺碘酮等合用。由于 CAST 试验已证实心肌梗死后抗心律失常药物(恩卡尼、氟卡尼、莫雷西嗪)治疗可增加远期病死率,因此心肌梗死后患者应避免使用恩卡尼、氟卡尼、莫雷西嗪。无器质性心脏病的室速患者,如心功能正常,也可选用普罗帕酮。

有血流动力学障碍的顽固性室速患者,在有条件的情况下,宜安装埋藏式心脏转复除颤器(ICD)。CASH 和 AVID 试验结果表明,ICD 可显著降低器质性心脏病持续性室速患者的总病死率和心律失常猝死率,效果明显优于包括胺碘酮在内的抗心律失常药物。

七、特殊类型的室性心动过速

(一)致心律失常性右心室发育不良的室性心动过速

致心律失常性右心室发育不良(ARVD)又称为致心律失常性右心室心肌病,是一种遗传性疾病,也可能与右心室感染心肌炎、右心室心肌变性或心肌进行性丧失有关。在文献中曾被称为羊皮纸心、Uh1 畸形、右心室脂肪浸润或脂肪过多症、右心室发育不良、右心室心肌病。其最常见的病理改变是右心室心肌大部分被纤维脂肪组织所替代,并伴有散在的残存心肌和纤维组织;右心室可有局限性或弥散性扩张,在扩张部位存在不同程度的心肌变薄,而左心室和室间隔一般无变薄,也可有局限性右心室室壁瘤形成。ARVD 主要发生于年轻的成年人,尤其是男性,大多在 40 岁以前发病。临床主要表现为伴有左束支传导阻滞的各种室性心律失常,如反复发作性持续性室性心动过速;也可出现房性心律失常,如房性心动过速、心房扑动、心房颤动。患者常表现为昏厥和猝死,昏厥和猝死的原因可能是心室颤动,晚期可发展为心力衰竭。右心室心肌病的诊断依据为超声心动图、螺旋 CT、心脏磁共振、心室造影等检查发现局限性或广泛性心脏结构和功能异常,仅累及右心室,无瓣膜病、先天性心脏病、活动性心肌炎和冠状动脉病变,心内膜活检有助于鉴别诊断。

其发作期的急性治疗与持续性室速的治疗相同,维持治疗可用 β-受体阻滞剂、胺碘酮,也可两者联用,但效果不确切。也有采用射频消融治疗的报道,但容易复发和出现新型室速,不作为常规手段。有昏厥病史、心搏骤停生还史、猝死家族史或不能耐受药物治疗的患者,应考虑安装 ICD。

(二)尖端扭转型室性心动过速

尖端扭转型室性心动过速(TdP)是多形性室速的一个典型类型,一般发生在原发性或继发性 QT 间期延长的患者,主要临床特征是反复昏厥,有的甚至猝死。其病因、发生机制、心电图表现和治疗与其他类型室速不同。1966 年,Dessertenne 根据该型室速发作时的心电图特征而命名。正常人经心率校正后 QT 间期(Q-Tc)的上限为 0.40s,当 Q-Tc 大于 0.40s 时即为 QT 间期延长,又称为复极延迟。目前认为,TdP 与心室的复极延迟和不均一有关,其中 QT 间期延长是导致 TdP 的主要原因之一,因此将 QT 间期延长并伴有反复发生的 TdP 称为长 QT 间期综合征(LQTS)。

1.LQTS 的分类

LQTS 一般分为先天性和后天性两类。

(1)先天性 LQTS:又可分为 QT 间期延长伴有先天性耳聋和不伴有耳聋,两者都有家族遗传倾向,患者多为儿童和青少年。一般在交感神经张力增高的情况下发生 TdP,被认为是肾上腺素能依赖性。

(2)后天性 LQTS:通常发生在服用延长心肌复极的药物后或有严重心动过缓、低钾/低镁血症等情况下,多为长间歇依赖性,触发 TdP 通常在心率较慢或短-长-短的 RR 间期序列时。

有关 TdP 的发生机制仍有争议,目前认为主要与早期后除极引起的触发活动和复极离散度增加导致的折返有关。先天性 LQTS 的发生机制与对肾上腺素能或交感神经系统刺激产生异常反应有关。某些引起先天性 LQTS 的因素是由于单基因缺陷改变了细胞内钾通道调节蛋白的功能,导致 K^+ 电流如 I_{Kr}、I_{Ks} 或 I_{to} 等减少和(或)内向除极 Na^+/Ca^{2+} 流增强,动作电位时间和 QT 间期延长,出现早期后除极。在早期后除极幅度达阈电位时,引起触发活动而出现 TdP。后天性 LQTS 因复极离散度增加的折返机制和早期后除极的触发活动等引起 TdP。

2.心电图特点

TdP 时 QRS 波振幅变化,并沿等电位线扭转,频率为 200~250 次/分,常见于心动过速与完全性心脏阻滞,LQTS 除有心动过速外,尚有心室复极延长伴 QT 间期超过 500ms。室性期前收缩始于 T 波结束时,由 R-on-T 引起 TdP,TdP 经过数十次心搏可以自行终止并恢复窦性心律,或间隔一段时间后再次发作,TdP 也可以恶化成心室搏动。患者静息心电图上 u 波往往明显。

3.LQTS 的治疗

对 LQTS 和 TdP 有效治疗的基础是确定和消除诱因或纠正潜在的有害因素。其后在弄清离子机制的基础上,一个适当的治疗计划就可以常规展开。将来特殊的治疗可能针对减弱引起早期后除极的离子流进行,现在的治疗一般着眼于抑制或阻止早期后除极的产生和传导,可通过增强外向复极 K^+,加强对内向 Na^+ 或 Ca^{2+} 的阻滞,或抑制早复极电流从起点向周围心肌的传导实现。

(1)K$^+$通道的激活:实验已证实早期后除极和 TdP 可被 K$^+$ 通道的开放所抑制,但临床尚未证实。似乎有效的短期治疗包括采用超速起搏、利多卡因或注射异丙肾上腺素以增强 K$^+$,但异丙肾上腺素注射对于先天性 LQTS 是禁忌。

(2)Na$^+$通道的阻断:TdP 可被具有 Na$^+$、K$^+$ 双重阻滞功能的Ⅰa 类药物诱发,但可被单纯 Na$^+$ 通道阻滞剂抑制。

(3)Ca^{2+}通道的阻滞:在先天性 Ca^{2+} 依赖性和心动过缓依赖性 TdP 中,维拉帕米可抑制心室过早除极并减少早期后除极振幅。

(4)镁:静脉用镁是临床上一种抑制 TdP 的安全有效的方法。其作用可能是通过阻断 Ca^{2+} 或 Na$^+$ 电流来实现的,与动作电位时程缩短无关。

(5)异丙肾上腺素注射:肾上腺素能刺激对先天性 LQTS 相关的 TdP 是禁忌的。但临床上,异丙肾上腺素注射对长间歇依赖性很强的 LQTS 经常是有效的。虽然小剂量可能增强早期后除极所需的除极电流,但大剂量可以增强外向 K$^+$ 电流,加快心率和复极,抑制早期后除极和 TdP。

(6)起搏:对先天性和后天性 LQTS 持续的超速电起搏是一种有效的治疗方法。可能因为加强了复极或阻止长的间歇,从而抑制早期后除极。

(7)肾上腺素能阻滞和交感神经节切除术:所有先天性 LQTS 可采用 β-受体阻滞剂治疗。有些权威专家认为高位左胸交感神经节切除术在单纯药物治疗失败的病例中可作为首选或辅助治疗。在心脏神经支配中占优势的左侧交感神经被认为是先天性 LQTS 的发病基础。在临床上,β-受体阻滞剂禁忌用于后天性 LQTS,因其可减慢心率。

(8)电复律器-除颤器的置入:伴有先天性 LQTS 的高危患者或不能去除诱因的后天性 LQTS 患者,可能需要埋植一个电复律器-除颤器。有复发性昏厥、有过心脏停搏而幸存的或内科治疗无效的患者应被视为高危患者。

(三)加速性室性自主心律

加速性室性自主心律又称为加速性室性自搏心律、室性自主性心动过速、非阵发性室性心动过速或心室自律过速、加速性室性逸搏心律、心室自搏性心动过速、缓慢的室性心动过速等。加速性室性自主心律是由于心室的异位节律点自律性增高而接近或略微超过窦性起搏点的自律性而暂时控制心室的一种心动过速。其频率大多为 60～130 次/分。由于室性异位起搏点周围不存在保护性的传入阻滞,因此会受到主导节律的影响。只有当异位起搏点自律性增高又无传出阻滞并超过窦性心律的频率时,心电图才显示室性自主心律,一旦窦性心律的频率增快而超过异位起搏点的自律性即可激动心室而使这种心动过速被窦性心律取代。与折返性室速不同,加速性室性自主心律的心室搏动有逐渐"升温-冷却"的特征,不会突然发生或终止。由于其频率不快,与窦性心律接近,因此可与窦性心律竞争,出现心室夺获或室性融合波。心电图特征是:①宽大畸形的 QRS 波群连续出现 3 个或 3 个以上,频率为 60～130 次/分;②心动过速的持续时间较短,大多数患者的发作仅为 4～30 个心搏;③心动过速常以舒张晚期的室性期前收缩或室性融合波开始,QRS 波群的前面无恒定的 P 波,部分 QRS 波群之后可见逆行性 P' 波,有时以室性融合波结束,并随之过渡到窦性心律;④室速可与窦性心律交替出现,可出现心室夺获或室性融合波。

加速性室性自主心律在临床上比较少见,绝大多数发生在器质性心脏病如急性心肌梗死、心肌炎、洋地黄中毒或高钾血症等患者,偶见于正常人。在急性心肌梗死溶栓再灌注治疗时,若出现加速性室性自主心律,可视为治疗有效的指标之一。其发作时间短暂,多在4~30个室性心搏后消失,一般不会发展为心室颤动,也无明显血流动力学障碍,因此这类心律失常本身是良性的,预后较好,不需要治疗。治疗主要是针对原有的基础心脏病。

(四)束支折返性室性心动过速

束支折返性室性心动过速是由左右束支作为折返环路的组成部分而构成的大折返性室性心动过速,其折返环由希氏束-普肯耶系统和心室肌等组成,具有明确的解剖学基础。其心动过速也表现为持续性单形性室性心动过速。自从1980年首次报道1例束支折返性心动过速以后,临床报道逐渐增多。一般仅见于器质性心脏病患者,最多见于中老年男性扩张型心肌病患者,也可见于缺血性心脏病、瓣膜病、肥厚型心肌病,Ebstein畸形患者,此外也可见于希氏束-普肯耶系统传导异常伴有或不伴有左心室功能异常患者。其发生率约占室性心动过速的6%。因此,在临床上并不少见。

心电图上束支折返性室性心动过速发作时,频率较快,一般在200次/分以上,范围170~250次/分;多呈完全性左束支传导阻滞图形,电轴正常或左偏,少数可呈右束支传导阻滞图形;若出现束支阻滞,心动过速即终止。平时室速不发作时,一般均有房室传导功能障碍,如PR间期延长,呈一度房室传导阻滞;QRS波群增宽,多呈类似左束支传导阻滞图形。

由于绝大多数束支折返性室性心动过速患者都有较严重的器质性心脏病,心功能常有不同程度的恶化,因此一旦室速发作,患者常有明显的临床症状,如心慌、胸闷、胸痛、低血压、黑蒙、昏厥,甚至发生心脏性猝死。体格检查主要是原发性心脏病的体征,束支折返性室性心动过速发作时,常出现心功能不全的体征。其确诊有赖于心内电生理检查。束支折返性室性心动过速发作时如不能得到及时有效的控制,常呈加速的趋势,易转化为心室扑动或心室颤动。

束支折返性室性心动过速的治疗手段与其他类型室速相类似,但是药物疗效不佳;而射频导管消融阻断右束支是根治左束支传导阻滞型室速的首选方法,成功率近100%;极少数患者需要安装ICD。

第十二节　心室扑动与心室颤动

一、心电图诊断

心室扑动简称室扑,心电图表现为连续出现的畸形QRS波群,呈正弦波曲线,时限在0.12s以上,无法分开QRS波与T波,也无法明确为负向波或为正向波。QRS波频率常为180~250次/分,有时可低到150次/分,或高达300次/分;P波看不到,QRS波之间无等电位线;室扑常为暂时性,大多数转为室颤,也有些转为室速,或恢复为窦性心律。

心室颤动简称室颤,是P波及QRS-T波消失,代之以形态和振幅均不规则的颤动波,形态极不一致。颤动波的电压低(振幅<0.2mV),往往是临终前的表现。颤动波之间无等电位

线。颤动波的频率不等,多在 250～500 次/分,很慢的颤动波预示着心脏停搏即将发生。室扑应与阵发性室性心动过速相鉴别。后者心室率也常在 180 次/分左右,但 QRS 波清楚,波间有等电位线,QRS 波与 T 波之间可以分清,且 QRS 波时限不如室扑长。室扑与室颤之间的区别也应注意,室扑波呈连续而规则的畸形波,而室颤波则为电压较小的完全不规则的频率快的波。

二、临床表现

发展为室扑及室颤者其典型表现为意识丧失或四肢抽搐后意识丧失。①抽搐:为全身性,持续时间长短不一,可达数分钟,多发生于室颤后 10s 内;②心音消失:呼吸呈叹息样,以后呼吸停止,常发生在室颤后 20～30s 内;③昏迷:常发生在室颤后 30s 后;④瞳孔散大:多在室扑或室颤后 30～60s 出现;⑤血压测不到。室颤与室扑见于许多疾患的终末期,如冠心病、心肌缺氧及药物中毒等。在发生室颤与室扑而被复苏的患者中,冠心病占 75%,但透壁心肌梗死只占 20%～30%。非梗死患者 1 年内又发生室颤者约有 22%,2 年复发率为 40%。而心肌梗死并发室颤者,1 年中复发率为 2%。R-on-T 性室性期前收缩是诱发室颤的重要因素,窦性心律明显减慢或加快都可促进室颤发生。射血分数低、室壁运动异常、有充血性心力衰竭病史、有心肌梗死史(但不在急性期)、有室性心律失常者,室颤与室扑难以复苏,病死率高。

三、治疗

治疗室扑和室颤应遵循基本生命支持和进一步循环支持的原则。对于室颤及神志丧失的室扑患者应该即刻进行非同步直流电除颤,一般不需要麻醉。先做电除颤后再行其他心肺复苏措施,以免耽误时间。如果已恢复窦性心律,但循环衰竭,血压低,应继续胸外按压及人工通气,并连续心电检测以防心律失常复发。循环衰竭后马上会发生代谢性酸中毒。如果心律失常在 30～60s 内终止,则酸中毒不显著。如时间较长,常需要用碳酸氢钠纠正酸中毒,但其应用不应该延迟肾上腺素或电除颤的应用。

第十三节　窦性心动过缓

由窦房结控制的心率,成年人每分钟小于 60 次者,称为窦性心动过缓。

一、病因

窦性心动过缓常因为迷走神经张力亢进或交感神经张力减弱及窦房结器质性疾病引起。常见原因:

(1)正常情况:健康青年人不少见,尤其是运动员或经常锻炼的人,也见于部分老年人。正常人在睡眠时心率可降至 35～40 次/分,尤以青年人多见,并可伴有窦性心律失常,有时可以出现 2s 或更长的停搏。颈动脉窦受刺激也可引起窦性心动过缓。

(2)病理状态:颅内压增高(脑膜炎、颅内肿瘤等)、黄疸、急性感染性疾病恢复期、眼科手术、冠状动脉造影、黏液性水肿、低盐、Chagas 病、纤维退行性病变、精神抑郁症等。窦性心动过缓也可发生于呕吐或血管神经性昏厥。

(3)各种原因引起的窦房结及窦房结周围病变。

(4)药物影响:迷走神经兴奋药物、锂剂、胺碘酮、β-受体阻滞剂、可乐定、洋地黄和钙拮抗剂等。

二、临床表现

一般无症状。心动过缓显著或伴有器质性心脏病者,可有头晕、乏力,甚至昏厥,可诱发心绞痛甚至心力衰竭。心率一般在 50 次/分左右,偶有低于 40 次/分者。急性心肌梗死时 10％～15％可发生窦性心动过缓,若不伴有血流动力学失代偿或其他心律失常,心肌梗死后的窦性心动过缓比窦性心动过速可能更为有益,常为一过性并多见于下壁或右室心肌梗死。窦性心动过缓也是溶栓治疗后常见的再灌注性心律失常,但心脏停搏复苏后的窦性心动过缓常提示预后不良。

三、心电图检查

(1)P 波在 QRS 波前,形态正常,为窦性。

(2)PP 间期(或 RR 间期)超过 1s;无房室传导阻滞时 PR 间期固定且超过 0.12s,为 0.12～0.20s,常伴有窦性心律失常。

四、治疗

无症状者可以不治疗,有症状者针对病因治疗。窦性心动过缓出现头晕、乏力等症状者,可对症治疗,常用阿托品 0.3～0.6mg,每日 3 次,或沙丁胺醇 2.4mg,每日 3 次口服。长期窦性心动过缓引起充血性心力衰竭或心输出量降低的患者则需要电起搏治疗。心房起搏保持房室顺序收缩比心室起搏效果更佳。对于持续性窦性心动过缓,起搏治疗比药物治疗更为优越,因为没有一种增快心率的药物长期应用能够安全有效而无明显不良反应。

第十四节　窦性停搏或窦性静止

窦房结在某个时间内兴奋性低下,不能产生激动而使心脏暂时停止活动,称为窦性停搏或窦性静止。

一、病因

迷走神经张力增高、颈动脉窦过敏、高血钾;洋地黄、奎尼丁、乙酰胆碱等药物;也见于各种器质性心脏病、窦房结变性、纤维化导致窦房结功能障碍。

二、临床表现

临床症状轻重不一,轻者无症状或偶尔出现心搏暂停,严重者窦房结活动长时间停顿,心脏活动依靠下级起搏点维持。如果下级起搏点功能低下,则长时间心脏停搏,可出现头晕,近乎晕厥,短暂昏厥甚至阿-斯综合征。

三、心电图检查

(1)在正常的窦性心律中,突然出现较长时间的间歇,长间歇中无 P 波出现。

(2)间歇长短不等,前后 PP 距离与正常的 PP 距离不呈倍数关系。

(3)长间歇中往往出现交界性或室性逸搏心律,发作间歇心电图可无异常。

四、治疗

窦性停搏可以自然恢复正常或在活动后转为正常,也可引起猝死。有症状的窦性停搏,针对病因治疗,如停用有关药物,纠正高血钾。

频繁出现时可用阿托品、麻黄碱或异丙肾上腺素治疗。有昏厥发作者或慢性窦房结病变者常需要永久起搏器治疗。

第十五节 窦房传导阻滞

窦房传导阻滞是窦房结与心房之间发生的阻滞,属于传导障碍,是窦房结内形成的激动不能使心房除极或使心房除极延迟,属较为少见的心律失常。由于窦房结的激动受阻没有下传至心房,心房和心室都不能激动,使心电图上消失一个或数个心动周期,P波、QRS波及T波都不能看到。

急性窦房传导阻滞的病因为急性心肌梗死、急性心肌炎、洋地黄或奎尼丁类药物作用和迷走神经张力过高。

慢性窦房传导阻滞常见于冠心病、原发性心肌病、迷走神经张力过高或原因不明的窦房结综合征。

按阻滞的程度不同,窦房传导阻滞分为3度。

一、一度窦房传导阻滞

为激动自窦房结发出后,延迟传至心房,即窦房传导的延迟现象。由于常规体表心电图上看不见窦房结激动,故一度窦房传导阻滞在心电图上无法诊断。

二、二度窦房传导阻滞

窦房结激动有部分被阻滞,而未能全部下传至心房,心电图上消失一个或数个P波,又可以分为2型。

(一)二度窦房传导阻滞一型

心电图表现:①PP间距较长的间歇之前的PP间距逐渐缩短,以脱漏前的PP间距最短;②较长间距的PP间距短于其前的PP间距的2倍;③窦房激动脱漏后的PP间距长于脱漏前的PP间距,PR间期正常且固定。此型应与窦性心律失常相鉴别,后者无以上规律并且往往随呼吸而有相应的变化。

(二)二度窦房传导阻滞二型

心电图上表现为窦性P波脱漏,间歇长度约为正常PP间距的2倍或数倍。

三、三度窦房传导阻滞(完全性窦房传导阻滞)

心电图上无窦性P波。若无窦房结电图难以确定诊断。此型在体表心电图上无法和房室交界性心律(P波与QRS波相重叠)或窦性静止相区别。但如果用阿托品后出现二度窦房传导阻滞则可考虑该型。治疗主要针对病因。轻者无须治疗,心动过缓严重者可以用麻黄碱、阿托品或异丙肾上腺素等治疗。顽固而持久并伴有昏厥或阿-斯综合征的患者应安装起搏器。

第五章　康复医学基础

第一节　运动学基础

运动学是研究人体节段运动和整体运动时,人体在空间的位置变化和时间的关系,运动与力的关系,伴随运动而发生的生理、生化等变化的学科。人体运动学是力学、生理学、生物学等相互渗透的学科,是康复医学的基础之一。

一、运动系统的组成

运动系统由骨、骨连接和骨骼肌三部分组成,共同完成其生理功能。

(一)骨

骨是人体内以骨组织为主体构成的坚硬器官,为人体的支架,由筋肉连接,起着支撑形体、保护内脏和进行运动的作用。

骨主要由骨质、骨髓和骨膜三部分构成,有丰富的血管和神经组织分布。长骨的两端是呈窝状的骨松质,中部是致密坚硬的骨密质,骨中央是骨髓腔,骨髓腔及骨松质的缝隙里含有骨髓。儿童的骨髓腔内的骨髓是红色的,有造血功能,随着年龄的增长,逐渐失去造血功能,但长骨两端和扁骨的骨松质内终生保持着具有造血功能的红骨髓。骨膜是覆盖在骨表面的结缔组织膜,里面有血管和神经,起营养骨质的作用。同时,骨膜内还有成骨细胞,能增生骨质,使受损的骨组织愈合和再生。

骨的化学成分由有机物和无机物组成,有机物主要是蛋白质,无机物主要是钙质和磷质。人体骨分为长骨、短骨、扁平骨、不规则骨和混合骨五种形态。成年人骨共有 206 块,分为头颅骨、躯干骨、上肢骨、下肢骨四个部分。

(二)骨连接

骨与骨之间的连结装置,称为骨连接。骨连接根据结构形式分为直接连接和间接连接。直接连接是指两骨之间紧密连接,没有关节腔,分韧带连接、软骨结合、骨结合。间接连接又称关节或滑膜关节,由相邻接的两骨相对形成,有三个以上的骨参加构成的关节称做复关节。关节由关节面、关节囊、关节腔组成。

两骨之间靠结缔组织直接连结的叫作韧带连接。一般的韧带连接两骨间可有极微的动度。有些骨与骨之间,两直线缘相对或互以齿状缘相嵌,中间有少量结缔组织纤维穿入两侧的骨质中,使连结极为紧密,叫作缝,如颅骨的冠状缝和人字缝。

相邻两骨之间以软骨相连接叫作软骨结合。软骨组织属结缔组织的一种,呈固态有弹性,由大量的软骨细胞和间质构成,由于间质的成分不同,又有透明软骨、纤维软骨和弹力软骨的区分。

骨结合由软骨结合经骨化演变而成,完全不能活动,如五块骶椎以骨结合融为一块骶骨。

(三)骨骼肌

骨骼肌又称横纹肌,是肌肉的一种。大多数骨骼肌借肌腱附着在骨骼上,由许多平行排列的骨骼肌纤维组成。它们的周围包裹着结缔组织。包在整块肌外面的结缔组织为肌外膜,是一层致密结缔组织膜,含有血管和神经。肌外膜的结缔组织以及血管和神经的分支伸入肌内,分隔和包围大小不等的肌束,形成肌束膜。分布在每条肌纤维周围的少量结缔组织为肌内膜,肌内膜含有丰富的毛细血管。各层结缔组织膜具有支持、连接、营养、保护肌组织,调整肌肉活动的作用。

骨骼肌由许多成束的肌纤维组成,每条肌纤维是一个肌细胞。成年人肌纤维呈细长圆柱形,直径约 $60\mu m$,长可达数毫米乃至数十厘米。多数肌肉的肌束和肌纤维呈平行排列,两端都和由结缔组织构成的腱相融合,附着在骨上。

人体肌肉基本结构相似,一般可分为中间部的肌腹和两端的肌腱。肌腹是肌肉的主体部分,由横纹肌纤维组成的肌束聚集构成,色红,柔软,有收缩能力。肌腱呈索条或扁带状,由平行的胶原纤维束构成,色白,有光泽,但无收缩能力。肌腱附着于骨处与骨膜牢固地编织在一起。阔肌的肌腹和肌腱都呈膜状,其肌腱叫作腱膜。

肌肉有长肌、短肌、扁肌、轮匝肌等不同形态。长肌多见于四肢,有两个类型。一类长肌呈梭形或扁带形,肌束的排列与肌的长轴相一致,收缩的幅度大,可产生大幅度的运动,但由于其横截面肌束的数目相对较少,故收缩力也较小;另一类长肌有长的腱,肌束斜行排列于腱的两侧,酷似羽毛,名为羽状肌(如股直肌),或斜行排列于腱的一侧,叫半羽状肌(如半膜肌),这类肌肉其生理横断面肌束的数量大,收缩力较大,但由于肌束短,故运动的幅度小。短肌多见于手、足和椎间。扁肌扁薄宽阔,多分布于胸、腹壁,收缩时除运动躯干外,还对内脏起保护作用。轮匝肌则围绕于口、眼等开口部位。

二、运动系统的主要功能

运动系统约占成年人体重的 60%,构成人体的基本轮廓。在神经系统的支配和其他系统的配合下,对人体起着支持、运动和保护等作用。

(一)骨的功能

大部分的骨可以具有以下所有功能,但由于骨的结构、位置不同,部分骨只有其中几种功能。

1.支持功能

人体由各种不同骨连接,形成人体正常的形状。骨构成骨架,维持身体姿势。脊柱骨由一串形状相似的椎骨组成,具有支持躯干、头颅的作用。四肢骨由管状骨组成,下肢骨起到支持整个身体的功能。

2.运动功能

骨的支持功能是人体站立、行走的前提。在神经系统支配下,骨、骨骼肌、肌腱、韧带和关节一起产生并传递力量,使身体产生运动。

3.保护功能

骨依靠其本身的坚固性,具有保护内部器官的功能。如颅骨保护脑组织,骨盆保护盆腔脏器。

4.造血功能

在长骨的骨髓腔和海绵骨的空隙中充填有骨髓。红骨髓具有造血功能,制造血细胞。

5.贮存功能

骨中贮存有钙、磷等身体重要的矿物质。

(二)骨连接的功能

骨直接连接的主要功能是构成人体的支架,起固定或稳定作用。骨间接连接,即关节,有极大的活动性,可做屈和伸、内收和外展、内旋和外旋等运动,使机体完成各种动作,以适应生活需要。

构成关节的软骨、关节囊的滑膜层、关节腔和腔内的滑液,都有利于关节活动;关节囊的纤维层、关节内外的韧带、关节周围的肌肉紧张度,则有利于增强关节的稳定性。从功能上来看,稳定性好的关节,活动性相对差;活动性好的关节,稳定性相对差。上肢的活动性好,主要功能是作业活动;脊柱和下肢的稳定性好,主要功能是支撑、站立、行走。

(三)骨骼肌的功能

骨骼肌是体内最多的组织,约占体重的 40%,附着在骨上。骨与肌共同赋予人体以基本外形,并构成体腔的壁,以保护脑、心、肺、脾、肝、膀胱等器官。肌肉收缩时,牵引骨移动位置,产生运动。在运动中,骨起杠杆作用,关节是运动的枢纽,骨骼肌是运动的动力。骨骼肌是运动的主动部分,骨和骨连接是运动的被动部分。

骨骼肌活动是在中枢神经系统的控制下完成的。每个骨骼肌都是一个独立的结构和功能单位,它们至少受一个运动神经末梢的支配,在神经冲动传来时进行收缩。人的各种躯体运动是在骨和关节的配合下,通过骨骼肌的收缩和舒张完成的。

四肢的骨骼肌在附着点之间至少要跨过一个关节,通过肌肉的收缩和舒张引起肢体的屈曲和伸展等。人体生活姿势的维持和动作的完成是许多骨骼肌相互配合活动的结果。一般认为,骨骼肌收缩的机制是按肌丝滑动的原理完成的。其基本过程如下:①运动神经末梢将神经冲动传递给肌膜。②肌膜的兴奋经横小管迅速传向终池。③肌浆网膜上的钙泵活动,将大量 Ca^{2+} 转运到肌浆内。④肌原蛋白(TnC)与 Ca^{2+} 结合后,发生构型改变,进而使原肌球蛋白的位置发生变化。⑤原来被掩盖的肌动蛋白位点暴露,并与肌球蛋白头部接触。⑥肌球蛋白头部 ATP 酶被激活,分解了 ATP 并释放能量。⑦肌球蛋白的头及杆发生屈曲转动,将肌动蛋白拉向 M 线。⑧细肌丝向 A 带内滑入,I 带变窄,A 带长度不变,但 H 带因细肌丝的插入可消失,由于细肌丝在粗肌丝之间向 M 线滑动,肌节缩短,肌纤维收缩。⑨收缩完毕,肌浆内 Ca^{2+} 被泵入肌浆网内,肌原蛋白恢复原来构型,原肌球蛋白恢复原位又掩盖肌动蛋白位,肌球蛋白头与肌动蛋白脱离接触,肌则处于松弛状态。在人体体表可以看到或摸到肌和骨的突起及凹陷,分别称为肌性或骨性标志。临床上常用这些标志来确定内脏器官、血管和神经的位置。

三、运动的生理效应

运动是物质的固有性质和存在方式,是物质所固有的根本属性,没有不运动的物质,也没有离开物质的运动。运动可以使身体的各个系统发生适应性变化,与之相伴随的是各种功能的改变。针对性的运动,对防病、治病有着十分重要的意义,甚至能够使某些已丧失的功能得到不同程度的恢复。

(一)运动对中枢神经系统的影响

神经系统包括中枢神经系统和周围神经系统。中枢神经系统是机体活动的最高控制部位,通过周围神经系统把运动信息传递给其他系统,产生肢体和各脏器的各种形式的运动。人体活动的本质是神经系统的反射活动,是经过感知、分析、判断、作出反应这个过程来完成的。中枢神经系统对全身各个系统有控制作用,同时又需要周围器官感受、传入各种信息,保持其兴奋性和紧张性。经常运动可以改善和提高神经系统的反应能力,使得身体运动的调控更加准确、协调。

神经系统的主导部分大脑虽然只占人体重的 2%,但所需要的氧气是由心脏总血流量的 20%来供应。运动可以改善大脑的供血、供氧,增强大脑皮质的兴奋性和抑制性,使大脑皮质的兴奋与抑制经常保持平衡状态,改善神经调节的均衡性和灵活性,提高对各器官、组织的调节能力,对损伤后的脑组织功能重组、代偿起着重要作用。运动还可调整人的精神情绪,提高人的意志,增强信心。

(二)运动对运动系统的影响

1.运动对骨的影响

通过运动的刺激和增强骨营养代谢的作用,可促进骨的生长发育,使骨小梁的排列更加整齐有规律,骨密质增厚,骨变粗,骨面肌肉附着处突起明显等形态结构上的良好变化。随着形态结构的变化,骨骼的增长,人逐渐长高。骨变得更加粗壮和坚固,抗折、抗弯、抗压缩和抗扭转等骨的机械性能都有了提高。

运动的压的刺激,使软骨细胞的繁殖、成熟、肥大加快,加之运动使血液循环改善,骨获得充分的养料,从而向两端快速生长。下肢骨变长,在身高、体重的增长方面表现得尤为显著。

不同的运动项目对人体各部分骨的影响不同。经常从事下肢活动,对下肢骨的影响较大;长期从事上肢活动,对上肢骨的影响就明显。

2.运动对关节的影响

科学的运动对人体关节的形态结构和功能会产生良好影响,归纳如下。

(1)使关节面骨密质增厚,提高对运动负荷的承受能力。

(2)使关节面软骨增厚,增加了关节的稳固性,并提高了关节的运动缓冲能力。

(3)使关节囊增厚,加固关节。关节囊内层的滑膜层分泌滑液功能提高,减少软骨之间摩擦。

(4)使关节滑膜囊与滑膜皱襞的形态、结构发生变化,避免关节面过大的撞击和摩擦。

(5)使关节周围肌肉力量增强,肌腱、韧带增粗,肌腱、韧带在骨附着处直径增大,胶原纤维增加,关节的稳固性增强,提高运动能力。

(6)改善关节的活动范围和灵活性。

3.运动对肌肉的影响

运动可以使肌肉结构、功能发生变化,使肌肉在神经系统的支配下灵活协调、反应迅速、准确有力、耐久高效。不同类型的运动,对肌肉的结构和功能有不同的影响,产生不同的效果。

(1)运动对肌肉形态结构的影响:运动可以使肌纤维中线粒体数目增多、代谢旺盛,肌纤维数目增多,肌纤维增粗,肌肉体积增大,重量增加,肢体围度的大小可反映肌肉体积增大程度。

(2)运动对肌肉力量的影响:每块肌肉中含有许多肌纤维,在运动时并不是所有肌纤维都收缩,只有一部分肌纤维接受神经冲动,发生收缩反应。不收缩的肌纤维称不动肌纤维。肌纤维不收缩部分是由于神经控制中不使用它们,或是达到运动终板的神经冲动太少、太弱而不引起收缩反应。一般人的肌肉只有60%的肌纤维参加收缩活动,而经常运动可使参加收缩活动的肌纤维提高到90%左右,使得肌肉力量增大。

(3)运动使肌肉中脂肪减少:在不运动或运动较少的情况下,肌肉表面和肌纤维之间会有脂肪堆积。肌肉内的脂肪在肌肉收缩时会产生摩擦,消耗能量,同时也降低了肌肉的收缩效率。运动可以减少肌肉的脂肪,提高运动能力。

(4)运动使肌肉内结缔组织增多:运动尤其是力量性运动,在肌肉反复收缩过程中,使围绕每根肌纤维周围的肌膜和肌束周围的肌束膜变厚。肌肉收缩的反复牵引使肌腱和韧带中细胞增殖而变得坚实粗大,提高抗拉断能力。

(5)运动对肌肉化学成分的影响:运动可使肌肉中肌糖原、肌球蛋白、肌动蛋白、肌红蛋白和水分等含量增加,使肌肉收缩能力提高,氧贮备量增加,力量增大。

(6)运动使肌肉中运动终板增多、增大:系统的运动训练可使肌肉中运动终板底盘直径相应增大,运动终板核数量明显增多,有利于提高肌肉的活动能力。

(7)运动使肌肉中毛细血管增多:在日常的一些动作中,大部分肌肉的活动量很小,这些肌肉中的毛细血管大部分是关闭的。剧烈运动时,全身肌肉都参与活动,肌肉的活动量很大,肌肉中的毛细血管几乎全部开放,为安静时的20～30倍,供给肌纤维更多的营养。经常运动可以使骨骼肌内毛细血管数量和分支吻合支增多,提高肌肉的供血能力,形态、功能得到完善,有利于肌肉持续长时间的高负荷运动。

(三)运动对心血管系统的影响

心血管系统是一个封闭的管道系统,由心脏和血管所组成。心脏是动力器官,血管是运输血液的管道。通过心脏有节律性的收缩与舒张,推动血液在血管中按照一定的方向不停地循环流动,称为血液循环。血液循环是机体生存最重要的生理功能之一,运动对血液循环的各个环节有非常重要的影响和调节作用。

1.运动对血液循环的调节

运动时,骨骼肌收缩的结果是其耗氧量增加。为了适应这一变化,心血管系统需要提高心输出量以增加血液供应,满足肌肉组织的供氧,并带走过多的代谢产物。

运动时心输出量的增加与运动量或耗氧量成正比。运动时,由于肌肉的节律舒缩,呼吸运动加强,回心血量增多,心输出量也随之增加。在回心血量增多的基础上,心脏交感神经兴奋,心率加快,心肌收缩力加强,心输出量增加。交感神经兴奋还使得肾上腺分泌儿茶酚胺增多,进一步加强心肌的兴奋作用。

运动时心输出量增加,并非平均分配给全身各个器官。通过体内调节机制,心脏和进行运动的肌肉的血流量明显增多,不参与活动的肌肉和器官血流减少,以保证有效、足够的血液供应。

不同形式的运动,对心血管系统的影响有所不同。等张收缩使心率加快、回心血量增多、外周血管阻力下降、收缩压增高、心肌耗氧量增加,但舒张压不变。等长收缩使心率加快、心输出量增多、血压增高、心肌耗氧量增加,但每搏输出量和外周血管阻力变化不大。

2.运动时动脉血压的变化

运动时动脉血压的变化取决于心输出量和外周血管阻力两者之间的关系,如果心输出量的增加和外周血管阻力的降低两者比例合适,动脉血压的变化不大。否则,可发生动脉血压增高或降低的现象。

在有许多肌肉参与运动的情况下,运动的肌肉中的动脉扩张,不运动的组织中的血管收缩,前者对外周血管阻力的影响大于后者的作用,故总的外周阻力仍降低,表现为动脉舒张压的降低。这样有利于增加心输出量,并减少输送氧给做功肌的阻力。

在血管反应良好的人体,运动可以导致心输出量显著增加,收缩压升高,而舒张压可能比安静时略高或不变或稍低。这种情况可见于大肌群参与的运动项目,如骑自行车、跑步等。

在缺氧、等长收缩、小肌群参与的大强度运动,心输出量增多,但由于局部血管扩张作用较小,可导致收缩压和舒张压均升高。

3.运动时的心率变化

心率受神经、体液调节,运动时交感神经兴奋,心率加快。

心率的改变与运动强度有关,可用心率反映运动强度。

正常人运动时最高心率(次/分)=220-年龄(岁),一般慢性病患者运动时最高心率(次/分)=170-年龄(岁)。由安静到运动,运动强度越大,心率越快。

4.运动对心血管功能的影响

运动时心脏舒张期延长、促进侧支循环,有利于冠状动脉灌注,保证心肌供血,提高心脏的兴奋性、传导性和收缩性,增强心脏功能。运动可提高周围血管的调节能力,增强血管的弹性,适应外周阻力的各种变化,保持血压的稳定状态。运动对心血管功能的影响,也可以通过运动对神经体液调节能力的改善来完成。心血管功能受神经体液的调节,运动可以增强神经体液的调节能力,这样可给心血管功能带来良好的影响。

(四)运动对呼吸系统的影响

人体在新陈代谢过程中,不断地从空气中摄取氧气并排出二氧化碳,这依赖于呼吸系统的正常结构和功能,而运动对呼吸系统的结构和功能有良好的影响。

1.促进和改善呼吸系统的结构

经常运动可使呼吸肌的力量增强,胸廓运动的幅度也随之增大,表现在胸围和呼吸差的增大。运动还可使肺泡得到充分张开,加深呼吸的深度,增加呼吸容量。主动运动可以改善肺组织的弹性和顺应性,这是提高肺功能的基础。

2.有效地提高呼吸功能

运动可以使呼吸功能发生变化,表现为肺活量增加、呼吸频率减低、呼吸深度加大。肺活量的大小是呼吸器官工作能力的表现。经常运动的人,肺的弹性好,呼吸肌的力量强,肺活量比一般人明显增加。

呼吸深度加大,标志着呼吸功能的提高,能保证肺有足够的通气量。一般人的呼吸浅而急促,安静时每分钟呼吸12~18次。经常运动的人,呼吸深而缓慢,每分钟8~12次。这样不仅使肺能获得较多的休息时间,同时也增加了换气的效率,这种差别在运动时表现得更为明显。

(五)运动对消化系统的影响

适宜的运动对消化系统有良好的作用。进行运动时要消耗较多的能量物质,可反射性地促进肠胃的消化和吸收。运动时能促进膈肌进行较大幅度的升降活动,对胃肠起按摩的作用,从而增强消化功能。

饭后适度的活动,能使消化腺分泌旺盛,促进胃肠蠕动。低强度运动对胃酸分泌和胃排空影响较小,中等以上强度的运动可延缓胃排空,特别在高渗饮食、高脂饮食、饱食后更明显。饱食后,不宜进行剧烈运动,这样会减少胃肠的供血量,影响消化吸收功能;同时过度震荡充满食物的胃肠,牵拉肠系膜,会诱发疼痛,甚至引起呕吐等不适反应。

(六)运动对内分泌系统的影响

肾上腺髓质受交感神经支配,在运动状态下,交感神经系统被激活,儿茶酚胺分泌升高。儿茶酚胺升高的程度与运动强度有关,运动强度越大,儿茶酚胺升高的幅度也越大。经过一段时间的运动训练后,完成同等运动负荷时儿茶酚胺的反应降低,表明运动能力得到改善。

运动对垂体内分泌功能有影响。运动时腺垂体所分泌的生长激素在血中的浓度升高,而且升高幅度与运动强度成正比。

随着强度的增大,血浆醛固酮浓度也逐渐升高。抗利尿激素和盐皮质激素在急性运动后明显升高。但完成同等强度运动时,运动水平高与缺乏运动者血中抗利尿激素升高的水平相似。

运动可以使胰岛素水平下降,其降低程度与运动时间和运动强度有关。在运动开始 20 分钟期间,运动强度高者与运动强度低者胰岛素水平均降低。但随着运动时间的推移,运动强度高者胰岛素水平不再明显降低,而运动强度低者一直持续降低。运动结束后 1 小时或更长时间,血中胰岛素水平才能达到运动前水平。

运动使绝经后妇女雌激素水平轻度增高,调整钙磷代谢,有利于防止骨质疏松。

(七)运动对心理的影响

运动能促进身体发展,为心理健康发展提供坚定的物质基础。人脑是人体的一部分,人的心理是人脑的有机体。心理健康应以健康的大脑为物质基础。运动促进身体健康,为心理发展提供必要条件。

运动对心理状态有调整作用。建立自信的运动,可以挑战自我体能,逐步达成运动目标,掌握改变的进度与结果,重新认识自我价值。情绪低落时,运动能分散注意力,避免过度专注于目前的烦恼及衍生的不适。正向连结运动可以避免产生紧张、恐惧感,取代负向情绪与身体症状间的不当连结。运动能增加社交及接受外界刺激的机会,丰富生活经验,增加与环境的互动,减轻孤独感。

四、运动的生物力学

(一)生物力学的概念

生物力学是应用力学原理和方法,定量研究生物体内力学问题的生物物理学分支。其研究范围包括生物整体和生物体内各系统、器官等。生物力学的基础是能量守恒、动量定律、质量守恒三定律和描写物性的本构方程。生物力学研究的重点是与生理学、医学有关的力学问题。下面介绍与生物力学相关的名词、概念。

1.力

力是一个物体对另一个物体的作用。力不是单独存在的,是受力物体和施力物体之间作用的结果。一物体受到力的作用,必定有另外一个物体对它施加这种作用。一物体作用在另一物体的力有压力、张力和剪力。使物体压缩的力是压力;使物体拉开的力是张力;使物体既不压缩也不拉开,而使物体变形的力是剪力。

力具有大小、方向及作用点三个要素。力是一种矢量,力的相加、相减为矢量的合成和分解。力的单位是牛顿。

力是运动的产生和控制的决定因素。使人体运动的力,可分为内力和外力。内力是人体内各组织器官相互作用的力,如肌肉的收缩力、韧带肌腱的弹力、组织器官间的阻力、器官间的摩擦力等。外力是外部环境作用于人体的力,如重力、外界施加的助力或阻力、摩擦力等。内力和外力的互相作用产生了适应、平衡和协调,有利于人体的静态和动态活动。

2.力矩

力(F)与其力臂(L)的乘积叫作力对转动轴的力矩。用字母 M 表示,$M=FL$,其单位:牛·米(N·m)。

物体上的各点都沿圆周运动,但所有各点做圆周运动的中心在同一直线上,这条直线就叫作转动轴。

力和转动轴之间的距离,即从转动轴到力的作用线的距离,叫作力臂。力矩可以产生力矩平衡,即作用在物体上几个力的合力矩为零时的情形叫作力矩的平衡。而力矩的平衡条件是:有固定转动轴物体的力矩的矢量和等于零。力矩是力对物体转动作用的量度。人体的各种运动多是肌肉的拉力矩作用于相应环节,使之绕关节轴转动来完成的。

3.应力和应变

(1)应力:是受力物体截面上内力的集度,即单位面积上的内力。表示人体结构内某一平面对外部负荷的反应,用单位面积上的力表示(N/cm^2)。

(2)应变:是物体内任一点因各种作用引起的相对变形。用长度与原始长度的百分比表示,即应变=变化的长度/原长度。

4.质量、重量、动量、冲量

(1)质量:是物体的一种性质,通常指该物体所含物质的量,是物体被快速移动时的抵抗力。质量的单位是千克(kg)。

(2)重量:是在地心引力的作用下,物体所具有的向下的力的大小。

(3)动量:是与物体的质量和速度相关的物理量,是物体的质量和速度的乘积。

(4)冲量:是作用在物体上的力,使物体的动量在某一时段内发生变化的度量,其值等于力和其作用时间的乘积。

5.强度和刚度

(1)强度:是物体在经受外力或其他作用时抵抗破坏的能力。可用极限应力表示。

(2)刚度:是物体抵抗变形的能力。刚度(k)=P/δ,P 是作用于物体的力,δ 是由于力而产生的形变。刚度的国际单位是牛顿每米(N/m)。

6.蠕变

蠕变是物体在持续压力下的时间依从性变形。即物体受到应力后,应力保持常数,该物体继续发生变形。许多生物组织的蠕变,是由于受压阻止水分被挤出所致。

7.位移、平动、转动

(1)位移:是物体在外来因素作用下引起的质点位置的改变。它是一个有大小和方向的物理量,其单位为米(m)、厘米(cm)、千米(km)等。

(2)平动:是物体在运动过程中,物体上任意两点运动前后的连线保持平行。

(3)转动:是物体的每一质点在运动过程中都绕同一转轴做轨迹为圆周的运动。

8.摩擦

摩擦是相互接触的两个物体有相对运动或相对运动的趋势时,在接触界面上出现阻碍相对运动的现象。摩擦的种类很多,按摩擦的运动形式分为滑动摩擦和滚动摩擦,前者是两相互接触物体有相对滑动趋势或相对滑动时的摩擦,后者是两相互接触物体有相对滚动趋势或相对滚动时的摩擦。按摩擦的运动状态,摩擦分为静摩擦和动摩擦,前者是相互接触的两物体有相对运动趋势并处于静止临界状态时的摩擦,后者是相互接触的两物体越过静止临界状态而发生相对运动时的摩擦。按摩擦表面的润滑状态,摩擦可分为干摩擦、边界摩擦和流体摩擦。摩擦又可分为外摩擦和内摩擦,前者是指两物体表面做相对运动时的摩擦,后者是指物体内部分子间的摩擦。

(二)骨的生物力学

1.骨的基本力学特性

(1)各向异性:骨的结构为中间多孔介质的各向异性体,其不同方向的力学性质不同。

(2)弹性和坚固性:骨的有机成分组成网状结构,使骨具有弹性,并具有抗张能力。骨的无机物填充在有机物的网状结构中,使骨具有坚固性,具有抗压能力。

(3)抗压力强、抗张力差:骨对纵向压缩的抵抗最强,即在压力情况下不易损坏,在张力情况下易损坏。

(4)耐冲击力和持续力差:骨对冲击力的抵抗比较小,其持续性能、耐疲劳性能较差。

(5)应力强度的方向性:皮质骨与松质骨的结构不同,承受的力量及两者的刚度也不同。皮质骨的刚度比松质骨大,变形程度则较之要小。两者的各向异性对应力的反应在不同方向各不相同。

(6)骨的强度和刚度:反映骨强度的参数有结构在破坏前所能承受的载荷、结构在破坏前所能承受的变形和结构在破坏前所能贮存的能量。骨的刚度用弹性范围内的曲线斜率表示。

(7)机械应力对骨的影响:机械应力与骨组织之间存在着生理平衡。骨对生理应力刺激的反应是处于动态平衡状态,应力越大,骨组织增生和骨密质增厚越明显。

2.骨的承载能力

骨承载能力的大小与三个因素有关:①骨的强度,即骨在承载负荷的情况下抵抗破坏的能力;②骨的刚度,即骨在外力作用下抵抗变形的能力;③骨的稳定性,即骨保持原有平衡形态的能力。

3.载荷的模式

人体在运动中会对机体的每块骨产生复杂的力,骨会承受来自多方的不同形式的载荷。施加在骨上的不同方向的力和力矩,可在骨上产生拉伸、压缩、弯曲、剪切、扭转和复合载荷等不同的载荷模式。

(1)拉伸载荷:在骨的两端受到一对大小相等、方向相反沿轴线的力的作用。骨受力后,能够导致骨骼内部产生拉应力和应变,使骨伸长并同时变细。如在做双杠运动时,上肢骨被拉伸。

(2)压缩载荷:是施加于骨组织表面的两个沿轴线的大小相等、方向相对的载荷,在骨组织内部产生压应力和应变。如举重运动员举起杠铃后,上肢骨和下肢骨被压缩。

(3)弯曲载荷:是使骨沿其轴线发生弯曲形变的载荷。弯曲载荷应力的大小与距中性轴的距离成正比,距中性轴越远,应力越大。如当脊柱前屈时脊柱的弯曲则为弯曲载荷。

(4)剪切载荷:在骨的表面受到一对大小相等、方向相反且相距很近的力的作用。在骨内部也会产生剪切应力和应变,如胫骨平台骨折。

(5)扭转载荷:加在骨上并使其沿轴线发生扭转的载荷。扭转载荷应力的大小与距中性轴的距离成正比,距中性轴越远,应力越大。如做转身动作时,下肢骨受到的扭转作用。

(6)复合载荷:人体在运动时,由于骨的几何结构不规则,同时又受到多种不定的载荷,往往使骨处于两种或多种载荷的状态。如跌倒后发生的桡骨远端骨折,是剪切力、压缩力等多种力综合作用的结果。

4.骨的变形

骨的载荷模式不同,产生不同形式、不同程度的变形。一般可将其变形分为拉伸、压缩、剪切、弯曲和扭转五种基本变形。

变形与骨所受的力有关。在中等量负荷时,负荷骨会出现变形,当负荷去除后,即可恢复骨的原有形状和几何学结构。如果骨超过了其所能承受的负荷,就会产生严重变形,并可能发生骨断裂。骨的变形和断裂取决于骨所承受力的大小、力的方向、力的作用点和组成骨的材料特性等。骨所承受的力越大,引起骨的变形就越严重,并易引起骨的断裂。大骨抵抗力的能力优于小骨。骨的几何结构对抵抗特殊方向的力具有一定的特殊性,对防止骨的变形和断裂起着一定作用。骨的组成物质与骨的强度、刚度有直接关系,决定了骨的变形和断裂特性。

不同的载荷引起骨的变形不同,其骨断裂的好发部位也不同。通常情况下,骨多承受多种载荷模式,如人体在行走过程中可受到拉伸、压缩、扭转等多种载荷的同时作用,多数骨折往往是几种载荷模式的综合表现的结果。

5.应力变化对骨的影响

生理情况下,骨的结构与其承受的应力之间是平衡的,骨组织的成骨细胞和破骨细胞的活性是相同的。当应力增大时,成骨细胞活跃,引起骨质增生,承载面增大,这一作用的结果是使应力下降;反之,当应力下降时,破骨细胞再吸收加强,骨组织量下降,使应力增加。

骨能通过改变它的结构、形状、大小来适应所承受应力的需要。骨组织量与其承受的应力成正比。当活动减少或停止时,由于骨承受不到应力,骨膜和骨膜下骨吸收,钙、磷丢失,骨质疏松,骨的强度和刚度下降,易发生骨的变形、断裂。当活动增多时,骨所承受的应力增大,骨的密度增加、粗大、肥厚。

(三)骨骼肌的生物力学

1.骨骼肌的基本力学特性

(1)伸展性和弹性:骨骼肌的重要力学特点是具有伸展性和弹性,使其能完成舒缩功能,带动肢体运动。骨骼肌的伸展性指在放松状态下,受外力作用其长度增加的能力。当外力去除后骨骼肌恢复原来长度的能力,称为骨骼肌的弹性。

(2)运动单位募集:是指不同的运动单位被激活,并引出特定方式和强度的肌肉收缩的一种过程。运动单位的募集遵守大小原则,即在肌肉用力收缩时,小而低阈值的运动单位较大而高阈值的运动单位先被募集,募集单位越多,肌力就越大。神经系统发出冲动越强、频率越高,募集的运动单位就越多。

(3)杠杆效率:肌肉收缩产生的实际力矩输出,受运动阶段杠杆效率的影响。肌肉、骨骼和关节的运动符合杠杆原理,以完成最合理的运动。杠杆包括支点(O)、重点(W)和力点(F)。支点与重点之间为重臂,支点和力点之间为力臂。

杠杆分为平衡杠杆、省力杠杆和速度杠杆。平衡杠杆的支点在力点和重点之间,主要是传动力和保持平衡。省力杠杆的重点在力点和支点之间,力臂始终长于重臂,可用较小的力克服较大的阻力,有利于做功。速度杠杆力点在重点和支点之间,重臂始终长于力臂,有利于使较轻物体移动并产生速度。

2.肌肉的协作关系

人类的动作,是在数块或数群肌肉的协调工作下完成的。根据肌肉在运动中所起的作用,可分为原动肌、拮抗肌、固定肌、中和肌等。

(1)原动肌:是指直接完成某动作的肌肉。如肱肌、肱二头肌、肱桡肌和旋前圆肌4块肌肉是屈肘关节的原动肌。其中前两块在原动肌中起主要作用,因此叫主动肌;后两块起次要作用,叫次动肌。

(2)拮抗肌:是指与原动肌功能相反的肌肉。如肱三头肌作用是伸肘,它是屈肘关节肌的拮抗肌。

(3)固定肌:发挥原动肌对肢体运动的动力作用,需要将肌肉近端附着骨骼做固定,这种起固定作用的肌肉叫固定肌。如做屈肘持重动作时,肩关节周围的肌肉必须固定肱骨,才能完成这一动作。

(4)中和肌:只指限制或抵消原动肌发挥其他功能的肌肉。有的原动肌具有数种功能,如斜方肌除了可使肩胛骨后缩外,还能使它上回旋。在进行扩胸运动时,只要求肩胛骨后缩,不要求上回旋。这时菱形肌和胸小肌参与工作,以抵消斜方肌上回旋的作用,使斜方肌充分发挥肩胛骨后缩的功能。

3.肌肉收缩的分类

(1)等长收缩:肌肉收缩时,肌肉的长度不变,肌张力达最大值,不产生关节活动。等长收缩的收缩时间与肌力成正比关系,收缩时间越长,力越大。等长收缩为静态活动,可保持关节的位置不变。

(2)等张收缩:肌肉收缩时,肌张力不变,肌收缩速度有变化,产生关节活动。等张收缩有两种形式。①向心收缩:肌肉收缩时,其起点和止点互相靠近;②离心收缩:肌肉收缩时,其起点和止点远离。

(3)等速运动:肌肉收缩时,关节运动速度不变,张力可有变化。等速收缩也可分为离心性等速收缩和向心性等速收缩。

4.肌肉的工作性质

一般情况下,肌肉工作性质可分为动力性工作和静力性工作两种。

(1)动力性工作:肌纤维紧张持续时间短,收缩和放松不断交替,经常改变拉力角度、方向及骨杠杆的位置,这种工作称为动力性工作。动力性工作又分为向心工作和离心工作两种。

1)向心工作:是指肌肉收缩力大于阻力,产生肌肉拉力方向运动的工作。如三角肌使肩关节外展的工作性质就是向心工作。

2)离心工作:是指肌肉在阻力作用下逐渐被拉长,阻力大于肌力,产生肌肉拉力相反方向运动的工作。如从高处跳下,屈膝缓冲,股四头肌的工作就是离心工作。

(2)静力性工作:只指肌纤维紧张持续一段时间,收缩和放松不交替,使运动环节固定、维持一定身体姿势的肌肉工作。它分为支持工作、加固工作和固定工作三种。

1)支持工作:是指肌肉收缩或拉长到一定程度后,长度不再变化,肌拉力矩与阻力矩相等,使运动保持一定姿势的工作。如双杠直角支撑时,髋关节屈肌和腹肌就是做支持工作。

2)加固工作:是指肌肉保持一定的紧张度,防止关节在外力作用下断离的工作。如拔河两队相持时,肘关节周围的肌肉工作是加固工作。

3)固定工作:是指肌肉收缩使相邻部分在关节处互相靠紧的工作。如站立时,膝关节周围的肌肉工作就是固定工作。

(四)韧带、肌腱的生物力学

韧带和肌腱均为致密结缔组织,不能产生主动运动,但可被动活动。韧带是白色带状的结缔组织,质坚韧,有弹性,能把骨骼连接在一起。肌腱是肌腹两端的索状或膜状组织,便于肌肉附着和固定,一块肌肉的肌腱分附在两块或两块以上的不同骨上。由于肌腱的牵引作用,使肌肉收缩,带动不同骨的运动。

1.韧带的力学特性

(1)韧带的拉伸特性:韧带的胶原纤维排列是多方向的。开始被拉伸时,只是与拉伸方向一致的纤维被拉直。随着拉伸力的加大,与拉伸方向不一致的也被拉直。拉伸力与韧带的延长成正比,拉伸力越大,韧带越长,呈现越大的刚性,有利于稳定关节。

(2)蠕变:指纤维组织在应力牵拉下延长后,应力维持不变的情况下,组织还能缓慢延长的现象。蠕变的作用是引起韧带拉伸、肌肉缩短。韧带的蠕变,在等张收缩中可增加肌肉的工作能力。

(3)应力松弛:指组织受到持续牵拉,随着时间延长、组织的长度不变,而组织上的应力减小的现象。

2.肌腱的力学特性

肌腱是由胶原纤维组成的,胶原纤维是沿着张力作用方向排列的,抗拉伸性强。一般情况下,肌腱的横截面积越大,所承受的负荷越大,肌腱的拉伸度和强度是肌肉的2倍。

肌腱的拉伸特性与受力的大小和力的作用时间有关。受力越大、作用时间越长,肌腱被牵拉越长。但由于肌腱的血液循环差,在慢性损伤时易发生变性,强度下降。另外,肌腱的力学特性还受解剖部位、运动、年龄等影响。不同部位的肌腱所承受的应力不同,其拉伸强度也不一样。运动对肌腱的结构和力学特性有长期的正面效应,可增加胶原的合成,大直径胶原纤维增多,承受更大的张力。随着年龄增长,肌腱胶原纤维波浪弯曲度减少,强度增强。

第二节　人体发育学基础

一、概述

(一)概念

人体发育学是研究人生的发育全过程的科学,包括发育成长各阶段人体的运动功能、认知功能、心理功能、社会功能、人格特征等。人体发育学属于发育科学的分支领域。发育科学是研究物体伴随时间过程的发生、发展及其变化规律的科学。人体发育是个体内在的、固有的、潜在的功能随时间的变化而表现出其相应的特征,个体功能的显露和增进也可以通过学习而获得。

人体发育是身体、认识、情绪、社会等各种功能有机地统合并伴随着时间而变化的过程。其中包括成长和成熟两个过程。狭义上讲,成长是指体格的增大,体现了人体量的变化,而质的变化则为发育。但是发育的过程是无法直接观察到的,所能观察到的只是成长的过程。因此,广义的发育是指包含成长在内的到达成熟的过程,是量变和质变的过程。成熟有生物学意义上的成熟和心理学上的成熟两层含义。前者是指生命体的结构和功能,在成长的过程中达到完全的发育状态;后者是指内在自我调节机制的完成和完善状态。自我调节机制决定了个体发育方向、发育顺序、显露时期等一系列过程的完成状态。发育成熟受遗传基因和发育环境的影响。

(二)人体发育学的研究范围

人体发育学的研究范围较广,涵盖了生物、心理、社会各个方面因素,包括运动功能、认知功能、言语功能、心理功能、社会功能等的变化规律及其相关因素。人体发育学的研究范围的特点有几个方面。①时间跨度大:涉及生命过程中的各个阶段;②内容丰富:包括生理功能、心理功能、社会功能等;③交叉学科多:包括生理学、心理学、社会学及其他人文科学等。

1.运动功能的发育

运动功能的发育是人体运动系统结构及其功能,伴随年龄增长不断完善的过程;是按照一定程序,不断分化、复杂化、多样化的过程。运动功能的发育受遗传因素、性别、身高、性格等因素的影响。

2.心理功能的发育

心理是生物对客观物质世界的主观反应,心理现象包括心理过程和人格。人的心理活动有一个发生、发展、消失的过程。人们在活动的时候,通常各种感官认识外部世界事物,通过头脑的活动思考着事物的因果关系,并伴随着喜、怒、哀、乐等情感体验,折射出一系列心理过程。心理功能的发育从儿童期开始,到成年期达到稳定,进入老年期后逐渐衰退。

3.认知功能的发育

认知是人们认识外界事物,获得知识或应用知识或信息加工的过程,包括感觉、知觉、记忆、想象、思维和语言等活动。人脑接受外界输入的信息,经过头脑的加工处理,转换成内在的心理活动,再进而支配人的行为,这个过程就是认知过程。

人们对认知发育的理解有所不同。J.Piaget 认为思想来源于行动,提出认知行为既是对环境的生物适应,又是企图使环境及客体与心理活动之间达到和谐的表现。在适应方面,通过吸收和调节两种形式实现。当从环境中接受愈来愈多的刺激物之后,就在脑中形成一系列的认知结构,以后认识新事物或解决新问题时,即用原有的图式给予对照,如旧图式可用于认识解决新事物即为吸收,若不能解决,则需要改变旧图式,形成新图式以便适应新情况,此过程称为调节。

J.Piaget 的认知发育理论指出,认知发育分为感觉运动期、前操作期、具体操作期和形式操作期四个阶段。由于各种发展因素的相互作用,儿童思维发展是具有阶段性的;各阶段都有它独特的结构,标志着一定阶段的年龄特征;各阶段的出现,从低到高是有一定次序的,不能逾越,也不能互换;前一阶段为后一阶段做准备,后一阶段和前一阶段相比有质的差异;两个相邻阶段之间不是截然划分的,而是有一定的交叉的;由于各种因素,如环境、教育、文化及主体的动机等的差异,阶段可以提前或推迟,但阶段的先后次序不变。

4.言语功能的发育

言语是一种社会现象,是人类通过高级结构化的声音组合,或者通过书写符号、手势等构成的一种符号系统,同时又是运用这种符号系统来交流思想的行为。言语功能的发育是一个不断发展的过程。婴幼儿言语的发育,是人体整个发育过程中最重要的内容之一。儿童言语的发育是对母语的理解和表达能力的发育,即主要指儿童对母语口语中听话和说话能力的发展。

5.社会功能的发育

主要指社会知觉、人际吸引、人际沟通、人际相互作用等。社会功能发育受内、外环境因素的影响。内部环境指人的本身,包括人的躯体状况、性格、素质、修养等,外部环境包括社会政治、经济、文化及自然环境等。在上述两方面作用下,随着年龄增长完成了社会发育过程。

(三)人体发育学与康复医学的关系

康复医学以人体发育学作为基础学科之一,开展了大量的基础和临床研究,发展了许多治疗技术和方法。以人体发育学和人体生理学理论为基础,利用特殊的运动模式、反射活动、本体和皮肤刺激以抑制异常的运动,促进正常的运动,或顺应中枢神经损伤后运动功能恢复的规律,促进感觉和运动功能的恢复等,建立了 Bobath 技术、Brunnstrom 技术、Rood 技术、本体感觉神经肌肉促进法等。

其中,Rood 技术着重强调利用个体运动发育顺序促进运动的控制能力。Rood 认为,按个体发育的规律来说,从整体上考虑是仰卧位屈曲-转体-俯卧位伸展-颈肌协同收缩-俯卧位屈肘-手膝位支撑-站立-行走这样一个顺序;从局部考虑,运动控制能力的发育一般是先屈曲、后伸展,先内收、后外展,先尺侧偏斜、后桡侧偏斜,最后是旋转。在远近端孰先孰后的问题上,应先为肢体近端固定、远端活动→远端固定、近端活动→近端固定、远端活动这样的顺序治疗、训练。

也就是说,人体发育学可以帮助我们建立、理解、掌握康复治疗技术,提高康复治疗效果。同时,康复医学的理论、技术的发展也丰富了人体发育学的研究内容,形成人体发育科学的新观点,促进了人体发育学的发展。

二、人体发育的基本规律

(一)人体生长发育是由量变到质变的过程

人从出生到成年经历了由小到大、由矮到高、由轻到重的发育过程。这是一个由量变到质变亦即由生长到发育的过程。

人体细胞的繁殖增多,各组织、器官不断增长,这个量变的过程,叫作生长。而人体内各组织、器官的细胞不断分化,形态、功能逐渐成熟和完善,这个质变过程,称为发育。生长是发育的前提,发育包括生长,两者相互依存、相互促进,有着密切的关系。

(二)人体生长发育是同化作用和异化作用的结果

人体的生长和发育是通过新陈代谢实现的,新陈代谢是同化作用和异化作用的结果。同化作用使体内积累物质和能量,而异化作用则消耗体内的物质和能量。当同化作用占优势时,身体各组织器官不断生长、发育;同化作用和异化作用趋于平衡状态时,即进入成熟阶段;当异化作用占优势时,人体各器官功能逐渐下降,开始衰老。

(三)生长发育的程序性和阶段性

生长发育是按照一定程序分阶段进行的,各阶段之间按顺序衔接,前一阶段的发育为后一阶段奠定必要基础。任何阶段的发育受到障碍,都将对后一阶段产生不利,影响整个生长发育过程。但生长发育过程中的各个阶段不是间断的,而是连续的,具有时间顺序性与统一协调性的特点。

人体各器官、系统的发育顺序遵循一定规律。出生后运动发育的规律是:先抬头、后抬胸,再会坐、立、行(从上到下);从臂到手,从腿到脚的活动(由近到远);从全掌抓握到手指拾取(由粗到细);先画直线后画圈、图形(由简单到复杂);先会看、听、感觉事物,认识事物,发展到有记忆、思维、分析、判断(由低级到高级)。神经系统发育较早,脑在生后 2 年内发育较快;淋巴系统在儿童期迅速生长,于青春期前达到高峰,以后逐渐下降。

(四)人体生长发育的不均衡性

人体在生长发育过程中,身体形态、功能和运动素质的发展速度是不均衡的,时而快时而慢,呈波浪式增长,是一个既有阶段性变化,也有连续性递增的相互作用的过程。实践证明,在人的一生中有两个阶段是人体生长发育的高峰期,第一次是从婴儿 4 个月至出生后 1 年;第二次发生在青春发育期,女孩比男孩早 1~2 年出现。

(五)人体生长发育不同阶段的特点

1.儿童少年时期

(1)骨:骨增长较快,软骨成分较多,骨组织内水分和有机物多,无机盐(磷酸钙、碳酸钙)多,骨密质较差,使骨骼具有弹性,但坚固性能差。

（2）肌肉：肌肉主要是长度增长,肌纤维细长,肌内水分较多,蛋白质和无机盐减少,收缩功能弱,肌肉的力量和耐力较差,易疲劳。

（3）心肺功能：心脏收缩力弱、心输出量少、心率快、收缩压低。胸廓狭小,呼吸肌较弱,呼吸较浅,频率较快,肺活量小,肺通气量的绝对值较小。

（4）大脑功能：大脑皮质神经过程的兴奋和抑制过程不均衡,兴奋占优势,易扩散,注意力不集中,易疲劳,但恢复快。

这一时期身体形态发育有性别的差异。9～10岁后女孩的各项发育指标高于男孩。14～16岁时,男孩各项发育指标超过女孩。

2.青年时期

（1）骨：骨骼系统生长迅速,身高增长明显。到青春期后期,身高、体重逐渐趋向稳定,这时身体形态发展平衡,显示出一种外在的美。

（2）肌肉：肌纤维增粗,肌肉的体积增大,肌肉的力量增强。

（3）心肺功能：心肺功能日趋成熟,心肌纤维增粗,收缩力增强,心容积和心输出量都增加,呼吸肌的力量增强,呼吸深度加大,呼吸的频率逐渐减少,而肺活量增大。

（4）内分泌：各种腺体生长迅速,促进机体新陈代谢和生长发育,性功能成熟和第二性征出现。

（5）大脑功能：大脑发育趋于完善,脑的重量已接近成年人,大脑皮质细胞活动的数量增加,记忆力、理解力、思维力、想象力有较大提高。

3.中年时期

在生理上已达到成熟阶段,心理上也趋于稳定,是人体生命中由盛转衰的过渡期。

（1）骨：骨密质降低,脆性增加,骨质增生和骨关节病等容易发生。

（2）肌肉：肌肉的力量逐渐减弱,心肌和骨骼肌的功能开始减退。

（3）心肺功能：主动脉内膜增厚,使动脉血管弹性降低,易发生高血压和体位性低血压。肺活量和最大通气量开始下降,动脉血氧含量下降。

（4）内分泌：代谢功能在中年期开始减弱,基础代谢下降,热量的需要减少。

（5）大脑功能：脑组织的水分、蛋白质、脂肪、核糖核酸的含量逐渐下降,神经细胞的数目减少,脑组织萎缩,重量减轻。神经活动比较稳定,对情绪性刺激不像青年人那样激烈,能在不同的环境条件下保持稳定的工作效率。记忆力有轻度减退,但思维能力、抽象思维、创造思维能力较强。

4.老年时期

（1）骨：骨的无机物含量高,骨的弹性、韧性差,骨质疏松。

（2）肌肉：肌肉和韧带的弹性变差,体能减弱。

（3）心肺功能：心脏功能逐渐减弱,呼吸肌、膈肌和韧带萎缩,肺和气管弹性下降,呼吸功能降低,肺活量下降。

（4）大脑功能：脑组织功能减退,听觉、视觉、触觉的敏锐性都下降,向中枢神经系统传导的信息减少,导致脑功能降低。

三、影响生长发育的因素

(一)遗传因素

基因是决定遗传的物质基础。遗传因素决定生长发育的全部过程。个体生长发育的特征、潜力、趋向、限度等都受父母双方遗传因素的影响。种族和家族的遗传信息对皮肤、头发的颜色、面部特征、身材高矮、性成熟的迟早等生长发育有显著影响。

(二)环境因素

1.营养

合理和充足的营养是生长发育的物质基础,是健康发育的保障。人的形态、生理、心理等发育都与营养状况有更为密切的关系,而营养的供给必须与发育过程的变化相适应,以保证健康地生长发育。

2.生活环境

空气新鲜、阳光充足、水源清洁等良好的生活环境能促进生长发育。各项发育指标寒冷地区较热带地区大。春季身高增长最快,秋季体重增加最快。

3.运动

运动是促进生长发育和增强体质的重要手段。在合理的营养条件下,系统的、适宜的运动能增强新陈代谢,对身体的生长发育具有明显的促进作用。

4.疾病

疾病对生长发育有明显的不利影响。急性疾病可使体重减轻,慢性疾病妨碍体重和身高的增长,内分泌疾病影响骨骼和神经系统发育。

四、异常发育

通常情况下,生长发育是按上述正常规律完成的。当生长发育不按正常规律进行时,就可出现结构、功能发育的异常。异常发育的出现有几种可能:①出生前病因,出生时已形成了发育异常,如各种先天性畸形。②出生前病因,出生后难以及早发现的发育异常,如脑性瘫痪、染色体异常性疾病等。③围产期相关的发育异常,如臂丛神经损伤、脑性瘫痪等。④后天因素导致的发育异常,如各种感染、环境污染导致的发育异常。常见的发育异常有以下几种。

(一)运动功能障碍

运动功能障碍可由先天和/或后天因素造成运动系统、神经系统损伤所致。先天性运动障碍指出生前因素导致运动功能障碍,如先天性神经系统疾病、先天性肢体缺失、先天性脊柱裂等;后天性运动功能障碍指出生后异常因素导致的运动功能障碍,如外伤所致的神经系统损伤、疾病造成的骨关节损伤等。

脑性瘫痪是较常见的小儿运动功能障碍,是自受孕开始至婴儿期非进行性脑损伤和发育缺陷所致的综合征,主要表现为运动障碍及姿势异常。常合并智力障碍、癫痫、感知觉障碍、交流障碍、行为异常等。

(二)言语和语言发育障碍

言语和语言发育障碍是指在发育早期就有正常语言获得方式的紊乱,表现为发音、语言理解或语言表达能力发育的延迟和异常。这种异常影响学习、职业和社交功能。言语和语言发育障碍发生于儿童发育早期,患儿在某些非常熟悉的场合虽能较好地交流或理解,但不论在何种场合,都表现语言能力有损害。语言发育障碍指各种原因引起的理解、表达和交流过程出现障碍,主要包括表达性语言障碍、感受性语言障碍和伴发癫痫的获得性失语等。而言语发育障碍指口头言语中发育及言语节律性障碍,主要包括特定言语构音障碍及言语流利障碍(口吃)等。

(三)学习障碍

学习障碍是指从发育的早期阶段起,儿童获得学习技能的正常方式受损。这种损害不是单纯缺乏学习机会的结果,不是智力发展迟缓的结果,也不是后天的脑外伤或疾病的结果。这种障碍来源于认识处理过程的异常,由一组障碍所构成,表现在阅读、拼写、计算和运动功能方面有特殊和明显的损害。

(四)行为障碍

行为障碍是各种心理过程障碍的结果,可由各种原因造成。按其表现分为精神运动性抑制与精神运动性兴奋两种类型。精神运动性抑制指动作和行为的大量减少,精神运动性兴奋指动作和行为的大量增多。

行为障碍可见于各种疾病,可为功能性或器质性。许多行为障碍无特异性,有的疾病患者为了减轻痛苦而采取一定的强迫体位。行为障碍与思维、言语、情感障碍有紧密联系,且对患者的健康、安全及周围环境、社会秩序有影响。

(五)精神发育迟缓

精神发育迟缓是指个体在发育成熟前(通常指 18 岁以前),由于精神发育迟滞、智力发育障碍或受阻而导致的智力功能明显低于同龄水平,同时伴有社会适应困难为主要特征的一种综合征。表现为认知、语言、情感意志和社会化等方面,在成熟和功能水平上显著落后于同龄儿童,智商(IQ)低于人群均值 2.0 标准差,可以同时伴有某种精神或躯体疾病,或由后者所继发。

(六)孤独症

孤独症是发生在婴儿时期的一种特殊的精神障碍,又称自闭症。孤独症是遗传基因、脑部疾病或创伤及其他生理原因造成的。其临床表现为:极为孤独,不愿与人接触。患者成长过程中少言寡语、言语交往能力差、固执任性、墨守成规、反对做任何改变,对玩具等某些物体过分依恋、不能分离,情绪不稳,对刺激反应过度或不足。

五、发育评定

发育评定包括的内容很多,主要有体格发育评定、运动发育评定、神经心理发育评定等。发育评定的目的是判断有无发育障碍、发育障碍的程度、寻找康复问题点、制订康复目标和康复治疗方案、评估治疗效果和预后等,是发育障碍康复治疗流程中的重要环节。发育评定的原则:明确评定目的,选择标准化、简洁、适用的评定方法。

(一)体格发育评定

体格发育可通过体格测量指标进行评定。体格测量指标包括纵向测量指标、横向测量指标、重量测量指标等。

1.纵向测量指标

测量指标有身高、坐高、上肢长、下肢长、手长、足长等。纵向指标主要与骨的生长有关,可以反映环境、疾病、营养等因素对骨生长的影响。

身高的计算方法:出生时 50cm 左右,0～6 个月身长/身高(cm)=出生身长+月龄×2.5,7～12 个月(cm)=前半年身长+(月龄-6)×1.2,出生后第二年(cm)=第一年身长+(月龄-12)×0.8,2 岁后(cm)=85+(年龄-2)×7。

2.横向测量指标

横向测量指标包括围度测量指标和径长测量指标。围度测量指标有头围、胸围、腹围、上臂围、大腿围、小腿围等,反映骨骼发育、皮下脂肪和某些脏器发育情况。径长测量指标有头前后径、头左右径、胸前后径、胸左右径、肩围、骨盆围等,反映相应器官的骨骼发育情况,如骨盆围反映骨盆的发育情况。

头围:出生时约 34cm,出生后第一年约 46cm,出生后第二年约 48cm,5 岁约 50cm,10 岁约 52cm,10 岁以后 54～58cm。

3.重量测量指标

测量体重,反映身体各部分、各组织重量的总和。体重的变化与发育正常与否有关系。

体重的计算方法:出生时男(3.3±0.4)kg,女(3.2±0.4)kg;出生后 1～6 个月体重(kg)=出生时体重+月龄×0.8;7～12 个月体重(kg)=出生时体重+6×0.8+(月龄-6)×0.35;1 岁后体重(kg)=8+年龄×2。

(二)运动发育评定

运动发育包括粗大运动发育和精细运动发育,是一个连续的过程。粗大运动指抬头、坐、翻身、爬、站、走等运动,精细运动主要指手的运动。粗大运动先发育和精细运动后发育两者相互交融,共同促进,共同发展。在运动发育的过程中,原始反射的发育、存在和消失是自主发育的基础,而直立反射和平衡反应的发育是建立和保持姿势的基础。运动发育虽然是逐渐进行的,但在某一阶段会有质的变化,叫作关键龄。运动发育的顺序是头、颈、躯干的发育早于上肢,上肢早于下肢,但发育速度有个体差异。

运动发育的评定,可根据运动发育的规律、顺序、肌力、肌张力、关节活动度、反射发育、运动类型等特点,采用标准化的评定量表进行综合判断。常用的评定量表有 Peabody 运动发育量表(PDMS)、上肢技能测试量表(QUEST)、粗大运动功能评定量表(GMFCS)等。

Peabody 运动发育量表采用了将运动功能从低级到高级的分类方式,共有 6 个亚测验组成,包括反射、姿势、移动、实物操作、抓握和视觉-运动整合等 249 项,配有运动发育干预训练方案,适用于运动发育迟缓、脑性瘫痪、运动康复的效果评定。

QUEST 用于评定精细运动。

CMFCS 在对脑瘫儿童粗大运动功能测量研究的基础上,制订了粗大运动功能分级系统。1 级:无限制地行走,在更高级的粗大运动技巧上受限。2 级:不用辅助移动设备可行走,在户外和在社区行走受限。3 级:应用辅助移动设备行走,在户外和在社区行走受限。4 级:自我移动受限,在户外和在社区需要被别人转运或应用动力设备移动。5 级:即使是应用辅助技术,自我移动严重受限。

(三)神经心理发育评定

神经心理发育评定是对儿童感知、运动、语言和心理等过程中的各种能力进行测试。该项评定应在专业机构由专业人员采用专业标准进行。

1.能力评定

(1)筛查性评定

1)丹佛发育筛查法(DDST):用于6岁以下儿童的发育筛查。该评定共103个项目,分为个人-社交、精细运动-适应性、语言、大运动四个能区。结果为正常、异常、可疑或不可测。对异常或可疑者应进一步做诊断性评定。

2)绘人测试:适用于5~9.5岁儿童。要求被测儿童依据自己的想象绘一全身正面人像,以身体部位、各部比例和表达方式的合理性计分。绘人法测试结果与其他智能测试的相关系数在0.5以上,与推理、空间概念、感知能力的相关性更显著。该方法可进行个别测试,也可进行集体测试。

3)图片词汇测试(PPVT):该方法适用于4~9岁儿童的一般智能筛查。测试内容有听觉、视觉、知识、推理、综合分析、语言词汇、注意力、记忆力等。使用的工具是120张图片,每张有黑白线条画四幅,测试者说一个词汇,要求被测试者指出其中相应的一幅画。该方法简单,可进行个别测试,也可进行集体测试,特别适用于语言或运动障碍者。

(2)诊断性评定

1)Gesell发育量表(GDS):该量表适用于4周至3岁的婴幼儿,从粗大运动、精细动作、个人-社会、语言和适应性行为五个方面进行评定,结果用发育商(DQ)表示。

2)Bayley婴儿发育量表(BSID):适用于2~30个月婴幼儿,包括精神发育量表、运动量表和婴儿行为记录。

3)Standford-Binet智力量表(BSIS):该量表适用于2~18岁儿童。内容包括幼儿的具体智能(感知、认知、记忆)和年长儿的抽象智能(思维、逻辑、数量、词汇),用于评定学习能力及对智能发育迟缓者进行诊断和程度分类,其结果用智商(IQ)表示。

4)Wechsler学前儿童智力量表(WPPSI):该量表适用于4~6.5岁儿童。通过编制一整套不同测试题,分别评定不同性质的能力,综合各项评定结果,较客观地反映受试者的智力水平。

5)Wechsler儿童智能量表修订版(WISC-R):适用于6~16岁儿童。评定内容和方法同WPPSI。

2.适应性行为评定

用于适应性行为评定的量表较多,有筛查用的、诊断用的、判断程度用的等,可根据使用者、使用目的等不同而进行选择。

较常用的是日本婴儿-初中学生社会生活能力量表,该量表适用于6个月至15岁儿童社会生活能力的评定。

第三节　神经学基础

一、神经系统的构成

(一)神经系统的区分

神经系统是机体内起主导作用的系统,分为中枢神经系统和周围神经系统两大部分。中枢神经通过周围神经与人体其他各个器官、系统发生极其广泛复杂的联系。神经系统在维持机体内环境稳态,保持机体完整统一性及其与外环境的协调平衡中起着主导作用。

1.中枢神经系统

中枢神经系统包括脑和脊髓,位于人体的中轴位。脑分为端脑、间脑、小脑和脑干四部分,中脑、脑桥和延髓合称为脑干。端脑分为左、右两个半球,分别管理人体不同的部位,每个半球表层为灰质,是人类各种功能活动的高级中枢。脑的内腔称为腔室,内含脑脊液。

脊髓呈前后扁的圆柱体,位于椎管内,上端在平齐枕骨大孔处与延髓相续,下端终于第1腰椎下缘水平。脊髓前、后面的两侧发出许多条细的神经纤维束,形成脊神经的前根和后根。前、后根在椎间孔处合并形成脊神经。脊髓分为31个节段,即颈髓8节、胸髓12节、腰髓5节和尾髓1节。

2.周围神经系统

包括脑神经、脊神经和自主神经。

(1)脑神经:共有12对,主要支配头面部器官的感觉和运动。12对脑神经分别为:Ⅰ嗅神经、Ⅱ视神经、Ⅲ动眼神经、Ⅳ滑车神经、Ⅴ三叉神经、Ⅵ展神经、Ⅶ面神经、Ⅷ前庭蜗神经、Ⅸ舌咽神经、Ⅹ迷走神经、Ⅺ副神经及Ⅻ舌下神经。其中Ⅰ、Ⅱ、Ⅷ为感觉性神经,Ⅲ、Ⅳ、Ⅵ、Ⅺ、Ⅻ主要为运动性神经,Ⅴ、Ⅶ、Ⅸ、Ⅹ为混合性神经。

(2)脊神经:共有31对,其中包括颈神经8对、胸神经12对、腰神经5对、骶神经5对、尾神经1对。

(3)自主神经:主要分布于内脏、血管和腺体。自主神经分为交感神经和副交感神经两类,两者之间相互拮抗又相互协调,适应内外环境的需要。

周围神经中,将来自外界或体内的各种刺激转变为神经信号向中枢内传递的纤维称为传入神经或感觉神经,向周围的靶组织传递中枢冲动的神经纤维称为传出神经或运动神经。

(二)神经系统的组成

神经系统主要由神经组织构成,神经组织包括神经细胞和神经胶质。

1.神经细胞

神经细胞是一种高度特化的细胞,是神经系统的基本结构和功能单位,它具有感受刺激和传导兴奋的功能。

神经细胞由胞体和突起两部分构成。胞体的中央有细胞核,核的周围为细胞质,胞质内除有一般细胞所具有的细胞器如线粒体、内质网等外,还含有特有的神经原纤维及尼氏体。神经元的突起分为轴突和树突。轴突长短不一,传出胞体发生的冲动;树突较短、分支多,接受冲动传至细胞体。

2.神经胶质

神经胶质数目是神经细胞的 10～50 倍,突起无轴突、树突之分,胞体较小,胞浆中无神经原纤维和尼氏体。

(三)神经系统的活动方式

神经系统的功能活动十分复杂,但基本活动方式是反射。所谓反射,是神经系统对内、外环境的刺激所做出的反应。反射活动的形态基础是反射弧。一般的反射弧在感觉与运动神经元之间存有不同数目的联络神经元。反射弧由五个部分组成,即感受器→传入神经→反射中枢→传出神经→效应器。反射弧必须完整,缺一不可,任一环节发生障碍,反射活动即减弱或消失。

二、神经系统的主要功能

神经系统调节和控制其他各系统的功能活动,使机体成为一个完整的统一体。神经系统通过调整机体功能活动,使机体适应不断变化的外界环境,维持机体与外界环境的平衡。

(一)神经细胞的功能

神经细胞的主要功能是接受刺激和传递信息。部分神经细胞除接受传入信息外,还分泌激素,将神经信号转变为体液信号。

(二)神经纤维的功能

神经纤维的主要功能是传导兴奋。在神经纤维上传导着的兴奋或动作电位称为神经冲动。神经纤维传导兴奋的速度与神经纤维直径成正比。有髓纤维的兴奋以跳跃式传导,比无髓纤维传导快。在一定范围内,有髓纤维的髓鞘越厚,传导速度越快,温度越高传导速度加快。神经纤维只有在其结构和功能都完整时才能传导兴奋,一根神经干内含有许多条神经纤维,但每条纤维传导兴奋一般互不干扰,表现为传导的绝缘性。刺激神经纤维上任何一点,只要达到刺激阈值便可引起兴奋,兴奋可沿纤维同时双向传导,神经纤维的兴奋具有相对不疲劳性。

(三)神经胶质细胞的功能

1.支持作用

星形胶质细胞以其长突起在脑和脊髓内交织成网,构成支持神经元的支架。

2.修复和再生作用

当神经元变性时,小胶质细胞能够转变为巨噬细胞,清除变性的神经组织碎片,再由星形胶质细胞的增生来填充缺损;从而起到修复和再生的作用。

3.免疫应答作用

星形胶质细胞可作为中枢的抗原呈递细胞,将外来抗原呈递给 T 淋巴细胞。

4.物质代谢和营养作用

星形胶质细胞的血管周足终止于毛细血管壁上,其余突起贴附于神经元的胞体与树突上,可对神经元起到运输营养物质和排出代谢产物的作用。此外,星形胶质细胞还能产生神经营养性因子,来维持神经元的生长、发育和生存,并保持其功能的完整性。

5.绝缘和屏蔽作用

少突胶质细胞可构成神经纤维的髓鞘,防止神经冲动传导时的电流扩散,起一定的绝缘作用。星形神经胶质细胞的血管周足是构成血-脑屏障的重要组成部分。

6.稳定细胞外的 K^+ 浓度

星形胶质细胞通过钠泵的泵 K^+ 活动,维持细胞外合适的 K^+ 浓度,有助于神经元活动的正常进行。

7.参与某些递质及生物活性物质的代谢

摄取和分泌神经递质,有助于维持合适的神经递质浓度。

(四)神经的营养性作用

神经末梢经常释放一些营养性因子,持续地调整被支配组织的代谢活动,影响其结构、生化和生理等变化。

(五)神经系统的感觉功能

神经系统具有感受各种刺激的功能。各种感觉经过不同的传导通路传入大脑皮质,执行各自的功能。

1.躯体感觉

躯体感觉包括浅感觉和深感觉。浅感觉有触-压觉、温度觉和痛觉,深感觉有位置觉和运动觉。浅感觉传导路径中,脊髓丘脑侧束传导痛、温觉,脊髓丘脑前束传导触-压觉。深感觉经过脊髓后索传至内侧丘系。丘脑是除嗅觉以外的各种感觉传入通路的重要中继站,并能对感觉传入进行初步的分析综合,投射至大脑皮质。大脑皮质有相应的感觉代表区,对传入的信息进行分析、加工、处理,形成指令,控制全身的活动。

2.内脏感觉

内脏感觉的传入纤维走行于自主神经干内,包括交感神经和副交感神经,沿脊髓丘脑束和感觉投射系统到达大脑皮质。皮质代表区混杂于体表感觉代表区、运动辅助区及边缘系统皮质等。

3.特殊感觉

(1)视觉:来自双眼鼻侧视网膜的视神经纤维交叉而形成视交叉,颞侧的传入纤维不交叉,投射到枕叶皮质的距状裂上、下缘。视网膜神经节细胞轴突和外侧膝状体以及视皮质之间具有点对点的投射关系,不同视皮质细胞可产生不同性质的视觉。

(2)听觉:听神经传入纤维→脑干的耳蜗神经核换元→对侧上橄榄核(小部分不交叉)→外侧丘系→内侧膝状体→听放射→颞上回、颞横回。低音调组分分布于听皮质的前外侧,高音调组分分布在后内侧。

(3)平衡感觉:人体的平衡感觉主要与头部的空间方位有关。这取决于四种传入信息:①前庭感受器的传入信息;②视觉的提示;③关节囊本体感受器的传入冲动;④皮肤的外感受器的传入冲动。

(4)嗅觉和味觉:嗅觉皮质在边缘叶的前底部,两侧嗅皮质不对称;味觉皮质在中央后回底部。

(六)神经系统对姿势和运动的调节

1.运动传出

(1)脊髓和脑干的运动神经元:脊髓前角存在 α、γ 和 β 运动神经元,脑干的脑神经核有脑运动神经元。

α运动神经元和脑运动神经元接受来自四肢、头面部皮肤、肌肉和关节等处的外周传入信息，也接受从脑干到大脑皮质各级高位中枢的下传信息，产生一定的反射传出冲动，支配骨骼肌运动。这些冲动可引发随意运动，调节姿势，为运动提供合适而又稳定的基础，协调肌群间的活动，使运动得以平稳和精确地进行。γ运动神经元支配梭内肌，调节肌梭对牵张刺激的敏感性。其兴奋性较高，常持续高频放电。β运动神经元对梭内肌、梭外肌都有支配。

(2)运动单位：一个脊髓α运动神经元或脑干运动神经元及其所支配的全部肌纤维所构成的一个功能单位，称为运动单位。小运动单位利于做精细运动，大运动单位利于产生巨大的肌张力。不同运动单位的肌纤维是交叉分布的，有利于产生均匀的肌张力。

2.姿势的中枢调节

(1)脊髓的调节功能：中枢神经系统通过调节骨骼肌的紧张度或产生相应的运动，以保持或改正身体在空间的姿势，这种反射活动称为姿势反射。在脊髓水平完成的姿势反射有对侧伸肌反射、牵张反射、节间反射等。

1)对侧伸肌反射：人的肢体的皮肤受到伤害性刺激时，受刺激一侧的肢体伸肌弛缓、屈肌收缩，肢体屈曲，称为屈肌反射。屈肌反射具有保护性意义，但不属于姿势反射。当肢体皮肤受到较强的伤害性刺激时，在同侧肢体屈曲的同时，对侧肢体出现伸直的反射活动，称为对侧伸肌反射。对侧伸肌反射可支持体重、保持身体平衡。

2)牵张反射：是指骨骼肌受到外力牵拉时引起受牵拉的同一肌肉收缩的反射活动。牵张反射分腱反射和肌紧张。牵张反射是最简单的姿势反射，肌紧张是维持站立姿势最基本的反射，是姿势反射的基础。

牵张反射的过程：牵拉肌肉→肌梭内螺旋形末梢变形→Ⅰa类纤维传入冲动增加→支配同一肌肉的α运动神经元兴奋→α纤维传出→梭外肌收缩。γ运动神经元兴奋不能引起整块肌肉缩短，但可使梭内肌收缩以增加肌梭的敏感性，并引起Ⅰa类传入纤维放电，导致肌肉收缩。

3)节间反射：是指脊髓一个阶段神经元发出的轴突与邻近阶段的神经元发生联系，通过上下节段之间神经元的协同活动所进行的一种反射活动，如搔爬反射。

(2)脑干对姿势和肌紧张的调节

1)脑干对姿势的调节：由脑干整合而完成的姿势反射有状态反射、翻正反射、直线和旋转加速度反射等。

其中，状态反射包括迷路紧张反射和颈紧张反射。状态反射是指头部在空间的位置发生改变以及头部与躯干的相对位置改变时，反射性地改变躯体肌肉的紧张状况。迷路紧张反射指内耳迷路的椭圆囊和球囊的传入冲动对躯体伸肌紧张性的调节反射，反射中枢是前庭核。颈紧张反射是颈部扭曲时颈部脊椎关节韧带和肌肉本体感受器的传入冲动引起的四肢肌肉紧张性反射，反射中枢在颈部脊髓。表现为当头向一侧扭转时，下颏所指一侧的伸肌紧张性加强；头后仰时，则上肢伸肌紧张性加强，下肢伸肌紧张性降低；头前俯时，上肢屈肌紧张性加强，下肢屈肌紧张性降低。

2)脑干对肌紧张的调节：脑干对肌紧张的抑制区位于延髓网状结构腹内侧部分，功能是抑制肌紧张和肌运动。脑干对肌紧张的易化区位于延髓网状结构背外侧、脑桥被盖、中脑中央灰质及被盖、丘脑和丘脑中线核群等,功能是加强肌紧张和肌运动。抑制区和易化区是通过调节脊髓 α、γ 运动神经元的活动,实现对肌紧张的调节。在肌紧张平衡调节中,易化区略占优势。

脑干外调节肌紧张的抑制区包括大脑皮质运动区、纹状体和小脑前叶蚓部等,易化区包括小脑前叶两侧部和前庭核等。这些区域的功能可能是通过脑干网状结构内的抑制区和易化区来完成的。

3.大脑皮质的运动调节功能

大脑皮质主要运动区是中央前回和运动前区。对身体运动支配的功能特征有:①交叉支配;②功能定位精细,功能代表区大小与运动精细复杂程度有关;③呈倒置安排。运动传导系统包括皮质脊髓束、皮质脑干束和其他下行通路。

(1)皮质脊髓束:是由皮质发出,经内囊、脑干下行到脊髓前角运动神经元的传导束,包括皮质脊髓侧束和皮质脊髓前束。皮质脊髓侧束纤维经延髓锥体交叉,在脊髓外侧索下行,纤维终止于脊髓前角外侧的运动神经元,控制四肢远端的肌肉与精细的、技巧的运动,损伤后可出现巴宾斯基征阳性。皮质脊髓前束经白质前联合交叉,在脊髓同侧前索下行,终止于对侧脊髓前角外侧的运动神经元,控制躯干和四肢近端的肌肉,主要是屈肌。与姿势的维持和粗大的运动动作有关。

(2)皮质脑干束:由皮质发出,经内囊到达脑干内各脑神经运动神经元的传导束。

(3)其他下行通路:包括顶盖脊髓束、网状脊髓束和前庭脊髓束等,参与近端肌肉有关的粗大运动和姿势的调节;红核脊髓束参与四肢远端肌肉有关的精细运动的调节。

4.基底神经节的运动调节功能

基底神经节包括纹状体、丘脑底核和黑质。纹状体又包括尾核、壳核和苍白球。尾核、壳核称为新纹状体,苍白球称为旧纹状体,黑质分为致密部和网状部。

中型多棘神经元是纹状体内主要的信息整合和传出神经元。来自大脑皮质的谷氨酸能纤维和来自黑质致密部的多巴胺能纤维的外源性传入纤维,主要终止于其树突远端;来自新纹状体内 γ-氨基丁酸和乙酰胆碱中间神经元纤维的内源性传入纤维,主要终止于其胞体和树突的近端。中型多棘神经元的作用是整合来自皮肤和黑质的传入信息,并将传出信息输送到苍白球和黑质。

基底神经节与大脑之间通过直接通路和间接通路进行联系。直接通路是:大脑皮质→新纹状体→苍白球内侧部→丘脑前腹核和外侧腹核→大脑皮质运动前区和前额叶。大脑皮质对新纹状体起兴奋作用,新纹状体可抑制苍白球内侧部,而苍白球内侧部又抑制丘脑。间接通路是在直接通路中的新纹状体与苍白球内侧部之间,插入苍白球外侧部和丘脑底核两个中间接替过程的通路。该通路可部分抵消直接通路对大脑皮质的兴奋作用。

基底神经节参与运动的设计和程序编制,将抽象的设计转换为随意运动。基底神经节的损害主要表现为肌紧张异常和动作过分增减。

5.小脑的运动调节功能

小脑分为前庭小脑、脊髓小脑和皮质小脑三个功能部分。前庭小脑主要由绒球小结叶构成,控制躯体的平衡和眼球的运动。脊髓小脑由小脑蚓部和半球中间部组成,调节正在进行过程中的运动,协助大脑皮质对随意运动进行适时的控制。小脑前叶蚓部起抑制肌紧张作用,小脑前叶两侧部和半球中间部则起易化肌紧张作用。皮质小脑是指半球外侧部,在精巧运动学习中,参与随意运动的设计和程序的编制。

三、中枢神经系统损伤后恢复理论

经过多年的基础研究和康复临床实践,打破了"中枢神经细胞损伤后不可恢复"的观点,奠定了中枢神经系统损伤后恢复的理论基础。

(一)功能代偿

1.同侧功能代偿

一般认为,大脑皮质对肢体是交叉支配的,但有研究发现,每侧肢体的感觉运动不仅受对侧大脑半球控制,也受同侧大脑半球的支配。有研究提示,一侧前臂及手的运动受对侧大脑半球支配,但上肢近端活动同时受同侧大脑半球支配。可见,一侧大脑半球受损后,存在通过另一侧大脑半球的同侧支配功能,代偿患肢的某些功能。

2.闲置细胞及通路代偿

在成年人脑的神经细胞中,通常只有20％发挥生理作用,其余80％的神经细胞处于闲置或休眠状态,中枢神经系统遗留了许多未被使用的神经通路。脑血管病发生后,闲置或休眠的细胞和神经通路可被激活而发挥作用,使损伤的功能得到一定的恢复。

3.大脑半球间的联络代偿

有研究表明,双侧大脑半球同位区之间和一些非同位区存在着相互联系,一侧运动区的神经纤维除可投射到对侧运动区外,还可投射到对侧运动前区和感觉区。因此,脑损伤后运动支配区发生转移,受损区域转移到未受损区域而发挥作用,借助这种联系,运动功能得到新的中枢支配,有利于其功能重组和代偿。

4.次要或协同神经代偿

一般情况下,脑的固定区域完成某一特定功能,但有的非固定区域的神经也参与这些功能活动,这部分神经称为次要或协同神经。通常状况下次要或协同神经不能独立完成功能,但当脑损伤后,主要支配的神经反射弧中断后,经过反复训练,被次要或协同神经反射弧替代,从而改善部分功能。

5.功能豁免代偿

幼年脑组织较成年脑组织可塑性强,具有特殊可塑性,称功能豁免。在适当条件下,机体可将被消除的神经细胞轴突、树突及之间的联系保留到成年,一旦大脑半球受损,因其"线路图"的保留,仍可使其功能恢复。同时在突触变更发育早期,只要有适当的环境刺激,刚发育的神经突触功能较容易发生适应性改变,将有利于功能的恢复。

(二)神经再生

1.再生长芽和侧枝长芽

在中枢神经系统中,脑细胞可通过轴突再生、树突发芽及突触阈值的改变与邻近失神经支配的突触形成新的突触联系,从而执行新的功能。不同年龄阶段,这种代偿能力有所不同,幼年较成年侧芽生长要快。同样,发育期不同成熟度的神经元和突触发芽的倾向也有所不同,被切断的轴突有很强的能力产生新的末梢,形成突触,占据被损伤的神经元终末端,并在竞争中取得优势,完成其功能。一般情况下,一侧神经被切断后,由对侧同名神经支配,对侧神经被切断后,则接受其他神经的支配,但后者发芽和生长过程比较缓慢。

轴突长芽有再生长芽和侧枝长芽两种形式。再生长芽是从损伤轴突的断端向损伤区生长,由于速度慢、距离长,往往尚未长到损伤区而该区已被生长迅速的神经胶质包围而形成神经胶质疤,以致无法进入损伤区,结果无法恢复神经支配。侧枝长芽是从最靠近损伤区的正常轴突向侧方伸出分支去支配损伤的区域,由于轴突本身正常,再加上距离近,因此能够迅速达到恢复支配的目的。

2.突触更新和突触效率的改变

(1)突触更新:是通过突触后的致密部进行的,常见的形式是由呈小扁盘状、无孔的致密部的直径逐步增大,达到阈值时穿孔、成沟、分裂而形成新的轴突。由于上述两者的存在,常可使损伤区恢复神经的支配。

(2)突触效率的改变:中枢神经系统可塑性的一种重要的表现为改变突触的效率。其方式有:①侧枝长芽时使突触的前端扩大,增加信息传输的面积和效率;②侧枝长芽时使单突触变为双突触,使原有的效率增加1倍;③使新生的突触更靠近细胞体;④增加突触间隙的宽度;⑤增加神经递质的数量,并使之出现在以前不可能有的区域上;⑥使破坏和灭活神经递质的机制失效;⑦改变细胞膜的通透性,从而改变细胞的兴奋性;⑧改变突触间隙内神经递质的浓度和回吸收的速度;⑨改变突触后膜的敏感性;⑩改变树突膜的通透性等。

3.神经发生

动物实验提示,神经元和树突的发生贯穿于动物自然生命的全过程,神经的发生速度超过其死亡速度,结果成年的颗粒细胞数明显增加,促进神经系统的恢复。但神经发生的机制、部位、与原神经元的关系如何等还不清楚,有待于进一步研究。

4.强直后增强

有学者研究表明,中枢性瘫后,重复规律的单个突触前刺激可使突触前电位超极化,肢体活动较弱,给予高强度、长时间刺激后,由于大量的神经递质释放,可出现较强的收缩,并可维持数小时。强直后增强的存在,可使原先存在的特异性解剖通路效力增强,而成为新的神经通路形成和运动正常模式的理论基础。

(三)脑损伤后的修复过程

脑受损后经历神经元死亡及修复、代偿因素被激活,通过上述机制修复的过程。

1.神经元死亡

脑损伤发生后造成神经元死亡的主要原因之一是 ATP 的耗尽,局部脑血流的改变对其有较大的影响,当局部脑血流降低到 15ml/(100g·min)时,体感诱发电位消失,但细胞外钾离子活性变化不大,神经元尚能恢复。局部脑血流降低到 6ml/(100g·min)时,细胞外钾离子增多,细胞内钙离子也增多,神经元可发生细胞肿胀、结构破坏、胞膜破裂、炎细胞浸润等而导致死亡。

2.早期即刻基因的激活

通过大范围病变的刺激,可激活早期即刻基因,使该基因的转录、表达过程发生变化,而影响迟发性应答基因。早期即刻基因的激活有利于病变的局限化。

3.急性期中枢神经系统恢复的机制

主要是通过血管通透性的改变、水肿的消退、血液循环的恢复等来完成的。另外,特定区域如半暗带区及其附近存活细胞的功能恢复也起着十分重要的作用。其存活情况取决于病变对全身和局部的影响及机体对病变的应答反应,早期治疗可激活早期即刻基因,缩小坏死范围。

4.急性期后中枢神经系统恢复的机制

主要是通过功能代偿和神经再生的机制完成恢复的过程。

第四节　心理学基础

一、概述

康复心理学是医学心理学的一个分支,医学心理学又是心理学的组成部分。

(一)心理学

心理学是研究人的行为和心理活动的规律的科学。这一规律是人们科学解释、预计和调控人的心理及行为的依据。只有把握了心理与行为活动的规律,才能对人的行为加以解释、预测和调控,达到塑造人、使用人、成就人的目的。

最早心理学一直在哲学的母体中孕育成长,以思辨为研究方法。直到1897年德国学者冯特在德国莱比锡大学建立了第一个心理学实验室,标志着心理学从思辨性哲学中脱离出来,成为一门独立的学科。人的心理既服从生理规律,又受社会的影响,因而心理学有自然科学和社会科学的双重性质。心理研究的方法具有客观性、准确性和可检验性。

(二)医学心理学

医学心理学是研究心理活动与病理过程相互影响的心理学分支。医学心理学是把心理学的理论、方法与技术应用到医疗实践中的产物,是医学与心理学结合的边缘学科,包括基本理论、实际应用技术和客观实验等内容。医学心理学兼有心理学和医学的特点,它研究和解决人类在健康或患病以及两者相互转化过程中的一切心理问题,即研究心理因素在疾病病因、诊断、治疗和预防中的作用。现代医学心理学强调从整体上认识和掌握人类的健康和疾病问题,主张把人看作是自然机体与社会实体相统一的存在物,是物质运动与精神活动相结合的统一体。人不仅是一个单纯的生物有机体,而且也是一个有思想、有感情、能劳动、过着社会生活的社会成员。人的身体和心理的健康与疾病,不仅与自身的躯体因素有关,而且也与人的心理活动和社会因素有密切联系。运用心理学的理论与方法探索心理因素对健康与疾病的作用方式、途径与机制,可以深入阐明人类躯体疾病与心理疾病的本质,有利于揭示人类防病、治病的规律,寻找与丰富对人类疾病的诊断、治疗更有效的方法,提高医疗水平。

(三)康复心理学

康复心理学是运用心理学理论和技术研究残疾人和患者在康复过程中的心理规律的科学。目的是使其克服消极心理因素,发挥心理活动中的积极因素,唤起他们的乐观积极情绪,调动其主观能动性,改善心理功能,适应家庭、社会生活。

社会的发展、进步为康复心理学创造了条件,科学的发展为康复心理学提供了多学科的理论和实践指导。康复心理学是医学模式转变的结果。

康复心理评定和康复心理治疗是康复心理学的主要内容。康复心理评定是指运用心理学的理论和方法,对因疾病或外伤造成身体功能障碍者或残疾人的认知功能、情绪、行为和人格等心理状况进行量化、描述和诊断。康复心理治疗是康复治疗技术的重要组成部分,利用康复对象的心理特点、规律,由专业治疗人员运用心理治疗的理论和技术,对患者进行帮助的过程,以缓解或消除其心理障碍,满足家庭和社会生活的需要。

二、康复对象的心理问题

(一)康复对象的心理过程

根据康复患者得病或伤残后所表现出心理上的认知、情绪和行为等方面的特点,将康复患者心理变化分为震惊期、否认期、抑郁期、对抗独立期、适应期不同的心理阶段。

1.震惊期

震惊期是指患者对突然降临的伤病无心理准备,难以应对。情感上处于麻木或休克状态。思维反应迟钝,表情惊讶、发呆。行为上不知所措,沉默不语,对周围的人和事无感觉、无反应。震惊期一般持续几分钟或几天。

2.否认期

否认期是震惊期过后,意识到自身疾病可能造成的严重后果时采取否认的态度。表现为不相信自己的病情不能痊愈,不愿意别人负面地评价,对病情敏感、矛盾,易出现焦虑和紧张情绪,易激惹等。此阶段一般要持续数周或数月。

3.抑郁期

抑郁期是患者完全意识到自己的病情的严重性和可能出现的结果后,心理防线崩溃,悲伤、失望、无助,对外界事物失去兴趣,情绪持续处于抑郁状态,可出现自杀行为。抑郁期持续时间一般为数月或更长时间。

4.对抗独立期

对抗独立期是行为上出现倒退,缺乏积极独立的谋生心态和行为,在生活上过多地依赖他人,无回归社会的愿望。此阶段持续时间从数月到数年不等。

5.适应期

适应期是指患者经过上述几个阶段后,逐渐认识到残疾的现实,心理上对自己的病情和预后不再过分担心、恐惧,并主动面对自身的疾病和今后的生活,积极配合各种治疗,生活态度积极,正向评价自己的生存价值,行为比较独立,行动上不再过多地依赖他人,愿意参与家庭和社会生活。

(二)康复对象的心理表现

因每个人人格特征类型不同产生的心理问题有所不同,归纳起来有以下几点:

1.外向投射性心理反应

表现为遇到自己不能接受的事情或精神挫折时,将原因完全归咎于客观情况,责己少,责人多。对躯体方面微小变化颇为敏感,常提出过高的治疗和护理要求。经常责怪医师未精心治疗,责怪家人未尽心照顾,好激动,易挑剔,人际关系紧张。

2.内向投射性心理反应

表现为自我压制,压抑不能接受的意念、感情和冲动。如果患者以往是心理内向者或遇事对己严、对人宽者则患病后容易产生自责,感到患病给他人带来负担,对疾病治疗失去信心,失去生活信念,产生厌世消极意念,呈现抑郁、自卑、退缩,甚至自杀行为,尤其是老年人,感到风烛残年,这种倾向更明显。

3."患者角色"的习惯化

原有的社会身份为患者身份所取代,这种患者身份又称为"患者角色"。这部分人一旦进入角色,会慢慢地察觉这是一个长期的过程,需要休养、服药、打针和照顾。这一心理适应过程有利于疾病的治疗,使患者能面对现实,执行医嘱,配合治疗。患者角色也会因为解除某些责任或约束而使患者得到某些利益,从而逐渐形成患者角色的习惯化。患者如长期依赖医师的治疗及他人的照顾,安心地休养下去,则患者角色作用便会成为巨大的障碍,不利于患者康复,甚至妨碍疾病的好转。

三、心理评定

心理评定方法有观察法、会谈法、个案法等,但其主要的方法是心理测定。心理测试量表种类繁多,有韦氏记忆测验、艾森克人格问卷、简易精神状态检查、症状自评量表等。

四、心理治疗

(一)心理治疗的原则

1.以辩证的思想指导治疗

从患者的实际情况出发,引导患者回顾疾病的全过程,在揭露矛盾、分析矛盾的同时把疾病知识告知患者,鼓励、支持、帮助患者主动同疾病作斗争。

2.医师要具备全心全意为患者服务的思想

医师要有同情心和爱心,以患者的利益为服务准则,采取谦虚的态度、文雅的举止和友善的语言,争取患者的信任和合作,主动配合治疗,这是治疗成功的关键。

3.明确诊断,针对性治疗

心理治疗前要详细了解病史,认真进行体格检查,结合必要的实验室检查和特殊检查明确诊断,以指导治疗。

4.治疗方法要灵活,因人因病而异

根据不同疾病、疾病的不同阶段及患者的环境和身体特点选择适当方法并注意调整。

5.心理治疗与躯体治疗相结合

任何心身疾病或精神障碍均有其各自的病理基础,常伴有躯体上的不适感。同样,躯体疾病也常有不同心理反应。因此,在心理治疗的同时应注意改善躯体症状。

6.心理治疗要注意科学性和艺术性

医师要使用符合伦理学道德原则和规范要求的语言,语意要准确,讲话尽量口语化,运用通俗易懂的科学道理讲解有关疾病知识,使患者消除疑虑,以乐观的态度对待疾病。针对病情选用指导语言,语音要轻,语气要温和,适当配合手势和表情,言语生动、活泼、风趣,但内容严肃。

(二)心理治疗的形式

1.个别长程心理治疗

精神分析是最典型的个别心理治疗。医师通过患者的自由联想来收集资料,运用医患关系、追溯童年经历和梦析等方法,从不同角度解析当前的心理问题。这种方法的疗效体现在人格的改变和从以往压抑中解脱后的新体验,并不局限在减轻一些精神症状。精神分析每周4~5次,疗程可达数年。

2.个别短程心理治疗

主要方法有短程精神分析、认知-行为治疗和患者中心治疗等。这些治疗的共同特点是疗程时间限定,但受限的时间长短不等。一般分为3类:1~6次,7~25次,26~40次。短程心理治疗的目标明确,结构性强。

3.集体心理治疗

通过讲座、座谈、讨论和示范形式,使患者掌握所患疾病的性质及发病规律,主动与疾病作斗争。针对同类的患者,一般10~15人一组。1~2周为1个疗程,每周2~3次,每次讨论时间不宜过长。

(三)针对不同心理障碍类型的措施

由于不同人格类型的康复对象的心理障碍特点不同,心理治疗时所应采取的措施也要不同,以保证治疗的正确性,取得良好疗效。

1.对外向投射性心理反应的患者

应注意建立良好的医患关系,了解这类患者推诿于人的心理反应的原因,主要在于患者自己失去了对疾病治疗的信心。所以在疏导患者、让其了解疾病知识的同时注意加以鼓励,当疾病部分症状好转时,应及时肯定成绩,增强患者的信心,告知患者家属要耐心、热情地照料,采取关心、同情态度,可使矛盾缓解。

2.对内向投射性心理反应的患者

对这类患者,家属的感情支持、医师的鼓励和继续治疗的保证是减轻或消除这类抑郁反应的最好措施。所以,对这类患者要多交往,投入更多的感情,使他们感到周围人的关心和支持,解除其压抑的心情,获得最好疗效。对病情较严重者可给予少量抗抑郁药。

3.对"患者角色"习惯化的患者

要注意采取有利康复的措施。医患关系应建立在共同参与的医疗模式上,共同参加治疗方案的制订或让他们对方案提出意见。既让患者好好休息,又鼓励其进行适当活动;既要劝患者安心养病,又要鼓励他们为日后恢复工作或社会生活进行准备,使患者摆脱心理依赖,产生康复欲望,尽早达到心理上的康复。

(四)心理治疗的程序

心理治疗方法众多,但一般可遵循一定程序进行,分以下几个阶段:

1.初始阶段

这一阶段是指心理治疗的准备期:心理治疗是一个较漫长过程,要想顺利完成整个治疗,先期的准备工作要求十分细致,包括与患者建立良好的合作关系、收集患者的详细资料、判断患者心理障碍的类型、准备采取的对策等。因此,与患者接触后,先要创造一个宽松的环境,使患者无拘束地表明来意,让患者或家属填写一个简单病史,以此为线索进行全面的体格检查、理化检查及心理测试,正确判断疾病的种类和性质,进行合理的解释,为进一步治疗奠定基础。

2.中期阶段

这一阶段是心理治疗的具体实施和深入阶段,医师可在前一阶段的基础上进一步使用心理诊断的方法对患者的心理问题进行定性、定量分析,征求患者同意后确定并实施详细的治疗方案,同时注意在实践中修改、完善,对患者的反应做详细记录。

3.后期阶段

这一阶段包括对心理治疗后的疗效评估,疗效的巩固,病情反复的判断及对策等。当一名患者的治疗结束时要科学地判断其疗效,让患者定期汇报其情况。巩固疗效的最好方法是帮助患者建立健康的行为模式,指导患者摆脱患者角色,适应家庭及社会生活,让患者相信心理康复的持久性和可能性。治疗结束后医师要随访,保存好患者的资料。

(五)心理治疗常用方法

1.心理分析疗法

心理分析疗法是由弗洛伊德创立的心理动力学派理论指导的治疗方法。这个理论认为,很多疾病,特别是神经症、心身疾病,都与患者经历中的矛盾冲突、情感挫折在潜意识里的反映有关,或由其转化而来。本法的特点是使患者在无拘束的会谈中领悟自己的心理障碍,修复心理症结,适应能力得到提高。其基本技术有以下几种。

(1)自由联想:在宽松的环境中让患者毫无保留地说出他想说的一切,包括目前的处境、困扰、情感、对事物的看法、童年往事、个人成就等,这些想法中的很多方面原被潜抑在无意识中,无法察觉和表达出来。在自由联想中能够使这些想法冲破无意识,进入意识层次,从而被意识。

(2)梦释:精神分析学说认为,梦并非无目的、无意义的行为,而是潜意识中冲突或欲望的象征,实际上代表个人的愿望及追求的不满足,这种欲望在觉醒状态下受到压抑。通过梦的分析可以捕捉压抑情绪的症结。通过患者叙述梦的内容,鼓励患者就梦的情境加以自由联想,医师根据梦的内容所产生的联想进行分析,直到弄清这场梦的冲突的真意,把无意识中的疾病根源浮现到意识中来。

(3)移情:当心理会谈进一步深入时,患者回忆往事,宣泄自己的痛苦。这些事情往往与他的亲人、朋友和同事有密切关系。在会谈中患者把自己的情绪转移到治疗者身上,这叫移情。治疗者可能成为被热爱的人,也可能成为被憎恶的人。前者叫正移情,后者叫负移情。移情出现是心理治疗深入的结果。医师要利用移情,诱导患者正确认识自我及正常的人际关系,当潜意识中所暴露的幼稚情感或病态及相应的人际关系成为意识内容时,患者的困扰和移情问题便会同时消失。在患者移情时医师要把握自己不要感情用事,超过医患关系,对负移情要恰当处理,最好引导为正移情。

(4)解释:是心理治疗过程中的中心工作。通过自由联想、梦的分析等手段,医师获得大量患者的资料,对患者的问题进行分析,找出症结,向患者解释潜意识中暴露的问题的含义,帮助患者克服抗拒,认识自己与他人的关系,达到消除患者心理障碍的目的。

2.支持性心理疗法

支持性心理疗法是指以支持为主要内容形式,帮助患者认识问题、改善心境、激发自信心、增强自理能力、恢复心身健康的治疗方法。其方法包括解释、指导、鼓励等。

(1)解释:患者患病后,由于缺乏医学知识,很容易产生紧张、恐惧、焦虑等情绪反应,这些反应常影响整个治疗过程及日常生活。医师应该向患者讲解有关医学知识,让他们对所患疾病有个正确认识,积极配合治疗。医师的解释要使用通俗的语言、生动的比喻,争取患者合作,避免与患者发生争执。不要强迫患者接受医师的观念,对固执的患者可先向家属说明情况后再接触患者效果更好。

(2)指导:对患者除医疗上的支持外,还要在其他方面给予指导。如怎样安排个人生活和时间,患者的营养、卫生、与他人的关系等,以达到帮助患者提高解决问题能力的目的。许多患者患病后过多地将注意力集中在自己身上,不与别人交流,导致抵触性人际关系,甚至不向医师和家属表达自己的要求,而是以躯体症状的形式间接表达出来,使人难以理解。所以,指导患者学会良好的人际沟通方法,减少由于沟通不良引起的问题和心理压力十分重要。

(3)鼓励:患病后对心理上都会有所打击,特别是当诊断、治疗出现问题时情绪更易波动,可出现低落、悲观、缺乏信心。这时,医师要根据患者的具体情况,针对原因给予恰当鼓励,使其振作精神,增强恢复疾病的信心。鼓励患者时要注意循序渐进,先建立小的目标,哪怕获得微小成功,也会提高他们的信心。

(4)保证:当患者遇到许多不易解决的问题时会焦虑、紧张、自暴自弃,由于医师具有专业的医学知识及临床经验,易得到患者的信任,这时用保证的方法可消除患者的疑虑,使其放弃错误的判断、建立起信心,获得成功。但医师的保证一定要有科学性,不要信口开河随便保证,否则患者会感到医师的保证不可靠,失去对医师的信任,失去治疗信心。

3.行为疗法

行为疗法是由一系列技术、理论组成。人们通过学习可获得适当的行为,也可矫正不适当的或偏离正常的行为。其疗法有以下几种。

(1)鼓励法:是指当已有的异常反应得不到增强而消退时,使用另一个正性的增强物以加强患者自发的正常反应,并配合正常化造型技术,以新建立的正常反应代替旧的变态反应。增强物可使用代币或筹码,如向一个孤独、忧郁、被动的人讲明,如果他主动接触别人、与别人交流时,就给予若干代币,以此换取希望得到或喜欢的物品,获得鼓励。这样可逐渐改变其症状,恢复正常。

(2)系统脱敏法:主要用于治疗焦虑、恐怖障碍。此法是让患者面对他回避的境遇,进入他所害怕的场合作为练习或让患者想象,同时教会患者一旦紧张时能松弛的方法(闭目静坐、肌肉松弛、转移注意力等),然后把引起焦虑、恐惧的刺激由弱到强地与松弛方法配对出现、反复进行,先抑制弱的,后抑制强的,直至消除这些症状。

(3)厌恶疗法:把一个厌恶的刺激与患者的不良行为结合在一起进行体验,反复进行,从而消除患者的不当行为。厌恶刺激有化学药物、电击、羞耻感等。

(4)自我调整法:以机体的一种反应去改变机体的另一种反应,达到正常的心理状态。如用放松、气功、转移注意力等方法,克服紧张、焦虑症状,对控制血压很有好处。

(5)示范法:通过电影、幻灯和实地学习,模仿良好行为,达到治疗目的。对孤僻、恐惧较有效。

第五节　残疾学基础

康复医学以残疾人为主要研究对象,其目的是使残疾人受损或丧失的功能得到最大程度的恢复、代偿或重建。现代康复医学的发展,是建立在对残疾学研究的基础之上。只有掌握残疾学的深刻内涵,才能学好康复医学,做好康复医疗工作。

一、基本概念

(一)残疾

残疾是指因外伤、疾病、发育缺陷或精神因素造成明显的身心功能障碍以致不同程度地丧失正常生活、工作和学习能力的一种状态。构成残疾有 3 个主要的要素:①有由于疾病或外伤所导致的一种现代医学条件下尚无法使之完全"复原"的器官或组织的"终局状态"。这种终局状态的存在,是残疾的病理要素,又称病理损害。这是残疾的必备要素。②有病理损害导致的躯体生理功能或精神心理功能的低下或丧失。这是残疾的生理功能障碍要素。③有由于生理功能障碍或病理损害造成的在完成与其年龄、性别、文化相适应的社会角色方面的困难。这是残疾的社会角色障碍,又称社会功能障碍、社会环境障碍。残疾是一个演变中的概念,不同的时期和分类标准其概念有所不同。

1980 年,世界卫生组织按照残疾的性质、程度和影响,把残疾分为残损、残疾和残障。残损是指身体结构和功能(生理、心理)有一定程度的缺损,身体和精神与智力活动受到不同程度的限制,对独立生活或工作和学习有一定程度的影响。残疾是指由于身体组织结构和功能缺损较严重,身体和精神、智力活动明显障碍,以致患者不能以正常的方式和范围独立进行日常生活活动(如穿衣、洗漱),其影响在个体水平上,造成个体活动能力障碍。残障是指由于形态功能缺损和个体能力障碍严重,不但个人生活不能自理,甚至影响到生活、学习和工作等社会活动。

2001 年,世界卫生组织在《国际功能、残疾和健康分类》(ICF)中提出,健康和残疾均属于人体的生活状况,只不过处于不同的功能水平,受背景因素的影响。如果一个人的身体、活动和参与各种功能都正常,即为健康。反之,这三种因素任何一项不正常即为残疾。残疾可表现为人体结构功能缺损、活动受限或参与局限。而且所谓功能,应是一个包括所有的身体、活动和参与能力状况的总称。功能、健康和残疾三种情况,实际上是三项相互独立又彼此关联的因素。在患者身上可同时存在,又可互为转化。

按照 ICF 的概念,残疾是一个包括损伤、活动受限或参与的局限性在内的包罗万象的术语。同时,在认识和说明残疾的概念时提出了"医学模式"与"社会模式"两个方面。一方面,"医学模式"认为,残疾是有关人的问题,是直接由疾病、创伤或其他健康状况造成的结果,应对残疾的重点是治疗或个体的调适和行为改变,因而医疗保健被当作主要的问题。另一方面,残疾的"社会模式"认为,残疾主要是由社会引发的问题,而且基本上是个体融入社会的问题。残疾不仅是个体的属性,而且是多种条件的复杂综合,其中的许多问题是由社会环境所造成的。所以,控制这种问题需要社会行动,从大范围讲这是社会的集体责任。

(二)残疾人

由于各国经济文化与社会福利制度存在差异,所以对残疾人制订了不同的政策,以利于保障残疾人的权益。不同的国际组织与国家从不同的角度提出了残疾人的定义与评定标准。

1975 年世界卫生组织给残疾人下的定义是:无论先天的或后天的,由于身体或精神上的不健全,自己完全或部分地不能保证通常的个人或社会需要的人。

国际劳工组织对残疾人下的定义是:经正式承认的身体或精神损伤在适当职业的获得、保持和提升方面的前景大受影响的个人。

2006 年联合国大会通过的《残疾人权力公约》提出的定义是:生理、心理、感官先天不足或后天受损的人。

全国人民代表大会常务委员会 4 月 24 日修订的《中华人民共和国残疾人保障法》提出的定义是:残疾人是指在心理、生理、人体结构上,某种组织、功能丧失或者不正常,全部或者部分丧失以正常方式从事某种活动的能力的人。残疾人包括视力残疾、听力残疾、言语残疾、肢体残疾、智力残疾、精神残疾、多重残疾和其他残疾的人。一般认为,狭义的残疾人主要指同时具备残疾三要素的或以社会角色障碍为主的残疾者;广义的残疾人实际上指生理功能残疾人。

从康复的角度看,作为一个特殊的群体或个体,残疾人具有以下特点:第一,残疾人一般都具有不同程度的生活和工作的潜力,经过康复训练或提供康复服务,这些潜力可得到发挥,使残疾人的生活或工作能力得到改善;第二,残疾人是在身心活动程度上有不同程度困难的群体,这是由于残疾的存在和影响所造成的,应该给予特殊的关心和照顾,以利于他们克服这些困难的影响,为能力的充分发挥创造必要的条件;第三,残疾人和健全人一样,在社会上享有同样的权利和机会,不应受到任何歧视。

(三)残疾学

残疾学是以残疾人为主要对象,研究致残的原因,残疾的流行病学、表现特点、发展规律、后果及评定、康复与残疾的预防的学科。残疾学是医学、社会学、教育学、管理学等的交叉学科,是自然科学与社会科学相结合的产物,是康复医学的组成部分。

二、残疾的流行病学

(一)定义

流行病学是研究疾病分布规律及影响因素,借以探讨病因,阐明流行规律,制订预防、控制和消灭疾病的对策和措施。该定义的基本内涵有四点:①它的研究对象是人群,是研究所关注的具有某种特征的人群;②它不仅研究各种疾病,而且研究健康状态;③它的重点是研究疾病和健康状态的分布及其影响因素;④最终为控制和消灭疾病及促进健康提供科学的决策依据。

(二)研究方法

1.观察性研究

观察性研究是流行病学研究的基本方法。许多情况下,由于伦理和资源的限制,只能进行观察性研究。观察性研究包括描述性研究和分析性研究。前者是描述疾病的频率和模式,后者是研究疾病的决定因素和危险性。

2.实验性研究

实验性研究的基本性质是研究者在一定程度上掌握着实验的条件,主动给予研究对象某种干预措施,又称干预研究。其包括临床试验、现场试验、社区干预试验、整群随机试验、类实验等。

临床试验以患者为研究对象,是评价某种疾病的疗法或发现预防疾病结局如死亡或残疾的方法。现场试验主要研究对象为未患病的健康人或高危人群中的个体,应用于常见病和严重疾病的预防研究。社区干预试验是以社区为基础的现场干预试验的扩展。一个完整的现场研究应具备实验性研究的四个基本特点,即设立对照、随机分组、人为干预和前瞻追踪。如果一项实验研究缺少其中一个或几个特征,这种实验就称为类实验。

3.理论性研究

理论性研究是指利用流行病学调查所得到的数据建立有关的数学模型,或用电子计算机仿真进行理论研究。

三、残疾的原因

(一)疾病

1.孕期疾病

包括孕妇叶酸缺乏导致的神经管畸形、碘缺乏导致的克汀病、流感病毒感染造成的神经系统异常、风疹病毒感染引起的先天性白内障、X线等物理原因导致的畸形等。

2.传染病

包括脊髓灰质炎引起的小儿麻痹、乙型脑炎造成的神经系统异常、脊柱结核导致的肢体瘫痪等。

3.慢性病和老年病

这类疾病包括心脑血管疾病、骨关节疾病、糖尿病、肿瘤等。

(二)遗传性疾病

遗传因素导致的先天性畸形、智力发育迟缓、先天性大脑发育不全等。

(三)营养不良

包括蛋白质缺乏导致的智力发育迟缓、维生素 A 缺乏导致的角膜软化、维生素 D 缺乏造成的骨骼畸形等。

(四)外伤

如交通事故、各种生产事故、运动创伤等导致的各种残疾。

(五)理化因素

放射物质、噪声、声波、药物、酒精等各种理化因素均可成为致残原因。

四、残疾的分类和分级

目前,各国在进行残疾的调查时采用着不同的分类标准,且由于研究目的的不同,所采用的分类标准也不同。按残疾性质可以分为先天残疾和后天残疾;按残疾部位可以分为视力残疾、智力残疾、听力残疾、语言残疾、肢体残疾等;按残疾类别可以分为心理残疾,生理残疾,感官、器官残疾。

(一)残疾的分类

1.国际残损、残疾、残障分类

1980年,世界卫生组织制订并公布《国际残损、残疾和残障分类》(ICIDH),它是一种对疾病所造成的健康结果进行分类的分类体系,定义了残疾的概念。

(1)残损:是指疾病或外伤引起的解剖结构、生理功能及心理状态的暂时性或永久性的异常或丧失,对独立生活、学习或工作有一定程度的影响,但个人生活仍能自理,属于组织器官水平的功能障碍,为病理形态的缺陷。残损包括智力残损、听力残损、语言残损、视力残损、骨骼(姿势、体格、运动)残损、内脏(心、肺、消化、生殖器等)残损、心理残损、多种综合病残损等。

(2)残疾:是指身体的组织结构和功能缺损较严重,造成身体和精神与智力活动明显障碍,有着自理生活和就业能力的减弱或丧失,以致独立生活困难,属于个体水平的能力障碍,为整体能力的缺乏或受限。残疾包括行为残疾、语言交流残疾、个人生活自理残疾、运动残疾、身体姿势和活动残疾、技能残疾、环境适应残疾、其他活动残疾等。

(3)残障:是指形态功能缺陷和个体能力障碍程度严重,使患者不但个人生活不能自理,而且影响学习、工作和社会生活,从而限制了在文化、经济、环境等方面社会职能的发挥,属于社会水平的障碍。残障包括识别(人、地、时)残障、身体残障(生活不能自理)、运动残障、职业残障、社会交往残障、经济上自给残障等。一般情况下残疾是按照残损、残疾、残障的顺序发生,但也可由残损直接导致残障,且三者之间可以相互转换。

2.国际功能、残疾、健康分类

2001年,世界卫生组织正式颁布了国际功能、残疾和健康分类(ICF),旨在成为一种国际性的功能和残疾分类体系,在政策制订、统计、卫生管理、临床、教育等领域得到广泛应用。

ICF从残疾人融入社会的角度入手,将残疾作为一种社会性问题。残疾不只是个人的特性,而且也是社会环境所形成的一种复合体,应改造环境以使残疾人充分参与社会生活,提出了一种残疾的交互作用模式。

根据该模式,将残疾理解为一种健康因素和背景因素之间交互作用而出现的复杂联系的结果。背景因素分为环境因素和个人因素。环境因素是个人之外的因素,如社会的态度或建筑物的特点、法律系统等。个人因素包括性别、年龄、其他方面的健康状态、身体素质、生活方式、习惯、教养、应对方式、社会背景、教育、职业、过去和现在的经历、整体的行为方式和性格特点、个体的心理品质等,对个体如何面对残疾会产生影响。健康因素和背景因素之间的交互作用是动态的,有其特殊的方式,在某一水平上进行干预可以使其他因素发生变化。

ICF通过身体功能和结构、活动、参与三个层面判断健康与残疾,并进行分类。不仅适用于残疾人,也适用于病损者和健康人。

(1)身体功能、结构和损伤:身体结构是身体的解剖部位,如器官、肢体及其组成成分。身体功能是身体各系统的生理功能,包括心理功能。损伤是身体功能或结构出现了显著的变异或缺失等问题。

(2)活动和活动受限:活动是由个体执行一项任务或行动。活动受限是个体在进行活动时遇到困难。

(3)参与和参与受限:参与是投入到一种生活情景中。参与局限性是个体投入到生活情景中经历到的不便。

以上三个层面的状况受环境因素和背景因素的影响。身体损伤、活动受限和参与的局限性概括在一起,就叫残疾。残疾包含了三个层面的内容。

3.我国的残疾分类

2010年,中华人民共和国国家质量监督检验检疫总局和中国国家标准化管理委员会发布了我国残疾人分类分级标准,把残疾人分为以下几类。

(1)视力残疾:各种原因导致双眼视力低下并且不能矫正或双眼视野缩小,以致影响其日常生活和社会参与。包括盲及低视力。

(2)听力残疾:各种原因导致双耳不同程度的永久性听力障碍,听不到或听不清周围环境声及言语声,以致影响其日常生活和社会参与。

(3)言语残疾:各种原因导致的不同程度的言语障碍,经治疗一年以上不愈或病程超过两年,而不能或难以进行正常的言语交流活动,以致影响其日常生活和社会参与。包括失语、运动性构音障碍、器质性构音障碍、发声障碍、儿童言语发育迟滞、听力障碍所致的言语障碍、口吃等。

(4)智力残疾:智力显著低于一般人水平,并伴有适应行为的障碍。此类残疾是由于神经系统结构、功能障碍,使个体活动和参与受到限制,需要环境提供全面、广泛、有限和间歇的支持。

智力残疾包括在智力发育期间(18岁之前)由于各种有害因素导致的精神发育不全或智力迟滞,或者智力发育成熟以后,由于各种有害因素导致智力损害或智力明显衰退。

(5)肢体残疾:人体运动系统的结构、功能损伤造成的四肢残缺或四肢、躯干麻痹(瘫痪)、畸形等导致人体运动功能不同程度丧失以及活动受限或参与的局限。

(6)精神残疾:各类精神障碍持续一年以上未痊愈,由于存在认知、情感和行为障碍,以致影响其日常生活和社会参与。

(7)多重残疾:同时存在视力残疾、听力残疾、言语残疾、肢体残疾、智力残疾、精神残疾中的两种或两种以上残疾。

(二)残疾的分级

本部分介绍2010年我国的残疾分级标准。残疾分级原则是将各类残疾按残疾程度分为残疾一级、残疾二级、残疾三级、残疾四级各级别。残疾一级为极重度,残疾二级为重度,残疾三级为中度,残疾四级为轻度。

1.视力残疾分级

按视力和视野状态分级,其中盲为视力残疾一级和二级,低视力为视力残疾三级和四级。视力残疾均指双眼而言,若双眼视力不同,则以视力较好的一眼为准。如仅有单眼为视力残疾,而另一眼的视力达到或优于0.3,则不属于视力残疾范畴。视野以注视点为中心,视野半径小于10度者,不论其视力如何均属于盲。

2.听力残疾分级

在不配戴助听放大装置的情况下,按平均听力损失,以及听觉系统的结构、功能、活动和参与、环境和支持等因素分级。3岁以内儿童,残疾程度一、二、三级的定为残疾人。

(1)听力残疾一级：听觉系统的结构和功能极重度损伤,较好耳平均听力损失大于90dBHL,不能依靠听觉进行言语交流,在理解、交流等活动上极重度受限,在参与社会生活方面存在极严重障碍。

(2)听力残疾二级：听觉系统的结构和功能重度损伤,较好耳平均听力损失在 81～90dBHL 之间,在理解和交流等活动上重度受限,在参与社会生活方面存在严重障碍。

(3)听力残疾三级：听觉系统的结构和功能中重度损伤,较好耳平均听力损失在 61～80dBHL 之间,在理解和交流等活动上中度受限,在参与社会生活方面存在中度障碍。

(4)听力残疾四级：听觉系统的结构和功能中度损伤,较好耳平均听力损失在 41～60dBHL 之间,在理解和交流等活动上轻度受限,在参与社会生活方面存在轻度障碍。

3.言语残疾分级

按各种言语残疾不同类型的口语表现和程度,脑和发音器官的结构、功能、活动和参与、环境和支持等因素分级。

(1)言语残疾一级：脑和/或发音器官的结构、功能极重度损伤,无任何言语功能或语音清晰度小于等于 10%,言语表达能力等级测试未达到一级测试水平,在参与社会生活方面存在极严重障碍。

(2)言语残疾二级：脑和(或)发音器官的结构、功能重度损伤,具有一定的发声及言语能力。语音清晰度在 11%～25%,言语表达能力等级测试未达到二级测试水平,在参与社会生活方面存在严重障碍。

(3)言语残疾三级：脑和(或)发音器官的结构、功能中度损伤,可以进行部分言语交流。语音清晰度在 26%～45%,言语表达能力等级测试未达到三级测试水平,在参与社会生活方面存在中度障碍。

(4)言语残疾四级：脑和(或)发音器官的结构、功能轻度损伤,能进行简单会话,但用较长句表达困难。语音清晰度在 46%～65%,言语表达能力等级测试未达到四级测试水平,在参与社会生活方面存在轻度障碍。

4.肢体残疾分级

在不配戴假肢、矫形器及其他辅助器具的情况下,按人体运动功能丧失、活动受限、参与局限的程度分级。肢体部位的概念如下。①全上肢:包括肩关节、肩胛骨;②上臂:肘关节和肩关节之间,不包括肩关节,含肘关节;③前臂:肘关节和腕关节之间,不包括肘关节,含腕关节;④全下肢:包括髋关节、半骨盆;⑤大腿:髋关节和膝关节之间,不包括髋关节,含膝关节;⑥小腿:膝关节和踝关节之间,不包括膝关节,含踝关节;⑦手指全缺失:掌指关节;⑧足趾全缺失:跖趾关节。

(1)肢体残疾一级：不能独立实现日常生活活动,并具备下列状况之一。

1)四肢瘫:四肢运动功能重度丧失。

2)截瘫:双下肢运动功能完全丧失。

3)偏瘫:一侧肢体运动功能完全丧失。

4)单全上肢和双小腿缺失。

5)单全下肢和双前臂缺失。

6)双上臂和单大腿(或单小腿)缺失。

7)双全上肢或双全下肢缺失。

8)四肢在手指掌指关节(含)和足蹠跖关节(含)以上不同部位缺失。

9)双上肢功能极重度障碍或三肢功能重度障碍。

(2)肢体残疾二级:基本上不能独立实现日常生活活动,并具备下列状况之一。

1)偏瘫或截瘫,残肢保留少许功能(不能独立行走)。

2)双上臂或双前臂缺失。

3)双大腿缺失。

4)单全上肢和单大腿缺失。

5)单全下肢和单上臂缺失。

6)三肢在手指掌指关节(含)和足蹠跖关节(含)以上不同部位缺失(一级中的情况除外)。

7)二肢功能重度障碍或三肢功能中度障碍。

(3)肢体残疾三级:能部分独立实现日常生活活动,并具备下列状况之一。

1)双小腿缺失。

2)单前臂及其以上缺失。

3)单大腿及其以上缺失。

4)双手拇指或双手拇指以外其他手指全缺失。

5)二肢在手指掌指关节(含)和足蹠跖关节(含)以上不同部位缺失(二级中的情况除外)。

6)一肢功能重度障碍或二肢功能中度障碍。

(4)肢体残疾四级:基本上能独立实现日常生活活动,并具备下列状况之一。

1)单小腿缺失。

2)双下肢不等长,差距大于等于 50mm。

3)脊柱强(僵)直。

4)脊柱畸形,后凸大于 70 度或侧凸大于 45 度。

5)单手拇指以外其他四指全缺失。

6)单手拇指全缺失。

7)单足蹠跖关节以上缺失。

8)双足趾完全缺失或失去功能。

9)侏儒症(身高小于等于 1300mm 的成年人)。

10)一肢功能中度障碍或两肢功能轻度障碍。

11)类似上述的其他肢体功能障碍。

5.智力残疾分级

按 0~6 岁和 7 岁及以上两个年龄段发育商、智商和适应行为分级。0~6 岁儿童发育商小于 72 的直接按发育商分级,发育商在 72~75 之间的按适应行为分级。7 岁及以上按智商、适应行为分级。当两者的分值不在同一级时,按适应行为分级。WHO-DASⅡ分值反映的是 18 岁及以上各级智力残疾的活动与参与情况。

6.精神残疾分级

18岁及以上的精神障碍患者依据 WHO-DASⅡ分值和适应行为表现分级,18岁以下精神障碍患者依据适应行为的表现分级。

(1)精神残疾一级:WHO-DASⅡ值大于等于116分,适应行为极重度障碍,生活完全不能自理,忽视自己的生理、心理的基本要求。不与人交往,无法从事工作,不能学习新事物。需要环境提供全面、广泛的支持,生活长期、全部需要他人监护。

(2)精神残疾二级:WHO-DASⅡ值在106～115分,适应行为重度障碍,生活大部分不能自理,基本不与人交往,只与照顾者简单交往,能理解照顾者的简单指令,有一定学习能力。监护下能从事简单劳动。能表达自己的基本需求,偶尔被动参与社交活动。需要环境提供广泛的支持,大部分生活仍需要他人照料。

(3)精神残疾三级:WHO-DASⅡ值在96～105分,适应行为中度障碍,生活上不能完全自理,可以与人进行简单交流,能表达自己的情感。能独立从事简单劳动,能学习新事物,但学习能力明显比一般人差。被动参与社交活动,偶尔能主动参与社交活动。需要环境提供部分的支持,即所需要的支持服务是经常性的、短时间的需求,部分生活需要由他人照料。

(4)精神残疾四级:WHO-DASⅡ值在52～95分,适应行为轻度障碍,生活上基本自理,但自理能力比一般人差,有时忽略个人卫生。能与人交往,能表达自己的情感,体会他人情感的能力较差。能从事一般的工作,学习新事物的能力比一般人稍差。偶尔需要环境提供支持,一般情况下生活不需要由他人照料。

7.多重残疾分级

按所属残疾中残疾程度最重类别的分级确定其残疾等级。

第六章　康复医学的手段与方法

第一节　康复医学的手段

康复医学的手段包括康复预防、康复评定和康复治疗，下面分别进行介绍。

一、康复预防

康复预防是指在伤、病、残的发生前后采取措施，防止残疾及功能障碍的发生、发展或减轻其程度。康复预防分为三级，即一级预防、二级预防和三级预防。

（一）一级预防

一级预防又称初级预防，是指预防各种致残性疾病、损伤、发育畸形、精神创伤的发生。一级预防是康复预防的基础和关键，做好一级预防，可减少 70％的残疾发生率。一级预防的主要措施有以下几个方面。

1.进行健康教育，增强防病意识，建立良好的生活习惯，选择适宜的运动，促进心理健康。

2.预防接种，防止某些传染病的发生。

3.预防先天性疾病，防止近亲结婚，做好优生优育的宣传工作和围生期保健。

4.减少慢性病及老年病的致病因素，及时诊治与康复，开展老年保健活动。

5.防止意外事故的发生，制订安全措施，进行安全教育。

6.合理用药，控制药物的副作用。

7.合理营养，防治营养不良。

8.限制或禁止吸烟、饮酒。

9.改善社会环境，减少理化因素对机体的影响。

（二）二级预防

二级预防又称次级预防，是指在已发生伤病后，及早发现、早期治疗，将疾病的损害控制在最低水平，防止残疾的发生。二级预防需要许多学科的临床工作者共同参与。做好二级预防可使残疾的发生率降低 10％～20％，其措施有几方面。

1.早发现

定期、早期进行各种检查，做到早发现、早诊断。

2.早治疗

健全各级医疗卫生网络，在早发现、早诊断的基础上，尽早采取相应的治疗措施，防止残疾的发生。

3.控制危险因素

改良生活方式，有效地控制各种危险因素，遏制疾病发展和恶化。

4.预防并发症

在治疗原发病的基础上,预防并发症,避免继发性残疾出现。

5.早期康复治疗介入

康复治疗的早期介入有利于促进身心功能恢复、防止功能障碍。

(三)三级预防

当残疾出现后,采取措施防止发生严重残疾。三级预防主要包括以下几方面。

1.开展康复治疗

尽早、正确地选择和开展物理治疗、作业治疗、功能训练、心理治疗等康复治疗。

2.提高日常生活活动能力

在开展康复治疗的过程中,重视提高日常生活活动能力训练,增加康复治疗的实用性,帮助残疾人回归家庭和社会。

3.开展职业康复

通过职业咨询、指导、评价、训练、安置等措施,帮助残疾人重返工作岗位。

4.开展教育康复

为残疾人提供各种合适的教育机会,获得受教育的权利。

二、康复评定

(一)康复评定的概念

康复评定是对患者功能状态和潜在能力的判断,也是收集评定对象的病史和相关资料,通过检查和测量,对结果进行比较、综合、分析、解释,最后形成结论和障碍诊断的过程。通过康复评定可以客观、准确地发现和确定障碍发生的原因、性质、种类、特征、范围、程度以及预后,为康复预防和制订康复目标、康复治疗计划提供科学依据,是康复目标得以实现和康复治疗得以实施的先决条件。康复评定和临床诊断有同样重要的意义,但却有本质的不同。临床诊断是对患者疾病及病理的判断。康复评定的对象是所有需要接受康复治疗的功能障碍者。康复评定是把评定对象作为一个完整的社会人,全面评估躯体功能、活动能力和参与能力等情况,确定其生存状况和质量。障碍的性质、种类、部位、程度、发展趋势、预后和转归等判断就成为康复评定的核心,是制订康复治疗计划的基础。

(二)康复评定的目的

康复评定是康复医学的重要组成部分,贯穿于康复治疗的始终。康复治疗过程中需要通过定期的康复评定来制订、实施、修改和完善治疗方案。康复评定在残疾的判断和治疗过程中起着非常重要的作用。

1.明确功能障碍情况

通过康复评定明确患者功能障碍的原因、性质、种类、特征、范围、程度,功能的代偿能力,以及了解家庭环境、社会环境对患者的影响。

2.确定康复目标

康复目标分为近期目标和远期目标。近期目标是实现远期目标的基础和具体步骤,是康复治疗过程中的阶段性结果。远期目标是康复治疗结束或出院时所达到的效果。

3.制订康复治疗计划

制订治疗计划包括确定治疗原则、具体措施和选择治疗方法。治疗方法有运动疗法、理疗、作业疗法、语言疗法、心理治疗、文体治疗、康复工程疗法、社会康复等,根据患者实际需要选择。

4.判定康复疗效

在阶段性治疗后进行再次评定,通过与初期评定的结果和正常值进行比较,可以判断疗效的优劣、治疗方法是否正确、下一治疗阶段中是否需要修改治疗计划等。

5.判断预后

通过对障碍进行全面评定,治疗人员可以对患者的恢复进行预测判断,为制订更加切实可行的康复目标和治疗计划提供依据,使患者及家属对未来有恰当的预期值和心理准备,能够更积极地配合康复治疗。

6.预防障碍的发生和发展

通过康复评定,及早发现问题并据此判断今后可能发生的问题和安全措施,将阻止功能障碍或残疾的发生和进展。

7.为残疾等级的划分提出标准

通过评定伤者治疗后临床症状稳定时的器官损伤、功能障碍,日常生活、工作、学习、社会交往能力和对医疗、护理依赖的程度等情况,划分残疾程度等级。

(三)康复评定的内容

康复评定是评定患者的躯体、精神、言语、社会和职业等多方面内容。

1.躯体方面

包括循环系统等主要脏器功能、关节活动度、肌力、肌张力、肢体运动功能、协调与平衡能力、感觉、反射、日常生活活动能力等评定。

2.精神方面

包括智力测验、性格测验、情绪测验、神经心理功能测验等。

3.言语方面

主要包括失语症和构音障碍的评定。

4.社会方面

包括社会活动能力、就业能力、生存质量等。

5.职业方面

包括职业适应能力、职业前评定等内容。

(四)康复评定的方法

1.定性分析

定性分析是反映事物质的规律性的描述性资料,从整体上把握评定对象的特性。其包括观察法和调查法。观察法是观察者凭借感觉器官或其他辅助工具,对患者进行有目的、有计划地考察的一种方法。调查法是以提出问题的形式收集被检查者的有关资料的一种方法。

定性分析的优点是不受场地限制,不需要昂贵的仪器设备,短时间内就可以对患者的情况作出大致的判断;缺点是有一定的主观性。

2.半定量分析

半定量分析是将定性分析中所描述的内容分等级进行量化的方法。

半定量分析比定性分析准确,但量化不够精确。

半定量分析常用的方法是量表法。量表法是运用标准化的量表对患者的功能进行测定的一种方法,分等级量表法和总结性量表法。等级量表是将功能按某种标志排成顺序,常采用数字或字母将功能情况进行定性分级。总结性量表由一系列技能或功能活动组成,根据被试者的表现,对每一项技能或功能活动进行评分。

3.定量分析

定量分析是通过测量获得并以数量化的方式说明其分析结果。定量分析的结果精确,可发现事物的规律和关系,把握本质,预测发展趋势。

定量分析有视觉模拟尺法和仪器测量法等。视觉模拟尺法是通过使用一条标有刻度的直线来定量评定某种障碍或症状的一种方法。仪器测量法是利用仪器设备,对被试者的某一生物或功能性变量进行直接测量,获得绝对值的量化记录的方法。

三、康复治疗

康复治疗是康复医学的主要内容,是康复医学与其他临床医学治疗特征的区别之处。康复治疗是以康复评定的结果为依据,制订康复目标和康复计划。全面的康复治疗方案包括协同、合理地使用各种可能的治疗手段和措施。目前常用的康复治疗方法有以下几种。

(一)物理疗法

物理疗法(PT)包括运动疗法和理疗。

1.运动疗法

运动疗法是指通过徒手或借助器械改善患者各种功能的运动方法。其包括体位变换,姿势改善,关节活动度和肌力的维持与增强,改善或增强运动的协调性,改善机体平衡等。这些能有效地、针对性地、循序渐进地改善丧失或减弱的运动功能,同时可以预防和治疗肌肉萎缩、关节僵直、骨质疏松、局部或全身畸形等并发症。另外,运动疗法还可改善不正常的运动模式,增强肌肉力量,改善机体的协调性和平衡性以及对运动的耐力等。

2.理疗

理疗是指利用电、光、声、磁、冷、热和力等物理因子治疗的方法。这些物理治疗对炎症、疼痛、痉挛、防止瘢痕增生和改善局部血液循环障碍有着较好的效果。

(二)作业疗法

作业疗法(OT)是为使患者的功能恢复,从日常生活活动、手工操作劳动、文娱活动和认知活动中选择一些有一定针对性、能恢复患者功能和技巧的作业内容进行训练,使患者缓解症状、改善功能的治疗方法。作业训练项目应根据患者的性别、年龄、兴趣、原来的职业和障碍的情况等进行选择。

作业疗法的内容包括功能性作业疗法、心理作业疗法、日常生活活动训练、就业前评价和就业前训练。常用的方法有进食、梳洗、穿衣、各种转移和移乘等日常生活活动,木工、纺织、刺绣、制陶、手工艺品制作等手工操作,以及使用套环、七巧板、书法、绘画和各种有价值的游戏等文体活动。作业疗法人员还要通过制作一些自助具、简单夹板,帮助患者克服肢体功能的障碍,训练装配假肢、矫形器和轮椅等的正确使用。对于有心理和认知能力障碍的患者,要对他们进行心理素质和认知的作业训练。

(三)言语疗法

言语疗法(ST)是对脑卒中、颅脑外伤后或小儿脑瘫等引起语言交往障碍的人进行评定、治疗的方法。常见的言语障碍有:听觉障碍、语言发育迟缓、失语症、言语失用、运动障碍性构音障碍、器质性构音障碍、功能性构音障碍、发音障碍和口吃等。

言语治疗建立在言语功能评定的基础上,通过评定,明确诊断,决定康复治疗的方针和具体的计划。常用的评定方法包括听觉检查、语言能力检查、口语检查等。根据评定结果,针对性地选用相应的康复治疗方法恢复其交流功能。

(四)心理治疗

心理治疗是通过观察、谈话、实验和心理测验(性格、智力、意欲、人格、神经心理和心理适应能力等)对患者进行心理学诊断后,再进行心理咨询和心理治疗的方法。常用的心理治疗有精神支持疗法、暗示疗法、行为疗法、松弛疗法、催眠疗法和音乐疗法等。

(五)文体治疗

文体治疗(RT)是通过文娱和体育的方式,改善患者各种功能状态的方法。体育和文娱活动不但可以增强肌力和耐力,改善平衡和运动协调能力,还能增强患者的信心,使其得到娱乐,从而改善患者的心理状态。可根据患者的功能情况,选择一些力所能及的文体活动进行功能训练,使患者在娱乐和竞争中得到功能恢复。

(六)康复护理

康复护理是用护理学的方法照料残疾者,在一般的治疗护理基础上,采用与日常生活活动密切相关的运动治疗、作业治疗的方法,帮助残疾人进行自理生活功能训练。康复护理不同于治疗护理,其突出的特点是使残疾人从被动地接受他人的护理转变为自我护理。康复护理内容有:在病房中训练患者利用自助具进食、穿衣、梳洗、排泄,做关节的主动、被动活动等,目的是把整体康复治疗效果转变为适用性动作,方便患者生活。

(七)中国传统治疗

中国传统治疗(TCM)是利用中国传统的治疗方法,达到防病、治病目的。中国传统治疗方法在康复治疗中有其自身的特点,可将中药、针灸、推拿按摩、气功、武术、五禽戏、八段锦等治疗手段合理地应用于治疗中,促进功能恢复。

(八)康复工程

康复工程是应用现代工程学的原理和方法,研制康复器械以减轻、代偿或适应患者残疾的科学。内容包括康复评定设备、功能恢复训练器械、假肢、矫形器、支具的制作和无障碍建筑改造等,以恢复、代偿或重建患者的功能,为回归社会创造条件。

(九)社会服务

社会服务(SW)是指从社会的角度,采取各种有效措施为残疾人创造一种适合其生存、创造、发展、实现自身价值的环境,并使残疾人享受与健全人同等的权利,达到全面参与社会生活的目的。

为了满足患者社会生活的需要,应对患者的生活理想、家庭成员构成情况和相互关系、社会背景、家庭经济情况、住房情况、社区环境等社会适应能力进行评定。同时评估患者对各种社会资源如医疗保健、文化娱乐和公共交通设施的利用度。在评定的基础上制订出相应的工作目标和计划，以帮助患者尽快熟悉和适应环境，正确对待现实和将来，向社会福利、服务、保险和救济部门求得帮助，并为治疗小组的其他成员提供患者的社会背景信息。

(十)职业康复

职业康复指提供职业服务，如职业指导、职业训练和有选择地安置工作，使精神或躯体残疾者能够有适当职业。通过对患者致残前的职业史、职业兴趣、工作习惯、作业速度、工作功能、作业耐久性以及辅助器具应用的可能性等职业适应能力的评定，制订出康复治疗、训练、安置和随访等一系列工作目标和计划，为残疾人选择一种能够充分发挥其潜能的最适宜项目，进行职业康复治疗，为回归社会打下基础。

第二节 康复医学的工作方法

一、康复医学的工作方式

康复医学跨学科的特点决定了其团队的工作方式。也就是说，由多个学科的专业人员组成康复治疗组，在整个康复流程中始终是通过康复治疗组的集体治疗方式，来完成康复治疗工作。

康复工作强调各专业之间的通力协作，这种合作包括学科间合作和学科内合作。康复医学主要是针对患者的功能障碍进行医疗工作。功能障碍可表现为躯体功能障碍、心理功能障碍、社会功能障碍等各个方面。要想解决这些问题，仅靠康复医学一门学科是难以完成的，需要保健医学、预防医学、临床医学、工程学、教育学、社会学等学科相互联系、相互渗透、相互配合，全方位地开展康复治疗工作，达到整体康复的目的，取得理想的康复治疗效果。在康复医学内部也是如此，单一的康复专业是不能解决患者所出现的诸多复杂问题的，同样需要康复医学各专业人员的相互配合，围绕一个共同的康复治疗目标进行治疗，才有可能取得康复治疗效果。

在康复治疗组中，康复医师是组织者和协调人，主要成员有物理治疗师、作业疗法师、言语治疗师、心理治疗师、康复工程师、文体治疗师、社会工作者等。康复治疗组是由康复医师接收患者后进行检查和评定，根据患者的康复问题点，选择相关的专业人员组成的。

在康复治疗的整个流程中，康复治疗组各位成员从不同角度对患者进行评定，康复评定会上各抒己见，讨论患者的康复问题点、康复目标、康复计划、预后、转归等，最后由康复医师归纳总结，制订一个完整的、分阶段的康复治疗目标和计划，各位治疗组成员分工、完成。

康复治疗组的工作方式可以处理患者多方面的问题，将各治疗专业的技术整合，有利于提高康复治疗效果和治疗效率。

二、康复流程

在不同的康复工作环境中康复流程有所不同，大体上可分为专业康复流程和社区康复流程。

（一）专业康复流程

专业康复流程是指患者在康复医疗机构中接受康复治疗所要遵循的基本规律和程序，这些康复医疗机构有综合医院的康复医学科、康复中心、康复医院等。专业康复流程包括门诊康复流程和病房康复流程，两者的区别在于是否住院，其程序基本一致。

患者就诊后可在门诊接受治疗，也可以收入医院进行治疗。决定接受患者康复治疗后，要和患者及家属进行交谈。谈话的目的是要了解患者的疾病和治疗过程、既往病史、家族史、个人社会生活史、职业史、心理史、对康复的认识、今后的打算等，同时要介绍相关的康复医学知识、本次治疗的目的、治疗的基本方法、需要注意的问题等，以争取患者的配合，顺利完成康复治疗工作。

在康复治疗前要对患者进行系统、全面的康复评定。评定的方法包括体格检查、客观检查、康复医学的评估方法等。通过康复评定寻找患者的康复问题点，为制订康复目标和计划做准备。康复评定分各治疗成员的评定和康复治疗组的整体评定，康复治疗组的整体评定多通过康复评定会的形式进行。康复评定会一般分初期康复评定会、中期康复评定会和末期康复评定会。初期康复评定会重点讨论患者的康复问点、康复的有利因素和不利因素、康复目标、康复计划、康复周期、康复预后、患者转归等。中期康复评定会重点讨论患者治疗后的变化情况、分析各种变化的原因、目前的问题点、是否要修订康复目标和计划、下一步的治疗方法等。末期康复评定会重点讨论康复目标和计划完成情况、目前状况、出院后指导等。召开康复评定会的时间根据患者的疗程确定，比如患者的疗程是三个月，可每一个月召开一次，遇有特殊情况可随时召开。

每次康复评定会后康复医师要开具康复处方，各治疗成员按康复处方进行各自的治疗。康复治疗过程中，各位治疗人员仍须密切配合，严格按照康复处方的要求进行康复治疗工作。

归纳起来专业康复医疗的整个流程如下：

接诊患者→交谈→检查、评估→确定康复问题点→组织康复治疗组→初期康复评定（制订康复目标、治疗计划，拟定康复处方）→康复治疗→中期康复评定（调整治疗方案）→继续康复治疗→……→完成治疗计划、达到康复目标→末期康复评定（出院后指导）→结束治疗→出院（回归家庭或社会）。

（二）社区康复流程

社区康复是依靠社区的社会化资源进行的，在社会化工作体系的基础上，制订社区工作计划和组织完成其计划的工作队伍，培训社区康复工作人员，根据康复需求情况，开展康复服务工作。

单从康复治疗上讲，社区康复流程与专业康复有类似的地方，但其康复服务面、服务内容和所需要的技术与专业康复有很大的不同，决定了社区康复流程的特殊性。首先，要对社区康复对象进行康复需求调查，进行康复评定。患者的康复需求，应该由康复专业人员在康复评定的基础上作出判断，以决定需要采取的康复服务内容。社区康复医疗应该与专业康复医疗之间建立联系，以保证患者整体治疗的连续性，共同构建康复治疗的网络，提供双向转诊途径，提高康复治疗质量。

社区康复评定也可以定期、分次进行，分初期康复评定、中期康复评定和末期康复评定。

评定的内容和方法可参考专业康复,但强调简洁、明了、易操作。社区康复治疗技术要简单、易行、实用、针对性强。社区康复治疗的过程中,更加强调各部门、各专业的协调和配合,注重康复治疗的全面性,把提高家庭和社会生活质量作为主要目标。

三、康复目标与康复计划

康复目标和康复计划是在康复评定的基础上制订的。根据康复评定的结果,对患者存在的问题作出客观判断,制订出符合患者实际的康复目标和与之相应的康复计划。

(一)康复目标

康复的目标要以患者为中心,致力于患者的功能、日常生活能力的提高,使患者能够回归家庭和社会。康复目标因患者障碍的情况和程度不同而有所差异,确定康复目标也受患者年龄、性别、身体状况、职业等的影响。需要注意的是各专业的康复目标要与整体的康复目标相一致,不能将恢复职业和经济自立作为康复的唯一目标,也不要因为康复目标的多样化而不去确立具体的康复目标,应尊重客观实际,制订合理的康复目标和治疗计划,争取最好的治疗效果。

康复目标的分类有两种方法,两期分类法和四期分类法。目前,我国常用的是两期分类法。

两期分类法分为长期目标和短期目标。长期目标是经过治疗上的最大努力,患者达到最好功能水平时的一个标准;短期目标是在完成长期目标的过程中某一阶段的治疗标准。

四期分类法分为近期目标、中期目标、出院目标和远期目标。近期目标是康复治疗初步阶段应达到的目标;中期目标是康复治疗过程中分阶段应达到的目标;出院目标是患者治疗结束时应达到的目标;远期目标是患者出院后回归家庭和社会所能达到的水平。

(二)康复计划

前已述及,障碍分躯体、心理、社会等方面,制订治疗计划要在针对上述问题进行全面评定的基础上,根据患者的年龄、性别、身体基础情况、交流能力、理解能力、文化水平、心理适应能力,以及家庭和社会构成等多方面情况进行设定,一般有以下几个原则。

1.评定过程是制订治疗计划的基础。

2.治疗计划因每位患者的实际情况不同而不同。

3.治疗计划要周密、严谨。

4.治疗计划要与实际技术水平相一致,治疗要有科学性。

5.治疗计划要进行阶段性修订。

6.治疗计划要围绕一定的目标进行。

四、康复处方

(一)康复处方的意义

康复治疗是由康复医师、物理治疗师、作业治疗师、言语治疗师等多种专业的治疗人员共同以康复治疗组的方式实施的。这种治疗方式必须要遵循法律规定和诊疗规范。如果各专业人员缺乏整体治疗观念,各自独立地进行治疗,会因治疗原则、方法、目标等的不统一而影响康复治疗效果,给患者带来不利影响。所以,康复医师要通过康复评定会的形式统一各专业的治疗目标、原则、方法,以康复治疗处方的形式明确各治疗成员所要完成的康复治疗工作。

康复治疗处方是康复医师向康复治疗人员下达治疗指令的医疗文件,具有法律效应,康复医师负有相应的责任。如同其他医学科的治疗处方一样,康复处方是完成各项治疗的依据,各治疗人员应坚决地执行。在康复处方中,康复医师要向治疗师明确地指出治疗的目的和具体方法,使治疗组成员的治疗目标和治疗手段达到一致。康复处方作为医疗文件,可为康复治疗和管理提供永久的记录。

(二)康复处方的种类

康复处方的种类较多,涵盖所有康复治疗项目,列举如下。

1.运动疗法处方。

2.理疗处方。

3.作业疗法处方。

4.言语疗法处方。

5.文体疗法处方。

6.心理治疗处方。

7.辅助具处方。

8.中医传统疗法处方。

9.其他处方。

(三)康复处方的内容

康复治疗处方中应当明确提出康复治疗的目标、康复治疗方法及内容、康复治疗过程中的注意事项和禁忌证。各治疗组成员有义务向康复医师提供患者的详细信息,以利于制订出最符合实际的康复处方。康复处方并非是一成不变的,可根据患者和治疗的进展情况进行调整,拟定新的处方。

康复处方要在全面、系统的康复评定基础上制订,要分清患者的主要问题和次要问题,设计好治疗程序,使康复处方更加合理。康复处方的制订要以功能障碍为基准,围绕康复所涉及的问题提出治疗方针、治疗训练的方法。

康复治疗处方的内容有以下几个方面。

(1)一般项目(姓名、性别、年龄、病案号)。

(2)疾病诊断和残疾状态。

(3)主要存在的问题。

(4)治疗种类。

(5)治疗部位。

(6)治疗目的。

(7)治疗方法。

(8)治疗持续时间。

(9)治疗的频度和总次数。

(10)注意事项等。

五、康复病历

康复病历是针对康复治疗患者建立的具有专科特点的病历,是对患者进行问诊、体格检查、各种客观检查、功能及障碍评定、康复治疗等的综合记录,是具有法律效应的重要医学文件,是康复诊疗水平的反映。

(一)康复病历的特点

康复病历,因康复治疗的特殊性决定了与其他临床学科病历的不同,具有以下特点。

1.康复病历的功能特性

前已述及,康复医学是研究功能和功能障碍的学科。作为记录康复医疗全部内容的康复病历,理应围绕着功能和功能障碍确定其格式和内容。与其他临床学科病历以疾病为中心不同,康复病历更加重视伤病所引起的功能障碍。在康复病历中应该反映出功能的水平、功能障碍的部位、功能障碍的性质、功能障碍的程度、功能障碍的诊治经过、功能障碍的治疗效果等。

普通临床病历只重视对临床症状和病理体征的描述,康复病历则要对运动、感觉、言语、认知、心理、活动能力、参与能力等进行系统的评定和记录,并作为解决患者问题、判断康复治疗效果的依据。

2.康复病历的全面特性

康复治疗的目标是要使患者从医学上、教育上、职业上和社会上全面地得到康复。因此,康复病历的内容应全面反映出患者的躯体功能状态、心理状态、生活方式和自理能力、职业状况、社会生活情况等资料,并尽可能地体现出对其综合、全面评估的量化结果。这些结果,可以以文字形式记录,也可以通过表格形式记录。表格设计要简单、易行、重点突出,要准确地反映出所要记录的实际情况。病例中要体现出伤病所致残疾对患者日常生活、参与社会活动和就业的影响。同时,对支持患者的家人或有关人员的情况、辅助具的使用情况也需要做详细的记录。

3.康复病历的跨科特性

康复医学具有跨学科的性质,一份完整的康复病历需要由一个具有跨科性质的康复治疗组成员共同采集、完成。

康复病历绝大部分内容由康复医师完成,包括病历首页、住院病历、首次病程记录、病程记录、各种操作记录、上级医师查房记录、康复评定会记录、康复处方、长短期医嘱、出院记录等。各项辅助检查报告由各医技科室填写。各项康复治疗评定报告结果由各康复治疗科室提供,如 PT 评定报告、OT 评定报告、ST 评定报告等。康复病历由康复医师负责整理,收集所有资料,患者出院后提交给病案室管理。

康复病历的跨学科特性体现出以下几种功能:

(1)认识的功能:指把握患者的整体需求。对患者的治疗要有整体观念,要充分地了解患者的康复需求。不仅要了解认识患者躯体功能的障碍,同时还必须了解这种躯体功能障碍可能给患者在心理、生活、职业和社会能力等方面造成的影响、影响程度以及患者本人对康复疗效的期望值。只有对患者的情况有了全面认识,才有可能制订出切实可行的康复治疗目标和计划。

(2)预测的功能:是要对康复治疗的结果进行预测。在康复治疗组各成员对患者进行病历采集、体格检查和评定的基础上,康复治疗组作出综合、全面的评估,预测康复医疗后可能达到的康复目标。

(3)构思的功能:指决定康复治疗的基本方针。康复治疗组在综合研究、分析患者评估材料的前提下,提出患者的近期和远期的康复治疗目标,明确患者的治疗方向。

(4)计划的功能:指确定康复治疗的内容和责任的分工。在明确患者的康复治疗目标后,要围绕其目标制订康复治疗计划和方法,康复治疗组要针对康复治疗计划做出康复治疗的具体分工,确定康复治疗的工作内容。

(5)完成的功能:指具体实施康复计划。根据康复治疗的总体计划,康复治疗组的成员按分工进行具体落实操作,完成各自的康复治疗项目,使康复治疗计划进入实施阶段。

(6)总结的功能:指评定康复治疗的结果。主要是对认识功能进行总结。这一功能贯穿于对患者康复治疗的全过程。也就是说,在康复治疗的进程中,要不断地对康复治疗的效果以及出现的问题等适时地进行研讨、总结,提出应对措施。

4.康复病历的三期评定特性

康复治疗的特色是有治疗组的工作方式、固有的康复流程和康复评定的手段,康复病历应反映出这一特色。

完整的康复病历应当包含有初期评定、中期评定和末期评定三期评定的内容。初期评定是在对患者制订康复计划和开始康复治疗之前进行的首次评定,一般是在患者入院后的一周内完成,它在整个康复治疗过程中起着至关重要的作用。中期评定在康复疗程的中期进行,原则上一个月评定一次。若患者住院时间较长,可进行多次。通过分析患者的功能变化情况、调整康复治疗计划,确保取得理想疗效。末期评定在康复治疗计划完成后、患者出院前一周或回归社会时进行。

三期康复评定的记录可较客观地反映患者的功能状况、治疗经过、康复目标和计划的完成情况、康复治疗效果、患者的去向等,这是区别于其他临床病历的关键之处。

(二)康复病历的分类

康复病历有不同的分类方式。按医疗部门可分为住院康复病历、门诊康复病历和社区康复病历;按病历的性质可分综合康复病历和分科康复病历。

(三)康复病历的内容

1.康复住院记录

(1)一般项目:包括姓名、性别、年龄、婚姻、职业、籍贯、民族、文化程度、住址、工作单位、入院日期、记录日期、病史陈述者、可靠程度等。

(2)主诉:主要症状、功能障碍及其出现时间。

(3)现病史(病残史)

1)时间:伤病及其所致功能障碍出现时间、持续时间。

2)诱因和原因:发病有无诱因。发病原因是先天的、外伤的、疾病的、手术后遗等哪一种,需要明确记录。

3)部位和程度:伤病导致功能障碍的部位和程度,是单一障碍,还是复合障碍。

4)诊治经过:伤病出现后的诊断治疗过程,有无康复治疗。

5)治疗转归情况:伤病及其所致的功能障碍治疗后可能出现的情况,包括固定不变、逐渐加重、时轻时重、好转、治愈等。

6)目前状况：入院时的伤病、各种功能状况。

7)障碍的影响：对日常生活、社会活动、上学、就业等方面的影响。影响程度分为三级，即Ⅰ级(完全不能自理)、Ⅱ级(部分不能自理)、Ⅲ级(完全自理)。

8)辅助具的使用情况：包括矫形器、自助具、轮椅等使用情况。

9)康复的适应情况：有无康复治疗的禁忌，康复治疗的反应等。

10)与本次康复相关的伴随疾病及问题。

(4)既往史：各系统描述同普通临床病历。需要特殊记录与本次住院有关的伤病与功能障碍，如以往所患伤病是否遗留有功能障碍，以往伤病所致功能障碍与本次伤病所致功能障碍之间的关系，以往功能障碍是否影响此次康复治疗。以往所有的病症都要进行记录。

(5)个人社会生活史：在个人社会生活史中儿童需要记载生长、发育史。一般的记录内容如下。

1)生活方式：生活规律、运动、嗜好、习惯、兴趣、消遣。

2)家庭生活：女性要记录月经、婚姻状况、生育史，家庭中人口、关系、配偶情况、与配偶的关系、家庭经济状况，对儿童要了解在家庭中有无不正常的待遇如歧视、虐待或过分宠爱。

3)居住条件：住房情况如何，包括居住地区(市区、市郊、乡村)，住房楼层，住房条件或居室布置，门框及过道的宽度，厕所形式、厕所有无扶手，注意有无对残疾人构成通行障碍和使用障碍的建筑或设施。

4)邻居和社区情况：周围有无可给予帮助的邻居，是否参与社区、社团活动，在社会政治文化领域有无兼职，是否喜欢社交活动(与亲友、同事、同学来往情况)。

(6)家族史：家族中有无患遗传性或遗传倾向性疾病，家庭成员的健康情况和疾病情况等。

(7)职业史：职业经历与变动史、文化培训、特长、工作条件与环境、就业意向、再就业愿望、目前职业能否适应。

(8)心理史

1)本次伤病前，患者一向的性格、情绪、心态，有无精神和行为异常表现。

2)有无遇到重大事件，如家庭变故、不幸婚恋、重要疾病损伤、事业挫折、人际关系等引起的心理、情绪和精神改变。

上述病历内容的采集尽可能直接询问患者，同时要参考家人或其他熟悉患者的人提供的有关资料。在采集病史的过程中，医务人员的态度要端正、诚恳，向患者说明了解这些情况是进行康复诊断和治疗的需要，不能泄露患者的个人隐私，争取患者的信任与合作。

(9)体格检查和功能评估

一般体格检查内容和方法同普通临床检查，康复专科体格检查有以下重点内容。

1)体态、精神情绪、感觉器官情况。

2)呼吸系统：有无胸廓畸形，呼吸运动及肺通气能力是否受限，肺功能是否正常，咳嗽能力。

3)心血管系统：按常规体格检查方法进行，心脏情况与运动锻炼耐受量有关，应检查心脏有无异常。此外还要注意末梢循环情况，对穿戴假肢矫形器者，注意肢体局部有无受压影响血液循环，四肢末端皮肤是否冰凉，有无动脉阻塞、静脉曲张等征象。

4)腹部、泌尿生殖系统:按常规体检方法进行,但要注意在给痉挛性瘫痪患者做腹部检查时,宜先听诊后触诊和叩诊,以免刺激肠蠕动。对脊髓损伤患者有留置导尿管者,应注意尿道外口有无溃疡。此外,要注意检查肛门括约肌张力。

5)神经、骨关节、肌肉系统:要特别详细检查肌力、感知觉功能、关节活动度、骨骼关节畸形、步态,以及有关言语、认知功能等,对这些项目的检查方法和结果分析。

(10)辅助检查:记录与本次住院伤病相关的影像学及其他辅助检查结果。

(11)康复诊断:目前,我国使用比较多的康复诊断是以 ICIDH 的分类标准为依据确定的诊断方法。随着 ICF 推广使用,将来的康复诊断方法可能会有所变化。目前的康复诊断中要反映出致残性疾病、残损、残疾、残障和伴随疾病等内容。

2.首次病程记录

(1)记录时间。

(2)一般情况:如患者姓名、性别、年龄、职业、主因"……"于何时入院。

(3)病例特点:高度概括病史及体格检查中有意义的内容,主要体现诊断和鉴别诊断所依据的各种资料。

(4)入院诊断。

(5)拟诊讨论:含诊断依据、鉴别诊断及诊疗计划讨论项,要有主管医师的独立分析记录。

(6)问题小结:列出患者躯体、心理、生活、学习、职业及社会生活等方面所存在的问题,也就是本次住院需要解决的康复问题。

(7)康复目标:近期目标、远期目标。

(8)诊疗计划

1)进一步检查计划。

2)会诊计划。

3)康复治疗计划。

(9)康复治疗组成员。

(10)注意事项。

(11)医师签名。

3.一般病程记录

(1)记录患者主诉、病情变化、诊断、康复治疗、预后判断等情况及分析。

(2)记录上级医师查房对病史、查体、问题小结、诊疗计划的补充,对病情的分析判断,对检查治疗的具体意见等。

(3)记录会诊、教学查房、各专业联合查房内容。

(4)记录特殊检查的结果及其判断、特殊治疗的效果及其反应、医嘱的更改及其理由,尤其重点药物及重点治疗方法的停用、使用并进行前后对比等。

(5)记录患者的思想情绪状况及对其家属、单位负责人谈话情况。

(6)记录日常工作中康复治疗组各成员的工作进程。

(7)记录出院前的全面体检,对转归进行分析。

(8)其他:患者住院期间可能出现的各种问题都需要记录。

4.康复评定记录

(1)初期康复评定记录:内容包括主要功能障碍并完善问题小结,确定康复目标,治疗训练计划,预期效果及影响因素,注意事项等。

(2)中期康复评定记录:内容包括进行的治疗名称和经过、治疗效果、康复目标和治疗项目的修改及原因、下一步治疗计划或问题处理等。

(3)末期康复评定记录:内容包括康复治疗经过的总结、康复目标完成的情况、功能和能力提高程度、各种训练治疗的有效程度、康复治疗的经验和教训、出院后建议等。

第三节　康复对象的管理

一、康复对象的医疗管理

(一)康复对象的医疗管理流程

康复对象的医疗管理在机构康复、中间设施、社区康复等几个层面上进行。各种原因造成的功能障碍或残疾的康复治疗在不同时期、不同阶段要经历不同的治疗环境,采用不同的治疗方式,以完成系统康复治疗的全部过程,获得最佳的康复治疗效果。

(二)康复对象不同时期的医疗管理

1.急性期管理

患者在急性期需要在综合医院的相关临床科室、康复医学科、康复专科医院、康复中心等康复机构进行急性期康复。这一时期在积极抢救患者生命、稳定病情的同时,尽早介入康复医疗方法,为今后各种功能恢复打下基础。

2.急性期后管理

急性期过后的主要任务是开展恢复早期的康复治疗。治疗场所除了综合医院的康复医学科、康复专科医院、康复中心等康复机构外,还可以在中间设施和社区内进行。中间设施是指护理之家、老年之家、日间医院、社会福利院、疗养院等。在中间设施和社区内进行康复治疗的患者应该病情稳定,不需要诸如手术等特殊医疗手段进行处理。中间设施和社区康复机构要与康复专业机构建立网络联系,形成相互转诊机制。恢复早期的康复治疗对患者整体恢复至关重要,要采取规范的方式方法,进行系统康复治疗。

恢复早期之后是恢复中、后期和后遗症期的康复治疗,治疗场所主要是社区和家庭。这一时期是机构康复疗效维持和巩固、进一步开发新的功能的过程,是患者真正回归家庭和社会前的过程。社区和家庭康复将在第七章详细叙述。

二、康复对象的全面管理

(一)康复对象的全面管理流程

康复对象的全面管理是指针对患者因伤病所产生的各种功能障碍,从医学、教育、职业、社会等展开全面康复的过程。

(二)康复对象的全面管理方法

医学管理是全面管理的基础,所有患者都应该经历医学管理的过程。患者经过康复治疗后可能有几个去向,如家庭、托管机构、上学、就业等。无论何种去向,都应该在充分的评定、训练后才能完成。

对经过康复治疗生活基本上能自理、尚处在就业年龄者可进入职业康复部门训练,目的是要掌握一项就业的技能。如果患者是青少年或虽为成年人但有视、听等残疾者需要先入教育康复部门,在接受教育康复以后再转入职业康复部门。在职业康复部门,要进行职业能力评定,根据评定结果选择适合的项目进行就业前训练。训练成功者,到职业场所就业。如不成功可进入适合残疾人工作的照顾性工厂工作。部分残疾人在照顾性工厂工作一段时间后,职业技能有所提高,可重新就业。对不能适应照顾性工厂工作者可考虑在家中就业,如仍不能胜任则回家。

对经过康复治疗生活仍不能自理者,要对家人进行培训,提高家人的照顾能力,患者回归家庭。如果对家人培训失败,家人掌握不了照顾能力,患者只能送到休养所等机构。

第七章　康复医疗服务体系

第一节　康复医疗服务方式

康复医疗的服务方式多种多样,归纳起来可分为专业康复、社区康复、中间设施康复和远程康复等。这些方式的相互配合、相互渗透使患者在不同的时期、不同的环境得到相应的康复医疗服务,完善了康复医疗服务体系。

一、康复医疗服务方式的类型

(一)专业康复

专业康复(IBR)又称机构康复,是指患者在具有康复专业人才、规范的康复治疗技术、先进的康复医疗设备的医疗机构内所进行的康复治疗。这些机构包括康复中心、康复医院、综合医院的康复医学科、康复门诊等。

专业康复的优点:①设备先进、专业人才集中、技术水平高,能解决康复中的复杂疑难问题;②可作为康复研究和培养各种康复专业人才的基地。

专业康复的缺点:①投资、费用高;②服务面窄;③患者必须来院或住院方能接受康复医疗服务。

与专业康复相关的一种服务形式称为康复医疗延伸服务。康复医疗延伸服务是指康复医疗机构内具有一定水平的康复专业人员,以康复机构为资源基地,到患者家中或社区为患者提供的上门康复服务,使得更多的患者能够得到专业康复人员的治疗或指导。医疗延伸服务的内容受所到场所的各种条件限制而有一定的局限性,难以充分体现专业康复的所有优势。

(二)社区康复

在长期机构康复妨碍患者回归家庭、社会和机构康复不能满足更多残疾人的康复需求的背景下,1976年世界卫生组织提出了社区康复的服务形式。这种康复服务方式很快被世界许多国家、地区所接受,世界上几千万残疾人从中受益,大大地推动了康复医学的发展,社区康复的概念逐渐形成。

1981年,世界卫生组织给社区康复下的定义是:在社区的层次上采取的康复措施,这些措施是利用和依靠社区的人力资源而进行的,包括依靠有残损、残疾、残障的人员本身,以及他们的家庭和社会。

1994年,联合国提出的社区康复定义是:社区康复是社区发展计划中的一项康复策略,其目的是使所有的残疾人享有康复服务,实现机会均等、充分参与的目标。社区康复的实施要依靠残疾人、残疾人亲友、残疾人所在的社区,以及卫生、教育、劳动就业、社会保障等部门的共同努力。

综上所述,社区康复(CBR)是社区建设的重要组成部分,是指在政府领导下,相关部门密切配合,社会力量广泛支持,残疾人及其亲友积极参与,采取社会化方式,使广大残疾人得到全面康复服务,以实现机会均等、充分参与社会生活的目标。这是我国为社区康复所下的定义。

社区康复又称基层康复,其优点是费用低、服务面广、简便易行,是实现人人享受康复服务的目标的最好形式;主要的缺点是设备和技术力量不如专业康复,难以解决复杂的康复问题,需要与专业康复密切配合。

(三)中间设施康复

中间设施康复是指在专业康复、社区康复以外的设施中开展的康复服务,包括护理之家、老年之家、日间医院、社会福利院、疗养院等。

中间设施康复是利用中间设施的人力、物力、环境,按照康复医疗原则把中间设施的因素与康复手段结合起来,改善患者的各种功能状况,为将来回归家庭和社会创造条件。中间设施康复服务可以采取日间服务和全天服务两种形式。这两种形式的选择,可根据患者的疾病情况、家庭照顾情况等决定。

中间设施康复的优点是设施内组织结构比较完善、便于管理,从业人员可以进行系统培训,与专业康复较易形成联系,有向专业康复机构发展的可能;缺点是康复医疗的技术、设备不足,不能解决复杂的康复问题,照顾的内容多于康复治疗的内容。

(四)远程康复

远程康复是指通过电视、互联网、电话等传播媒体开展康复治疗的形式。远程康复是随着科学技术高速发展而产生的,它突破了时空的界限,异地的患者能够通过传播媒体得到远方的康复专家的诊治或指导,康复专业人员之间也可以通过这种方式进行交流和沟通,通过建立双向或多向通信机制保持即时的联络,便于开展康复医疗。

远程康复的优势在于它可以突破时空的限制,给更多的患者提供了康复医疗的机会,扩大了康复医疗的规模,提高了整体康复的医疗质量,降低了康复治疗的成本;缺点主要是不能亲自检查和治疗患者,或多或少会影响治疗效果。基于远程康复的特点和优势,许多有识之士已经认识到发展远程康复的重要意义和广阔前景。

二、各种康复医疗服务方式的关系

(一)相互配合、相互促进

上述各种康复服务方式是相互配合、相互促进的。如果没有良好的康复机构建设,就难以做好医疗延伸服务和社区康复;没有专业康复将缺乏人员培训基地,康复中的复杂问题、疑难问题也无处解决;如果没有社区康复、中间设施康复、远程康复的推广,就难以解决残疾人的普遍康复问题,广大残疾人不能受益。因此,在大力发展社区康复、中间设施康复、远程康复的同时,也应根据实际需要建立一定数量的专业机构。

(二)相互联系、构建网络

随着社会文化、经济、科技的发展,高新技术在康复医学中的应用,专业康复、社区康复、中间设施康复和远程康复已经逐步地整合在一起,成为康复医学互相联系、互相依赖、互相补充的服务体系。康复医学网络建设是康复医学发展和满足更多人的康复需求的必备条件,是整体提高康复医疗服务水平的需要。各种方式的康复医疗服务,在不同的时期、不同的地域发挥各自不同的作用,在整个康复医疗服务体系中起着同等重要的作用,缺一不可。

第二节　专业康复

一、机构设置

专业康复机构类型有康复中心、康复医院、综合医院的康复医学科、康复门诊等。本节介绍康复中心和综合医院的康复医学科的机构设置,康复医院的机构设置可参考康复中心。

(一)康复中心的机构设置

康复中心属于专门从事康复医疗的专科性质、独立的医疗机构,有门诊和住院部,有各类专业人才、完善的康复设施和先进的康复医疗技术,提供较好的康复医疗服务。康复中心是康复人才、康复技术、康复设备集中的医疗机构,也是康复医疗、康复科研和康复教学结合的机构,是发展康复医学的重要基地。

康复中心按其性质和规模可分综合性康复中心和专科性康复中心,这两类康复中心的机构设置有许多相似之处,但也有所不同。

1.综合性康复中心的机构设置

综合性康复中心收治各类伤病患者,规模较大,由各种管理部门、业务部门、科研部门、教育部门等组成一个完整机构。

(1)管理部门

1)行政管理:实行中心一把手负责制,主要领导熟悉业务,具有一定管理水平,胜任工作。领导班子内部合理分工,各项管理工作有人负责。康复中心要有健全的管理体系,有相应的组织机构和管理制度,有中心长远发展规划、年度计划、季度安排和具体落实措施,定期检查、评估和总结。康复中心要配备中心办公室,日常业务由办公室完成。

2)业务管理:由医务处(科)、护理部完成业务管理工作。工作内容包括按照国家有关法律、法规和诊疗规程、规章,建立健全各项业务管理制度、训练常规和技术操作规范,并组织落实,防止医疗事故发生;定期进行康复训练效果和各项业务质量评价,制订改进方案;制订各级各类人员继续教育和专业培训计划,加强岗位培训及考核工作;配合卫生管理部门做好医疗服务工作。

3)信息管理:设置信息所(科)。工作内容有建立各项业务档案,保持档案完整,数据准确;做好信息的汇总分析、反馈利用,有可供查阅的评估报告和统计资料。

4)人事管理:设置人事处(科)。工作内容包括根据国家法律、法规和人事制度,制订科学合理的人员聘用、岗位管理、绩效考核办法;建立健全各级各类人员岗位职责和岗前教育制度,并依据岗位职责,定期组织绩效考核;建立专业技术职务晋升制度;建立吸引人才、培养人才的机制。

5)财务管理:设置财务处(科)。有健全的财务管理和监督制度,规范使用各项经费。

6)设备管理:设置设备处(科)。工作内容包括设备的计划、审批、采购、验收、入库、领发、保养、维修、报废、更新等。

7)后勤管理:设置后勤处(科)。工作内容包括保证业务工作的需要,随时维护各种设施、设备,保证水、电、气、暖正常供给,保证中心内外环境优美、清洁卫生。这项工作也可以通过社会化管理完成。

8)安全管理:设置保卫处(科)。主要目的是维护中心的各项生产安全,保证正常的工作秩序。

9)道德管理:设置道德工作办公室。主要目的是建立内外监督机制,加强职业道德建设,营造良好的工作环境。

(2)业务部门

1)门诊部:门诊部可设门诊管理部门、各科门诊、功能检查科、检验科、医学影像科、药房等。负责患者的门诊诊断和治疗,需要住院的收入病房。

2)住院部:根据康复中心的业务需要设置相应的病房,如神经康复科、脊髓损伤康复科、骨关节病康复科、儿童康复科、老年康复科、心脏康复科、呼吸康复科、泌尿康复科、糖尿病康复科等。

3)康复治疗部:包括物理治疗科、作业治疗科、言语治疗科、心理治疗科、文体治疗科、中医治疗科、假肢支具科、职业康复科、社会康复科等。

4)康复评定科:包括肢体功能评定、脏器功能评定等。

(3)科研部门:组织康复医学基础、康复医学临床、残疾学、康复工程学等方面的研究。

(4)教育部门:负责康复医学本科生、研究生的培养、教学。负责康复治疗专业各不同学历的培养、教学。负责在职人员的继续再教育。

2.专科性康复中心的机构设置

专科性康复中心是收治某一专科功能障碍患者的康复医疗机构,如脑血管病康复中心、脊髓损伤康复中心、儿童康复中心、老年康复中心、心血管病康复中心、糖尿病康复中心、运动创伤康复中心、精神康复中心等。

专科康复中心的机构设置基本同综合康复中心,区别在于所设专业是一类或一种的,而后者是综合的。

(二)康复医学科的机构设置

综合医院的康复医学科为综合医院下属的临床科室,设有门诊和病房,接受门诊和其他临床科室转诊的患者。其任务是用康复的理念和方法,对各种原因所致的功能障碍和残疾,与相关临床科室合作进行康复治疗。重点是为伤病急性期、恢复早期的肢体和脏器功能障碍者提供康复医疗服务,并为社区康复工作提供培训和技术指导。

机构设置有门诊、病房、物理治疗室、作业治疗室、言语治疗室、心理治疗室、中医治疗室、假肢支具室、功能评定室等。

二、场所和设备配置

(一)场所

1.场所所占的面积与医院的规模和开展的业务大小有关。一般情况下,二级医院的综合康复科门诊和康复治疗室用房不少于 500 平方米,每床净使用面积不少于 6 平方米,床间距不少于 1.2 米。三级医院康复医学科门诊和康复治疗室用房不少于 1000 平方米,每床净使用面积不少于 6 平方米,床间距不少于 1.2 米。康复中心所用的面积根据业务规模确定。

2.场所内要防滑,安装扶手、坡路等无障碍设施。

3.场所应设在患者方便抵离的地方。可采取门诊、住院共用的设置方式,也可以在门诊部和住院部分别设置。

4.场所的房屋结构要适宜康复设备、器械的安装,便于检修。

5.场所环境要温馨,有良好的室温调节条件。对儿童和老年人应根据其特点进行设计。

6.言语治疗室、心理治疗室应采取隔音较好的措施,最好是单人间设置。

(二)设备

康复设备包括康复评定设备和康复治疗设备。随着科学技术和康复医学的发展,康复设备发展、更新很快,现将一些常用设备介绍如下。

1.康复评定设备

(1)肌力测量设备:捏力器、握力器、拉力器、电子测力仪、等速肌力测定仪等。

(2)关节活动范围测量设备:量角尺、方盘量角器、脊柱测量器等。

(3)生物力学检查设备:前臂稳定度测量仪、下肢负重测量仪、平衡测量仪、动作分析仪、步态分析仪等。

(4)电生理检查设备:肌电图仪、诱发电位仪、电诊断仪等。

(5)感觉检查设备:单丝感觉检查、神经感觉分析仪等。

(6)认知评定设备:认知检查用品和软件。

(7)言语功能评定设备:言语功能检查用品、言语功能检查软件、复读机等。

(8)心肺功能评定设备:活动平板、功率自行车、肺功能测定仪、血气分析仪等。

(9)其他设备:身高尺、人体磅秤、血压仪、卷尺等。

2.康复治疗设备

(1)理疗设备

1)光疗设备:红外线治疗仪、紫外线治疗仪、激光治疗仪等。

2)超声波治疗设备:超声波治疗仪。

3)磁疗设备:电磁疗机、旋磁疗机等。

4)蜡疗设备:蜡疗机。

5)水疗设备:涡流浴仪、气泡浴仪、蝶形槽浴仪、步行浴仪、水中运动池等。

6)电疗设备:经皮神经电刺激仪、低频脉冲电疗仪、功能性电刺激仪、干扰电疗仪等。

7)生物反馈治疗仪。

8)其他:冷疗饥、压力治疗仪等。

(2)运动治疗设备:站立床、电动升降训练台、固定带式训练床、悬吊架及配套装置、PT床、PT凳、平衡杠、姿势镜、内外翻矫形板、练习用阶梯、肋木、肩关节旋转训练器、前臂旋转训练器、腕关节背屈训练器、髋关节旋转训练器、踝关节矫正板、组合架、站立架、股四头肌训练器、平衡板、康复专用跑台、功率自行车、减重训练器、上下肢自动康复机、沙袋、哑铃、拉力器、手杖、前臂拐、四点拐、腋拐、助行器等。

(3)作业疗法设备:开瓶器、训练球、篮球、排球、手抛球、保护腰带、体操棒、认知智慧箱、几何图形板、几何积木箱、水果配对、捶球训练器、仿水果蔬菜、套圈 OT 桌、砂磨板及磨具、木钉板、上螺丝(母)、粘木、手旋转训练器、腕部训练板、肩手训练器、手指捏力训练器、上肢悬吊训练架、上肢滑轮器、智慧串珠架、手部滑行板、滚筒、手指功能训练桌、手指阶梯、上肢推举训练器、支撑器、手指分离板、楔形垫、缝纫机、打字机、编织机、陶艺制作设备、铁艺制作设备、园艺工具、木工工具等。

(4)言语治疗设备:纯音测听仪、录音机和录音带、交流替换仪、鼻喉科检查用具、口形矫正镜、节拍器、汉语失语症治疗用品、构音障碍治疗用品、简单交流板等。

(5)心理测试和治疗设备:韦氏成人及学龄前儿童智力测验用品、韦氏记忆测验用品、丹佛发音筛查试验用品、艾森克性格问卷测试用品、汉密尔顿抑郁测定用表、焦虑自评测定用表、霍-赖神经心理测定用品、行为疗法用的一些代币等。

(6)康复工程用设备和工具:钳工工具、电工工具、木工工具、皮革加工工具、塑料加工工具、雕刻机、平板缝纫机、大轴缝纫机、真空泵、干燥箱、空气压缩机、台钻砂轮机、石膏加工工具、电焊气焊工具、假肢性能测定仪器、简单的制鞋修鞋设备和工具、排尘器、工作台、油漆工具、电子测试仪器仪表等。

三、人员配备

康复医学的特点决定了在康复治疗工作中需要多个专业的人员参与,需要各不同专业人员的合理搭配和组合,以团队工作方式对患者进行康复评定和治疗、教育和训练,以争取最理想的康复效果。

(一)康复医疗人员的组成

1.国外康复医疗人员的组成

按世界卫生组织专家委员会的意见,康复医疗人员应该由康复医师、康复护士、物理治疗师、作业治疗师、言语治疗师、文体治疗师、假肢与矫形器师、社会工作者、职业咨询人员等组成。

在康复医学发达的国家,基本上是按照上述人员组成结构开展康复医疗工作。近年来,随着康复医学的发展,又有一些新的专业人员加入了康复医疗的行列中,如音乐治疗师、舞蹈治疗师、园艺治疗师、康复营养师、儿童生活指导治疗师等,康复治疗组的队伍在不断扩大,康复医疗服务的业务范围越加广泛,康复医疗效果更加明显。虽然康复医疗人员的组成中各专业人员齐全、分工明确,但是在实际的康复工作中,各康复专业领域工作又相互联系、相互渗透,一名康复专业人员往往充当多个角色,直接或间接地服务于多个康复领域。

2.我国康复医疗人员的组成

我国康复医疗人员的组成与国外康复医疗人员的组成基本相同。但由于我国的国情和康复医学发展过程的不同,与国外康复专业人员结构相比,我国康复医疗人员组成的突出特点是配有中国传统医学专业人员(中医师、推拿按摩师、针灸师等),具有中国传统康复医学的特色。

根据我国康复医学专业队伍的状况和康复医学的实际情况,我国原卫生部颁布的综合医院康复医学科分级管理标准,康复医学专业人员的组成结构在不同康复机构中有所不同。三级医院的康复医学科要求配备有康复医师、康复护士、物理治疗师、作业治疗师、言语治疗师、心理治疗师、康复工程师、中医康复治疗师、社会工作人员。二级医院的康复医学科或康复门诊应配备有康复医师、康复护士、物理治疗师、中医康复治疗师,这些治疗师应能兼做一些作业治疗和简单的言语矫治工作。一级医院康复站要结合社区康复工作配置一专多能的康复专业人员。

康复中心和康复医院应配备较完整的由康复医师、康复护士、物理治疗师、作业治疗师、言语治疗师、文体治疗师、中医康复治疗师、假肢与矫形器师、社会工作者、职业咨询人员等组成的康复医疗队伍。

(二)康复医疗专业人员的职责

1.康复医师

(1)负责接诊患者,采集病历,进行体格检查、客观检查、各种功能评估,提出康复问题点,组织康复治疗组,制订康复目标和康复治疗计划。

(2)对住院患者负责查房和会诊,开具康复医嘱或做出康复处理。对门诊患者负责康复治疗中的全程管理。

(3)作为康复治疗组的组长负责各部门康复治疗工作的指导、监督和协调。

(4)主持康复评定会、病例讨论、出院前病例分析和总结,决定能否出院,制订出院后的康复计划。

(5)负责和领导本专业的康复医疗、科研和教学工作。

2.康复护士

(1)完成基础护理工作。

(2)完成康复护理工作:主要有以下工作。

1)体位护理。

2)压疮护理。

3)肠道护理。

4)膀胱护理。

5)康复心理护理。

6)协助和指导患者完成穿衣、洗漱、体位转移、入厕等日常生活动作。

7)指导患者使用轮椅、假肢、自助器、矫形具等。

8)督促和检查患者完成其他康复治疗专业布置的需要在病房内进行的治疗项目。

(3)对患者及家属进行健康和康复宣教,协调医患关系。

(4)观察、反映患者的各种功能状态、困难和要求,为治疗组工作提供依据。

(5)保持病区卫生、整齐、安静、有序,保证患者有良好的康复环境。

3.物理治疗师

(1)按康复治疗组的整体要求接收患者。

(2)按康复流程参加康复治疗组的全部活动。

(3)对患者进行运动功能、感觉功能及其他相关的评定。

(4)确定患者的康复问题点。

(5)制订康复目标和康复计划。

(6)按康复处方要求,运用理疗和运动治疗技术为患者进行治疗。

(7)开展本专业的科研和教学活动。

(8)对患者进行物理治疗相关的宣传教育。

4.作业治疗师

(1)按康复治疗组的整体要求接收患者。

(2)按康复流程参加康复治疗组的全部活动。

(3)对患者进行运动功能、感觉功能、日常生活能力及其他相关的评定。

(4)确定患者的康复问题点。

(5)制订康复目标和康复计划。

(6)按康复处方要求,运用作业治疗技术为患者进行治疗。

(7)训练和指导患者正确使用辅助具,提高日常生活能力。

(8)开展本专业的科研、教学工作。

(9)对患者进行关于作业治疗的宣传教育。

5.言语治疗师

(1)按康复治疗组的整体要求接收患者。

(2)按康复流程参加康复治疗组的全部活动。

(3)对患者进行失语症、构音障碍、听力等功能的评定。

(4)确定患者的康复问题点。

(5)制订康复目标和康复计划。

(6)按康复处方要求,运用言语治疗技术为患者进行听理解训练、阅读理解训练、发音构音训练、言语表达训练、书写训练等治疗。

(7)指导患者使用非语音语言沟通器具。

(8)开展本专业的科研、教学工作。

(9)对患者及家人进行言语交流的康复卫生教育。

6.心理治疗师

(1)按康复治疗组的整体要求接收患者。

(2)按康复流程参加康复治疗组的全部活动。

(3)对患者进行心理测验和评定,如智力测验、心理测验、人格测验、精神状态测试等评定。

(4)确定患者的康复问题点。

(5)制订康复目标和康复计划。

(6)按康复处方要求,运用技术为患者提供心理咨询和治疗服务。

(7)开展本专业的科研、教学工作。

(8)对患者及家人进行心理康复卫生教育。

7.康复工程师

(1)按康复治疗组的整体要求接收患者。

(2)按康复流程参加康复治疗组的全部活动。

(3)对患者进行肢体及其他相关功能的评定。

(4)确定患者的康复问题点。

(5)制订康复目标和康复计划。

(6)按康复处方要求,运用康复工程技术为患者制作、配备各种辅助器具。

(7)开展本专业的科研、教学工作。

(8)对患者及家人进行康复工程相关知识教育。

8.文体治疗师

(1)按康复治疗组的整体要求接收患者。

(2)按康复流程参加康复治疗组的全部活动。

(3)对患者进行肢体及其他相关功能的评定。

(4)确定患者的康复问题点。

(5)制订康复目标和康复计划。

(6)按康复处方要求,运用文艺、体育治疗技术为患者治疗。

(7)开展本专业的科研、教学工作。

(8)对患者及家人进行文体康复卫生教育。

9.中医康复治疗师

(1)按康复治疗组的整体要求接收患者。

(2)按康复流程参加康复治疗组的全部活动,以中医学的观点对制订总的康复治疗计划提出建议。

(3)负责中医会诊,对患者进行各种功能的评定。

(4)确定患者的康复问题点。

(5)制订康复目标和康复计划。

(6)按康复处方要求,运用文艺、体育治疗技术为患者治疗。

(7)开展本专业的科研、教学工作。

(8)对患者及家人进行中医康复知识教育。

10.社会工作者

(1)按康复治疗组的整体要求接收患者。

(2)按康复流程参加康复治疗组的全部活动。

(3)了解患者的生活方式、家庭状况、经济情况及社会处境,评估其回归社会需要解决的问题。了解患者的愿望和要求。

(4)确定患者的社会康复问题点。

(5)制订康复目标和康复计划。

(6)帮助患者与其家属、工作单位、街道、乡镇、福利、服务、保险、救济和社会团体取得联系,求得帮助,争取支持,为回归社会创造条件。

(7)开展本专业的科研、教学工作。

(8)随访和帮助患者,为解决患者的实际困难提供服务。

11.职业咨询顾问

(1)按康复治疗组的整体要求接收患者。

(2)按康复流程参加康复治疗组的全部活动。

(3)了解患者的职业兴趣,评定患者的职业基础和就业能力。

(4)确定患者的社会康复问题点。

(5)制订康复目标和康复计划。

(6)为新就业和改变职业的患者提供咨询服务。

(7)组织求职技能训练,开展工作态度和劳动纪律等方面的教育及就业训练。

(8)帮助患者联系职业,提供就业信息。

第三节　社区康复

1976 年世界卫生组织提出社区康复这种新的、有效的、经济的康复服务途径,以扩大康复服务覆盖面,使发展中国家广大的病残人也能享有康复服务。1978 年,阿拉木图国际初级卫生保健会议确定了在初级卫生保健中应包括保健、预防、治疗和康复,要求在社区层次上为包括病残人在内的居民提供人群的保健和疾病的预防、治疗和康复服务。1997 年和 1998 年我国在有关文件中提出了预防、医疗、保健、康复、健康教育、计划生育技术服务"六位一体"的社区卫生服务方向,社区康复在世界范围得到了很大的发展。下面介绍一下社区康复的有关问题。

一、社区康复的特点和内容

社区由社区区位、社区人口、社区文化和社会活动四个要素构成,是社会空间与地理空间的结合,对于社会在整体上达到良性运动及协调发展起着重要的作用。社区康复是利用和依靠社区的各种资源进行的,包括残疾人本身,这样就决定了社区康复的特点和内容。

(一)社区康复的特点

与机构康复相比,社区康复有以下几个特点:

1.以社区为本

社区康复是在社区范围内进行,是社区经济和社会发展事业的一个组成部分。社区康复医疗服务应以社区为基地,由社区组织领导,社区成员全面参与,依靠社区人力、物力、财力资源开展。

2.多部门合作

社区康复既是社区的卫生保健工作,又是社区的社会福利和社会服务工作,要求社区的卫生、民政、社会服务等部门共同参与,形成卫生保健、社会保障、社会服务网络,共同开展康复服务工作。

3.全面康复

全面康复指为社区残疾人提供医疗、教育、职业、社会等方面的康复服务。要想完成全面康复的任务,应充分利用社区的资源,为残疾人进行身心的功能训练,帮助上学和就业,促进残疾人回归社会、融入社会。同时要充分发挥当地机构康复、学校和各级残疾人康复服务指导中心等康复技术资源中心的技术支持作用,保证残疾人全面康复的顺利进行。

4.方便、实用

社区康复就近开展康复服务,方法简单易行,技术实用有效,器材因陋就简、就地取材,费用低等,有利于残疾人、老年人、慢性病患者等能够长期进行康复治疗。

5.全员参与

社区康复需要残疾人本人、残疾人家庭、残疾人组织等多方面人员共同参与,在康复服务中发挥各自的作用,才能完成社区康复工作,提高康复效果。

6.投入少、效果好

残疾人绝大多数是在社区,社区康复的投资少、服务覆盖广,社区康复使得更多的残疾人能够得到康复,有利于提高康复的整体效果,是实现"人人享有康复目标"的根本办法。

(二)社区康复的内容

1.残疾预防

依靠社区的力量,落实各项有关残疾预防的措施。为社区内居民举办基础知识讲座,开展康复咨询活动,发放普及读物,传授残疾预防知识和康复训练方法,增强残疾预防和康复的自我意识和群体意识。通过预防接种等加强疾病的防治工作。搞好优生优育和妇幼卫生工作,开展环境卫生、营养卫生、精神卫生、保健咨询、安全防护等工作,预防残疾的发生。

2.残疾普查

动员社区的力量,在社区范围内挨家挨户进行调查,掌握本社区的残疾人员和他们的分布情况,做好登记,进行残疾人总数、分类及残疾原因等的统计分析,为制订残疾预防和残疾康复计划提供资料。

3.康复医疗服务

要为康复对象提供诊断、功能评定,制订康复目标和治疗计划,进行康复治疗、康复护理,指导使用辅助器具,提供家庭康复等服务。患者回归社区后,康复治疗和康复护理针对不同疾病恢复阶段的需要,采取安全、有效的治疗和护理措施,对常见的压疮、呼吸系统、泌尿系统、骨与关节系统的并发症进行相应的处理,对坠床、摔伤、骨折、脱臼等意外伤害要加强防范。

(1)肢体残疾康复服务:为偏瘫、截瘫、脑瘫、截肢、小儿麻痹后遗症、骨关节疾病等肢体残疾人进行运动功能、生活自理能力和社会适应能力等的训练和指导。

(2)智力残疾康复服务:对智力残疾人主要训练运动、感知、认知、语言交往、生活自理和社会适应能力等。

(3)其他类型残疾康复服务:对视力残疾人、听力残疾人、言语残疾人、精神残疾人等开展适合其特点的康复服务,帮助他们回归家庭和社会。

4.教育康复

利用社区的资源,帮助残疾儿童解决上学问题,或组织社区内残疾儿童的特殊教育学习班。

5.职业康复

依靠社区的力量,对社区内还有一定劳动能力、有就业潜力的青壮年病残人提供就业咨询和辅导,或介绍到各级职业辅导和培训中心,进行就业前的评估和训练。指导残疾人学会自谋生计的本领和方法。

6.社会康复

建设和维护社区无障碍环境,方便残疾人生活。利用社区的条件,组织病残人各种形式的文娱、体育和社会活动,使残疾人融入到社会生活中。

7.独立生活指导

为各类残疾人提供独立生活的咨询和服务,使他们懂得维护各种权益,增强他们独立生活的能力,与正常人一样生活在社会中。

8.心理疏导服务

通过了解、分析、劝说、鼓励和指导等方法,帮助病残人树立康复信心,正确面对自身残疾,克服残疾所致的不利影响;鼓励病残人亲友理解、关心病残人,支持、配合康复治疗。

9.用品用具服务

根据病残人的需要,提供用品用具的信息、代购、租赁、出借、使用指导等服务。

10.转介服务

转介服务是指向医疗、就业、教育、养老等机构转送康复对象的过程。转介服务是维持社区康复生存和发展不可缺少的内容。如患者遇到难于在社区解决的医疗问题时,必须向专业医疗机构转送,同时也可以接收专业医疗机构转入的患者。康复对象完成社区康复后需要就业、劳动、教育、养老等,应得到相关的转介系统支持,完成转介工作。

二、社区康复的目标和原则

(一)社区康复的目标

1.使病残人和慢性患者、老年人的身心得到康复。通过康复训练和辅助器具的使用,使他们日常生活活动能够自理,能够在社区内活动,与他人互相沟通和交流。

2.使病残人在社会上能享受正常的公益服务机会,平等地享受入学和就业的机会,为社区和社会作出积极的贡献。

3.使病残人能融入社会,通过社区内部改变方式促进和保护他们的人权,消除参与社会活动的障碍,真正地回归社会。

(二)社区康复的原则

1.社会化管理

在政府的统一领导下,卫生、民政、教育等相关部门履行各自的职责,密切配合,制订政策,采取措施,挖掘和利用社会资源,发动和组织社会力量,共同落实社区康复服务计划,完成社区康复服务任务。

2.以社区为本

社区康复服务要适应社区特点,满足社区需要,立足于社区内部力量,使社区康复服务做到社区组织、社区参与、社区支持、社区受益。以社区为本要体现在:①以社区残疾人需求为导向提供服务;②社区政府应当把社区康复服务纳入社区建设和发展之中;③实现社区资源利用一体化;④社区内所有相关人员参与,包括残疾人和家属;⑤根据本社区病伤残的发生和康复问题,采取相应对策。

3.低成本、广覆盖

以较少的人力、物力,为更多的康复对象提供服务。这是普及康复知识和方法,整体提高康复医疗水平,使更多的残疾人受益,解决因残疾导致社会问题的基本原则。

4.因地制宜

社区康复应根据各国家或地区的政治、经济、文化等情况进行。发达国家或地区与欠发达国家或地区在经济发展水平、文化习俗、康复资源、康复需求等方面有很大的差异,只有因地制宜采取适合本地区的社区康复方式,才能解决好当地的康复问题。发达国家或地区经济状况和社会保障好,技术和设备先进,可采取以社区康复机构为主、家庭指导训练为辅方式开展社区康复。欠发达国家和地区则要采取低成本、广覆盖,以康复技术人员指导,康复对象主动训练为主的方式进行。

5.技术实用

社区康复的特点决定了必须采用能让大多数康复人员、康复对象本人及其家属能够学会的简易实用的康复技术,才能满足社区康复服务的需要。因此,必须完成现代康复技术向简单、实用转化,机构康复技术向社区、家庭方向转化,城市康复技术向广大农村方向转化,外来康复技术向本地传统康复技术转化,建立起适合社区康复的实用技术。

6.康复对象主动参与

康复对象是社区康复训练的主体,只有康复对象主动参与康复训练,才能取得理想的效果。康复对象在康复过程中要做到:①树立自我康复意识;②积极配合康复训练;③参与社区康复服务工作;④学习文化知识,掌握劳动技能,贡献于社会。

三、社区康复的组织机构和人员组成

社区康复要依靠政府部门、社区组织、社区群众团体和残疾人本人家庭才能完成好工作。

(一)社区康复的组织机构

1.管理机构

(1)社区政府:是社区康复的领导机构,由一位主要领导分管社区康复工作。

(2)民政部门:应将社区康复工作纳入社区服务工作计划,制订相应政策,为社区残疾人提供康复服务场所,对贫困残疾人进行救助。

(3)卫生部门:是社区康复的主要专业技术力量。卫生部门应将残疾人社区康复工作纳入社区卫生服务和初级卫生保健工作计划,完善基层卫生机构的康复服务设施,培训康复技术人员,提高社区康复技术水平,普及康复知识,指导社区内的康复服务及残疾人开展自我康复训练,做好残疾预防工作。

(4)教育部门:为残疾人提供各种适宜的教育机会,兴办各类特殊教育事业,提高残疾人的科学文化水平。

(5)残联部门:①组织制订并协调实施社区康复工作计划,建立技术指导组,督导检查,统计汇总,推广经验,管理经费;②组织康复需求调查;③建立残疾人社区康复服务档案;④组织相关人员培训,建立社区康复协调员工作队伍;⑤提供直接服务或转介服务;⑥指导残联康复机构建设;⑦普及康复知识,提高残疾人自我康复意识。

(6)劳动部门:建立职业培训机构,促进残疾人职业康复,为残疾人提供培训和就业机会。

(7)其他部门:财政、体育、文化、宣传、交通、房产等部门均与社区康复的管理有关。财政部门是社区康复财力的保证,其他各部门共同为残疾人的全面康复创造良好的社会环境。

2.康复服务指导机构

社区康复服务包括省(自治区、直辖市)、市、县三级康复服务指导机构,形成网络,对残疾人康复的综合服务在计划、培训、技术等方面提供指导,主要有以下组织。

(1)省(自治区、直辖市)残疾人康复服务指导中心。

(2)市残疾人康复服务指导部。

(3)县残疾人康复服务指导站。

3.社区康复训练服务机构

(1)社区服务中心。

(2)社区卫生站。

(3)社区康复站。

(4)工疗站。

(5)残疾人活动站。

(6)家庭训练点。

(二)社区康复的人员组成

1.社区康复领导小组成员

(1)区、县社区康复领导小组:组长一般由主管民政或卫生工作的副区(县)长担任,成员包括民政、卫生、教育、体育、残联等部门负责人。

(2)乡(镇)、街道社区康复领导小组:组长由乡(镇)长或街道办主任担任。组员由乡(镇)或街道卫生、民政、残联干事,卫生院院长及残疾人代表组成。

(3)村(社区居委会)社区康复领导小组:由村委会(社区居委会)主任负责,组员包括村卫生室(社区卫生服务中心)负责人、残疾人家属、志愿者。

2.社区康复协调员

一般由民政部门或残联部门安排,主要负责协调各部门的社区康复工作。

3.社区康复指导员

社区康复指导员是社区康复的专业技术人员,主要包括街道和乡镇社区卫生服务中心、卫生院、学校、幼儿园等机构的医务工作者、教师,以及经过培训的民政、教育、计生、妇联、残联等基层工作人员等。

4.基层康复员

基层康复员主要包括社区和村卫生站的医务人员、幼儿园教师、经过培训的社区居民(村民)委员会工作人员和其他人员。

5.社区康复志愿者

自愿为残疾人服务,并经过一定培训的人员。

6.残疾人家属及亲友

残疾人家属及亲友是家庭康复的重要力量,需要进行康复知识及技能培训。

7.残疾人本人

残疾人是康复训练中的主体,康复训练过程中需要其本人主动积极参与方能取得好的康复效果。

四、社区康复的工作职责

(一)社区康复管理机构职责

社区康复管理机构的主要职责:①负责本辖区社区康复工作;②制订本辖区社区康复发展计划及实施方案,并组织实施;③各有关部门明确分工,各司其职;④对基层社区康复工作进行检查督导;⑤落实社区康复工作经费;⑥召开工作会议,研究和解决工作中出现的问题,总结经验,表彰先进。各部门具体职责如下:

1.卫生部门

(1)执行国家政策,提供康复服务。

(2)培训康复技术人员,提高康复技术水平。

(3)完成社区康复需求调查,建立健康和康复档案。

(4)进行健康教育,普及康复知识;开展残疾预防,建立残疾报告制度。

2.民政部门

(1)执行国家政策,建立社区康复场所,开展康复服务工作。

(2)为贫困康复对象提供政策支持和经费补助。

(3)组织志愿者参与康复助残。

(4)开展康复咨询和转介服务。

3.教育部门

(1)组织在校的残疾儿童开展康复训练,确定教育活动的内容和方法。

(2)开展特殊教育,参与智力残疾儿童康复人员的培训、知识普及和家长的宣教工作。

4.残联组织

(1)负责社区康复工作的组织管理,制订工作计划,协调有关部门共同完成社区康复工作。

(2)组织人员进行社区康复需求调查。

(3)推广使用工作用表和康复训练档案、评估标准。

(4)组织人员培训,建立社区康复工作队伍。

(5)普及康复知识和社会宣传。

(6)提供康复训练与服务信息咨询和转介服务。

(7)组织、督导、检查社区康复工作。

(8)统计汇总社区康复任务完成情况。

(9)指导残疾人综合服务设施及基层康复站的建设。

(10)做好社区康复推广工作。

(二)康复服务指导机构工作职责

1.负责本辖区社区康复的技术指导工作。

2.制订本地社区康复的技术标准和操作规范。

3.编写培训大纲和教材,参与社区康复人员培训工作。

4.深入社区指导,推广实用技术,为基层工作服务。

5.为康复对象提供诊断、功能评定、康复治疗、训练指导、心理疏导等康复服务。

6.参与社区康复工作的检查评估验收工作。

(三)社区康复训练服务机构工作职责

1.按照《社区康复实施方案》的内容和要求,组织实施康复训练与服务工作。

2.开展社区康复需求调查,对有康复需求的对象建档立卡。

3.设专(兼)职康复指导员,为残疾人提供康复医疗、训练指导、心理疏导、知识普及、简易康复技术培训、简易训练器具制作、辅助器具服务和咨询、转介、信息等康复服务,并如实做好记录。

4.提供场所和康复训练器具,直接为残疾人提供康复训练服务。

5.培训残疾人及亲属,指导开展家庭康复训练工作。

6.组建社区康复员队伍,指导社区康复员开展工作。

7.普及残疾预防和康复知识。

8.填写《康复需求登记表》《康复服务记录表》《残疾人康复训练登记表》《康复训练档案》等。

(四)社区康复协调员工作职责

1.掌握辖区内的康复需求。

2.建立康复服务档案。

3.组织康复技术人员,为康复对象制订康复计划。

4.组织、协调辖区内有关机构、人员为康复对象提供综合康复服务和相应的支持。

5.指导康复对象进行康复训练,提供康复服务。

6.向康复对象提供康复服务信息和全面康复转介服务。

7.评估服务效果。

8.做好服务记录。

(五)社医康复指导员工作职责

1.负责筛查康复对象,制订康复训练计划。

2.传授康复训练技术,指导康复员、残疾人及亲属开展康复训练工作。

3.评估康复员工作,评估康复训练效果。

4.为康复对象提供康复咨询和转介服务。

5.制作简易康复训练器具。

6.填写《康复训练档案》。

(六)基层康复员工作职责

1.在社区康复站、康复对象家庭进行康复训练工作。

2.登记训练对象,如实记录训练情况。

3.向康复对象及其亲属传授康复训练方法,指导进行家庭康复训练。

4.制作简易康复训练器具。

5.向康复对象及亲属进行宣传,鼓励和帮助康复对象树立康复信心。

6.提供康复咨询和转介等康复服务。

7.填写《康复服务记录表》《康复训练登记表》《康复训练档案》。

8.参与康复技术培训,掌握实用康复技术。

参考文献

[1]樊书领,钟柳明,朱钦辉,等.神经内科疾病诊疗与康复[M].郑州:河南大学出版社,2021.

[2]常静侠,李娜,杜焰家,等.呼吸内科常见疾病新规范[M].郑州:河南大学出版社,2021.

[3]董曼丽,梁蔚蔚,李晓波,等.内科慢性病管理[M].天津:天津科学技术出版社,2020.

[4]徐丽,齐晓艳,陈苏婉,等.实用内科疾病药物治疗[M].北京:科学出版社,2020.

[5]闫东.内科疾病基础与临床诊断[M].昆明:云南科学技术出版社,2020.

[6]毛洪兵,等.神经内科常见病诊疗与康复[M].长春:吉林科学技术出版社,2020.

[7]张淑娟.内科常见病诊治实践[M].长春:吉林科学技术出版社,2020.

[8]于治民,等.新编临床内科诊疗新进展[M].西安:世界图书出版西安有限公司,2020.

[9]孙京喜.内科疾病诊断与防治[M].北京:中国纺织出版社有限公司,2020.

[10]刘爱杰,张芙蓉,景莉,等.实用常见疾病护理[M].青岛:中国海洋大学出版社,2020.

[11]马路,等.临床内科疾病诊断与治疗[M].天津:天津科学技术出版社,2020.

[12]齐贵彬,等.新编心内科疾病诊疗学[M].南昌:江西科学技术出版社,2020.

[13]王毅,等.现代内科临床研究[M].长春:吉林科学技术出版社,2020.

[14]金琦.内科临床诊断与治疗要点[M].北京:中国纺织出版社有限公司,2020.

[15]杨晓东,等.临床呼吸内科疾病诊疗新进展[M].郑州:河南大学出版社,2020.

[16]刘海霞,等.新编内科疾病诊断治疗学[M].长春:吉林科学技术出版社,2020.

[17]徐玮,张磊,孙丽君,等.现代内科疾病诊疗精要[M].青岛:中国海洋大学出版社,2021.

[18]徐化高.现代实用内科疾病诊疗学[M].北京:中国纺织出版社有限公司,2021.